The Neurosurgery Volume

# Interpretation
## of Clinical Pathway
### 2018年 版

# 临 床 路 径 释 义
## INTERPRETATION OF CLINICAL PATHWAY
### 神经外科分册

张力伟 主编

中国协和医科大学出版社

**图书在版编目（CIP）数据**

临床路径释义·神经外科分册/张力伟主编. —北京：中国协和医科大学出版社，2018.8
ISBN 978-7-5679-1130-7

Ⅰ.①临…　Ⅱ.①张…　Ⅲ.①临床医学–技术操作规程 ②神经外科学–诊疗–技术操作规程　Ⅳ.①R4-65

中国版本图书馆 CIP 数据核字（2018）第 139320 号

---

临床路径释义·神经外科分册

---

主　　　编：张力伟
责 任 编 辑：许进力　王朝霞
丛书总策划：林丽开
本书策划：崔　雨　许进力

---

出版发行：中国协和医科大学出版社
　　　　　（北京东单三条九号　邮编 100730　电话 65260431）
网　　址：www. pumcp. com
经　　销：新华书店总店北京发行所
印　　刷：北京文昌阁彩色印刷有限责任公司

---

开　　本：787×1092　　1/16 开
印　　张：27.25
字　　数：530 千字
版　　次：2018 年 8 月第 1 版
印　　次：2018 年 8 月第 1 次印刷
定　　价：136.00 元

---

ISBN 978-7-5679-1130-7

# 《临床路径释义》丛书指导委员会名单

**主任委员**　王贺胜

**副主任委员**（按姓氏笔画排序）

| 王　辰 | 刘志红 | 孙颖浩 | 吴孟超 | 邱贵兴 | 陈香美 | 陈赛娟 | 郎景和 |
| 赵玉沛 | 赵继宗 | 郝希山 | 胡盛寿 | 钟南山 | 高润霖 | 曹雪涛 | 葛均波 |
| 韩德民 | 曾益新 | 詹启敏 | 樊代明 |

**委　　员**（按姓氏笔画排序）

| 丁燕生 | 于　波 | 马　丁 | 马芙蓉 | 马晓伟 | 王　兴 | 王　杉 | 王　群 |
| 王大勇 | 王天有 | 王宁利 | 王伊龙 | 王行环 | 王拥军 | 王宝玺 | 王建祥 |
| 王春生 | 支修益 | 牛晓辉 | 文卫平 | 方贻儒 | 方唯一 | 宁　光 | 石远凯 |
| 申昆玲 | 田　伟 | 田光磊 | 代华平 | 冯　华 | 冯　涛 | 庄　建 | 母义明 |
| 邢小平 | 吕传真 | 吕朝晖 | 朱　兰 | 朱　军 | 向　阳 | 庄　建 | 刘　波 |
| 刘又宁 | 刘玉兰 | 刘宏伟 | 刘俊涛 | 刘洪生 | 刘惠亮 | 刘婷婷 | 刘潮中 |
| 闫永建 | 那彦群 | 孙　琳 | 杜立中 | 李　明 | 李立明 | 李仲智 | 李单青 |
| 李树强 | 李晓明 | 李陵江 | 李景南 | 杨爱明 | 杨慧霞 | 励建安 | 肖　毅 |
| 吴新宝 | 吴德沛 | 邹和建 | 沈　铿 | 沈　颖 | 宋宏程 | 张　伟 | 张力伟 |
| 张为远 | 张在强 | 张学军 | 张宗久 | 张星虎 | 张振忠 | 陆　林 | 岳　林 |
| 岳寿伟 | 金　力 | 金润铭 | 周　兵 | 周一新 | 周利群 | 周宗玫 | 郑　捷 |
| 郑忠伟 | 单忠艳 | 房居高 | 房静远 | 赵　平 | 赵　岩 | 赵金垣 | 赵性泉 |
| 胡　豫 | 胡大一 | 侯晓华 | 俞光岩 | 施慎逊 | 姜可伟 | 姜保国 | 洪天配 |
| 晋红中 | 夏丽华 | 夏维波 | 顾　晋 | 钱家鸣 | 倪　鑫 | 徐一峰 | 徐建明 |
| 徐保平 | 殷善开 | 黄晓军 | 葛立宏 | 董念国 | 曾小峰 | 蔡广研 | 黎晓新 |
| 霍　勇 |

**指导委员会办公室**
**主　任**　王海涛
**秘　书**　张　萌

# 《临床路径释义·神经外科分册》编审专家名单

**编写指导委员会**（按姓氏笔画排序）
王任直　中国医学科学院北京协和医院
张力伟　首都医科大学附属北京天坛医院
李京生　首都医科大学附属北京天坛医院
赵继宗　首都医科大学附属北京天坛医院
江基尧　上海交通大学医学院附属仁济医院
李新钢　山东大学齐鲁医院
杨　义　中国医学科学院北京协和医院
周定标　中国人民解放军总医院
凌　锋　首都医科大学宣武医院
游　潮　四川大学华西医院

**主　编**
张力伟

**编　委**（按姓氏笔画排序）
于兰冰　首都医科大学附属北京天坛医院
于炎冰　中日友好医院
于春江　首都医科大学三博脑科医院
王　硕　首都医科大学附属北京天坛医院
王江飞　首都医科大学附属北京天坛医院
王运杰　中国医科大学附属第一医院
王贵怀　清华大学医学中心北京清华长庚医院
毛　颖　复旦大学附属华山医院
邓剑平　空军军医大学唐都医院
卢亦成　上海长征医院
庄冬晓　复旦大学附属华山医院
刘　诤　宁夏医科大学总医院
刘佰运　首都医科大学附属北京天坛医院
刘爱民　中国医学科学院北京协和医院
刘献志　郑州大学第一附属医院
闫　伟　浙江大学医学院附属第二医院
江基尧　上海交通大学医学院附属仁济医院
孙　涛　宁夏医科大学总医院
李　良　北京大学第一医院
李成义　航天中心医院

李京生　首都医科大学附属北京天坛医院
李志强　武汉大学中南医院
吴劲松　复旦大学附属华山医院
吴喜跃　福建医科大学附属第一医院
余新光　中国人民解放军总医院
张　东　首都医科大学附属北京天坛医院
张　丽　首都医科大学宣武医院
张　赛　中国人民武装警察部队后勤学院附属医院
张力伟　首都医科大学附属北京天坛医院
张亚卓　北京市神经外科研究所
张建宁　天津医科大学总医院
张建民　浙江大学医学院附属第二医院
张俊廷　首都医科大学附属北京天坛医院
陈　亮　复旦大学附属华山医院
陈宏颉　南京军区福州总医院
陈劲草　武汉大学中南医院
罗杰峰　广西医科大学第二附属医院
季　楠　首都医科大学附属北京天坛医院
赵　琳　首都医科大学宣武医院
赵世光　哈尔滨医科大学附属第一医院
赵振伟　空军军医大学唐都医院
费　舟　空军军医大学西京医院
秦安京　首都医科大学附属复兴医院
袁贤瑞　中南大学湘雅医院
徐宇伦　首都医科大学附属北京天坛医院
高之宪　首都医科大学附属北京天坛医院
高国栋　空军军医大学唐都医院
诸葛启钏　温州医科大学附属第一医院
游　潮　四川大学华西医院
鲍圣德　北京大学第一医院
漆松涛　南方医科大学南方医院
缪中荣　首都医科大学附属北京天坛医院

# 总　序

　　作为公立医院改革试点工作的重要任务之一，实施临床路径管理对于促进医疗服务管理向科学化、规范化、专业化、精细化发展，落实国家基本药物制度，降低不合理医药费用，和谐医患关系，保障医疗质量和医疗安全等都具有十分重要的意义，是继医院评审、"以患者为中心"医院改革之后第三次医院管理的新发展。

　　临床路径是应用循证医学证据，综合多学科、多专业主要临床干预措施所形成的"疾病医疗服务计划标准"，是医院管理深入到病种管理的体现，主要功能是规范医疗行为、增强治疗行为和时间计划、提高医疗质量和控制不合理治疗费用，具有很强的技术指导性。它既包含了循证医学和"以患者为中心"等现代医疗质量管理概念，也具有重要的卫生经济学意义。临床路径管理起源于西方发达国家，至今已有30余年的发展历史。美国、德国等发达国家以及我国台湾、香港地区都已经应用了大量常见病、多发病的临床路径，并取得了一些成功的经验。20世纪90年代中期以来，我国北京、江苏、浙江和山东等部分医院也进行了很多有益的尝试和探索。截至目前，全国8400余家公立医院开展了临床路径管理工作，临床路径管理范围进一步扩大；临床路径累计印发数量达到1212个，涵盖30余个临床专业，基本实现临床常见、多发疾病全覆盖，基本满足临床诊疗需要。国内外的实践证明，实施临床路径管理，对于规范医疗服务行为，促进医疗质量管理从粗放式的质量管理，进一步向专业化、精细化的全程质量管理转变具有十分重要的作用。

　　经过一段时间临床路径试点与推广工作，对适合我国国情的临床路径管理制度、工作模式、运行机制以及质量评估和持续改进体系进行了探索。希望通过《临床路径释义》一书，对临床路径相关内容进行答疑解惑及补充说明，帮助医护人员和管理人员准确地理解、把握和正确运用临床路径，起到一定的作用。

中华医学会　会长

# 序 言

  临床路径是相对于传统路径而实施的，传统路径即是每位医师的个人路径，不同地区、不同医院，不同的治疗组或者不同医师个人针对某一疾病可能采用的不同治疗方案。实施临床路径后，可以避免传统路径的这种随意性。2009 年起，国家卫生和计划生育委员会（原卫生部）下发《临床路径》，并在各试点医院开始执行，对规范医疗行为、提高诊治水平、降低成本、优化医疗执行效率，已经起到积极的作用。

  为更好地贯彻国务院办公厅医药卫生体制改革的有关精神，帮助各级医疗机构开展临床路径管理，保证临床路径试点工作顺利进行，受国家卫生和计划生育委员会委托，中国医学科学院承担了组织编写《临床路径释义》的工作。张力伟教授等数位神经外科知名专家对卫计委《临床路径》做了详细的解读，细化为"疾病编码""检索方法""释义""给药方案""医师表单""护士表单"和"患者表单"几部分。"疾病编码"和"检索方法"明确了进入临床路径的范围，使检索数据更全面；"释义"对临床路径进行了解释、补充和说明；"给药方案"就临床路径及释义的"治疗方案选择""选择用药方案"中所涉及药物进行了补充说明。"医师表单""护士表单"和"患者表单"，责权分明，便于使用。

  我相信，《临床路径释义·神经外科分册》的再版，一定可以帮助神经外科的从业人员更加准确地理解、解读临床路径的每一个具体操作流程，把握和正确运用临床路径，使临床路径的实施真正起到规范医疗行为、提高医疗质量的作用。

中华医学会神经外科分会前任主任委员

解放军总医院全军神经外科研究所所长　教授

# 前　言

开展临床路径工作是我国医药卫生改革的重要举措。临床路径在医疗机构中的实施为医院管理提供标准和依据，是医院管理的抓手，是实实在在的医院内涵建设的基础，是一场重要的医院管理革命。

为更好地贯彻国务院办公厅医疗卫生体制改革的有关精神，帮助各级医疗机构开展临床路径管理，保证临床路径试点工作顺利进行，自 2011 年起，受国家卫生和计划生育委员会委托，中国医学科学院承担了组织编写《临床路径释义》的工作。

在医院管理实践中，提高医疗质量、降低医疗费用、防止过度医疗是世界各国都在努力解决的问题。重点在于规范医疗行为，抑制成本增长与有效利用资源。研究与实践证实，临床路径管理是解决上述问题的有效途径，尤其在整合优化资源、节省成本、避免不必要检查与药物应用、建立较好医疗组合、提高患者满意度、减少文书作业、减少人为疏失等诸多方面优势明显。因此，临床路径管理在医改中扮演着重要角色。2016 年 11 月，中共中央办公厅、国务院办公厅转发《国务院深化医药卫生体制改革领导小组关于进一步推广深化医药卫生体制改革经验的若干意见》，提出加强公立医院精细化管理，将推进临床路径管理作为一项重要的经验和任务予以强调。国家卫生计生委也提出了临床路径管理"四个结合"的要求，即：临床路径管理与医疗质量控制和绩效考核相结合、与医疗服务费用调整相结合、与支付方式改革相结合、与医疗机构信息化建设相结合。

到目前为止，临床路径管理工作对绝大多数医院而言，是一项有挑战性的工作，不可避免地会遇到若干问题，既有临床方面的问题，也有管理方面的问题，最主要是对临床路径的理解一致性问题。这就需要统一思想，在实践中探索解决问题的最佳方案。《临床路径释义》是对临床路径的答疑解惑及补充说明，通过解读每一个具体操作流程，提高医疗机构和医务人员对临床路径管理工作的认识，帮助相关人员准确地理解、把握和正确运用临床路径，合理配置医疗资源规范医疗行为，提高医疗质量，保证医疗安全。

本书由张力伟教授等数位知名专家亲自编写审定。编写前，各位专家认真研讨了临床路径在试行过程中各级医院所遇到的有普遍性的问题，在专业与管理两个层面，从医师、药师、护士、患者多个角度进行了释义和补充，供临床路径管理者和实践者参考。

对于每个病种，我们补充了"疾病编码"和"检索方法"两个项目，将临床路径表单细化为"医师表单""护士表单"和"患者表单"，并对临床路径及释义中涉及的"给药方案"进行了详细地解读，即细化为"给药流程图""用药选择""药学提示""注意事项"，并附以参考文献。同时，为帮助实现临床路径病案质量的全程监控，我们在附录中增设

"病案质量监控表单"，作为医务人员书写病案时的参考，同时作为病案质控人员在监控及评估时评定标准的指导。

疾病编码可以看作适用对象的释义，兼具标准化意义，使全国各医疗机构能够有统一标准，明确进入临床路径的范围。对于临床路径公布时个别不准确的编码我们也给予了修正和补充。增加"检索方法"是为了使医院运用信息化工具管理临床路径时，可以全面考虑所有因素，避免漏检、误检数据。这样医院检索获取的数据能更完整，也有助于卫生行政部门的统计和考核。

依国际惯例，临床路径表单细化为"医师表单""护士表单"和"患者表单"，责权分明，便于使用。这些仅为专家的建议方案，具体施行起来，各医疗单位还需根据实际情况修改。

根据最新公布的《医疗机构抗菌药物管理办法》，2009 年路径中涉及的抗菌药物均应按照要求进行调整。

实施临床路径管理意义重大，但也艰巨而复杂。在组织编写这套释义的过程中，我们对此深有体会。本书附录对制定/修订《临床路径释义》的基本方法与程序进行了详细的描述，因时间和条件限制，书中不足之处难免，欢迎同行诸君批评指正。

编　者
2018 年 4 月

# 目 录

# 第一章
# 创伤性急性硬脑膜下血肿临床路径释义

## 一、创伤性急性硬脑膜下血肿编码

1. 卫计委原编码

疾病名称及编码：创伤性急性硬膜下血肿（ICD-10：S06.501）

手术操作名称及编码：硬脑膜下血肿清除术（ICD-9-CM-3：01.3101）

2. 修改编码

疾病名称及编码：创伤性急性硬膜下血肿（ICD-10：S06.5）

手术操作名称及编码：硬脑膜下血肿清除术（ICD-9-CM-3：01.3104）

## 二、临床路径检索方法

S06.5 伴 01.3104

## 三、创伤性急性硬脑膜下血肿临床路径标准住院流程

### （一）适用对象

第一诊断为创伤性急性硬脑膜下血肿（ICD-10：S06.501）。

行硬脑膜下血肿清除术（ICD-9-CM-3：01.3101）。

> **释义**
>
> ■ 适用对象编码参见第一部分。
>
> ■ 本路径适用对象为小脑幕上及幕下创伤性急性硬脑膜下血肿。包括幕上及幕下创伤性急性单纯性硬脑膜下血肿，创伤性急性硬脑膜下血肿伴发同侧脑挫裂伤或脑内血肿或颅骨骨折，创伤性急性硬脑膜下血肿伴发脑疝形成。不包括多发部位创伤性急性硬脑膜下血肿，创伤性急性硬脑膜下血肿伴发广泛脑挫裂伤。
>
> ■ 本路径适用对象也包括初期表现为创伤性急性单纯性硬脑膜下血肿，合并急性期内发生的同侧或对侧硬脑膜下血肿伴发脑疝形成。
>
> ■ 根据创伤性急性硬脑膜下血肿发生解剖部位的不同，其手术切口部位也各不相同，包括冠状瓣切口、枕瓣切口、颞顶瓣切口、额颞顶标准外伤大骨瓣切口、颅后窝开颅切口。各临床单位可根据本单位所熟悉的手术切口结合血肿部位做出不同部位血肿最佳手术入路的临床路径。

### （二）诊断依据

根据《临床诊疗指南·神经外科学分册》（中华医学会编著，人民卫生出版社，2006）、《临床技术操作规范·神经外科分册》（中华医学会编著，人民军医出版社，2007）、《王忠诚神经外科学》（王忠诚主编，湖北科学技术出版社，2005）、《神经外科学》（赵继宗主编，人民卫生出版社，2007）。

1. 临床表现

（1）病史：一般都有外伤史，临床症状较重，并迅速恶化，尤其是特急性创伤性硬脑膜下血肿，伤后短时间内可发展为濒死状态。

（2）意识障碍：伤后多数为原发性昏迷与继发性昏迷相重叠，或昏迷的程度逐渐加深；较少出现中间清醒期。

（3）颅内压增高表现：颅内压增高症状出现较早，其间呕吐和躁动比较多见，生命体征变化明显（Cushing 反应）。

（4）脑疝症状：出现较快，尤其是特急性创伤性硬脑膜下血肿，一侧瞳孔散大后短时间内出现对侧瞳孔散大，并出现去脑强直、病理性呼吸等症状。

（5）局灶症状：较多见，早期即可因脑挫伤或（和）血肿压迫引起偏瘫、失语。

2. 辅助检查

（1）头颅 CT 扫描（带骨窗像）：是诊断的主要依据，表现为脑表面的新月形高密度影。

（2）头颅 X 线平片：半数患者可见颅骨骨折，包括线性骨折或凹线性骨折，部位可与血肿部位不一致。

> **释义**
>
> ■ 由于有较重的外伤史，创伤性急性硬脑膜下血肿多伴有较重的脑损伤，其临床特点为在脑挫裂伤症状的基础上，又加了脑受压的表现。如早期出现的神经系统局灶体征、颅高压症状、进行性意识障碍、脑疝形成等。
>
> ■ 头颅 CT 平扫应接诊后迅速完成，急性血肿可见新月形或半月形高密度影，少数血肿内渗入脑脊液成分呈混杂或低密度，同侧侧脑室受压、变形，中线向对侧移位。CT 骨窗像或三维重建可明确骨折存在。
>
> ■ 头颅 X 线平片和 CT 骨窗可确定颅骨骨折是否存在，其发生率较硬膜外血肿低，约占 50%，且骨折部位可与血肿部位不一致。

### （三）选择治疗方案的依据

根据《临床诊疗指南·神经外科学分册》（中华医学会编著，人民卫生出版社，2006）、《临床技术操作规范·神经外科分册》（中华医学会编著，人民军医出版社，2007）、《王忠诚神经外科学》（王忠诚主编，湖北科学技术出版社，2005）、《神经外科学》（赵继宗主编，人民卫生出版社，2007）。

1. 手术治疗：创伤性急性硬脑膜下血肿诊断明确，有以下情况者应行硬脑膜下血肿清除术：

（1）有明显颅内压增高症状和体征，意识障碍或症状进行性加重，或出现新的阳性体征、再昏迷。

（2）CT 扫描提示脑受压明显，大脑中线移位>5mm。

（3）幕上血肿量>30ml 或幕下血肿量>10ml。

2. 手术风险较大者（高龄、妊娠期、合并较严重内科疾病），需向患者或家属交代病情；如不同意手术，应当充分告知风险，履行签字手续，并予严密观察。

> **释义**
>
> ■ 创伤性急性硬脑膜下血肿患者行硬脑膜下血肿清除术要符合适应证：有明显颅内压增高症状体征或意识障碍及症状进行性加重的血肿；CT 扫描提示脑受压明显，大脑中线移位>5mm；幕上血肿量>30ml 或幕下血肿量>10ml。

■病情较轻、出血量较少者，可行保守治疗，密切观察病情变化并及时复查头颅 CT。可以放置颅内压监测，当颅内压持续>30mmHg，应该采取开颅血肿清除术。

■高龄（>75 岁）、妊娠期、合并较严重内科疾病（心肺肝肾功能不全、凝血机制障碍等）的患者，对其手术风险较大，应履行医师的告知义务和患者对该病的知情权。如同意手术，向患者或家属交代风险且履行签字手续；如不同意手术，也要充分告知风险且履行签字手续，并密切观察病情变化。

## （四）标准住院日为≤14 天

释义

■创伤性急性硬脑膜下血肿患者入院后，常规检查等准备 1~4 天，术后恢复 7~10 天，总住院时间小于 14 天的均符合本路径要求。

## （五）进入路径标准

1. 第一诊断符合 ICD-10：S06.501 创伤性急性硬脑膜下血肿疾病编码。
2. 当患者同时具有其他疾病诊断，但在住院期间不需特殊处理、不影响第一诊断的临床路径流程实施时，可以进入路径。
3. 当患者双侧瞳孔散大，自主呼吸停止 1 小时以上，或处于濒死状态，不进入此路径。

释义

■本路径适用于小脑幕上及幕下创伤性急性硬脑膜下血肿。包括幕上及幕下创伤性急性单纯性硬脑膜下血肿，创伤性急性硬脑膜下血肿伴发同侧脑挫裂伤或脑内血肿或颅骨骨折，创伤性急性硬脑膜下血肿伴发脑疝形成。

■患者如果合并高血压、糖尿病、冠心病、慢性阻塞性肺疾病、慢性肾病等其他慢性疾病，需要术前对症治疗时，如果不影响麻醉和手术，不影响术前准备的时间，可进入本路径。上述慢性疾病如果需要经治疗稳定后才能手术或抗凝、抗血小板治疗等，术前需特殊准备的，先进入其他相应内科疾病的诊疗路径。

■患者如果双侧瞳孔散大、无自主呼吸 1 小时以上，或处于濒死状态，不进入此路径。

## （六）术前准备（入院当天）

1. 必需的检查项目
（1）血常规、尿常规、血型。
（2）凝血功能、肝肾功能、血电解质、血糖、感染性疾病筛查（乙型肝炎、丙型肝炎、艾滋病、梅毒等）。
（3）心电图、胸部 X 线平片。
（4）头颅 CT 扫描（含骨窗像）。

2. 根据患者病情，建议选择的检查项目

（1）颈部 CT 扫描、X 线平片。

（2）腹部 B 超、心肺功能评估。

> **释义**
>
> ■ 必查项目是确保手术治疗安全、有效开展的基础，术前必须完成。如头颅 CT 扫描可以明确出血部位、大小及其脑实质受压情况；凝血功能是评价患者急性期凝血状况和手术安全，是手术开展所必须。
>
> ■ 为缩短患者住院和急症手术等待时间，检查项目尽量在患者入院前急诊完成。
>
> ■ 外伤患者常合并有复合伤，尤其高龄患者心肺功能多异常，术前根据病情增加心脏彩超、肺功能、血气分析等检查。

### （七）预防性抗菌药物选择与使用时机

按照《抗菌药物临床应用指导原则》（卫医发〔2004〕285 号）选择用药。建议使用第一、第二代头孢菌素，头孢曲松等；明确感染患者，可根据药敏试验结果调整抗菌药物。

> **释义**
>
> ■ 创伤性急性硬脑膜下血肿手术属于Ⅰ类切口，但由于术中可能用到人工止血材料、颅骨固定材料等，且开颅手术对手术室层流的无菌环境要求较高，一旦感染可导致严重后果。因此可按规定适当预防性和术后应用抗菌药物，通常选用第三代头孢菌素。

### （八）手术日为入院当天

1. 麻醉方式：全身麻醉。

2. 手术方式：硬脑膜下血肿清除术。

3. 手术内置物：硬脑膜修复材料、颅骨固定材料、引流系统等。

4. 术中用药：抗菌药物、脱水药、止血药，酌情应用抗癫痫药和激素。

5. 输血：根据手术失血情况决定。

> **释义**
>
> ■ 本路径规定的手术入路均是在全身麻醉下实施。
>
> ■ 对于部分创伤性急性硬脑膜下血肿伴发脑疝形成患者，可依据外伤着力点、受伤机制、伤后病情变化和影像学检查资料进行综合分析，可在急诊室行临时颅锥钻孔术，穿刺引流部分血肿，以达到部分减压和争取血肿清除时机。
>
> ■ 对于缺损的硬膜，尽量使用自身颞肌筋膜或骨膜，脑组织张力高，可适当采用人工硬脑膜修补。颅骨固定可采用颅骨锁或其他固定材料。术前用抗菌药物参考《抗菌药物临床应用指导原则》执行。对手术时间较长的患者，术中可加用一次抗菌药物。
>
> ■ 如手术时间过长，可于术中追加一次抗菌药物。必要时，适量使用脱水药以减轻脑水肿，如甘露醇、呋塞米和托拉塞米等。术中还应使用止血药，必要时可选用抗癫痫药和激素。

　　■ 手术是否输血依照术中出血量和凝血状况而定，可根据医院条件采用自体血回输系统，必要时输异体血或成分血。


## （九）术后住院恢复≤13天

1. 必须复查的检查项目：24小时之内及出院前根据具体情况复查头颅CT了解颅内情况；血常规、尿常规、肝肾功能、血电解质。
2. 根据患者病情，建议可选择的检查项目：颈部CT（加骨窗像）、胸腹部X线平片或CT，腹部B超。
3. 术后用药：抗菌药物、脱水药，酌情应用预防性抗癫痫药及激素。
4. 每2~3天手术切口换药1次。
5. 术后7天拆除手术切口缝线，或根据病情酌情延长拆线时间。

> **释义**
>
> 　　■ 术后可根据患者恢复情况做必须复查的检查项目，并根据病情变化增加检查的频次。复查项目并不仅仅局限于路径中的项目，建议术后即刻或次日复查颅脑CT了解术后有无继发血肿、水肿和血肿清除情况。
>
> 　　■ 可见患者情况可有选择的查颈部CT（加骨窗像）、胸腹部X线平片或CT、腹部B超等。
>
> 　　■ 术后规范使用抗菌药物，适量使用甘露醇、甘油果糖、呋塞米或托拉塞米以帮助减轻脑水肿，也可使用神经营养药物促进神经系统损伤的功能恢复，对减轻损伤后脑水肿有积极的作用。出血部位如在癫痫高发区，可以给予预防性抗癫痫药物治疗，具体可参考《临床诊疗指南-癫痫病分册（2015修订版）》。
>
> 　　■ 术后建议酌情选用神经营养药物及促醒药物治疗，可使用催醒药物和神经营养药物，改善脑细胞代谢、改善脑血循环、促进脑细胞功能恢复。
>
> 　　■ 适时手术切口换药，能预防切口感染，及时观察手术切口愈合情况。
>
> 　　■ 术后7天手术切口拆线，根据切口愈合情况可间断拆线或延期拆线。


## （十）出院标准

1. 患者病情稳定，生命体征平稳，无明显并发症。
2. 体温正常，各项化验无明显异常，切口愈合良好。
3. 仍处于昏迷状态的患者，如生命体征平稳、经评估不能短时间恢复者，没有需要住院处理的并发症和（或）合并症，可以转院继续康复治疗。

> **释义**
>
> 　　■ 主治医师应在出院前，通过复查的各项检查并结合患者恢复情况决定是否能出院。如果出现术后脑水肿、颅内感染或继发血肿等情况需要继续留院治疗的情况，超出了路径所规定的时间，应先处理并发症并符合出院条件后再准许患者出院。

**（十一）变异及原因分析**

1. 术后继发其他部位硬脑膜外血肿、硬脑膜下血肿、脑内血肿等并发症，严重者需要再次开颅手术，导致住院时间延长，费用增加。

2. 术后切口、颅内感染、内置物排异反应，出现严重神经系统并发症，导致住院时间延长，费用增加。

3. 伴发其他疾病需进一步诊治，导致住院时间延长。

> **释义**
>
> ■ 术后继发的其他部位硬膜外血肿、硬膜下血肿、颅内血肿等并发症影响了患者原发病的预后，严重的需要再次手术治疗，住院时间延长，费用增加。
>
> ■ 开颅手术中可能用到人工止血材料、颅骨固定材料等，且开颅手术对手术室层流的无菌环境要求较高，一旦出现感染、异物排斥反应及其他神经系统并发症，住院时间延长，费用增加。
>
> ■ 同时出现变异的原因很多，除了包括路径中所描述的各种术后并发症，还包括医疗、护理、患者、环境等多方面的变异原因，为便于总结和在工作中不断完善和修订路径，应将变异原因归纳、总结，以便重新修订路径时作为参考。

## 四、创伤性急性硬脑膜下血肿临床路径给药方案

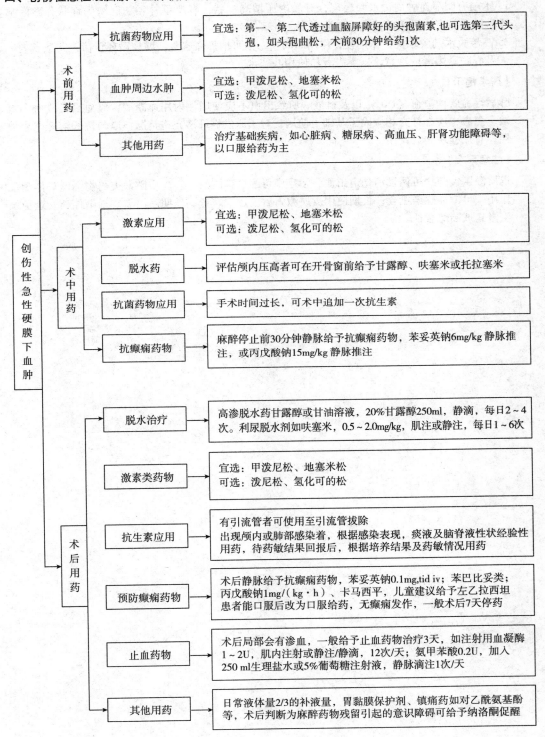

创伤性急性硬膜下血肿

**术前用药**

抗菌药物应用 → 宜选：第一、第二代透过血脑屏障好的头孢菌素,也可选第三代头孢，如头孢曲松，术前30分钟给药1次

血肿周边水肿 → 宜选：甲泼尼松、地塞米松
可选：泼尼松、氢化可的松

其他用药 → 治疗基础疾病，如心脏病、糖尿病、高血压、肝肾功能障碍等，以口服给药为主

**术中用药**

激素应用 → 宜选：甲泼尼松、地塞米松
可选：泼尼松、氢化可的松

脱水药 → 评估颅内压高者可在开骨窗前给予甘露醇、呋塞米或托拉塞米

抗菌药物应用 → 手术时间过长，可术中追加一次抗生素

抗癫痫药物 → 麻醉停止前30分钟静脉给予抗癫痫药物，苯妥英钠6mg/kg 静脉推注，或丙戊酸钠15mg/kg 静脉推注

**术后用药**

脱水治疗 → 高渗脱水药甘露醇或甘油溶液，20%甘露醇250ml，静滴，每日2～4次。利尿脱水剂如呋塞米，0.5～2.0mg/kg，肌注或静注，每日1～6次

激素类药物 → 宜选：甲泼尼松、地塞米松
可选：泼尼松、氢化可的松

抗生素应用 → 有引流管者可使用至引流管拔除
出现颅内或肺部感染着，根据感染表现，痰液及脑脊液性状经验性用药，待药敏结果回报后，根据培养结果及药敏情况用药

预防癫痫药物 → 术后静脉给予抗癫痫药物，苯妥英钠0.1mg,tid iv；苯巴比妥类；丙戊酸钠1mg/（kg·h）、卡马西平，儿童建议给予左乙拉西坦患者能口服后改为口服给药，无癫痫发作，一般术后7天停药

止血药物 → 术后局部会有渗血，一般会给予止血药物治疗3天，如注射用血凝酶1～2U，肌内注射或静注/静滴，12次/天；氨甲苯酸0.2U，加入250ml生理盐水或5%葡萄糖注射液，静脉滴注1次/天

其他用药 → 日常液体量2/3的补液量，胃黏膜保护剂、镇痛药如对乙酰氨基酚等，术后判断为麻醉药物残留引起的意识障碍可给予纳洛酮促醒

## 【用药选择】

1. 术前有明显血肿周边水肿表现，有颅内压增高症状，有严重神经功能缺失症状，影像学支持脑水肿者，可术前使用糖皮质激素。

2. 高渗脱水剂脱水快，作用强，作用时间长，但可增加血容量，增加循环负荷，儿童、老年人及心脏衰竭者应注意，这类患者易使用呋塞米。

## 【药学提示】

弥散性血管内凝血（DIC）以及血液病所致出血不应使用注射用血凝酶；凝血因子或血小板缺乏患者，应在补充相应因子基础上使用；对于原发性纤溶亢进情况，应与抗纤溶药联合使用；有血栓病史者禁用。

## 【注意事项】

皮质激素类药物可诱发消化道出血，治疗中可配合抑酸治疗。皮质激素类药物降低机体免疫作用，可增加感染机会；长期使用皮质激素后应逐渐减量。长期使用需要逐渐停药，避免发生激素戒断综合征。

## 五、推荐表单

### （一）医师表单

**创伤性急性硬脑膜下血肿临床路径医师表单**

适用对象：第一诊断为创伤性急性硬脑膜下血肿（ICD-10：S06.501）

行硬脑膜下血肿清除术（ICD-9-CM-3：01.3101）

| 患者姓名： | 性别： 年龄： 门诊号： | 住院号： |
| --- | --- | --- |
| 住院日期： 年 月 日 | 出院日期： 年 月 日 | 标准住院日：≤14 天 |

| 时间 | 住院第1天 | 住院第2~3天（手术日） | 住院第4~5天（术后第1天） |
| --- | --- | --- | --- |
| 主要诊疗工作 | □ 询问病史及体格检查<br>□ 完成病历书写<br>□ 上级医师查房与术前评估<br>□ 依据体检，完善相关的术前检查<br>□ 完成必要的相关科室会诊<br>□ 初步确定手术方式和日期<br>□ 完成术前准备与术前评估<br>□ 完成术前小结，术前讨论记录<br>□ 预约术中电生理监测 | □ 向患者和家属交代围术期注意事项，签署手术同意书、自费协议书、输血同意书、委托书<br>□ 安排手术<br>□ 术者完成手术记录<br>□ 完成术后病程<br>□ 上级医师查房<br>□ 向患者及家属交代手术情况，嘱咐注意事项<br>□ 观察术后病情变化 | □ 上级医师查房，注意病情变化<br>□ 完成常规病历书写<br>□ 有引流管者复查头颅CT，根据结果决定是否拔除引流管<br>□ 注意体温、血象变化，必要时行腰椎穿刺，送脑脊液化验<br>□ 注意有无意识障碍、呼吸障碍、偏瘫等（对症处理）<br>□ 注意脑神经有无受损（有无面瘫、面部麻木感、听力受损、饮水呛咳）（对症处理）<br>□ 查头部CT，排除颅内出血和明确术后脑水肿的情况 |
| 重点医嘱 | **长期医嘱**<br>□ 一级护理<br>□ 饮食<br>**临时医嘱**<br>□ 神经系统专科查体（四肢肌力检查，小瞳孔眼底检查，步态检查等）<br>□ 化验检查（血尿常规，血型，肝肾功能及血电解质，感染性疾病筛查，凝血功能），心电图，X线胸片<br>□ 头颅CT扫描<br>□ 心、肺功能（视患者情况而定） | **长期医嘱**<br>□ 一级护理<br>□ 饮食<br>□ 患者既往基础用药<br>**临时医嘱**<br>□ 在全身麻醉下行硬脑膜下血肿清除术<br>□ 术前医嘱：明日全身麻醉下行硬脑膜下血肿清除术<br>□ 术前禁食、禁水<br>□ 抗菌药物<br>□ 激素（根据术前瘤周水肿情况定）<br>□ 一次性导尿包<br>□ 其他特殊医嘱 | **长期医嘱**<br>□ 特级护理<br>□ 生命体征监测（每2小时1次）<br>□ 多功能监护，吸氧<br>□ 可进流食（无术后功能障碍者），胃管鼻饲（有吞咽功能障碍者）<br>□ 接引流（术中置引流者）<br>□ 尿管接袋计量<br>□ 补液<br>□ 抗菌药物、抑酸等药物<br>□ 神经营养药（必要时）<br>□ 控制血压和血糖等内科用药<br>□ 输液治疗<br>**临时医嘱**<br>□ 止血，镇痛，镇吐<br>□ 查血常规、肝肾功能及血电解质、凝血功能、血气等，对症处理<br>□ 头颅CT |
| 病情变异记录 | □ 无 □ 有，原因：<br>1.<br>2. | □ 无 □ 有，原因：<br>1.<br>2. | □ 无 □ 有，原因：<br>1.<br>2. |
| 医师签名 | | | |

| 时间 | 住院第 5~6 天<br>（术后第 3~4 天） | 住院第 7~9 天<br>（术后第 5~7 天） | 住院第 12~14 天<br>（出院日） |
|---|---|---|---|
| 主要诊疗工作 | □ 上级医师查房，注意病情变化<br>□ 注意是否有发热、脑脊液漏等<br>□ 必要时再次行腰椎穿刺采集脑脊液<br>□ 完成病历书写<br>□ 调整预防抗菌药物、激素用量，逐渐减量<br>□ 注意患者的意识和精神状态变化，是否伴有脑神经功能障碍<br>□ 切口换药，注意有无皮下积液，必要时加压包扎 | □ 上级医师查房，注意病情变化<br>□ 注意是否有发热、脑脊液漏等<br>□ 必要时再次行腰椎穿刺采集脑脊液<br>□ 完成常规病历书写<br>□ 调整激素用量，逐渐减量<br>□ 注意患者的意识和精神状态变化，是否伴有脑神经功能障碍，必要时尽早行康复训练<br>□ 切口换药，注意有无皮下积液，必要时加压包扎，7 天时根据切口愈合情况或酌情延长拆线时间 | □ 上级医师查房，进行切口愈合评估<br>□ 复查常规化验和神经影像学检查，明确有无手术并发症，是否需要进一步治疗，能否出院<br>□ 完成出院记录、病案首页、出院证明等<br>□ 向患者交代出院注意事项：复诊时间、地点、检查项目，紧急情况时的处理 |
| 重点医嘱 | **长期医嘱**<br>□ 二级护理<br>□ 流食<br>□ 控制血压和血糖<br>□ 激素<br>**临时医嘱**<br>□ 镇痛<br>□ 补液（酌情）<br>□ 拔除引流管（如术中置放） | **长期医嘱**<br>□ 二级护理<br>□ 半流食/普食<br>□ 调整激素用量，逐渐减量<br>□ 控制血压和血糖<br>**临时医嘱**<br>□ 换药<br>□ 腰椎穿刺测压、放液（必要时）<br>□ 拆线 | **出院医嘱**<br>□ 出院带药<br>□ 康复治疗（酌情） |
| 病情变异记录 | □ 无 □ 有，原因：<br>1.<br>2. | □ 无 □ 有，原因：<br>1.<br>2. | □ 无 □ 有，原因：<br>1.<br>2. |
| 医师签名 | | | |

## （二）护士表单

### 创伤性急性硬脑膜下血肿临床路径护士表单

适用对象：第一诊断为创伤性急性硬脑膜下血肿（ICD-10：S06.501）
行硬脑膜下血肿清除术（ICD-9-CM-3：01.3101）

| 患者姓名： | | 性别： 年龄： 门诊号： | | 住院号： |
| 住院日期： 年 月 日 | | 出院日期： 年 月 日 | | 标准住院日：12~14 天 |

| 时间 | 住院第 1 天 | 住院第 2~3 天（手术日） | 住院第 4~5 天（术后第 1 天） |
|---|---|---|---|
| 健康宣教 | □ 入院宣教<br>　介绍主管医师、护士<br>　介绍环境、设施<br>　介绍住院注意事项<br>□ 术前宣教<br>　宣教疾病知识、术前准备及手术过程<br>　告知准备物品、沐浴<br>　告知术后饮食、活动及探视注意事项<br>　告知术后可能出现的情况及应对方式<br>　主管护士与患者沟通，了解并指导心理应对<br>　告知家属等候区位置 | □ 术后当日宣教<br>　告知监护设备、管路功能及注意事项<br>　告知饮食、体位要求<br>　告知疼痛注意事项<br>　告知术后可能出现情况及应对方式<br>　告知用药情况<br>　给予患者及家属心理支持<br>　再次明确探视陪伴须知 | □ 术后宣教<br>　药物作用及频率<br>　饮食、活动指导<br>　复查患者对术前宣教内容的掌握程度<br>　疾病恢复期注意事项（若有脑神经受损后的宣教）<br>　拔尿管后注意事项<br>　腰椎穿刺后注意事项<br>　下床活动注意事项 |
| 护理处置 | □ 核对患者，佩戴腕带<br>□ 建立入院护理病历<br>□ 卫生处置：剪指（趾）甲、沐浴，更换病号服 | □ 协助医师完成术前检查化验<br>□ 术前准备<br>　配血、抗菌药物皮试<br>　备皮剃头、药物灌肠<br>　禁食禁水<br>□ 送手术<br>　摘除患者各种活动物品<br>　核对患者资料及带药<br>　填写手术交接单，签字确认<br>□ 接手术<br>　核对患者及资料，签字确认 | □ 遵医嘱完成相关检查<br>□ 夹闭尿管，锻炼膀胱功能 |
| 基础护理 | □ 一级护理<br>　晨晚间护理<br>　患者安全管理 | □ 特级护理<br>　晨晚间护理<br>　患者安全管理 | □ 一级护理<br>　卧位护理：协助翻身、床上移动、预防压疮<br>　排泄护理<br>　患者安全管理 |

续　表

| 时间 | 住院第 1 天 | 住院第 2~3 天（手术日） | 住院第 4~5 天（术后第 1 天） |
|---|---|---|---|
| 专科护理 | □ 护理查体<br>□ 瞳孔、意识监测<br>□ 需要时，填写跌倒及压疮防范表<br>□ 需要时，请家属陪伴 | □ 协助医师完成术前检查化验 | □ **病情观察，写特护记录**<br>q2h 评估生命体征、瞳孔、意识、体征、肢体活动、皮肤情况、伤口敷料、各种引流管情况、出入量、有无脑神经功能障碍<br>□ 遵医嘱予脱水、抗感染、止血、抑酸、激素、控制血糖等治疗 |
| 重点医嘱 | □ 详见医嘱执行单 | □ 详见医嘱执行单 | □ 详见医嘱执行单 |
| 病情变异记录 | □ 无　□ 有，原因：<br>1.<br>2. | □ 无　□ 有，原因：<br>1.<br>2. | □ 无　□ 有，原因：<br>1.<br>2. |
| 护士签名 | | | |

| 时间 | 住院第 5~10 天<br>（术后第 3~8 天） | 住院第 11~14 天<br>（术后第 9~12 天） |
|---|---|---|
| 健康宣教 | □ **术后宣教**<br>药物作用及频率<br>饮食、活动指导<br>复查患者对术前宣教内容的掌握程度<br>疾病恢复期注意事项（若有脑神经受损后的宣教）<br>拔尿管后注意事项<br>腰椎穿刺后注意事项<br>下床活动注意事项 | □ **出院宣教**<br>复查时间<br>服药方法<br>活动休息<br>指导饮食<br>康复训练方法<br>指导办理出院手续 |
| 护理处置 | □ 遵医嘱完成相关检查<br>□ 夹闭尿管，锻炼膀胱功能 | □ **办理出院手续**<br>书写出院小结 |
| 基础护理 | □ **二级护理**<br>晨晚间护理<br>协助进食、水（饮水呛咳者鼻饲）<br>协助翻身、床上移动、预防压疮<br>排泄护理<br>床上温水擦浴<br>协助更衣<br>患者安全管理 | □ **二级护理**<br>晨晚间护理<br>协助或指导进食、水<br>协助或指导床旁活动<br>康复训练<br>患者安全管理 |
| 专科护理 | □ **病情观察，写特护记录**<br>q2h 评估生命体征、瞳孔、意识、体征、肢体活动、皮肤情况、伤口敷料、各种引流管情况、出入量、有无脑神经功能障碍（必要时尽早行康复训练）<br>□ 遵医嘱予脱水、抗感染、止血、抑酸、激素、控制血糖等治疗<br>□ 腰椎穿刺的护理<br>腰穿后，嘱患者去枕平卧 4~6 小时，观察病情和主诉，根据医嘱调整脱水药的用量<br>□ 需要时，联系主管医师给予相关治疗及用药 | □ **病情观察**<br>评估生命体征、瞳孔、意识、体征、肢体活动、脑神经功能障碍恢复情况 |
| 重点医嘱 | □ 详见医嘱执行单 | □ 详见医嘱执行单 |
| 病情变异记录 | □ 无　□ 有，原因：<br>1.<br>2. | □ 无　□ 有，原因：<br>1.<br>2. |
| 护士签名 | | |

## （三）患者表单

### 创伤性急性硬脑膜下血肿临床路径患者表单

适用对象：第一诊断为创伤性急性硬脑膜下血肿（ICD-10：S06.501）

行硬脑膜下血肿清除术（ICD-9-CM-3：01.3101）

| 患者姓名： | 性别：　　年龄：　　门诊号： | 住院号： |
|---|---|---|
| 住院日期：　　年　月　日 | 出院日期：　　年　月　日 | 标准住院日：12~14 天 |

| 时间 | 住院第 1 天 | 住院第 2~3 天（手术日） | 住院第 4~5 天（术后第 1 天） |
|---|---|---|---|
| 监测 | □ 测量生命体征、体重 | □ 每日测量生命体征、询问排便，手术前一天晚测量生命体征 | □ 手术清晨测量生命体征、血压一次 |
| 医患配合 | □ 护士行入院护理评估（简单询问病史）<br>□ 接受入院宣教<br>□ 医师询问病史、既往病史、用药情况，收集资料<br>□ 进行体格检查 | □ 配合完善术前相关化验、检查<br>**术前宣教**<br>□ 创伤性急性硬脑膜下血肿疾病知识、临床表现、治疗方法<br>□ 术前用物准备：奶瓶、湿巾等<br>□ 手术室接患者，配合核对<br>□ 医师与患者及家属介绍病情及手术谈话<br>□ 手术时家属在等候区等候<br>□ 探视及陪伴制度 | **术后宣教**<br>□ 术后体位：麻醉未醒时平卧，清醒后，4~6 小时无不适反应可垫枕或根据医嘱予监护设备、吸氧<br>□ 配合护士定时监测生命体征、瞳孔、肢体活动、伤口敷料等<br>□ 不要随意动引流管<br>□ 疼痛的注意事项及处理<br>□ 告知医护不适及异常感受<br>□ 配合评估手术效果 |
| 重点诊疗及检查 | **重点诊疗**<br>□ 一级护理<br>□ 既往基础用药<br>**术前准备**<br>□ 备皮剃头<br>□ 配血<br>□ 药物灌肠<br>□ 术前签字<br>**重要检查**<br>□ 心电图、胸片、CT | **重点诊疗**<br>□ 特级护理<br>□ 予监护设备、吸氧<br>□ 注意留置管路安全与通畅<br>□ 用药：抗菌药物、止血药、抑酸、激素、补液药物的应用<br>□ 护士协助记录出入量 | **重点诊疗**<br>□ 特级护理<br>□ 予监护设备、吸氧<br>□ 注意留置管路安全与通畅<br>□ 用药：抗菌药物、止血药、抑酸、激素、补液药物的应用<br>□ 护士协助记录出入量 |
| 饮食及活动 | □ 禁食、禁水或普食<br>□ 卧床休息 | □ 术前 12 小时禁食、禁水<br>□ 卧床休息 | □ 根据病情半流食或鼻饲<br>□ 卧床休息，自主体位 |

| 时间 | 住院第 5～10 天<br>（术后第 3～8 天） | 住院第 11～14 天<br>（术后 2～12 天） |
|---|---|---|
| 监测 | □ 定时监测生命体征，每日询问排便 | □ 定时监测生命体征、每日询问排便 |
| 医患配合 | □ 医师巡视，了解病情<br>□ 配合意识、瞳孔、肢体活动、脑神经功能的观<br>□ 察及必要的检查<br>□ 护士行晨晚间护理<br>□ 护士协助进食、进水、排泄等生活护理<br>□ 配合监测出入量<br>□ 膀胱功能锻炼，成功后可将尿管拔除<br>□ 配合功能恢复训练（必要时）<br>□ 注意探视及陪伴时间 | □ 护士行晨晚间护理<br>□ 医师拆线<br>□ 伤口注意事项<br>□ 配合功能恢复训练（必要时）<br>**出院宣教**<br>□ 接受出院前康复宣教<br>□ 学习出院注意事项<br>□ 了解复查程序<br>□ 办理出院手续，取出院带药 |
| 重点诊疗及检查 | **重点诊疗**<br>□ 特级或二级护理<br>□ 静脉用药逐渐过渡至口服药<br>□ 医师定时予伤口换药<br>□ 医师行腰椎穿刺（必要时）<br>**重要检查**<br>□ 定期抽血化验<br>□ 复查 CT 及 MRI | **重点诊疗**<br>□ 二级/三级护理<br>□ 普食<br>□ 医师行腰椎穿刺（必要时）<br>**重要检查**<br>□ 定期抽血化验（必要时） |
| 饮食及活动 | □ 根据病情逐渐由半流食过渡至普食，营养均衡，高蛋白、低脂肪、易消化，避免产气食物（牛奶、豆浆）及油腻食物。鼓励多食汤类食物，必要时鼻饲饮食<br>□ 卧床休息时可头高位，渐坐起<br>□ 术后第 3～4 天可视体力情况渐下床活动，循序渐进，注意安全<br>□ 行功能恢复锻炼（必要时） | □ 普食，营养均衡<br>□ 勿吸烟、饮酒<br>□ 正常活动<br>□ 行功能恢复训练（必要时） |

附：原表单（2010 年版）

## 创伤性急性硬脑膜下血肿临床路径表单

适用对象：第一诊断为创伤性急性硬脑膜下血肿（ICD-10：S06.501）
行硬脑膜下血肿清除术（ICD-9-CM-3：01.3101）

| 患者姓名： | 性别： 年龄： 门诊号： | 住院号： |
|---|---|---|
| 住院日期： 年 月 日 | 出院日期： 年 月 日 | 标准住院日：≤14 天 |

| 时间 | 住院第 1 日<br>（手术当天） | 住院第 2 日<br>（术后第 1 天） | 住院第 3 日<br>（术后第 2 天） |
|---|---|---|---|
| 主要诊疗工作 | □ 病史采集，体格检查，完成病历书写<br>□ 术前相关检查<br>□ 上级医师查看患者，制订治疗方案，完善术前准备<br>□ 向患者和（或）家属交代病情，签署手术知情同意书<br>□ 全身麻醉下硬脑膜下血肿清除术<br>□ 完成手术记录及术后记录 | □ 临床观察神经系统功能变化情况<br>□ 术后观察引流液性状及记录引流量（有引流管者）<br>□ 完成病程记录<br>□ 复查头颅 CT，评价结果并及时采取相应措施 | □ 临床观察神经系统功能变化情况<br>□ 观察切口敷料情况<br>□ 观察引流液性状及引流量（有引流管者）<br>□ 完成病程记录 |
| 重点医嘱 | **长期医嘱**<br>□ 一级护理<br>□ 禁食、禁水<br>**临时医嘱**<br>□ 备皮（剃头）<br>□ 抗菌药物皮试<br>□ 急查血常规、血型、凝血功能、肝肾功能、电解质、血糖，感染性疾病筛查<br>□ 头颅 CT 扫描<br>□ 心电图、胸部 X 线平片 | **长期医嘱**<br>□ 一级护理<br>□ 禁食、禁水<br>□ 抗菌药物<br>□ 脱水药<br>□ 输液治疗<br>**临时医嘱**<br>□ 头颅 CT | **长期医嘱**<br>□ 一级护理<br>□ 术后流食/鼻饲<br>□ 抗菌药物<br>□ 脱水药<br>□ 输液治疗<br>**临时医嘱**<br>□ 放置胃管<br>□ 复查血常规、肝肾功能、凝血功能 |
| 主要护理工作 | □ 入院护理评估及宣教<br>□ 观察患者一般状况及神经系统状况<br>□ 观察记录患者神志、瞳孔、生命体征<br>□ 完成术前准备 | □ 观察患者一般状况及神经系统状况<br>□ 观察记录患者神志、瞳孔、生命体征及切口敷料情况<br>□ 观察引流液性状并记录引流液的量（有引流管者）<br>□ 遵医嘱给药并观察用药后反应<br>□ 预防并发症护理<br>□ 进行心理护理及基础护理<br>□ 完成术后指导及用药宣教<br>□ 完成护理记录 | □ 观察患者一般状况及神经系统功能恢复情况<br>□ 观察记录患者神志、瞳孔、生命体征及切口敷料情况<br>□ 观察引流液性状并记录引流液的量（有引流管者）<br>□ 遵医嘱给药并观察用药后反应<br>□ 遵医嘱完成化验检查<br>□ 进行心理护理及基础护理<br>□ 预防并发症护理<br>□ 完成护理记录 |

| 病情<br>变异<br>记录 | □无　□有，原因：<br>1.<br>2. | □无　□有，原因：<br>1.<br>2. | □无　□有，原因：<br>1.<br>2. |
|---|---|---|---|
| 护士<br>签名 | | | |
| 医师<br>签名 | | | |

| 时间 | 住院第4日<br>（术后第3天） | 住院第5日<br>（术后第4天） | 住院第6日<br>（术后第5天） | 住院第7日<br>（术后第6天） |
|---|---|---|---|---|
| 主要诊疗工作 | □ 临床观察神经系统功能变化情况<br>□ 切口换药、观察切口情况<br>□ 观察引流液性状及引流量（有引流管者）<br>□ 有引流管者复查头颅CT，根据结果决定是否拔除引流管<br>□ 完成病程记录<br>□ 根据病情停用抗菌药物 | □ 临床观察神经系统功能恢复情况<br>□ 完成病程记录<br>□ 根据病情停用抗菌药物 | □ 临床观察神经系统功能恢复情况<br>□ 观察切口敷料情况<br>□ 完成病程记录<br>□ 查看化验结果<br>□ 根据病情改脱水药物 | □ 临床观察神经系统功能恢复情况<br>□ 观察切口敷料情况<br>□ 完成病程记录<br>□ 查看化验结果<br>□ 根据病情调整脱水药物 |
| 重点医嘱 | **长期医嘱**<br>□ 一级护理<br>□ 术后流食/鼻饲<br>□ 抗菌药物（酌情停用）<br>□ 输液治疗<br>**临时医嘱**<br>□ 头颅CT | **长期医嘱**<br>□ 一级护理<br>□ 术后半流食/鼻饲<br>□ 抗菌药物（酌情停用）<br>**临时医嘱**<br>□ 血常规、肝肾功能、凝血功能 | **长期医嘱**<br>□ 一级护理<br>□ 术后半流食/鼻饲<br>□ 输液治疗 | **长期医嘱**<br>□ 一级护理<br>□ 术后半流食/鼻饲<br>□ 输液治疗 |
| 主要护理工作 | □ 观察患者一般状况及神经系统功能恢复情况<br>□ 观察记录患者神志、瞳孔、生命体征及切口敷料情况<br>□ 有引流管者观察引流液性状并记录引流液的量<br>□ 遵医嘱给药并观察用药后反应<br>□ 进行心理护理及基础护理<br>□ 预防并发症护理<br>□ 完成护理记录 | □ 观察患者一般状况及神经系统功能恢复情况<br>□ 观察记录患者神志、瞳孔、生命体征及手术切口敷料情况<br>□ 遵医嘱给药并观察用药后反应<br>□ 遵医嘱完成化验检查<br>□ 做好基础护理<br>□ 预防并发症护理<br>□ 完成护理记录 | □ 观察患者一般状况及切口情况<br>□ 观察神经系统功能恢复情况及手术切口敷料情况<br>□ 遵医嘱给药并观察用药后反应<br>□ 做好基础护理<br>□ 预防并发症护理<br>□ 完成术后康复指导<br>□ 协助患者肢体功能锻炼 | □ 观察患者一般状况及切口情况<br>□ 观察神经系统功能恢复情况及手术切口敷料情况<br>□ 遵医嘱给药并观察用药后反应<br>□ 做好基础护理<br>□ 预防并发症护理<br>□ 完成术后康复指导<br>□ 协助患者肢体功能锻炼 |
| 病情变异记录 | □ 无 □ 有，原因：<br>1.<br>2. | □ 无 □ 有，原因：<br>1.<br>2. | □ 无 □ 有，原因：<br>1.<br>2. | □ 无 □ 有，原因：<br>1.<br>2. |
| 护士签名 | | | | |
| 医师签名 | | | | |

| 时间 | 住院第8日<br>（术后第7天） | 住院第9日<br>（术后第8天） | 住院第10日<br>（术后第9天） | 住院第11日<br>（术后第10天） |
|---|---|---|---|---|
| 主要诊疗工作 | □ 临床观察神经系统功能恢复情况<br>□ 观察切口，根据情况予以拆线<br>□ 根据病情停用脱水药<br>□ 完成病程记录<br>□ 复查头颅CT，评价结果 | □ 临床观察神经系统功能恢复情况<br>□ 观察切口，根据情况予以拆线<br>□ 根据病情停用脱水药<br>□ 完成病程记录 | □ 临床观察神经系统功能恢复情况<br>□ 观察切口，根据情况予以拆线<br>□ 根据病情停用脱水药<br>□ 完成病程记录 | □ 临床观察神经系统功能恢复情况<br>□ 复查血常规、血生化<br>□ 完成病程记录 |
| 重点医嘱 | **长期医嘱**<br>□ 一级护理<br>□ 术后半流食/鼻饲<br>□ 输液治疗<br>**临时医嘱**<br>□ 头颅CT | **长期医嘱**<br>□ 一级护理<br>□ 术后半流食/鼻饲<br>□ 输液治疗 | **长期医嘱**<br>□ 一级护理<br>□ 术后半流食/鼻饲<br>□ 输液治疗 | **长期医嘱**<br>□ 二级护理<br>□ 饮食/鼻饲 |
| 主要护理工作 | □ 观察患者一般状况及切口情况<br>□ 观察神经系统功能恢复情况及手术切口敷料情况<br>□ 遵医嘱给药<br>□ 做好基础护理<br>□ 预防并发症护理<br>□ 完成术后康复指导<br>□ 协助患者肢体功能锻炼 | □ 观察患者一般状况及切口情况<br>□ 观察神经系统功能恢复情况<br>□ 遵医嘱给药并观察用药后反应<br>□ 做好基础护理<br>□ 预防并发症护理<br>□ 协助患者肢体功能锻炼 | □ 观察患者一般状况及切口情况<br>□ 观察神经系统功能恢复情况<br>□ 遵医嘱给药<br>□ 做好基础护理<br>□ 预防并发症护理<br>□ 协助患者肢体功能锻炼 | □ 观察患者一般状况及切口情况<br>□ 观察神经系统功能恢复情况<br>□ 做好基础护理<br>□ 预防并发症护理<br>□ 协助患者肢体功能锻炼 |
| 病情变异记录 | □ 无 □ 有，原因：<br>1.<br>2. | □ 无 □ 有，原因：<br>1.<br>2. | □ 无 □ 有，原因：<br>1.<br>2. | □ 无 □ 有，原因：<br>1.<br>2. |
| 护士签名 | | | | |
| 医师签名 | | | | |

| 时间 | 住院第 12 日<br>（术后第 11 天） | 住院第 13 日<br>（术后第 12 天） | 住院第 14 日<br>（术后第 13 天） |
|---|---|---|---|
| 主要诊疗工作 | □ 临床观察神经系统功能恢复情况<br>□ 复查血常规、血生化<br>□ 完成病程记录 | □ 临床观察神经系统功能恢复情况<br>□ 复查血常规、血生化<br>□ 完成病程记录 | □ 确定患者能否出院<br>□ 向患者交代出院注意事项、复查日期<br>□ 通知出院处<br>□ 开出院诊断书<br>□ 完成出院记录 |
| 重点医嘱 | **长期医嘱**<br>□ 二级护理<br>□ 饮食/鼻饲 | **长期医嘱**<br>□ 二级护理<br>□ 饮食/鼻饲 | □ 通知出院 |
| 主要护理工作 | □ 观察患者一般状况及切口情况<br>□ 观察神经系统功能恢复情况<br>□ 做好基础护理<br>□ 预防并发症护理<br>□ 协助患者肢体功能锻炼 | □ 观察患者一般状况及切口情况<br>□ 观察神经系统功能恢复情况<br>□ 遵医嘱完成化验检查<br>□ 做好基础护理<br>□ 协助患者肢体功能锻炼<br>□ 进行出院指导 | □ 完成出院指导<br>□ 帮助患者办理出院手续 |
| 病情变异记录 | □ 无　□ 有，原因：<br>1.<br>2. | □ 无　□ 有，原因：<br>1.<br>2. | □ 无　□ 有，原因：<br>1.<br>2. |
| 护士签名 | | | |
| 医师签名 | | | |

# 第二章

# 创伤性闭合性硬脑膜外血肿临床路径释义

## 一、创伤性闭合性硬脑膜外血肿编码

1. 卫计委原编码

疾病名称及编码：创伤性闭合性硬膜外血肿（ICD-10：S06.401）

手术操作名称及编码：硬脑膜外血肿清除术（ICD-9-CM-3：01.245）

2. 修改编码

疾病名称及编码：创伤性闭合性硬膜外出血（ICD-10：S06.4）

手术操作名称及编码：硬脑膜外血肿清除术（ICD-9-CM-3：01.24）

## 二、临床路径检索方法

S06.4 伴 01.24

## 三、创伤性闭合性硬脑膜外血肿临床路径标准住院流程

### （一）适用对象

第一诊断为创伤性闭合性硬脑膜外血肿（ICD-10：S06.401）。

行硬脑膜外血肿清除术（ICD-9-CM-3：01.245）。

> **释义**
>
> ■ 适用对象编码参见第一部分。
>
> ■ 本路径适用对象为创伤性闭合性硬脑膜外血肿，包括急性、亚急性和慢性硬脑膜外血肿。
>
> ■ 创伤性闭合性硬脑膜外血肿治疗方法为骨瓣开颅硬脑膜外血肿清除术，还可能包括行去骨瓣减压等手术干预方法。本路径仅适用于采用骨瓣开颅血肿术。其他治疗方式见其他手术入路的临床路径。

### （二）诊断依据

根据《临床诊疗指南·神经外科学分册》（中华医学会编著，人民卫生出版社，2006）、《临床技术操作规范·神经外科分册》（中华医学会编著，人民军医出版社，2007）、《王忠诚神经外科学》（王忠诚主编，湖北科学技术出版社，2005）、《神经外科学》（赵继宗主编，人民卫生出版社，2007）。

1. 临床表现

（1）病史：一般均有外伤史，临床症状较重，并迅速恶化，尤其是特急性创伤性闭合性硬脑膜外血肿，伤后短时间内可发展为濒死状态。

（2）意识障碍：伤后多数为原发性昏迷与继发性昏迷相重叠，或昏迷的程度逐渐加深；典型临床表现出现"中间清醒期"。

（3）颅内压增高表现：颅内压增高症状出现较早，呕吐和躁动较常见，生命体征变化明显

（Cushing 反应）。

（4）脑疝症状：出现较快，尤其是特急性创伤性闭合性硬脑膜外血肿，一侧瞳孔散大后短时间内出现对侧瞳孔散大，并出现去脑强直、呼吸障碍等脑干受压症状。

（5）局灶症状：较多见，早期即可因脑挫伤或（和）血肿压迫引起偏瘫、失语。

2. 辅助检查

（1）头颅 CT 扫描（含骨窗像）：典型 CT 表现为颅骨内板与脑表面间有一双凸镜形或梭形高密度影。CT 检查可明确诊断、确定血肿部位、评估血肿量。骨窗像对诊断颅骨骨折具有重要意义。

（2）头颅 X 线平片：约 90% 的病例合并有颅骨骨折，目前临床不常用。

（3）实验室检查：血常规。

---

**释义**

■ 急性血肿指伤后 72 小时以内出现症状者；亚急性血肿指伤后 3 日至 3 周内出现症状者；慢性血肿指伤后 3 周以上出现症状者。有作者又将伤后 3 小时内即出现脑疝的颅内血肿称为特急性血肿。由于出血速度、血肿部位及年龄的差异，硬脑膜外血肿的临床表现各异。急性硬脑膜外血肿典型的临床表现有昏迷-清醒-再昏迷过程。但由于原发性脑损伤程度不一，在原发性脑损伤较轻、伤后无原发昏迷，或原发脑损伤严重、伤后持续昏迷的病例，无上述典型临床表现，因此应严密动态观察患者的意识、神经系统阳性体征和生命体征变化。慢性硬脑膜外血肿比较少见，临床特点主要是头痛、呕吐及视盘水肿。患者可以较长时间出于慢性颅高压状态，直到引起神经系统阳性体征，如意识障碍、偏瘫、瞳孔异常或眼部体征时，始引起重视。

■ 头颅 CT 平扫是首选的辅诊方法，可明确是否有血肿形成、血肿定位、计算出血量、中线结构有无移位和合并的脑内损伤等，为手术提供可靠的依据。慢性硬脑膜外血肿颅脑 CT 扫描的典型表现是位于脑表面的梭形高密度影，周界光滑，边缘可被增强，偶见钙化。

---

**（三）治疗方案的选择**

根据《临床诊疗指南·神经外科学分册》（中华医学会编著，人民卫生出版社，2006）、《临床技术操作规范·神经外科分册》（中华医学会编著，人民军医出版社，2007）、《王忠诚神经外科学》（王忠诚主编，湖北科学技术出版社）、《神经外科学，2005》（赵继宗主编，人民卫生出版社，2007）。

1. 创伤性闭合性硬脑膜外血肿诊断明确，选用骨瓣开颅血肿清创术：

（1）临床有颅内压增高症状或局灶性症状。

（2）幕上血肿>30ml，颞区血肿>20ml，幕下血肿>10ml。

（3）患者意识障碍进行性加重或出现昏迷者。

2. 需向家属交代病情及围术期可能出现的并发症。

3. 手术风险较大者（高龄、妊娠期、合并较严重内科疾病），需向患者或家属交代病情；如不同意手术，应当充分告知风险，履行签字手续，并予严密观察。

4. 对于严密观察保守治疗的患者，如出现颅内压增高征象、意识障碍进行性加重或新发神经系统局灶性症状，应当立即复查头颅 CT，并重新评价手术指征。

**释义**

■ 急性硬脑膜外血肿的治疗，原则上一经诊断即应施行手术，排除血肿以缓解颅内高压，术后根据病情给予适当非手术治疗。血肿定位明确的病例，根据影像学检查结果，通常采用骨瓣开颅术，便于彻底清除血肿和充分止血。如果硬脑膜张力高或疑有硬脑膜下血肿时，应切开硬脑膜探查，切勿轻易去骨瓣减压而草率结束手术。对于已有明显病情恶化的慢性硬脑膜外血肿患者，应及时施行手术治疗。除少数血肿发生液化，而薄膜尚未钙化者，可行钻孔冲洗引流之外，其余大多数患者都须行骨瓣开颅清除血肿。对于个别神志清楚、症状轻微、没有明显脑功能损害的患者，亦可采用非手术治疗，在 CT 监护下任其自行吸收或机化。

■ 因病情复杂、出现患者本身的原因或医疗条件的限制不适合采用高难度入路手术的患者，要向患者提供其他治疗方式的选择，履行医师的告知义务和患者对该病的知情权。

■ 硬脑膜外血肿的保守治疗仅用于病情稳定的小血肿，适应证如下：①患者意识无进行性恶化；②无神经系统阳性体征或原有神经系统阳性体征无进行性加重；③无颅内压增高症状和体征；④除颞区外，大脑凸面血肿量<30ml，颅后窝血肿<10ml，无明显占位效应（中线结构移位<5mm）、环池和侧裂池>4mm。

■ 幕上急性硬脑膜外血肿的早期诊断，应判定在颞叶沟回疝之前，而不是在昏迷加深、瞳孔散大之后。故临床观察尤为重要。当患者头痛呕吐加剧、躁动不安、血压升高、脉压加大和（或）出现新的体征，即应高度怀疑颅内血肿，及时行头颅 CT 复查避免漏诊。

## （四）标准住院日为≤14 天

**释义**

■ 创伤性闭合性硬脑膜外血肿患者入院后，常规检查准备完善后，如无明显禁忌，可急诊手术，术后恢复 10~13 天，总住院时间<14 天的均符合本路径要求。

## （五）进入路径标准

1. 第一诊断符合 ICD-10：S06.401 创伤性闭合性硬脑膜外血肿疾病编码。
2. 当患者同时具有其他疾病诊断，但在住院期间不需特殊处理、不影响第一诊断的临床路径流程实施时，可以进入路径。
3. 当患者双侧瞳孔散大、自主呼吸停止或处于濒死状态，不进入此路径。

**释义**

■ 本路径适用于第一诊断为创伤性闭合性硬脑膜外血肿，包括急性、亚急性和慢性硬脑膜外血肿。不包括开放性颅脑损伤（如脑脊液漏）、或合并严重脑挫裂伤、急性脑肿胀、硬脑膜下血肿、脑内血肿、脑神经损伤、头部外伤后感染、颈内动脉海绵窦瘘、全身其他脏器损伤需行相应手术病例。

■ 患者如果合并高血压、糖尿病、冠心病、慢性阻塞性肺疾病、慢性肾病等其他慢性疾病，需要术前对症治疗时，如果不影响麻醉和手术，不影响术前准备的时间，可进入本路径。上述慢性疾病如果需要经治疗稳定后才能手术，或抗凝、抗血小板治疗、凝血功能障碍等，术前需特殊准备的，先进入其他相应内科疾病的诊疗路径。

## （六）术前准备（入院当天）

1. 必需的检查项目

（1）血常规、尿常规、血型。

（2）凝血功能、肝肾功能、血电解质、血糖、感染性疾病筛查（乙型肝炎、丙型肝炎、艾滋病、梅毒等）。

（3）心电图、胸部 X 线平片。

（4）头颅 CT 扫描（含骨窗像）。

2. 根据患者病情，建议选择的检查项目

（1）颈部 CT 扫描、X 线平片。

（2）腹部 B 超，心肺功能评估。

### 释义

■ 必查项目是确保手术治疗安全、有效开展的基础，术前必须完成。头颅 CT 平扫可明确是否有血肿形成、血肿定位、计算出血量、中线结构有无移位和合并的脑内损伤等，指导术中骨瓣开颅的范围。

■ 疑有合并颈髓和脊柱损伤、胸腹部脏器损伤患者，必要时可行相关部位 CT 扫描、X 线平片、腹部 B 超检查。

■ 为缩短患者住院等待时间，检查项目可以在患者入院前于门诊完成。

■ 高龄患者或有心肺功能异常患者，术前根据病情增加心脏彩超、肺功能等检查。必要时请内科相应专科医师会诊，评估手术的可行性和安全性，予以诊断和治疗建议。

## （七）预防性抗菌药物选择与使用时机

按照《抗菌药物临床应用指导原则》（卫医发〔2004〕285 号）选择用药。建议使用第一代、第二代头孢菌素，头孢曲松等；明确感染患者，可根据药敏试验结果调整抗菌药物。

### 释义

■ 创伤性闭合性硬脑膜外血肿属于Ⅰ类切口，但由于术中可能用到人工止血材料、硬脑膜修复材料、颅骨固定装置，术后可能留置引流管，且开颅手术对手术室层流的无菌环境要求较高，一旦感染可导致严重后果。因此可按规定适当预防性和术后应用抗菌药物，通常选用第三代头孢。

## （八）手术日为入院当天

1. 麻醉方式：气管插管全身麻醉。
2. 手术方式：硬脑膜外血肿清除术。
3. 手术内置物：硬脑膜修复材料、颅骨固定材料、引流系统等。
4. 术中用药：抗菌药物、脱水药、止血药，酌情应用抗癫痫药物和激素。
5. 输血：根据手术失血情况决定。

> **释义**
>
> ■ 本路径规定的手术入路均是在全身麻醉下实施。
> ■ 对于缺损的硬脑膜，应该首选自身颞肌筋膜和骨膜修补，可采用人工硬脑膜。颅骨固定可采用颅骨锁或其他固定材料。术前用抗菌药物参考《抗菌药物临床应用指导原则》执行。对手术时间较长的患者，术中可加用一次抗菌药物。
> ■ 预防性抗菌药物建议使用第一、第二代头孢菌素，头孢曲松等；明确感染患者，可根据药敏试验结果调整抗菌药物。脱水药可选用甘露醇或甘油果糖。止血药可选用酚磺乙胺、血凝酶（如白眉蛇毒血凝酶，根据药品说明书使用）、氨甲苯酸等。术前出现癫痫发作患者需使用抗癫痫药物，否则酌情使用。
> ■ 手术是否输血依照术中出血量而定，可根据医院条件采用自体血回输系统，必要时输异体血。

## （九）术后住院恢复≤13 天

1. 必须复查的检查项目：24 小时之内及出院前根据具体情况复查头颅 CT 了解颅内情况；血常规、尿常规、肝肾功能、血电解质。
2. 根据患者病情，建议可选择的检查项目：颈部 CT（加骨窗像）、胸腹部 X 线平片或 CT，腹部 B 超。
3. 术后用药：抗菌药物、脱水药，酌情应用预防性抗癫痫药及激素。
4. 每 2~3 天手术切口换药 1 次。
5. 术后 7 天拆除手术切口缝线，或根据病情酌情延长拆线时间。

> **释义**
>
> ■ 术后可根据患者恢复情况做必须复查的检查项目，并根据病情变化增加检查的频次。复查项目并不仅局限于路径中的项目，建议术后次日复查颅脑 CT 了解术后有无继发血肿、水肿和血肿清除情况，病情变化的特殊情况下随时急诊复查 CT。
> ■ 术后患者可使用抗菌药物治疗，引流管拔除后如体温、白细胞正常 48 小时可停用。
> ■ 对于硬脑膜外血肿合并脑挫裂伤水肿的患者，术后使用脱水药可以帮助减轻脑水肿，但长期使用激素会增加感染、切口愈合不良的并发症。根据情况考虑局部使用胰蛋白酶等清创消炎，促进切口愈合。

## （十）出院标准

1. 患者病情稳定，生命体征平稳，无明显并发症。

2. 体温正常，各项化验无明显异常，切口愈合良好。

3. 仍处于昏迷状态的患者，如生命体征平稳、经评估不能短时间恢复者，没有需要住院处理的并发症和（或）合并症，可以转院继续康复治疗或门诊对症治疗。

> 释义
>
> ■ 主治医师应在患者出院前，通过复查的各项检查并结合患者恢复情况决定其是否能出院。如果出现术后脑水肿、颅内感染或继发血肿等需要继续留院治疗的情况，超出了路径所规定的时间，应先处理并发症并符合出院条件后再准许患者出院。

## （十一）变异及原因分析

1. 如果术后继发其他部位硬脑膜外血肿、硬脑膜下血肿、脑内血肿等并发症，严重者需要再次开颅手术，导致住院时间延长、费用增加。

2. 术后切口、颅骨或颅内感染、内置物排异反应，出现严重神经系统并发症，导致住院时间延长、费用增加。

3. 伴发其他疾病需进一步诊治，导致住院时间延长。

> 释义
>
> ■ 出现变异的原因很多，除了包括路径中所描述的各种术后并发症，还包括医疗、护理、患者、环境等多方面的变异原因，对于术后继发其他部位硬脑膜外血肿、硬脑膜下血肿、脑内血肿等并发症，需要再次开颅手术者，则列为本路径的变异。
>
> ■ 为便于总结和在工作中不断完善和修订路径，应将变异原因归纳、总结，以便重新修订路径时作为参考。

## 四、创伤性闭合性硬脑膜外血肿临床路径给药方案

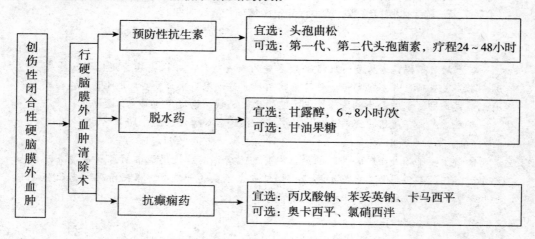

## 【用药选择】

1. 脱水药：帮助治疗颅内压升高、脑水肿等。可采用甘露醇或甘油果糖。甘露醇用法：按

体重1~2g/kg或按体表面积30~60g/m$^2$，以15%~20%浓度溶液于15%~20%浓度于30~60分钟内静脉滴注。

2. 抗癫痫药物：可使用卡马西平、苯妥英钠、奥卡西平、丙戊酸钠、氯硝西泮，术前出现癫痫发作患者需使用抗癫痫药物，否则根据病情酌情使用。

【药学提示】

1. 甘露醇使用禁忌证：已确诊为急性肾小管坏死的无尿患者、严重失水者、急性肺水肿或严重肺淤血。不良反应常见水和电解质紊乱、寒战、发热、排尿困难、渗透性肾病等。甘露醇可透过胎盘屏障，孕妇、哺乳妇女、儿童应慎用。

2. 抗癫痫药物使用禁忌证：既往对该类药物过敏者、房室传导阻滞、骨髓抑制、肝脏疾病、肾功能损伤、白细胞减少、孕妇、儿童禁用或慎用。

【注意事项】

使用上述药物应注意不良反应并对症处理，必要时停药。

## 五、推荐表单

### (一) 医师表单

**创伤性闭合性硬脑膜外血肿临床路径医师表单**

适用对象：第一诊断为创伤性闭合性硬脑膜外血肿 (ICD-10：S06.401)
行硬脑膜外血肿清除术 (ICD-9-CM-3：01.245)

| 患者姓名： | 性别： 年龄： 门诊号： | 住院号： |
|---|---|---|
| 住院日期： 年 月 日 | 出院日期： 年 月 日 | 标准住院日：14 天 |

| 时间 | 住院第 1 日<br>(手术当天) | 住院第 2 日<br>(术后第 1 天) | 住院第 3 日<br>(术后第 2 天) |
|---|---|---|---|
| 主要诊疗工作 | □ 病史采集，体格检查，完成病历书写<br>□ 术前相关检查<br>□ 上级医师查看患者，制订治疗方案，完善术前准备<br>□ 向患者和（或）家属交代病情，签署手术知情同意书<br>□ 安排全身麻醉下骨瓣开颅血肿清除术<br>□ 临床观察神经功能恢复情况<br>□ 完成手术记录及术后记录 | □ 临床观察神经系统功能恢复情况<br>□ 切口换药<br>□ 观察切口情况<br>□ 观察引流液性状及引流量（有引流时）<br>□ 复查头颅 CT，评价结果并及时采取相应措施<br>□ 完成病程记录 | □ 临床观察神经系统功能恢复情况<br>□ 观察切口敷料情况<br>□ 观察引流液性状及引流量，决定是否拔除引流管（有引流时）<br>□ 完成病程记录 |
| 重点医嘱 | **长期医嘱**<br>□ 一级护理<br>**临时医嘱**<br>□ 备皮（剃头）<br>□ 抗菌药物皮试<br>□ 急查血常规、凝血功能、肝肾功能、电解质、血糖<br>□ 感染性疾病筛查<br>□ 头颅 CT 扫描<br>□ 心电图、胸部 X 线平片 | **长期医嘱**<br>□ 一级护理<br>□ 术后流食/鼻饲<br>□ 抗菌药物预防感染<br>□ 补液治疗<br>**临时医嘱**<br>□ 血常规、肝肾功能、电解质、血糖<br>□ 头颅 CT | **长期医嘱**<br>□ 一级护理<br>□ 术后流食/鼻饲<br>□ 补液治疗 |
| 病情变异记录 | □ 无 □ 有，原因：<br>1.<br>2. | □ 无 □ 有，原因：<br>1.<br>2. | □ 无 □ 有，原因：<br>1.<br>2. |
| 医师签名 | | | |

| 时间 | 住院第4日<br>（术后第3天） | 住院第5日<br>（术后第4天） | 住院第6日<br>（术后第5天） | 住院第7日<br>（术后第6天） |
|---|---|---|---|---|
| 主要诊疗工作 | □ 临床观察神经系统功能恢复情况<br>□ 观察切口敷料情况<br>□ 完成病程记录<br>□ 根据病情停用抗菌药物 | □ 临床观察神经系统功能恢复情况<br>□ 切口换药、观察切口情况<br>□ 完成病程记录 | □ 临床观察神经系统功能恢复情况<br>□ 观察切口敷料情况<br>□ 完成病程记录<br>□ 查看化验结果 | □ 临床观察神经系统功能恢复情况<br>□ 根据切口情况予以拆线或延期门诊拆线<br>□ 完成病程记录 |
| 重点医嘱 | **长期医嘱**<br>□ 一级护理<br>□ 术后半流食/鼻饲<br>□ 抗菌药物（酌情停用）<br>□ 补液治疗 | **长期医嘱**<br>□ 一级护理<br>□ 术后半流食<br>□ 拔除引流管后，患者情况允许，可停用抗菌药物<br>□ 补液治疗 | **长期医嘱**<br>□ 一级护理<br>□ 术后半流食<br>□ 补液治疗<br>**临时医嘱**<br>□ 复查血常规、肝肾功能、凝血功能 | **长期医嘱**<br>□ 一级护理<br>□ 术后普食<br>□ 补液治疗 |
| 病情变异记录 | □ 无 □ 有，原因：<br>1.<br>2. | □ 无 □ 有，原因：<br>1.<br>2. | □ 无 □ 有，原因：<br>1.<br>2. | □ 无 □ 有，原因：<br>1.<br>2. |
| 医师签名 | | | | |

| 时间 | 住院第8日<br>（术后第7天） | 住院第9~11日<br>（术后第8~10天） | 住院第12~13日<br>（术后第11~12天） | 住院第14日<br>（术后第13天） |
|------|------|------|------|------|
| 主要诊疗工作 | □ 临床观察神经系统功能恢复情况<br>□ 根据切口情况予以拆线或延期门诊拆线<br>□ 复查头颅CT<br>□ 完成病程记录 | □ 临床观察神经系统功能恢复情况<br>□ 评估复查CT结果 | □ 临床观察神经系统功能恢复情况 | □ 确定患者能否出院<br>□ 向患者交代出院注意事项、复查日期<br>□ 通知出院处<br>□ 开出院诊断书<br>□ 完成出院记录 |
| 重点医嘱 | **长期医嘱**<br>□ 一级护理<br>□ 术后普食<br>□ 补液治疗<br>**临时医嘱**<br>□ 头颅CT | **长期医嘱**<br>□ 一级护理<br>□ 术后普食 | **长期医嘱**<br>□ 二级护理<br>□ 术后普食 | □ 通知出院 |
| 病情变异记录 | □ 无　□ 有，原因：<br>1.<br>2. | □ 无　□ 有，原因：<br>1.<br>2. | □ 无　□ 有，原因：<br>1.<br>2. | □ 无　□ 有，原因：<br>1.<br>2. |
| 医师签名 | | | | |

**（二）护士表单**

## 创伤性闭合性硬脑膜外血肿临床路径护士表单

适用对象：第一诊断为创伤性闭合性硬脑膜外血肿（ICD-10：S06.401）

行硬脑膜外血肿清除术（ICD-9-CM-3：01.245）

| 患者姓名： | | 性别：　　年龄：　　门诊号： | 住院号： |
|---|---|---|---|
| 住院日期：　　年　月　日 | | 出院日期：　　年　月　日 | 标准住院日：14 天 |

| 时间 | 住院第 1 日<br>（手术当天） | 住院第 2 日<br>（术后第 1 天） | 住院第 3 日<br>（术后第 2 天） |
|---|---|---|---|
| 健康宣教 | □ 入院宣教<br>□ 介绍主管医师、护士<br>□ 介绍环境、设施、安全<br>□ 术前宣教<br>□ 疾病知识、术前洁肤、禁饮食<br>□ 术前检查项目宣教 | □ 术后宣教：饮食及体位，保护性约束<br>□ 管道留置必要性及重要性宣教<br>□ 监护设备使用宣教<br>□ 心理护理 | □ 术后宣教：保护性约束<br>□ 饮食指导、防止便秘、管道维护、体位要求、用药介绍<br>□ 给予患者及家属心理支持<br>□ 指导床上活动 |
| 护理处置 | □ 核对患者，佩戴腕带<br>□ 建立入院护理病历<br>□ 卫生处置：剪指（趾）甲、沐浴，更换病号服、 | □ 与手术室医护人员交接<br>□ 心电监护<br>□ 协助常规术后复查<br>□ 氧气吸入 | □ 心电监护<br>□ 协助常规术后复查项目<br>□ 氧气吸入<br>□ 训练膀胱功能 |
| 基础护理 | □ 一级护理<br>□ 外伤皮肤清洁处理<br>□ 患者安全护理<br>□ 防压疮护理<br>□ 协助生活照顾：禁饮食、更衣、排泄 | □ 一级护理<br>□ 晨、晚间护理<br>□ 卧位与安全护理：管道、防坠床、压疮护理<br>□ 生活照顾：流质饮食、更衣、排泄 | □ 一级护理<br>□ 晨、晚间护理<br>□ 卧位与安全护理：协助翻身移动；防压疮、坠床<br>□ 生活照顾：半流质饮食、擦浴、更衣、排泄 |
| 专科护理 | □ 入院基本生命体征、专科护理体检评估<br>□ 观察神经功能、肢体活动情况、有无复合伤<br>□ 按医嘱用药<br>□ 协助完成术前检查化验完善术前检查 | □ q1h 评估生命体征、肢体活动、伤口敷料、引流管引流维护<br>□ 观察神经功能、肢体活动情况<br>□ 按医嘱或根据病情定时或随时观察生命体征、专科体征 | □ q1h 评估生命体征、肢体活动、伤口敷料、引流管拔除后观察引流管口渗液情况<br>□ 观察神经功能改善、恢复情况 |
| 重点医嘱 | □ 详见医嘱执行单 | □ 详见医嘱执行单 | □ 详见医嘱执行单 |
| 病情变异记录 | □ 无　□ 有，原因：<br>1.<br>2. | □ 无　□ 有，原因：<br>1.<br>2. | □ 无　□ 有，原因：<br>1.<br>2. |
| 护士签名 | | | |

| 时间 | 住院第4日<br>（术后第3天） | 住院第5~8日<br>（术后第4~7天） | 住院第9~14日<br>（术后第8~13天） |
|---|---|---|---|
| 健康宣教 | □ 术后宣教<br>□ 饮食指导、体位要求、用药介绍<br>□ 给予患者及家属心理支持<br>□ 指导逐渐下床活动 | □ 指导饮食、起床活动<br>□ 恢复期康复锻炼：功能受损针对性锻炼方法<br>□ 下床活动程序防止直立性低血压 | □ 出院宣教：复查时间、服药方法、活动休息、指导饮食、康复训练、安全注意事项<br>□ 伤口拆线及洗头时间<br>□ 指导办理出院手续 |
| 护理处置 | □ 心电监护<br>□ 训练膀胱功能，及时拔除尿管 | □ 协助复查CT<br>□ 协助保持切口周围皮肤清洁 | □ 出院前评估及记录<br>□ 办理出院手续 |
| 基础护理 | □ 二级护理<br>□ 晨、晚间护理<br>□ 卧位与安全护理：指导翻身移动；防压疮、坠床<br>□ 生活照顾：半流质饮食、擦浴、更衣、排泄 | □ 二级护理<br>□ 晨、晚间护理<br>□ 生活指导：半流质饮食<br>□ 预防坠床、摔倒 | □ 二级/三级护理 |
| 专科护理 | □ q2h评估生命体征、肢体活动、观察神经功能改善、恢复情况<br>□ 伤口敞开时观察有无皮下积液、伤口感染情况 | □ 病情观察：按医嘱定时评估生命体征、肢体活动、皮肤情况<br>□ 神经功能改善情况<br>□ 遵医嘱用药 | □ 脑神经功能障碍恢复情况<br>□ 指导出院后遵医嘱用药 |
| 重点医嘱 | □ 详见医嘱执行单 | □ 详见医嘱执行单 | □ 详见医嘱执行单 |
| 病情变异记录 | □ 无 □ 有，原因：<br>1.<br>2. | □ 无 □ 有，原因：<br>1.<br>2. | □ 无 □ 有，原因：<br>1.<br>2. |
| 护士签名 | | | |

## （三）患者表单

### 创伤性闭合性硬脑膜外血肿临床路径患者表单

适用对象：第一诊断为创伤性闭合性硬脑膜外血肿（ICD-10：S06.401）

行硬脑膜外血肿清除术（ICD-9-CM-3：01.245）

| 患者姓名： | | 性别： 年龄： 门诊号： | 住院号： |
| --- | --- | --- | --- |
| 住院日期： 年 月 日 | | 出院日期： 年 月 日 | 标准住院日：14 天 |

| 时间 | 住院第 1 日<br>（手术当天） | 住院第 2～4 日<br>（术后第 1～3 天） |
| --- | --- | --- |
| 监测 | □ 测量生命体征、体重 | □ 定时监测生命体征<br>□ 每日记录 24 小时出入量及引流量 |
| 医<br>患<br>配<br>合 | □ 护士行入院护理评估（简单询问病史）<br>□ 接受介绍相关制度<br>□ 医师询问现病史、既往病史、用药情况，收集<br>　资料并进行体格检查<br>□ 环境介绍配合完善术前化验、检查<br><br>**术前宣教**<br>□ 疾病知识、临床表现、治疗方法<br>□ 术前用物准备：奶瓶、湿巾等<br>□ 手术室接患者，配合核对<br>□ 医师与患者及家属介绍病情和手术谈话<br>□ 手术时家属在等候区等候<br>□ 探视及陪伴制度<br>□ 配合倒床<br><br>**术后宣教**<br>□ 术后体位：麻醉未清醒时平卧，清醒后，4～6<br>　小时无不适反应可头高位或根据医嘱<br>□ 予监护设备、吸氧<br>□ 配合护士定时监测生命体征、瞳孔、肢体活动、<br>　伤口敷料等<br>□ 疼痛的注意事项及处理<br>□ 告知医护不适主诉<br>□ 遵守陪伴及探视制度 | □ 医师定时查房，护士按时巡视，了解病情<br>□ 配合生命体征、瞳孔、肢体活动、伤口敷料等<br>□ 护士行晨、晚间处理<br>□ 护士协助或指导生活护理<br>□ 配合监测出入量<br>□ 遵守陪伴及探视制度<br>□ 配合完成相关检查及化验 |

续　表

| 时间 | 住院第1日<br>（手术当天） | 住院第2~4日<br>（术后第1~3天） |
|---|---|---|
| 重点诊疗及检查 | **重点诊疗**<br>□ 特级护理<br>□ 予监护设备、吸氧<br>□ 防止引流管及其他管路受压、反折、脱出，保持管路通畅<br>□ 用药：抗菌药物、补液药物的应用<br>□ 协助护士记录出入量<br>**术前准备**<br>□ 外伤皮肤清洁处理<br>□ 备皮剃头<br>□ 配血<br>□ 术前签字<br>**重要检查**<br>□ 心电图<br>□ 头颅CT平扫<br>□ 抽血化验 | **重点诊疗**<br>□ 特级/一级护理<br>□ 医师定期予以拔出引流管<br>□ 抗菌药物及补液治疗<br>**重要检查**<br>□ 定期抽血化验<br>□ 复查头颅CT平扫 |
| 饮食活动 | □ 禁食、禁水<br>□ 卧床休息、舒适卧位及功能体位 | □ 根据病情，给予流食或半流食<br>□ 床上行肢体功能锻炼 |

| 时间 | 住院第 5~8 日<br>（术后第 4~7 天） | 住院第 9~14 日<br>（术后第 8~13 天） |
|---|---|---|
| 监测 | □ 根据病情测量生命体征 | □ 定时监测生命体征 |
| 医患配合 | □ 医师定时查房，护士按时巡视，了解病情<br>□ 护士行晨、晚间处理<br>□ 护士协助或指导生活护理<br>□ 遵守陪伴及探视制度<br>□ 配合完成相关检查及化验 | □ 护士行晨晚间护理<br>□ 医师拆线<br>□ 伤口注意事项<br>□ 配合功能恢复训练<br>**出院宣教**<br>□ 接受出院前康复宣教<br>□ 学习出院注意事项<br>□ 了解复查程序<br>□ 办理出院手续，取出院带药 |
| 重点诊疗及检查 | **重点诊疗**<br>□ 一级/二级护理<br>□ 医师定期予以换药<br>**重要检查**<br>□ 定期抽血化验（必要时）<br>□ 头颅 CT 平扫 | **重点诊疗**<br>□ 二级/三级护理<br>□ 流食或普食<br>**重要检查**<br>□ 定期抽血化验（必要时）<br>□ 抽血化验 |
| 饮食活动 | □ 根据病情，给予流食、半流食或普食<br>□ 行功能恢复训练（必要时） | □ 根据病情，给予流食、半流食或普食<br>□ 行功能恢复训练（必要时） |

## 附：原表单（2010 年版）

### 创伤性闭合性硬脑膜外血肿临床路径表单

适用对象：第一诊断为创伤性闭合性硬脑膜外血肿（ICD-10：S06.401）

行硬脑膜外血肿清除术（ICD-9-CM-3：01.245）

| 患者姓名： | 性别：　年龄：　门诊号： | 住院号： |
|---|---|---|
| 住院日期：　　年　月　日 | 出院日期：　　年　月　日 | 标准住院日：14 天 |

| 时间 | 住院第 1 日<br>（手术当天） | 住院第 2 日<br>（术后第 1 天） | 住院第 3 日<br>（术后第 2 天） |
|---|---|---|---|
| 主要诊疗工作 | □ 病史采集，体格检查，完成病历书写<br>□ 术前相关检查<br>□ 上级医师查看患者，制订治疗方案，完善术前准备<br>□ 向患者和（或）家属交代病情，签署手术知情同意书<br>□ 安排全身麻醉下骨瓣开颅血肿清除术<br>□ 临床观察神经功能恢复情况<br>□ 完成手术记录及术后记录 | □ 临床观察神经系统功能恢复情况<br>□ 切口换药<br>□ 观察切口情况<br>□ 观察引流液性状及引流量（有引流时）<br>□ 复查头颅 CT，评价结果并及时采取相应措施<br>□ 完成病程记录 | □ 临床观察神经系统功能恢复情况<br>□ 观察切口敷料情况<br>□ 观察引流液性状及引流量，决定是否拔除引流管（有引流时）<br>□ 完成病程记录 |
| 重点医嘱 | 长期医嘱<br>□ 一级护理<br>临时医嘱<br>□ 备皮（剃头）<br>□ 抗菌药物皮试<br>□ 急查血常规、凝血功能、肝肾功能、电解质、血糖<br>□ 感染性疾病筛查<br>□ 头颅 CT 扫描<br>□ 心电图、胸部 X 线平片 | 长期医嘱<br>□ 一级护理<br>□ 术后流食/鼻饲<br>□ 抗菌药物预防感染<br>□ 补液治疗<br>临时医嘱<br>□ 血常规、肝肾功能、电解质、血糖<br>□ 头颅 CT | 长期医嘱<br>□ 一级护理<br>□ 术后流食/鼻饲<br>□ 补液治疗 |
| 主要护理工作 | □ 入院护理评估及宣教<br>□ 完成术前准备<br>□ 遵医嘱完成术前化验检查<br>□ 观察患者一般状况及神经系统状况<br>□ 观察记录患者神志、瞳孔、生命体征及切口敷料情况<br>□ 遵医嘱给药<br>□ 完成护理记录 | □ 观察患者一般状况及神经系统状况<br>□ 观察记录患者神志、瞳孔、生命体征及切口敷料情况<br>□ 观察引流液性状并记录引流液的量（有引流时）<br>□ 遵医嘱给药<br>□ 遵医嘱完成化验检查<br>□ 进行心理护理及基础护理<br>□ 预防并发症护理<br>□ 完成术后指导及用药宣教<br>□ 完成护理记录 | □ 观察患者一般状况及神经系统功能恢复情况<br>□ 观察记录患者神志、瞳孔、生命体征及切口敷料情况<br>□ 观察引流液性状并记录引流液的量（有引流时）<br>□ 遵医嘱给药<br>□ 进行心理护理及基础护理<br>□ 预防并发症护理<br>□ 完成护理记录 |

| 时间 | 住院第 1 日<br>（手术当天） | 住院第 2 日<br>（术后第 1 天） | 住院第 3 日<br>（术后第 2 天） |
|---|---|---|---|
| 病情<br>变异<br>记录 | □ 无　□ 有，原因：<br>1.<br>2. | □ 无　□ 有，原因：<br>1.<br>2. | □ 无　□ 有，原因：<br>1.<br>2. |
| 护士<br>签名 | | | |
| 医师<br>签名 | | | |

| 时间 | 住院第4日<br>（术后第3天） | 住院第5日<br>（术后第4天） | 住院第6日<br>（术后第5天） | 住院第7日<br>（术后第6天） |
|---|---|---|---|---|
| 主要诊疗工作 | □ 临床观察神经系统功能恢复情况<br>□ 观察切口敷料情况<br>□ 完成病程记录<br>□ 根据病情停用抗菌药物 | □ 临床观察神经系统功能恢复情况<br>□ 切口换药、观察切口情况<br>□ 完成病程记录 | □ 临床观察神经系统功能恢复情况<br>□ 观察切口敷料情况<br>□ 完成病程记录<br>□ 查看化验结果 | □ 临床观察神经系统功能恢复情况<br>□ 根据切口情况予以拆线或延期门诊拆线<br>□ 完成病程记录 |
| 重点医嘱 | **长期医嘱**<br>□ 一级护理<br>□ 术后半流食/鼻饲<br>□ 抗菌药物（酌情停用）<br>□ 补液治疗 | **长期医嘱**<br>□ 一级护理<br>□ 术后半流食<br>□ 拔除引流管后，患者情况允许，可停用抗菌药物<br>□ 补液治疗 | **长期医嘱**<br>□ 一级护理<br>□ 术后半流食<br>□ 补液治疗<br>**临时医嘱**<br>□ 复查血常规、肝肾功能、凝血功能 | **长期医嘱**<br>□ 一级护理<br>□ 术后普食<br>□ 补液治疗 |
| 主要护理工作 | □ 观察患者一般状况及神经系统功能恢复情况<br>□ 观察记录患者神志、瞳孔、生命体征及切口敷料情况<br>□ 遵医嘱给药<br>□ 遵医嘱完成化验检查<br>□ 进行心理护理及基础护理<br>□ 预防并发症护理<br>□ 完成护理记录 | □ 观察患者一般状况及神经系统功能恢复情况<br>□ 观察记录患者神志、瞳孔、生命体征及观察切口敷料情况<br>□ 遵医嘱给药<br>□ 预防并发症护理<br>□ 基础护理<br>□ 完成护理记录 | □ 观察患者一般状况及观察切口敷料情况<br>□ 观察神经系统功能恢复情况<br>□ 协助患者肢体功能锻炼<br>□ 遵医嘱给药<br>□ 遵医嘱完成化验检查<br>□ 预防并发症护理<br>□ 基础护理 | □ 观察患者一般状况及观察切口敷料情况<br>□ 观察神经系统功能恢复情况<br>□ 协助患者肢体功能锻炼<br>□ 遵医嘱给药<br>□ 预防并发症护理<br>□ 基础护理 |
| 病情变异记录 | □ 无　□ 有，原因：<br>1.<br>2. | □ 无　□ 有，原因：<br>1.<br>2. | □ 无　□ 有，原因：<br>1.<br>2. | □ 无　□ 有，原因：<br>1.<br>2. |
| 护士签名 | | | | |
| 医师签名 | | | | |

| 时间 | 住院第 8 日<br>(术后第 7 天) | 住院第 9 日<br>(术后第 8 天) | 住院第 10 日<br>(术后第 9 天) | 住院第 11 日<br>(术后第 10 天) |
|---|---|---|---|---|
| 主要诊疗工作 | □ 临床观察神经系统功能恢复情况<br>□ 根据切口情况予以拆线或延期门诊拆线<br>□ 复查头颅 CT<br>□ 完成病程记录 | □ 临床观察神经系统功能恢复情况<br>□ 评估复查 CT 结果 | □ 临床观察神经系统功能恢复情况 | □ 临床观察神经系统功能恢复情况 |
| 重点医嘱 | **长期医嘱**<br>□ 一级护理<br>□ 术后普食<br>□ 补液治疗<br>**临时医嘱**<br>□ 头颅 CT | **长期医嘱**<br>□ 一级护理<br>□ 术后普食 | **长期医嘱**<br>□ 一级护理<br>□ 术后普食 | **长期医嘱**<br>□ 一级护理<br>□ 术后普食 |
| 主要护理工作 | □ 观察患者一般状况观察切口敷料情况<br>□ 观察神经系统功能恢复情况<br>□ 协助患者肢体功能锻炼<br>□ 遵医嘱给药<br>□ 预防并发症护理<br>□ 基础护理 | □ 观察患者一般状况及切口情况<br>□ 观察神经系统功能恢复情况<br>□ 协助患者肢体功能锻炼<br>□ 预防并发症护理<br>□ 基础护理 | □ 观察患者一般状况及切口情况<br>□ 观察神经系统功能恢复情况<br>□ 协助患者肢体功能锻炼<br>□ 预防并发症护理<br>□ 基础护理 | □ 观察患者一般状况及切口情况<br>□ 观察神经系统功能恢复情况<br>□ 协助患者肢体功能锻炼<br>□ 预防并发症护理<br>□ 基础护理 |
| 病情变异记录 | □ 无 □ 有，原因：<br>1.<br>2. | □ 无 □ 有，原因：<br>1.<br>2. | □ 无 □ 有，原因：<br>1.<br>2. | □ 无 □ 有，原因：<br>1.<br>2. |
| 护士签名 | | | | |
| 医师签名 | | | | |

| 时间 | 住院第 12 日<br>（术后第 11 天） | 住院第 13 日<br>（术后第 12 天） | 住院第 14 日<br>（术后第 13 天） |
|---|---|---|---|
| 主要诊疗工作 | □ 临床观察神经系统功能恢复情况 | □ 临床观察神经系统功能恢复情况 | □ 确定患者能否出院<br>□ 向患者交代出院注意事项、复查日期<br>□ 通知出院处<br>□ 开出院诊断书<br>□ 完成出院记录 |
| 重点医嘱 | 长期医嘱<br>□ 二级护理<br>□ 术后普食 | 长期医嘱<br>□ 二级护理<br>□ 术后普食 | □ 通知出院 |
| 主要护理工作 | □ 观察患者一般状况及切口情况<br>□ 观察神经系统功能恢复情况<br>□ 协助患者肢体功能锻炼<br>□ 基础护理<br>□ 出院指导 | □ 观察患者一般状况及切口情况<br>□ 观察神经系统功能恢复情况<br>□ 协助患者肢体功能锻炼<br>□ 基础护理 | □ 完成出院指导<br>□ 完成护理记录<br>□ 帮助患者办理出院手续 |
| 病情变异记录 | □ 无　□ 有，原因：<br>1.<br>2. | □ 无　□ 有，原因：<br>1.<br>2. | □ 无　□ 有，原因：<br>1.<br>2. |
| 护士签名 | | | |
| 医师签名 | | | |

# 第三章

# 慢性硬脑膜下血肿置管引流临床路径释义

## 一、慢性硬脑膜下血肿置管引流编码

1. 卫计委原编码

疾病名称及编码：慢性硬脑膜下血肿（ICD-10：I62.006）

手术操作名称及编码：慢性硬脑膜下血肿钻孔引流术（ICD-9-CM-3：01.3101）

2. 修改编码

疾病名称及编码：慢性硬脑膜下血肿（ICD-10：I62.003）

手术操作名称及编码：硬膜下钻孔引流术（ICD-9-CM-3：01.3108）

## 二、临床路径检索方法

I62.003 伴 01.3108

## 三、慢性硬脑膜下血肿置管引流临床路径标准住院流程

### （一）适用对象

第一诊断为慢性硬脑膜下血肿（ICD-10：I62.006）。

行慢性硬脑膜下血肿钻孔引流术（ICD-9-CM-3：01.3101）。

### （二）诊断依据

根据《临床诊疗指南·神经外科学分册》（中华医学会编著，人民卫生出版社，2013），《临床技术操作规范·神经外科分册》（中华医学会编著，人民军医出版社，2007），《神经外科学》（赵继宗编著，人民卫生出版社，2007）。

1. 临床表现

（1）病史多不明确，可有轻微外伤史。

（2）慢性颅内压增高症状和神经症状：常于受伤后 1~3 个月逐渐出现头痛、恶心、呕吐、复视、视物模糊、一侧肢体无力或肢体抽搐等。

（3）精神智力症状：表现为记忆力减退、理解力差、智力迟钝、精神失常等。

（4）局灶性症状：由于血肿压迫导致轻偏瘫、失语、同向性偏盲、视盘水肿等。

> **释义**
>
> ■ 慢性硬脑膜下血肿的病因及演变还不是很清楚，可以由急性硬脑膜下血肿演变而来，界定急性和慢性的界限是 3 周，还有一部分是没有明确的头部创伤史，或仅仅有轻微损伤，受伤当时 CT 没有异常，其后出现逐渐加重的症状。
>
> ■ 由于血肿大多波及大脑半球的额、顶和颞叶，可引起高颅压及脑疝，所以可以导致广泛的脑功能障碍，如意识变化和精神智力症状，同时局部压迫可以出现偏瘫，并可进行性加重。

2. 辅助检查

（1）头颅 CT 扫描：颅骨内板下可见新月形或半月形混杂密度或等密度阴影，单侧慢性硬脑膜下血肿有中线移位，侧脑室受压；双侧慢性硬脑膜下血肿无明显中线移位，但有双侧侧脑室受压。

（2）头颅 MRI 扫描：头颅 CT 不能明确者，选用头颅 MRI。

> **释义**
>
> ■ 头颅密度 CT 密度扫描是诊断该病的主要方法。由于血肿各个时期性状有差异，CT 表现各异，可表现为高密度、等密度和低密度信号，也可表现为混杂信号。需要注意的是，若血肿为等密度，与脑组织的密度类似，需要仔细辨别，以免漏诊。

### （三）治疗方案的选择

根据《临床诊疗指南·神经外科学分册》（中华医学会编著，人民卫生出版社，2013），《临床技术操作规范·神经外科分册》（中华医学会编著，人民军医出版社，2007），《神经外科学》（赵继宗编著，人民卫生出版社，2007）。

1. 慢性硬脑膜下血肿诊断明确，临床出现颅内压增高症状或局灶性症状者需手术治疗；手术首选钻孔引流，需向家属交代病情及围术期可能出现的并发症。

2. 对于手术风险较大者（高龄、妊娠期、合并较严重内科疾病、长期口服阿司匹林、氯吡格雷甚至华法林抗血小板或抗凝药），需向患者或家属交代病情严重性；口服抗血小板或抗凝药者，停药 1～2 周以上，应用花生四烯酸试验或血栓弹力图来判断出凝血功能在正常范围内，可以在家属同意情况下审慎手术。如果不同意手术，应履行签字手续，并予严密观察。

3. 对于严密观察保守治疗的患者，观察期间可予试用阿托伐他汀治疗，但应监测肝功能，注意有没有肌肉酸痛。如出现上述异常，需要立即停药。正常后可以继续口服他汀类药物。出现神经症状加重者应考虑血肿增大可能，有手术适应证者需急诊手术。

> **释义**
>
> ■ 慢性硬脑膜下血肿的手术方式，首选颅骨钻孔引流术，一般局部麻醉下即可进行；术中冲洗血肿腔，并留置硬脑膜下引流管，术后引流 2～5 日。手术并发症包括脑损伤、颅内血肿和感染等。
>
> ■ 应该考虑到该病发患者群主要是老年人，同时伴有其他系统疾病，需要评估患者的状态和慢性硬脑膜下血肿之间的关系。由于抗凝药物和抗血小板药物应用逐渐广泛，若病情允许，可以待全身状态稳定后再行手术。
>
> ■ 慢性硬脑膜下血肿保守治疗的前提是患者症状轻或无明显症状。保守治疗可以分为临床观察和药物治疗。目前有慢性硬脑膜下血肿自愈的病例报道，在严密监测下对一些血肿量少的患者可观察。药物治疗亦有激素、他汀类药物等。特别是他汀类药物有很好的前期结果，但是目前缺乏高等级证据的支持。在监测过程中若出现血肿增大或临床症状加重，可考虑手术治疗。
>
> ■ 急诊钻孔引流术仍使用本路径。

## （四）标准住院日为9天

> **释义**
>
> ■ 若患者术前身体状态评估复杂，可适当延长1~2日。
> ■ 术后拔除引流管后1~2天，若患者一般状况好，评估未出现术后并发症，可出院观察，适时返院拆线。

## （五）进入路径标准

1. 第一诊断符合ICD-10：I62.006慢性硬脑膜下血肿疾病编码。

2. 当患者同时具有其他疾病诊断时，但在住院期间不需特殊处理也不影响第一诊断的临床路径流程实施时，可以进入路径。

## （六）术前准备（术前评估）1天

1. 必需的检查项目

（1）血常规、血型、尿常规。

（2）凝血功能及血小板检查。

（3）肝肾功能、血电解质、血糖。

（4）感染性疾病筛查（乙型肝炎、丙型肝炎、艾滋病、梅毒等）。

（5）心电图、胸部X线片。

（6）头颅CT扫描。

2. 其他根据病情需要而定

（1）头颅MRI等。

（2）花生四烯酸实验。

（3）血栓弹力图。

> **释义**
>
> ■ 术前检查分为两部分：
> 　1. 全身情况的评估：包括肝肾功能、血糖、凝血功能、心电图、X线胸片等，主要是评估有无基础疾病，关系到围术期的特殊处理，可能会影响住院时间、费用以及治疗预后。这些患者手术操作还需明确有无可能的传染病如乙型肝炎、丙型肝炎、艾滋病和梅毒等。为缩短患者术前等待时间，检查项目可以在入院前于门诊或急诊完成。对于长期服用抗凝药物、抗血小板药物的患者，需要对凝血功能着重了解，血栓弹力图对评估各种凝血功能和血小板功能很有帮助。
> 　2. 专科检查，头颅CT扫描，基本可以了解颅内血肿的情况，便于手术方案的制订。MRI检查可以应用于复杂病例，如复发病例或有分隔的血肿等。

## （七）预防性抗菌药物选择与使用时机

1. 按照《抗菌药物临床应用指导原则》（卫医发〔2004〕285号）选择用药。

2. 预防感染用药时间为术前30分钟。

3. 根据手术后引流时间，手术后可预防应用抗菌药物3~5天。

> **释义**
>
> ■ 严格按照《抗菌药物临床应用指导原则 (2015 年版)》要求，根据此要求皮肤、黏膜切开前 0.5~1 小时内或麻醉开始时给药。
>
> ■ 钻孔引流术为清洁伤口手术，预防抗菌药物可选用第一、第二代头孢菌素，该手术时间较短 (<2 小时)，术前给药一次即可。清洁手术的预防用药时间不超过 24 小时。

### （八）手术日为入院第 2 天

1. 麻醉方式：局部麻醉+镇痛；患者无法配合者，可酌情考虑全身麻醉。
2. 手术方式：慢性硬脑膜下血肿钻孔引流术，一般用温盐水冲洗至血肿腔液体基本清亮为止。
3. 钻孔置硬脑膜下持续引流。引流前尽量排空气体。
4. 术后保持硬脑膜下持续引流。

> **释义**
>
> ■ 此为神经外科较为成熟的手术方式。
>
> ■ 局部麻醉+镇痛的麻醉方式可以满足此类大部分手术，需要麻醉师的密切监测。
>
> ■ 手术体位较多采用侧卧位，可在顶结节处钻孔。

### （九）术后住院恢复 7 天

1. 术后回病房，患侧卧位，引流袋低于头平面 20cm，观察性状并记录引流液的量，防止引流过度，可适当补液。
2. 术后 1 天复查头颅 CT。
3. 每 2~3 天切口换药 1 次。
4. 通常在术后 48~72 小时拔除引流管；或根据引流量和头颅 CT 复查情况酌情延长引流时间。
5. 拔除引流管后患者一般情况良好，体温正常，化验白细胞计数及分类正常后停用抗菌药物。
6. 术后 7 天头部切口拆线或酌情门诊拆线。
7. 术后口服阿托伐他汀可能有利于预防术后血肿复发。

> **释义**
>
> ■ 术后体位平卧即可，记录引流液的量和性状。
>
> ■ 根据最新的《抗菌药物临床应用指导原则 (2015 年版)》要求，清洁手术预防应用抗菌药物不超过 24 小时。
>
> ■ 术后留置引流管的时间，可根据患者的具体情况，2~5 天均可，但一般不超过 5 天。
>
> ■ 阿托伐他汀可能对预防慢性硬脑膜下血肿复发有益，但是缺乏高等级证据支持。若患者出现严重的神经功能缺损，可给予神经生长因子等脑神经保护类药物治疗，以减少脑出血后遗症的发生。

#### （十）出院标准

1. 患者一般情况良好，恢复正常饮食，各项化验无明显异常，体温正常。
2. 复查头颅 CT 显示颅内血肿占位效应解除或基本消失，切口愈合良好后，予出院。

> **释义**
>
> ■慢性硬脑膜下血肿手术的目的是尽量引流颅内血肿，但是老龄患者脑组织容量减少，血肿完全消失也很困难。需要在术后随访，随访中观察残留血肿变化情况。慢性硬脑膜下血肿复发约占 10%。出院时要向患者及家属交代。
>
> ■带着头部缝线，若一般情况好，亦可出院，需预约拆线和复诊时间。

#### （十一）变异及原因分析

1. 对于不适合手术的患者，可适当采用甘露醇脱水治疗。
2. 术后因血肿黏稠等原因造成引流不畅、血肿残留、血肿复发等情况，可适当延长引流时间。
3. 对于个别术后复发、钻孔引流效果不佳或无效者，应施行骨瓣开颅血肿摘除术，适应证：①血肿内容物为大量血凝块；②血肿壁厚，难以切开引流或引流后脑组织不能膨起者。
4. 术后继发原部位或其他部位硬脑膜外血肿、硬脑膜下血肿、脑内血肿等并发症，严重者需要再次钻孔引流或开颅手术。
5. 住院后伴发其他内、外科疾病需进一步明确诊断，导致住院时间延长。

> **释义**
>
> ■慢性硬脑膜下血肿是神经外科最常见的疾病，随着人口老龄化的到来，该病的发病率会增多，而且在老龄人口中发病，伴随疾病可能也影响预后，因此要充分认识。
>
> ■没有手术条件的病例可以尝试保守治疗，但观察疗效需要很长时间，而且有可能无效。
>
> ■开颅切除血肿和包膜，仅在仔细评估后做出决定，既往的经验表明，这种手术方式损伤大、效果差。

## 四、慢性硬脑膜下血肿置管引流临床路径给药方案

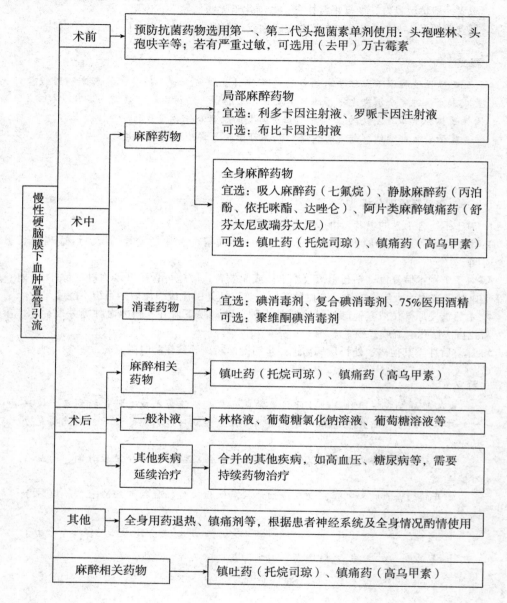

**【用药选择】**

1. 手术前应用抗菌药物预防感染，应该选用针对最常见引起手术部位感染的细菌，依照统计，导致神经外科手术部位感染的细菌是葡萄球菌，所以，选用头孢一代或二代抗菌药物，可以覆盖此类细菌。不宜选用头孢三代抗菌药物，2015 版的抗菌药物应用指南未再推荐使用。同时由于神经外科手术感染的不良预后，因此要求每个神经外科手术均要求预防应用抗菌药物。

2. 手术消毒范围要足够大，要注意引流管出皮下位置的消毒和处理。

3. 手术后留置引流，但依照最新的抗菌药物应用指南，这不是延长使用预防抗菌药物的

理由。

4. 一些患者在局部麻醉下不能配合手术，考虑全身麻醉下手术；大多数可在局部麻醉下行手术，牵拉、烧灼硬脑膜时患者明显不适感，可静脉应用神经安定镇痛药物。

5. 全身麻醉术后，部分患者会出现发热、呕吐等不适症状，予退热、镇吐等对症处理。

## 【药学提示】

局部浸润麻醉注意：

1. 局部麻醉药要深入至下层组织，逐层浸润，膜面、肌膜下和骨膜等处神经末梢分布最多，且常有粗大神经通过，局部麻醉药液量应加大，必要时可提高浓度。

2. 穿刺针进针应缓慢，改变穿刺针方向时应先退针至皮下，避免针干弯曲或折断。

3. 每次注药前应抽吸，以防局部麻醉药液注入血管内。局部麻醉药液注毕后须等待 4～5 分钟，使局部麻醉药作用完善，不应随即切开组织致使药液外溢而影响效果。

4. 每次注药量不要超过极量，以防局部麻醉药毒性反应。

## 【注意事项】

预防应用抗菌药物可以减少手术部位感染，但是它不能替代无菌术，手术当中应该严格遵循无菌原则。

## 五、推荐表单

### （一）医师表单

**慢性硬脑膜下血肿临床路径医师表单**

适用对象：第一诊断为慢性硬脑膜下血肿的患者（ICD-10：I62.006）

| 患者姓名： | | 性别： | 年龄： | 门诊号： | 住院号： |
|---|---|---|---|---|---|
| 住院日期：　年　月　日 | | 出院日期：　年　月　日 | | | 标准住院日：9 日 |

| 时间 | 住院日（第 1 天，术前 1 天） | 住院日（第 2 天，手术当天） |
|---|---|---|
| 主要诊疗工作 | □ 病史采集，体格检查，完成病历书写<br>□ 安排入院常规检查<br>□ 上级医师查看患者，制订治疗方案，完善术前准备<br>□ 向患者和（或）家属交代病情，签署手术知情同意书<br>□ 安排次日手术 | □ 安排局部麻醉+镇痛（不配合患者可行全身麻醉）下钻孔引流手术<br>□ 术后观察引流液体性状及量<br>□ 临床观察神经功能恢复情况<br>□ 完成手术记录及术后记录 |
| 重点医嘱 | **长期医嘱**<br>□ 神经外科护理常规<br>□ 二级护理<br>□ 术前禁食、禁水<br>**临时医嘱**<br>□ 备皮（剃头）<br>□ 抗菌药物皮试<br>□ 急查血常规、凝血功能、肝肾功能、电解质、血糖、感染性疾病筛查<br>□ 头颅 CT 扫描<br>□ 查心电图、胸部 X 线片<br>□ 必要时行 MRI 检查<br>□ 必要时行凝血功能及血小板功能进一步检查<br>□ 必要时请麻醉科及相关科室会诊 | **长期医嘱**<br>□ 神经外科护理常规<br>□ 一级护理<br>□ 禁食、禁水<br>**临时医嘱**<br>□ 术前预防应用抗菌药物<br>□ 补液 |
| 病情变异记录 | □ 无　□ 有，原因：<br>1.<br>2. | □ 无　□ 有，原因：<br>1.<br>2. |
| 医师签名 | | |

| 时间 | 住院日（第3天，术后第1天） | 住院日（第4、5天，术后第2、3天） |
|---|---|---|
| 主要诊疗工作 | □ 临床观察神经功能恢复情况<br>□ 观察切口敷料情况<br>□ 观察引流液性状及引流量<br>□ 完成病程记录 | □ 临床观察神经功能恢复情况<br>□ 切口换药、观察切口情况<br>□ 观察引流液性状及引流量<br>□ 根据CT、引流等情况，拔除引流<br>□ 完成病程记录 |
| 重点医嘱 | **长期医嘱**<br>□ 神经外科护理常规<br>□ 一级护理<br>□ 流食<br>□ 保留闭式引流<br>**临时医嘱**<br>□ 应用抗菌药物<br>□ 补液<br>□ 头部CT | **长期医嘱**<br>□ 神经外科护理常规<br>□ 二级护理<br>□ 半流食<br>□ 停用抗菌药物<br>□ 血常规、肝肾功能、凝血功能<br>**临时医嘱**<br>□ 应用抗菌药物到停止用药<br>□ 血常规、肝肾功能、凝血功能<br>□ 补液<br>□ 拔除引流管 |
| 病情变异记录 | □ 无　□ 有，原因：<br>1.<br>2. | □ 无　□ 有，原因：<br>1.<br>2. |
| 医师签名 | | |

| 时间 | 住院日（第6~8天，术后第4~6天） | 住院日（第9天，术后第7天） |
|---|---|---|
| 主要诊疗工作 | □ 临床观察神经功能恢复情况<br>□ 观察切口敷料情况<br>□ 完成病程记录<br>□ 查看化验结果 | □ 根据切口情况予以拆线或延期门诊拆线<br>□ 确定患者能否出院<br>□ 向患者交代出院注意事项、复查日期<br>□ 通知出院处<br>□ 开出院诊断书<br>□ 完成出院记录 |
| 重点医嘱 | **长期医嘱**<br>□ 神经外科护理常规<br>□ 二级护理<br>□ 普食 | **通知出院** |
| 病情变异记录 | □ 无　□ 有，原因：<br>1.<br>2. | □ 无　□ 有，原因：<br>1.<br>2. |
| 医师签名 | | |

## （二）护士表单

### 慢性硬脑膜下血肿临床路径护士表单

适用对象：第一诊断为慢性硬脑膜下血肿的患者（ICD-10：I62.006）

| 患者姓名： | | 性别：　　年龄：　　门诊号： | 住院号： |
|---|---|---|---|
| 住院日期：　　年　月　日 | | 出院日期：　　年　月　日 | 标准住院日：9日 |

| 时间 | 住院日（第1天，术前1天） | 住院日（第2天，手术当天） |
|---|---|---|
| 健康宣教 | □入院宣教<br>　介绍主管医师、护士<br>　介绍环境、设施<br>　介绍住院注意事项<br>□术前宣教<br>　宣教疾病知识、术前准备及手术过程<br>　告知准备物品、洗澡<br>　告知术后饮食、活动及探视注意事项<br>　告知术后可能出现的情况及应对方式 | □术后当日宣教<br>□告知术后注意事项<br>□告知术后饮食、活动及探视注意事项，告知术后可能出现情况的应对方式<br>□给予患者及家属心理支持<br>□再次明确探视陪伴须知 |
| 护理处置 | □核对患者，佩戴腕带<br>□建立入院护理病历<br>□卫生处置：剪指（趾）甲、洗澡，更换病号服<br>□协助医师完成术前检查化验<br>□术前准备<br>□卫生处置：洗头、沐浴<br>□备皮（剃头） | □送手术<br>□摘除患者各种活动物品<br>□核对患者资料及带药<br>□填写手术交接单，签字确认<br>□接手术<br>□核对患者及资料，签字确认 |
| 基础护理工作 | □二级护理<br>□晨晚间护理<br>□患者安全管理 | □二级护理<br>□晨晚间护理<br>□患者安全管理 |
| 专科护理工作 | □入院宣教<br>□观察患者一般状况及神经系统状况<br>□观察记录患者神志、瞳孔、生命体征<br>□完成术前准备 | □观察患者一般状况及神经系统状况<br>□观察记录患者神志、瞳孔、生命体征<br>□观察引流液性状并记录引流液的量<br>□观察切口的渗出情况 |
| 重点医嘱 | □详见医嘱单 | □详见医嘱单 |
| 病情变异记录 | □无　□有，原因：<br>1.<br>2. | □无　□有，原因：<br>1.<br>2. |
| 护士签名 | | |

| 时间 | 住院日（第3天，术后第1天） | 住院日（第4、5天，术后第2、3天） |
|---|---|---|
| 健康宣教 | □ 术后宣教<br>□ 饮食、活动指导<br>□ 复查患者对术前宣教内容的掌握程度 | □ 术后宣教<br>□ 饮食、活动指导<br>□ 复查患者对术前宣教内容的掌握程度 |
| 护理处置 | □ 协助医师完成相关检查化验 | □ 协助医师完成相关检查<br>□ 协助医师拔除引流管 |
| 基础护理工作 | □ 二级护理<br>□ 晨晚间护理<br>□ 患者安全管理 | □ 二级护理<br>□ 晨晚间护理<br>□ 患者安全管理 |
| 专科护理工作 | □ 观察患者一般状况及神经系统状况<br>□ 观察记录患者神志、瞳孔、生命体征<br>□ 观察引流液性状并记录引流液的量<br>□ 观察切口的渗出情况 | □ 观察患者一般状况及神经系统状况<br>□ 观察记录患者神志、瞳孔、生命体征<br>□ 观察引流液性状并记录引流液的量<br>□ 观察切口的渗出情况 |
| 重点医嘱 | □ 详见医嘱单 | □ 详见医嘱单 |
| 病情变异记录 | □ 无　□ 有，原因：<br>1.<br>2. | □ 无　□ 有，原因：<br>1.<br>2. |
| 护士签名 | | |

| 时间 | 住院日（第6~8天，术后第4~6天） | 住院日（第9天，术后第7天） |
|---|---|---|
| 健康宣教 | □ 术后宣教<br>　饮食、活动指导<br>　复查患者对术前宣教内容的掌握程度 | □ 出院宣教<br>　复查时间<br>　活动休息<br>　指导饮食<br>　指导办理出院手续 |
| 护理处置 | □ 协助医师完成相关检查化验 | □ 办理出院手续 |
| 基础护理工作 | □ 二级护理<br>□ 晨晚间护理<br>□ 患者安全管理 | □ 二级护理<br>□ 晨晚间护理<br>□ 患者安全管理 |
| 专科护理工作 | □ 观察患者一般状况及切口情况<br>□ 观察神经系统功能恢复情况<br>□ 患者下床活动 | □ 病情观察<br>□ 心理护理 |
| 重点医嘱 | □ 详见医嘱单 | □ 详见医嘱单 |
| 病情变异记录 | □ 无　□ 有，原因：<br>1.<br>2. | □ 无　□ 有，原因：<br>1.<br>2. |
| 护士签名 | | |

## （三）患者表单

### 慢性硬脑膜下血肿临床路径患者表单

适用对象：第一诊断为慢性硬脑膜下血肿的患者（ICD-10：I62.006）

| 患者姓名： | | 性别： 年龄： 门诊号： | 住院号： |
|---|---|---|---|
| 住院日期： 年 月 日 | | 出院日期： 年 月 日 | 标准住院日：9 日 |

| 时间 | 住院日（第 1 天，术前 1 天） | 手术日（第 2 天，手术当天） |
|---|---|---|
| 医患配合 | □ 配合询问病史、收集资料，请务必详细询问病史、收集资料，请务必详细询问病史、收集资料，请务必详细告知既往史、用药过敏<br>□ 如服用抗凝剂，请明确告知医师<br>□ 配合进行体格检查<br>□ 有任何不适请告知医师<br>□ 配合完善术前相关检查、化验，如采血、留尿、心电图、X 线胸片、CT<br>□ 医师与患者及家属介绍病情及手术谈话、术前签字<br>□ 麻醉师与患者进行术前访视 | □ 配合评估手术效果<br>□ 有任何不适请告知医师 |
| 护患配合 | □ 配合测量体温、脉搏、呼吸、血压、体重 1 次<br>□ 配合完成入院护理评估（简单询问病史、过敏史、用药史）<br>□ 接受入院宣教（环境介绍、病室规定、订餐制度、贵重物品保管等）<br>□ 有任何不适请告知护士<br>□ 接受术前宣教<br>□ 自行沐浴，加强头部清洁，剪指甲<br>□ 准备好必要用物，吸水管<br>□ 取下义齿、饰品等，贵重物品交家属保管 | □ 清晨测量体温、脉搏、呼吸，送手术室前协助完成核对，带齐影像资料和术中带药<br>□ 返回病房后，协助完成核对，配合过病床，配合血压测量<br>□ 配合检查意识<br>□ 配合术后输液<br>□ 遵医嘱采取正确体位<br>□ 配合缓解疼痛<br>□ 有任何不适请告知护士 |
| 饮食 | □ 正常饮食<br>□ 全身麻醉者术前 12 小时禁食、禁水 | □ 局部麻醉+镇静（必要时），可正常饮食<br>□ 全身麻醉者麻醉清醒前禁食、禁水<br>□ 全身麻醉者麻醉清醒后，根据医嘱试饮水，无恶心呕吐可进少量流食 |
| 排泄 | □ 正常排泄 | □ 正常排泄 |
| 活动 | □ 正常活动 | □ 术后平卧 |

| 时间 | 手术后 | 出院 |
|---|---|---|
| 医患配合 | □ 配合检查神经系统情况<br>□ 配合伤口换药<br>□ 配合保持体位 | □ 接受出院前指导<br>□ 知道复查程序<br>□ 获取出院诊断书<br>□ 预约复诊日期 |
| 护患配合 | □ 配合定时测量体温、脉搏、呼吸，每日询问排便情况<br>□ 注意活动安全，避免坠床或跌倒<br>□ 配合执行探视及陪伴 | □ 接受出院宣教<br>□ 办理出院手续<br>□ 获取出院带药<br>□ 知道出现的特殊情况，需求助医护<br>□ 知道复印病历方法 |
| 饮食 | □ 正常饮食 | □ 正常普食 |
| 排泄 | □ 正常排泄 | □ 正常排泄 |
| 活动 | □ 正常活动 | □ 正常活动 |

## 附：原表单（2016 年版）

### 慢性硬脑膜下血肿临床路径表单

适用对象：第一诊断为慢性硬脑膜下血肿的患者（ICD-10：I62.006）

| 患者姓名： | 性别： | 年龄： | 门诊号： | 住院号： |
|---|---|---|---|---|

| 住院日期： 年 月 日 | 出院日期： 年 月 日 | 标准住院日：9 日 |
|---|---|---|

| 时间 | 住院日（第1天，术前1天） | 住院日（第2天，手术当天） |
|---|---|---|
| 主要诊疗工作 | □ 病史采集，体格检查，完成病历书写<br>□ 安排入院常规检查<br>□ 上级医师查看患者，制订治疗方案，完善术前准备<br>□ 向患者和（或）家属交代病情，签署手术知情同意书<br>□ 安排次日手术 | □ 安排局部麻醉+镇痛（不配合患者可行全身麻醉）下钻孔引流手术<br>□ 术后观察引流液体性状并记录引流液的量<br>□ 临床观察神经功能恢复情况<br>□ 完成手术记录及术后记录 |
| 重点医嘱 | **长期医嘱**<br>□ 神经外科护理常规<br>□ 二级护理<br>□ 术前禁食、禁水<br>**临时医嘱**<br>□ 备皮（剃头）<br>□ 抗菌药物皮试<br>□ 急查血常规、凝血功能、肝肾功能、电解质、血糖、感染性疾病筛查<br>□ 头颅 CT 扫描<br>□ 查心电图、胸部 X 线片<br>□ 必要时行 MRI 检查 | **长期医嘱**<br>□ 神经外科护理常规<br>□ 一级护理<br>□ 禁食、禁水<br>**临时医嘱**<br>□ 应用抗菌药物<br>□ 补液 |
| 主要护理工作 | □ 入院宣教<br>□ 观察患者一般状况及神经系统状况<br>□ 观察记录患者神志、瞳孔、生命体征<br>□ 完成术前准备 | □ 观察患者一般状况及神经系统状况<br>□ 观察记录患者神志、瞳孔、生命体征<br>□ 观察引流液性状并记录引流液的量 |
| 病情变异记录 | □ 无 □ 有，原因：<br>1.<br>2. | □ 无 □ 有，原因：<br>1.<br>2. |
| 护士签名 | | |
| 医师签名 | | |

| 时间 | 住院日（第3天，术后第1天） | 住院日（第4、5天，术后第2、3天） |
|---|---|---|
| 主要<br>诊疗<br>工作 | □ 临床观察神经功能恢复情况<br>□ 观察切口敷料情况<br>□ 观察引流液性状及引流量<br>□ 完成病程记录 | □ 临床观察神经功能恢复情况<br>□ 切口换药、观察切口情况<br>□ 观察引流液性状及引流量<br>□ 根据CT、引流等情况拔除引流<br>□ 完成病程记录 |
| 重<br>点<br>医<br>嘱 | **长期医嘱**<br>□ 神经外科护理常规<br>□ 一级护理<br>□ 流食<br>**临时医嘱**<br>□ 应用抗菌药物<br>□ 补液<br>□ 头部CT | **长期医嘱**<br>□ 神经外科护理常规<br>□ 二级护理<br>□ 半流食<br>□ 停用抗菌药物<br>□ 血常规、肝肾功能、凝血功能<br>**临时医嘱**<br>□ 应用抗菌药物到停止用药<br>□ 血常规、肝肾功能、凝血功能<br>□ 补液 |
| 主要<br>护理<br>工作 | □ 观察患者一般状况及神经系统功能恢复情况<br>□ 观察记录患者神志、瞳孔、生命体征<br>□ 观察引流液性状并记录引流液的量 | □ 观察患者一般状况及神经系统功能恢复情况<br>□ 观察记录患者神志、瞳孔、生命体征 |
| 病情<br>变异<br>记录 | □ 无 □ 有，原因：<br>1.<br>2. | □ 无 □ 有，原因：<br>1.<br>2. |
| 护士<br>签名 | | |
| 医师<br>签名 | | |

| 时间 | 住院日（第6~8天，术后第4~6天） | 住院日（第9天，术后第7天） |
|---|---|---|
| 主要诊疗工作 | □ 临床观察神经功能恢复情况<br>□ 观察切口敷料情况<br>□ 完成病程记录<br>□ 查看化验结果 | □ 根据切口情况予以拆线或延期门诊拆线<br>□ 确定患者能否出院<br>□ 向患者交代出院注意事项、复查日期<br>□ 通知出院处<br>□ 开出院诊断书<br>□ 完成出院记录 |
| 重点医嘱 | **长期医嘱**<br>□ 神经外科护理常规<br>□ 二级护理<br>□ 普食 | 通知出院 |
| 主要护理工作 | □ 观察患者一般状况及切口情况<br>□ 观察神经系统功能恢复情况<br>□ 患者下床活动 | □ 帮助患者办理出院手续 |
| 病情变异记录 | □ 无　□ 有，原因：<br>1.<br>2. | □ 无　□ 有，原因：<br>1.<br>2. |
| 护士签名 | | |
| 医师签名 | | |

# 第四章

# 颅骨凹陷性骨折临床路径释义

## 一、颅骨凹陷性骨折编码

1. 卫计委原编码

疾病名称及编码：颅骨凹陷性骨折（ICD-10：S02.902）

手术操作名称及编码：颅骨凹陷性骨折整复术（ICD-9-CM-3：02.02-02.06）

2. 修改编码

疾病名称及编码：颅骨凹陷性骨折（ICD-10：S02.902）

开放性颅骨凹陷性骨折（ICD-10：S02.913）

手术操作名称及编码：颅骨骨折碎片清除术（ICD-9-CM-3：02.02）

颅骨瓣形成（ICD-9-CM-3：02.03）

颅骨膜移植术（ICD-9-CM-3：02.04）

颅骨板植入术（ICD-9-CM-3：02.05）

颅骨修补术（ICD-9-CM-3：02.06）

## 二、临床路径检索方法

（S02.902/S02.913）伴（02.02/02.03/02.04/02.05/02.06）

## 三、颅骨凹陷性骨折临床路径标准住院流程

### （一）适用对象

第一诊断为颅骨凹陷性骨折（ICD-10：S02.902）。

行颅骨凹陷性骨折整复术或颅骨钛板、其他医用材料修补术（ICD-9-CM-3：02.02-02.06）。

> **释义**
>
> ■ 适用对象编码参见第一部分。
>
> ■ 本路径适用对象为颅骨凹陷性骨折，包括颅盖骨各个部位凹陷深度1cm及以上的骨折。
>
> ■ 根据骨折解剖部位的不同，头皮切口也各不相同，伴有头皮裂伤的，一般利用伤口或适当延长。

### （二）诊断依据

根据《临床诊疗指南·神经外科学分册》（中华医学会编著，人民卫生出版社，2006）、《临床技术操作规范·神经外科分册》（中华医学会编著，人民军医出版社，2007）、《王忠诚神经外科学》（王忠诚主编，湖北科学技术出版社，2005）、《神经外科学》（赵继宗主编，人民卫生出版社，2007）。

1. 临床表现

（1）病史：多有头部外伤病史。

（2）头皮血肿：在受力点有头皮血肿或挫伤。

（3）局部下陷：急性期可检查出局部骨质下陷。

（4）局灶性症状：当骨折片下陷较深时可刺破硬脑膜，损伤及压迫脑组织导致偏瘫、失语和（或）局灶性癫痫等相应症状。

2. 辅助检查

（1）头颅 X 线平片：包括正位、侧位和骨折部位切线位平片，后者可显示骨折片陷入颅内深度。

（2）头颅 CT 扫描（含骨窗像）：凹陷骨折征象，平扫可除外有无继发颅内异常。

（3）血常规、凝血功能。

> **释义**
>
> ■ 由于解剖部位、凹陷深度以及头部合并伤的不同，颅骨凹陷骨折的临床表现各异。从无明显自觉症状，单纯有头痛、颅高压、癫痫，到局灶体征，如肢体运动感觉异常、颅神经症状、小脑症状和脑干功能障碍等。
>
> ■ 头颅 X 线平片可明确骨折的位置及骨折线长度，头颅 CT 可以进一步明确骨折凹陷深度以及骨折和脑组织、静脉窦、脑神经、脑干、小脑等重要结构的关系。
>
> ■ 三维头颅 CT 可以更加直观地反映骨折的情况。MRI 可以进一步了解静脉窦受压情况。

### （三）选择治疗方案的依据

根据《临床诊疗指南·神经外科学分册》（中华医学会编著，人民卫生出版社，2006）、《临床技术操作规范·神经外科分册》（中华医学会编著，人民军医出版社，2007）、《王忠诚神经外科学》（王忠诚主编，湖北科学技术出版社，2005）、《神经外科学》（赵继宗主编，人民卫生出版社，2007）。

1. 颅骨凹陷性骨折诊断明确，骨折凹陷深度≥1cm，临床出现局灶性症状或颅内压增高症状者，需行凹陷骨折整复术：较固定的凹陷骨折，采用凹陷四周钻孔、铣（或锯）下骨瓣，将其整复成形再复位固定；粉碎性凹陷骨折，手术摘除游离骨片，保留带有骨膜的骨片，缩小日后需修补的面积，需向家属交代病情及围术期可能出现的并发症。

2. 大静脉或静脉窦处的凹陷性骨折，如无明显临床症状，即使下陷较深仍可观察，待充分准备后择期手术；重要功能区的凹陷骨折，当骨折片压迫导致神经功能障碍，如偏瘫、癫痫等，应行骨片复位或清除术。

3. 合并脑损伤或凹陷面积大，导致颅内压增高、CT 显示中线结构移位、出现脑疝征象者，行开颅去骨瓣减压术。

4. 开放性粉碎性凹陷性骨折者，行手术清创及碎骨片清除术。

5. 手术风险较大者（高龄、妊娠期、合并较严重内科疾病），需向患者或家属交代病情；如不同意手术，应当充分告知风险，履行签字手续，并予严密观察。

6. 对于严密观察、保守治疗的患者，如出现颅内压增高征象应行急诊手术。

## （四）标准住院日为9天

> **释义**
>
> ■ 颅骨凹陷性骨折患者入院后，常规检查，包括头颅CT等，手术一般在入院第一天完成，术后恢复7～8天，总住院时间≤9天的均符合本路径要求。

## （五）进入路径标准

1. 第一诊断符合 ICD-10：S02.902 颅骨凹陷性骨折疾病诊断编码。
2. 当患者同时具有其他疾病诊断，但在住院期间不需特殊处理、不影响第一诊断的临床路径流程实施时，可以进入路径。
3. 当患者双侧瞳孔散大、自主呼吸停止 1 小时以上，或处于濒死状态，不进入此路径。

> **释义**
>
> ■ 本路径适用于颅盖骨各个部位的凹陷性骨折，包括开放性骨折及闭合性骨折。
> ■ 患者如果合并高血压、糖尿病、冠心病、慢性阻塞性肺疾病、慢性肾病等其他慢性疾病，需要术前对症治疗时，如果不影响麻醉和手术，不影响术前准备的时间，可进入本路径。上述慢性疾病如果需要经治疗稳定后才能手术或抗凝、抗血小板治疗等，术前需特殊准备的，先进入其他相应内科疾病的诊疗路径。

## （六）术前准备（适用于急诊手术）

1. 必需的检查项目
(1) 血常规、尿常规，血型。
(2) 凝血功能、肝肾功能、血电解质、血糖、感染性疾病筛查（乙型肝炎、丙型肝炎、艾滋病、梅毒等）。
(3) 心电图、胸部 X 线平片。
(4) 头颅 CT 扫描（含骨窗像）。
2. 根据患者病情，建议选择的检查项目
(1) 颈部 CT 扫描、X 线平片。
(2) 腹部 B 超。
(3) 年龄>65 岁的患者，行心肺功能评估、超声心动图。

> **释义**
>
> ■ 必查项目是确保手术治疗安全、有效开展的基础，术前必须完成。
> ■ 因骨折可能累及静脉窦、脑组织及脑神经，因此头颅 CT 是必需的。
> ■ 为缩短患者住院等待时间，检查项目可以在患者入院前于门诊或急诊完成。
> ■ 高龄患者或有心肺功能异常患者，术前根据病情增加心脏彩超、肺功能、血气分析等检查。

## （七）预防性抗菌药物选择与使用时机

按照《抗菌药物临床应用指导原则》（卫医发〔2004〕285号）选择用药。根据伤口有无污染和感染决定抗菌药物使用时间。

> **释义**
>
> ■ 颅骨凹陷性骨折手术属于Ⅱ类切口，由于术中可能用到人工止血材料、颅骨固定装置，且开颅手术对手术室层流的无菌环境要求较高，一旦感染可导致严重后果。因此可按规定适当预防性应用抗菌药物，通常选用第三代头孢。

## （八）手术日为入院当天行急诊手术

1. 麻醉方式：全身麻醉。
2. 手术方式：颅骨凹陷性骨折整复术或颅骨钛板、硅胶板及其他材料修补术。
3. 手术内置物：颅骨、硬脑膜修复材料、颅骨固定材料等。
4. 术中用药：抗菌药物、脱水药。
5. 输血：根据手术失血情况决定。

> **释义**
>
> ■ 本路径规定的手术方式均是在全身麻醉下实施。
>
> ■ 对于缺损的硬膜，可根据情况用人工硬脑膜或自身骨膜修补。颅骨固定可采用钛片、颅骨锁或其他固定材料。术前用抗菌药物参考《抗菌药物临床应用指导原则》执行。对手术时间较长的患者，术中可加用一次抗菌药物。必要时，适量使用脱水药以减轻脑水肿，如甘露醇、呋塞米和托拉塞米等。
>
> ■ 手术是否输血依照术中出血量而定，闭合性骨折患者可根据医院条件采用自体血回输系统，必要时输异体血。

## （九）术后住院恢复≤8天

1. 必须复查的检查项目：术后当日和术后第7天复查头颅CT（加骨窗像）（如患者病情发生急剧变化，随时安排复查）；血常规、尿常规、肝肾功能、血电解质。
2. 根据患者病情，建议可选择的检查项目：头颈部MRI、胸腹部X线平片、腹部B超。
3. 术后用药：抗菌药物、脱水药，对伴有严重脑挫裂伤等高危癫痫发作者，可预防性使用抗癫痫药1~2周。

> **释义**
>
> ■ 术后可根据患者恢复情况做必须复查的检查项目，并根据病情变化增加检查的频次。若患者出现水电解质紊乱，应及时考虑使用复方（糖）电解质注射液，例如醋酸钠林格注射液等用于液体补充治疗。
>
> ■ 复查项目并不仅局限于路径中的项目，建议术后即刻或次日复查颅脑CT了解术

后有无继发血肿、水肿和肿瘤切除情况，出院前可查头颅 MRI。根据术前患者的神经功能障碍安排复查视力、视野、电测听、脑干诱发电位等。

■ 术后使用抗菌药物参考《抗菌药物临床应用指导原则》执行。

## （十）出院标准

1. 患者病情稳定，体温正常，手术切口愈合良好；生命体征平稳。
2. 没有需要住院处理的并发症和（或）合并症。

> **释义**
>
> ■ 主治医师应在患者出院前，通过复查的各项检查并结合患者恢复情况决定其是否能出院。如果出现术后脑水肿、颅内感染或继发血肿等需要继续留院治疗的情况，超出了路径所规定的时间，应先处理并发症并符合出院条件后再准许患者出院。

## （十一）变异及原因分析

1. 术后继发其他部位硬脑膜外血肿、硬脑膜下血肿、脑内血肿、脑挫裂伤和颅内高压等，严重者需要再次开颅手术，导致住院时间延长，费用增加。
2. 术后切口、颅骨或颅内感染，内置物排异反应，出现严重神经系统并发症，导致住院时间延长与费用增加。
3. 伴发其他疾病需进一步诊治，导致住院时间延长。
4. 非急诊患者不纳入本路径。

> **释义**
>
> ■ 对于整复后颅骨缺损较大（直径>3cm）的患者，闭合性骨折可以使用钛板进行一期修复，开放性骨折则建议二期手术修复。
>
> ■ 但是上述的修复手段和器材的使用，受到各地医疗发展水平的限制，因此只作为推荐的方法。
>
> ■ 同时出现变异的原因很多，除了包括路径中所描述的各种术后并发症，还包括医疗、护理、患者、环境等多方面的变异原因，为便于总结和在工作中不断完善和修订路径，应将变异原因归纳、总结，以便重新修订路径时作为参考。

## 四、颅骨凹陷性骨折临床路径给药方案

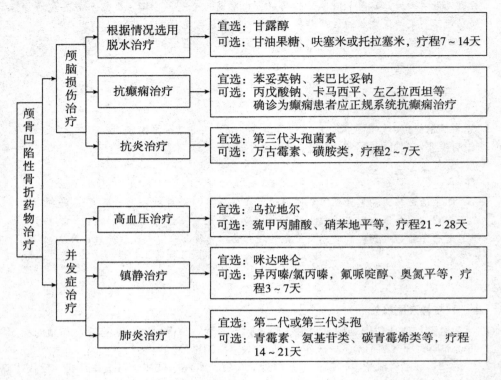

**【用药选择】**

1. 颅骨凹陷性骨折手术属于Ⅱ类切口，由于术中可能用到人工止血材料、颅骨固定装置，且开颅手术对手术室层流的无菌环境要求较高，一旦感染可导致严重后果。因此可按规定适当预防性和术后应用抗菌药物，通常选用第三代头孢。

2. 住院治疗患者入院后应尽快采取脑脊液、痰液标本，最好在应用抗菌药物之前做涂片革兰染色检查及培养；体温高、全身症状严重者应同时送血培养。

3. 轻症患者可口服用药；重症患者选用静脉给药，待临床表现显著改善并能口服时改用口服药序贯治疗。

**【药学提示】**

1. 甘露醇肾脏损害作用较大，使用中应注意监测肾脏功能，并注意补充患者液体量。肾功能异常患者宜选用甘油果糖脱水。

2. 严重躁动患者首选咪达唑仑静脉泵入，该药可影响患者呼吸功能，用药时需监测患者呼吸功能。

**【注意事项】**

近年来，卫计委在全国推广抗菌药物的规范使用，临床医师应尽量执行《抗菌药物临床应用指导原则》，努力做到合理使用抗菌药物。

## 五、推荐表单

### （一）医师表单

**颅骨凹陷性骨折临床路径医师表单**

适用对象：第一诊断为颅骨凹陷性骨折（ICD-10：S02.902）

行颅骨凹陷性骨折整复术或颅骨钛板修补术（ICD-9-CM-3：02.02~02.06）

| 患者姓名： | 性别：　　年龄：　　门诊号： | 住院号： |
|---|---|---|
| 住院日期：　　年　月　日 | 出院日期：　　年　月　日 | 标准住院日：9天 |

| 时间 | 住院第1天<br>（手术当天） | 住院第2~3天<br>（术后第1~2天） |
|---|---|---|
| **主要诊疗工作** | □ 病史采集，体格检查，完成病历书写<br>□ 相关检查<br>□ 上级医师查看患者，制订治疗方案，完善术前准备<br>□ 向患者和（或）家属交代病情，签署手术知情同意书<br>□ 安排急诊手术<br>□ 术后观察切口敷料情况；观察神经功能恢复情况<br>□ 完成手术记录及术后记录<br>□ 向患者及其家属交代手术情况及术后注意事项 | □ 临床观察神经功能恢复情况<br>□ 伤口换药，观察伤口敷料情况<br>□ 复查术后头颅CT<br>□ 复查血常规及血生化<br>□ 完成病程记录 |
| **重点医嘱** | **长期医嘱（术前）**<br>□ 术前禁食、禁水<br>**临时医嘱（术前）**<br>□ 备皮<br>□ 抗菌药物皮试<br>□ 急查血常规、凝血功能、肝肾功能、血电解质、血糖，感染性疾病筛查<br>□ 头颅X线平片、CT扫描<br>□ 心电图、胸部X线平片<br><br>**长期医嘱（术后）**<br>□ 一级护理<br>□ 禁食、禁水<br>□ 生命体征监测<br>□ 术中用抗菌药物<br>□ 补液治疗<br>**临时医嘱（术后）**<br>□ 根据病情需要下达相应医嘱 | **长期医嘱**<br>□ 一级护理<br>□ 术后流食<br>□ 补液治疗<br>□ 生命体征监测<br>□ 抗菌药物<br>□ 抗癫痫治疗（酌情）<br>**临时医嘱**<br>□ 头颅CT<br>□ 血常规<br>□ 肝肾功能+电解质<br>□ 换药 |
| **主要护理工作** | □ 入院护理评估及宣教、手术前宣教<br>□ 观察患者一般状况及神经系统状况<br>□ 观察记录患者神志、瞳孔、生命体征<br>□ 完成术前准备<br>□ 遵医嘱给药<br>□ 术后心理护理及生活护理<br>□ 完成护理记录 | □ 观察患者一般状况及神经系统功能恢复情况<br>□ 观察记录患者神志、瞳孔、生命体征以及手术切口有无渗血、渗液<br>□ 遵医嘱给药<br>□ 预防并发症护理<br>□ 术后心理、基础护理<br>□ 遵医嘱留取化验标本，监测指标变化<br>□ 完成护理记录 |
| **病情变异记录** | □ 无　□ 有，原因：<br>1.<br>2. | □ 无　□ 有，原因：<br>1.<br>2. |
| **护士签名** | | |
| **医师签名** | | |

| 时间 | 住院第 4~5 天<br>（术后第 3~4 天） | 住院第 6~8 天<br>（术后第 5~7 天） | 住院第 9 天<br>（术后第 8 天） |
|---|---|---|---|
| 主要诊疗工作 | □ 临床观察神经功能恢复情况<br>□ 完成病程记录<br>□ 拔除引流（酌情）<br>□ 伤口换药（根据有无引流定） | □ 临床观察神经功能恢复情况<br>□ 完成病程记录<br>□ 停抗菌药物<br>□ 复查头颅 CT | □ 根据切口情况予以拆线或延期门诊拆线<br>□ 确定患者能否出院<br>□ 向患者交代出院注意事项、复查日期<br>□ 通知出院处<br>□ 开出院诊断书<br>□ 完成出院记录 |
| 重点医嘱 | **长期医嘱**<br>□ 普食<br>□ 一级护理<br>**临时医嘱**<br>□ 根据病情需要下达相应医嘱 | **长期医嘱**<br>□ 普食<br>□ 二级护理<br>**临时医嘱**<br>□ 根据病情需要下达相应医嘱 | **长期医嘱**<br>□ 普食<br>□ 二级护理<br>**临时医嘱**<br>□ 根据病情需要下达相应医嘱 |
| 主要护理工作 | □ 观察患者一般状况及神经系统功能恢复情况<br>□ 观察记录患者神志、瞳孔、生命体征以及手术切口有无渗血、渗液<br>□ 预防并发症护理<br>□ 完成用药及术后宣教<br>□ 术后心理、基础护理<br>□ 完成护理记录 | □ 观察患者一般状况及神经系统功能恢复情况<br>□ 观察记录患者神志、瞳孔、生命体征以及手术切口有无渗血、渗液<br>□ 预防并发症护理<br>□ 术后心理、基础护理<br>□ 根据患者病情需要完成护理记录 | □ 出院宣教<br>□ 观察患者一般状况及切口情况<br>□ 完成出院指导<br>□ 帮助患者办理出院手续 |
| 病情变异记录 | □ 无 □ 有，原因：<br>1.<br>2. | □ 无 □ 有，原因：<br>1.<br>2. | □ 无 □ 有，原因：<br>1.<br>2. |
| 护士签名 | | | |
| 医师签名 | | | |

## （二）护士表单

### 颅骨凹陷性骨折临床路径护士表单

适用对象：第一诊断为颅骨凹陷性骨折（ICD-10：S02.902）

行颅骨凹陷性骨折整复术或颅骨钛板修补术（ICD-9-CM-3：02.02-02.06）

| 患者姓名： | | 性别： | 年龄： | 门诊号： | 住院号： |
|---|---|---|---|---|---|
| 住院日期：　　年　月　日 | | 出院日期：　　年　月　日 | | | 标准住院日：9天 |

| 时间 | 住院第1天<br>（手术当天） | | 住院第2~3天<br>（术后第1~2天） | 住院第4~5天<br>（术后第3~4天） |
|---|---|---|---|---|
| 健康宣教 | □ 入院及术前宣教介绍主管医师、护士、环境、设施、住院注意事项；宣教疾病知识、术前准备及手术过程；告知准备物品、沐浴；告知术后饮食、活动及探视注意事项 | □ 术后当日宣教告知监护设备、管路功能及注意事项；告知饮食、体位要求；告知疼痛注意事项；告知术后可能出现情况及应对方式；告知用药情况；再次明确探视陪伴须知 | □ 术后宣教告知饮食、体位要求；告知疼痛注意事项；告知术后可能出现情况及应对方式；告知用药情况；给予患者及家属心理支持；再次明确探视陪伴须知 | □ 术后宣教告知饮食、体位要求；告知疼痛注意事项；告知术后可能出现情况及应对方；告知用药情况 |
| 护理处置 | □ 核对患者，佩戴腕带<br>□ 建立入院护理病历<br>□ 卫生处置：剪指（趾）甲、沐浴，换病号服<br>□ 协助医师完成术前检查化验<br>□ 术前准备<br>　配血、抗菌药物皮试、备皮剃头<br>□ 禁食禁水 | | □ 观察患者一般状况及神经系统功能恢复情况<br>□ 观察记录患者神志、瞳孔、生命体征以及手术切口有无渗血渗液<br>□ 遵医嘱给药<br>□ 预防并发症护理<br>□ 术后心理护理、基础护理<br>□ 遵医嘱留取化验标本，监测指标变化完成护理记录 | □ 观察患者一般状况及神经系统功能恢复情况<br>□ 观察记录患者神志、瞳孔、生命体征以及手术切口有无渗、血渗液<br>□ 遵医嘱给药<br>□ 预防并发症护理<br>□ 术后心理、基础护理<br>□ 遵医嘱留取化验标本，监测指标变化，完成护理记录 |
| 基础护理 | □ 一级护理<br>卧位护理：协助翻身、床上移动、预防压疮<br>排泄护理<br>患者安全管理 | | □ 一级护理<br>卧位护理：协助翻身、床上移动、预防压疮<br>排泄护理<br>患者安全管理 | □ 一级护理<br>卧位护理：协助翻身、床上移动、预防压疮；排泄护理<br>患者安全管理 |
| 专科护理 | □ 病情观察，写护理记录<br>q2h评估生命体征、瞳孔、意识、体征、肢体活动、皮肤情况、伤口敷料、各种引流管情况、出入量、有无脑神经功能障碍<br>□ 遵医嘱予脱水、抗感染、止血、抗癫痫、控制血糖等治疗 | | □ 协助医师完成术后检查化验<br>□ 术后观察意识、生命体征、伤口情况等<br>□ 遵医嘱予脱水、抗感染、止血、抗癫痫、控制血糖等治疗 | □ 协助医师完成术后检查化验<br>□ 术后观察意识、生命体征、伤口情况等<br>□ 遵医嘱予脱水、抗感染、止血、抗癫痫、控制血糖等治疗 |

续　表

| 时间 | 住院第 1 天<br>（手术当天） | | 住院第 2~3 天<br>（术后第 1~2 天） | 住院第 4~5 天<br>（术后第 3~4 天） |
|---|---|---|---|---|
| 重点<br>医嘱 | □ 详见医嘱执行单 | □ 详见医嘱执行单 | □ 详见医嘱执行单 | |
| 病情<br>变异<br>记录 | □无　□有，原因：<br>1.<br>2. | □无　□有，原因：<br>1.<br>2. | □无　□有，原因：<br>1.<br>2. | |
| 护士<br>签名 | | | | |

| 时间 | 住院第 6 ~ 8 天<br>（术后第 5 ~ 7 天） | 住院第 9 天<br>（术后第 8 天） |
|---|---|---|
| 健康宣教 | □ 术后宣教<br>　药物作用及频率<br>　饮食、活动指导<br>　复查患者对术前宣教内容的掌握程度<br>　疾病恢复期注意事项（若有脑神经受损后的宣教）<br>　拔尿管后注意事项<br>　下床活动注意事项 | □ 出院宣教<br>　复查时间<br>　服药方法<br>　活动休息<br>　指导饮食<br>　康复训练方法<br>　指导办理出院手续 |
| 护理处置 | □ 遵医嘱完成相关检查<br>□ 夹闭尿管，锻炼膀胱功能 | □ 办理出院手续<br>□ 书写出院小结 |
| 基础护理 | □ 二级护理<br>　晨晚间护理<br>　协助进食、水（饮水呛咳者鼻饲）<br>　协助翻身、床上移动、预防压疮<br>　排泄护理<br>　协助更衣<br>　患者安全管理 | □ 二级护理<br>　晨晚间护理<br>　协助或指导进食、水<br>　协助或指导床旁活动<br>　康复训练<br>　患者安全管理 |
| 专科护理 | □ 病情观察，写护理记录<br>　q2h 评估生命体征、瞳孔、意识、体征、肢体活动、皮肤情况、伤口敷料、各种引流管情况、出入量、有无脑神经功能障碍（必要时尽早行康复训练）<br>□ 遵医嘱予脱水、抗感染、止血、抑酸、激素、控制血糖等治疗<br>□ 腰椎穿刺的护理<br>□ 腰穿后，嘱患者去枕平卧 4 ~ 6 小时，观察病情和主诉，根据医嘱调整脱水药的用量<br>□ 需要时，联系主管医师给予相关治疗及用药 | □ 病情观察<br>　评估生命体征、瞳孔、意识、体征、肢体活动、脑神经功能障碍恢复情况 |
| 重点医嘱 | □ 详见医嘱执行单 | □ 详见医嘱执行单 |
| 病情变异记录 | □ 无　□ 有，原因：<br>1.<br>2. | □ 无　□ 有，原因：<br>1.<br>2. |
| 护士签名 | | |

## （三）患者表单

### 颅骨凹陷性骨折临床路径患者表单

适用对象：第一诊断为颅骨凹陷性骨折（ICD-10：S02.902）

行颅骨凹陷性骨折整复术或颅骨钛板修补术（ICD-9-CM-3：02.02-02.06）

| 患者姓名： | | 性别：　　年龄：　　门诊号： | | 住院号： |
| --- | --- | --- | --- | --- |
| 住院日期：　　　年　月　日 | | 出院日期：　　　年　月　日 | | 标准住院日：9 天 |

| 时间 | 住院第 1 天<br>（手术当天） | 住院第 2~3 天<br>（术后第 1~2 天） | 住院第 4~5 天<br>（术后第 3~4 天） |
| --- | --- | --- | --- |
| 监测 | □ 测量生命体征、体重 | □ 每日测量生命体征、询问排便情况，手术前一天晚测量生命体征 | □ 手术清晨测量生命体征、血压一次 |
| 医患配合 | □ 护士行入院护理评估（简单询问病史）<br>□ 接受入院宣教、术前宣教<br>□ 医师询问病史、既往病史<br>□ 史、用药情况，收集资料<br>□ 进行体格检查<br>□ 配合完善术前相关化验、检查<br>□ 术前用物准备：奶瓶、湿巾等<br>□ 手术室接患者，配合核对<br>□ 医师与患者及家属介绍病情及手术谈话<br>□ 手术时家属在等候区等候<br>□ 探视及陪伴制度<br>□ 术后体位：麻醉未醒时平卧，清醒后，4~6 小时无不适反应可垫枕或根据医嘱予监护设备、吸氧 | □ 配合护士定时监测生命体征、瞳孔、肢体活动、伤口敷料等<br>□ 不要随意动引流管<br>□ 疼痛的注意事项及处置<br>□ 告知医护不适及异常感受<br>□ 配合评估手术效果等 | □ 配合护士定时监测生命体征、瞳孔、肢体活动、伤口敷料等<br>□ 不要随意动引流管<br>□ 疼痛的注意事项及处置<br>□ 告知医护不适及异常感受<br>□ 配合评估手术效果 |
| 重点诊疗及检查 | **重点诊疗**<br>**术前准备**<br>□ 备皮剃头<br>□ 配血<br>□ 药物灌肠<br>□ 术前签字<br>□ 重要检查：心电图、胸片头颅 X 线平片、CT、头部 MRI（必要时） | **重点诊疗**<br>□ 一级护理<br>□ 予监护设备、吸氧<br>□ 注意留置管路安全与通畅<br>□ 用药：抗菌药物、止血药、抗癫痫药物、补液药物的应用<br>□ 护士协助记录出入量 | **重点诊疗**<br>□ 一级护理<br>□ 予监护设备、吸氧<br>□ 注意留置管路安全与通畅<br>□ 用药：抗菌药物、止血药、抗癫痫药物、补液药物的应用<br>□ 护士协助记录出入量 |
| 饮食及活动 | □ 术前禁食、禁水<br>□ 卧床休息、尽量减少压迫患处 | □ 根据病情给予半流食或鼻饲<br>□ 卧床休息，呈自主体位 | □ 根据病情半流食或鼻饲<br>□ 卧床休息，自主体位，恢复好的患者可下地活动 |

| 时间 | 住院第 6~8 天<br>（术后第 5~7 天） | 住院第 9 天<br>（术后第 8 天） |
|---|---|---|
| 监测 | □ 定时监测生命体征，每日询问排便情况 | □ 定时监测生命体征，每日询问排便情况 |
| 医患配合 | □ 医师巡视，了解病情<br>□ 配合意识、瞳孔、肢体活动、脑神经功能的观察及必要的检查<br>□ 护士行晨晚间护理<br>□ 护士协助进食、进水、排泄等生活护理<br>□ 配合监测出入量<br>□ 膀胱功能锻炼，成功后可将尿管拔除<br>□ 配合功能恢复训练（必要时）<br>□ 注意探视及陪伴时间 | □ 护士行晨晚间护理<br>□ 医师拆线<br>□ 伤口注意事项<br>□ 配合功能恢复训练（必要时）<br>**出院宣教**<br>□ 接受出院前康复宣教<br>□ 学习出院注意事项<br>□ 了解复查程序<br>□ 办理出院手续，取出院带药 |
| 重点诊疗及检查 | **重点诊疗**<br>□ 二级护理<br>□ 静脉用药逐渐过渡至口服药<br>□ 医师定时予伤口换药<br>□ 医师行腰椎穿刺（必要时）<br>**重要检查**<br>□ 定期抽血化验<br>□ 复查 CT 或 MRI | **重点诊疗**<br>□ 二级护理<br>□ 普食<br>□ 医师行腰椎穿刺（必要时）<br>**重要检查**<br>□ 定期抽血化验（必要时） |
| 饮食及活动 | □ 根据病情逐渐由半流食过渡至普食，营养均衡，给予高蛋白、低脂肪、易消化饮食，避免产气食物（牛奶、豆浆）及油腻食物。鼓励多食汤类食物，必要时鼻饲饮食<br>□ 卧床休息时可头高位，逐渐坐起<br>□ 术后第 3~4 天可视体力情况逐渐下床活动，循序渐进，注意安全<br>□ 行功能恢复锻炼（必要时） | □ 普食，营养均衡<br>□ 勿吸烟及饮酒<br>□ 正常活动<br>□ 行功能恢复训练（必要时） |
| 病情变异记录 | □ 无　□ 有，原因：<br>1.<br>2. | □ 无　□ 有，原因：<br>1.<br>2. |
| 患者签名 | | |

附：原表单（2010 年版）

## 颅骨凹陷性骨折临床路径表单

适用对象：第一诊断为颅骨凹陷性骨折（ICD-10：S02.902）

行颅骨凹陷性骨折整复术或颅骨钛板、硅胶板、有机玻璃修补术（ICD-9-CM-3：02.02-02.06）

| 患者姓名： | 性别： | 年龄： | 门诊号： | 住院号： |
|---|---|---|---|---|
| 住院日期：　年　月　日 | 出院日期：　年　月　日 | | 标准住院日：9 天 | |

| 时间 | 住院第 1 日（手术当日） | 住院第 2 日（术后第 1 天） |
|---|---|---|
| 主要诊疗工作 | □ 病史采集，体格检查，完成病历书写<br>□ 相关检查<br>□ 上级医师查看患者，制订治疗方案，完善术前准备<br>□ 向患者和（或）家属交代病情，签署手术知情同意书<br>□ 安排急诊手术<br>□ 术后观察切口敷料情况；观察神经功能恢复情况<br>□ 完成手术记录及术后记录<br>□ 向患者及其家属交代手术情况及术后注意事项 | □ 临床观察神经功能恢复情况<br>□ 伤口换药，观察伤口敷料情况<br>□ 复查术后头颅 CT<br>□ 复查血常规及血生化<br>□ 完成病程记录 |
| 重点医嘱 | **长期医嘱（术前）**<br>□ 术前禁食、禁水<br>**临时医嘱（术前）**<br>□ 备皮<br>□ 抗菌药物皮试<br>□ 急查血常规、凝血功能、肝肾功能、血电解质、血糖，感染性疾病筛查<br>□ 头颅 X 线平片、CT 扫描<br>□ 心电图、胸部 X 线平片 | **长期医嘱（术后）**<br>□ 一级护理<br>□ 禁食、禁水<br>□ 生命体征监测<br>□ 术中用抗菌药物<br>□ 补液治疗<br>**临时医嘱（术后）**<br>□ 根据病情需要下达相应医嘱 | **长期医嘱**<br>□ 一级护理<br>□ 术后流食<br>□ 补液治疗<br>□ 生命体征监测<br>□ 抗菌药物<br>□ 抗癫痫治疗（酌情）<br>**临时医嘱**<br>□ 头颅 CT<br>□ 血常规<br>□ 肝肾功能+电解质<br>□ 换药 |
| 主要护理工作 | □ 入院护理评估及宣教、手术前宣教<br>□ 观察患者一般状况及神经系统状况<br>□ 观察记录患者神志、瞳孔、生命体征<br>□ 完成术前准备<br>□ 遵医嘱给药<br>□ 术后心理护理及生活护理<br>□ 完成护理记录 | □ 观察患者一般状况及神经系统功能恢复情况<br>□ 观察记录患者神志、瞳孔、生命体征以及手术切口有无渗血、渗液<br>□ 遵医嘱给药<br>□ 预防并发症护理<br>□ 术后心理、基础护理<br>□ 遵医嘱留取化验标本，监测指标变化<br>□ 完成护理记录 |
| 病情变异记录 | □ 无　□ 有，原因：<br>1.<br>2. | □ 无　□ 有，原因：<br>1.<br>2. |
| 护士签名 | | |
| 医师签名 | | |

注：表格中"重点医嘱"栏在"住院第 1 日"下分为两列（术前、术后），"住院第 2 日"为一列。

| 时间 | 住院第 3 日<br>（术后第 2 天） | 住院第 4 日<br>（术后第 3 天） | 住院第 5 日<br>（术后第 4 天） |
|---|---|---|---|
| 主要<br>诊疗<br>工作 | □ 临床观察神经功能恢复情况<br>□ 完成病程记录<br>□ 拔除引流（酌情）<br>□ 伤口换药（根据有无引流定） | □ 临床观察神经功能恢复情况<br>□ 完成病程记录<br>□ 停抗菌药物 | □ 临床观察神经功能恢复<br>　情况<br>□ 上级医师查房<br>□ 完成病程记录 |
| 重<br>点<br>医<br>嘱 | **长期医嘱**<br>□ 普食<br>□ 一级护理<br>**临时医嘱**<br>□ 根据病情需要下达相应医嘱 | **长期医嘱**<br>□ 普食<br>□ 一级护理<br>**临时医嘱**<br>□ 根据病情需要下达相应医嘱 | **长期医嘱**<br>□ 普食<br>□ 一级护理<br>**临时医嘱**<br>□ 根据病情需要下达相应医嘱 |
| 主<br>要<br>护<br>理<br>工<br>作 | □ 观察患者一般状况及神经系<br>　统功能恢复情况<br>□ 观察记录患者神志、瞳孔、<br>　生命体征以及手术切口有无<br>　渗血渗液<br>□ 预防并发症护理<br>□ 完成用药及术后宣教<br>□ 术后心理护理、基础护理<br>□ 完成护理记录 | □ 观察患者一般状况及神经系<br>　统功能恢复情况<br>□ 观察记录患者神志、瞳孔、<br>　生命体征以及手术切口有无<br>　渗血渗液<br>□ 预防并发症护理<br>□ 术后心理护理、基础护理<br>□ 根据患者病情需要完成护理<br>　记录 | □ 观察患者一般状况及切口<br>　情况<br>□ 观察神经系统功能恢复情况<br>□ 预防并发症护理<br>□ 协助患者进行肢体活动<br>□ 根据患者病情需要完成护<br>　理记录 |
| 病情<br>变异<br>记录 | □ 无　□ 有，原因：<br>1.<br>2. | □ 无　□ 有，原因：<br>1.<br>2. | □ 无　□ 有，原因：<br>1.<br>2. |
| 护士<br>签名 | | | |
| 医师<br>签名 | | | |

| 时间 | 住院第6日<br>(术后第5天) | 住院第7日<br>(术后第6天) | 住院第8日<br>(术后第7天) | 住院第9日<br>(术后第8天) |
|---|---|---|---|---|
| 主要诊疗工作 | □ 临床观察神经功能恢复情况<br>□ 伤口换药, 观察切口敷料情况<br>□ 完成病程记录<br>□ 查看化验结果 | □ 临床观察神经功能恢复情况<br>□ 完成病程记录 | □ 临床观察神经功能恢复情况<br>□ 复查头颅 CT<br>□ 完成病程记录 | □ 根据切口情况予以拆线或延期门诊拆线<br>□ 确定患者能否出院<br>□ 向患者交代出院注意事项、复查日期<br>□ 通知出院处<br>□ 开出院诊断书<br>□ 完成出院记录 |
| 重点医嘱 | **长期医嘱**<br>□ 普食<br>□ 二级护理<br>**临时医嘱**<br>□ 换药<br>□ 血常规、肝肾功能+电解质 | **长期医嘱**<br>□ 普食<br>□ 二级护理 | **长期医嘱**<br>□ 普食<br>□ 二级护理<br>**临时医嘱**<br>□ 头颅 CT | □ 通知出院<br>□ 出院带药 |
| 主要护理工作 | □ 观察患者一般状况及切口情况<br>□ 观察神经系统功能恢复情况<br>□ 预防并发症护理<br>□ 协助患者进行肢体活动<br>□ 根据患者病情需要完成护理记录 | □ 观察患者一般状况及切口情况<br>□ 观察神经系统功能恢复情况<br>□ 协助患者进行肢体活动<br>□ 出院指导<br>□ 根据患者病情需要完成护理记录 | □ 观察患者一般状况及切口情况<br>□ 观察神经系统功能恢复情况<br>□ 协助患者进行肢体活动<br>□ 根据患者病情需要完成护理记录 | □ 完成出院指导<br>□ 帮助患者办理出院手续 |
| 病情变异记录 | □ 无 □ 有, 原因:<br>1.<br>2. | □ 无 □ 有, 原因:<br>1.<br>2. | □ 无 □ 有, 原因:<br>1.<br>2. | □ 无 □ 有, 原因:<br>1.<br>2. |
| 护士签名 | | | | |
| 医师签名 | | | | |

# 第五章

# 颅骨良性肿瘤临床路径释义

## 一、颅骨良性肿瘤编码

疾病名称及编码：颅骨良性肿瘤（ICD-10：D16.4）

手术操作名称及编码：颅骨病损切除术（ICD-9-CM-3：01.6）

颅骨膜移植术（ICD-9-CM-3：02.04）

颅骨板植入术（ICD-9-CM-3：02.05）

颅骨修补术（ICD-9-CM-3：02.06）

## 二、临床路径检索方法

D16.4 伴 01.6/（01.6+02.04/02.05/02.06）

## 三、颅骨良性肿瘤临床路径标准住院流程

### （一）适用对象

第一诊断为颅骨良性肿瘤（ICD-10：D16.4）。

手术方式为行单纯颅骨肿瘤切除术或颅骨肿瘤切除术加一期颅骨成形术（ICD-9-CM-3：02.04~02.6）。

> **释义**
>
> ■ 适用对象编码参见第一部分。
>
> ■ 本路径适用对象为颅骨良性肿瘤包括颅骨骨瘤、颅骨骨化性纤维瘤、颅骨软骨瘤、颅骨巨细胞瘤、板障内脑膜瘤及颅骨良性肿瘤样病变（类肿瘤）如颅骨纤维结构不良症、颅骨皮样囊肿和表皮样囊肿等。
>
> ■ 根据颅骨良性肿瘤手术后骨瓣缺损的面积大小不同，颅骨良性肿瘤的手术方式分为单纯颅骨肿瘤切除术或颅骨肿瘤切除术加一期颅骨成形术。

### （二）诊断依据

根据《临床诊疗指南·神经外科学分册》（中华医学会编著，人民卫生出版社，2006）、《临床技术操作规范·神经外科分册》（中华医学会编著，人民军医出版社，2007）、《王忠诚神经外科学》（王忠诚主编，湖北科学技术出版社，2005）、《神经外科学》（赵继宗主编，人民卫生出版社，2007）。

1. 临床表现

（1）病史：病程较长，常偶然发现。

（2）无痛或局部轻度疼痛及酸胀感包块。

（3）部分较大的内生型肿瘤可产生脑组织受压引发的局灶性症状如偏瘫、失语、同向性偏盲、癫痫发作等。

（4）极少数巨大肿瘤可产生颅高压表现，如头痛、恶心、呕吐、视物模糊等。

（5）部分位于颅底的肿瘤可产生颅神经压迫症状，如眼球运动障碍、面部感觉减退、听力减退等。

2. 辅助检查

（1）头颅 CT 扫描（加骨窗像检查）：表现为骨质增生或破坏；如侵犯颅底，必要时可行三维 CT 检查或冠状位扫描。

（2）X 线平片检查：可表现为骨质增生或骨质破坏。

（3）MRI 检查可了解肿瘤侵入颅内程度。

> **释义**
>
> ■ 颅骨骨瘤多生长在额骨和顶骨，其他颅骨及颅底少见；颅骨骨化性纤维瘤亦称纤维性骨瘤，多起源于颅底，亦可发生在上颌骨及额部；颅骨软骨瘤见于中颅窝底、蝶鞍旁或岩骨尖端的软骨联合部，体积大者可累及中颅窝和小脑桥脑角；颅骨巨细胞瘤又称颅骨破骨细胞瘤，多发生颅底软骨化骨的蝶骨、颞骨和枕骨；颅骨纤维异样增殖症又称骨纤维结构不良，多侵犯额眶、颞和顶部；颅骨皮样囊肿和表皮样囊肿好发于颞前及额顶部。
>
> ■ 头颅 CT 平扫（需加骨窗像检查）和增强、MRI 可明确肿瘤的位置、大小及与周围组织等重要结构的关系。必要时进行脑血管造影有助于诊断颅骨软骨瘤、颅骨巨细胞瘤、板障内脑膜瘤。
>
> ■ 内板向颅内生长的颅骨骨瘤应与脑膜瘤鉴别；颅骨骨化性纤维瘤、板障内脑膜瘤应与颅骨纤维异常增殖症鉴别；颅骨软骨瘤应与颅底脑膜瘤、脊索瘤鉴别；颅骨巨细胞瘤、颅骨纤维异样增殖症均可以恶变，恶变者不属于本路径范畴。

### （三）治疗方案的选择

根据《临床诊疗指南·神经外科学分册》（中华医学会编著，人民卫生出版社，2006）、《临床技术操作规范·神经外科分册》（中华医学会编著，人民军医出版社，2007）、《王忠诚神经外科学》（王忠诚主编，湖北科学技术出版社，2005）、《神经外科学》（赵继宗主编，人民卫生出版社，2007）。

1. 对于肿瘤较大而影响外观、内生型肿瘤出现颅压高或局灶性症状者应当行颅骨肿瘤切除术。术式包括单纯颅骨肿瘤切除术、颅骨肿瘤切除术加一期颅骨成形术。

2. 手术风险较大者（高龄、妊娠期、合并较严重内科疾病），需向患者或家属交代病情；如不同意手术，应当充分告知风险，履行签字手续，并予严密观察。

> **释义**
>
> ■ 各医疗单位执行颅骨良性肿瘤临床路径时，可根据肿瘤的具体部位制订具体的入路名称。
>
> ■ 个别停止生长或生长缓慢的小的颅骨良性肿瘤可以不做处理。因病情复杂、患者自身机体的原因或医疗条件的限制不适合手术的患者，要向患者提供其他治疗方式的选择，履行医师的告知义务和患者对该病的知情权。
>
> ■ 本病是良性肿瘤，手术为择期手术，对极少数出现急性高颅压症状的患者应行急诊手术，同样属于本路径范畴。

**（四）标准住院日为≤14 天**

> 释义
>
> ■ 颅骨良性肿瘤患者入院后，常规检查，包括 CT 检查等准备 2~4 天，术后恢复 7~10 天，总住院时间<14 天的均符合本路径要求。

**（五）进入路径标准**

1. 第一诊断符合 ICD-10：D16.4 颅骨良性肿瘤疾病编码。
2. 当患者同时具有其他疾病诊断，但在住院期间不需特殊处理、不影响第一诊断的临床路径流程实施时，可以进入路径。

> 释义
>
> ■ 本路径适用对象为颅骨良性肿瘤包括颅骨骨瘤、颅骨骨化性纤维瘤、颅骨软骨瘤、颅骨巨细胞瘤、板障内脑膜瘤及颅骨良性肿瘤样病变（类肿瘤）如颅骨纤维结构不良症、颅骨皮样囊肿和表皮样囊肿等。
>
> ■ 患者如果合并高血压、糖尿病、冠心病、慢性阻塞性肺疾病、慢性肾病等其他慢性疾病，需要术前对症治疗时，如果不影响麻醉和手术，不影响术前准备的时间，可进入本路径。上述慢性疾病如果需要经治疗稳定后才能手术或抗凝、抗血小板治疗等，术前需特殊准备的，先进入其他相应内科疾病的诊疗路径。

**（六）术前准备 2 天**

1. 必需的检查项目
（1）血常规、尿常规，血型。
（2）凝血功能、肝肾功能、血电解质、血糖、感染性疾病筛查（乙型肝炎、丙型肝炎、艾滋病、梅毒等）。
（3）心电图、胸部 X 线平片。
（4）头颅 CT 扫描（含骨窗像）、头颅 X 线平片、MRI。
2. 根据患者病情，建议选择的检查项目：DSA、SPECT、心肺功能评估（年龄>65 岁者）。

> 释义
>
> ■ 必查项目是确保手术治疗安全、有效开展的基础，术前必须完成。
>
> ■ 为缩短患者住院等待时间，检查项目可以在患者入院前于门诊完成。
>
> ■ 高龄患者或有心肺功能异常患者，术前根据病情增加心脏彩超、肺功能、血气分析等检查。

**（七）预防性抗菌药物选择与使用时机**

1. 按照《抗菌药物临床应用指导原则》（2015 版）选择用药。建议使用第一、第二代头孢菌素，头孢曲松等；明确感染患者，可根据药敏试验结果调整抗菌药物。

2. 预防性用抗菌药物，时间为术前 30 分钟。

> **释义**
>
> ■ 颅骨良性肿瘤手术属于 I 类切口，但由于行颅骨肿瘤切除术加一期颅骨成形术术中需要用到人工材料替代颅骨，一旦感染可导致严重后果。因此可按规定适当预防性和术后应用抗菌药物，通常选用第一代、第二代头孢菌素。

### （八）手术日为入院第 3~5 天

1. 麻醉方式：局部麻醉或全身麻醉。
2. 手术方式：单纯颅骨肿瘤切除术、颅骨肿瘤切除术加一期颅骨成形术（颅骨缺损大于 3cm 直径时）。
3. 手术内置物：颅骨、硬脑膜修复材料，颅骨固定材料等。
4. 术中用药：抗菌药物、脱水药。
5. 输血：根据手术失血情况决定。

> **释义**
>
> ■ 行颅骨成形术时所用修补材料除人工材料外，也可根据具体情况采用凿（磨）除病变的原骨瓣。
>
> ■ 对于缺损的硬膜，可根据情况用人工硬脑膜或自身骨膜修补。颅骨固定可采用钛连接片、颅骨锁或其他固定材料。
>
> ■ 术前用抗菌药物参考《抗菌药物临床应用指导原则》执行。
>
> ■ 手术是否输血依照术中出血量而定，可根据医院条件采用自体血回输系统，必要时输异体血。

### （九）术后住院恢复 7~10 天

1. 必须复查的检查项目：头颅 CT，化验室检查包括血常规、尿常规、肝肾功能、血电解质。
2. 根据患者病情，建议可选择的复查项目：头颅 MRI。
3. 术后用药：抗菌药物、脱水药、激素，根据病情可用抗癫痫药等。

> **释义**
>
> ■ 术后可根据患者恢复情况做必须复查的检查项目，并根据病情变化增加检查的频次。复查项目并不仅局限于路径中的项目。

### （十）出院标准

1. 患者病情稳定，生命体征平稳，体温正常，手术切口愈合良好。
2. 没有需要住院处理的并发症和（或）合并症。

> **释义**
>
> ■ 主治医师应在患者出院前，通过复查的各项检查并结合患者恢复情况决定其是否能出院。如果确有需要继续留院治疗的情况，超出了路径所规定的时间，应先处理并发症并符合出院条件后再准许患者出院。

## （十一）变异及原因分析

1. 术后继发其他部位硬脑膜外血肿、硬脑膜下血肿、脑内血肿等并发症，严重者需要再次行开颅手术，导致住院时间延长，费用增加。
2. 术后切口、颅骨或颅内感染、内置物排异反应，出现严重神经系统并发症，导致住院时间延长，费用增加。
3. 伴发其他内、外科疾病需进一步诊治，导致住院时间延长。

> **释义**
>
> ■ 对于轻微变异，如由于某种原因，路径指示应当于某一天的操作不能如期进行而要延期的，这种改变不会对最终结果产生重大改变，也不会更多的增加住院天数和住院费用，可不退出本路径。
>
> ■ 除以上所列变异及原因外，如还出现医疗、护理、患者、环境等多方面的变异原因，应阐明变异相关问题的重要性，必要时须及时退出本路径，并请应将特殊的变异原因进行归纳、总结，以便重新修订路径时作为参考，不断完善和修订路径。

## 四、颅骨良性肿瘤临床路径给药方案

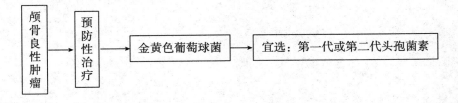

## 【用药选择】

1. 为预防术后切口感染，应针对金黄色葡萄球菌选用药物。
2. 第一代头孢菌素常用的注射剂有头孢唑林、头孢噻吩、头孢拉定等，口服制剂有头孢拉定、头孢氨苄和头孢羟氨苄等。第二代头孢菌素注射剂有头孢呋辛、头孢替安等，口服制剂有头孢克洛、头孢呋辛酯和头孢丙烯等。

## 【药学提示】

1. 接受颅骨良性肿瘤手术者，应在术前 0.5~2 小时内给药，或麻醉开始时给药，使手术切口暴露时局部组织中已达到足以杀灭手术过程中入侵切口细菌的药物浓度。
2. 手术时间较短（<2 小时）的清洁手术，术前用药一次即可。手术时间超过 3 小时，或失血量大（>1500ml），可手术中给予第 2 剂。

**【注意事项】**

1. 颅骨良性肿瘤手术属于 I 类切口，但由于行颅骨肿瘤切除术加一期颅骨成形术术中需要用到人工材料替代颅骨，一旦感染可导致严重后果。因此可按规定适当预防性和术后应用抗菌药物，但需注意应尽可能单一、短程、较小剂量给药。

2. 用药前必须详细询问患者先前有否对头孢菌素类、青霉素类或其他药物的过敏史。

## 五、推荐表单

### (一) 医师表单

#### 颅骨良性肿瘤临床路径医师表单

适用对象：第一诊断为颅骨良性肿瘤（ICD-10：D32.012/D42.003/C70.003）

行颅骨良性肿瘤切除术（ICD-9-CM-3：01.51）

| 患者姓名： | | 性别： 年龄： 门诊号： | | 住院号： |
|---|---|---|---|---|
| 住院日期： 年 月 日 | | 出院日期： 年 月 日 | | 标准住院日：12~14 天 |

| 时间 | 住院第 1 天 | 住院第 2~3 天 | 住院第 4~5 天（手术日） |
|---|---|---|---|
| 主要诊疗工作 | □ 询问病史及体格检查<br>□ 完成病历书写<br>□ 开化验单<br>□ 上级医师查房与术前评估<br>□ 初步确定手术方式和日期 | □ 依据体检，进行相关的术前检查<br>□ 完成必要的相关科室会诊<br>□ 上级医师查房，术前讨论<br>□ 完成术前准备与术前评估<br>□ 预约术中电生理监测<br>□ 完成术前小结、术前讨论记录<br>□ 向患者和家属交代围术期注意事项，签署手术同意书、自费协议书、输血同意书、委托书 | □ 安排手术<br>□ 术中监测：BAEP，面神经、三叉神经监测<br>□ 术者完成手术记录<br>□ 完成术后病程<br>□ 上级医师查房<br>□ 向患者及家属交代手术情况及注意事项<br>□ 观察术后病情变化 |
| 重点医嘱 | **长期医嘱**<br>□ 二级护理<br>□ 饮食<br>**临时医嘱**<br>□ 神经系统专科查体（四肢肌力检查、小瞳孔眼底检查、步态检查等）<br>□ 化验检查（血尿常规、血型、肝肾功能及血电解质、感染性疾病筛查、凝血功能），心电图，X 线胸片<br>□ MRI 平扫加强化（冠、矢、轴），病变区域颅底骨质薄层 CT 扫描（冠、轴）<br>□ 脑神经功能临床检查（视力和视野、电测听、脑干诱发电位）<br>□ 心、肺功能（视患者情况而定） | **长期医嘱**<br>□ 二级护理<br>□ 饮食<br>□ 患者既往基础用药<br>**临时医嘱**<br>□ 在局部麻醉/全身麻醉下行全脑 DSA 造影（必要时栓塞）<br>□ 术前医嘱：明日全身麻醉下行枕下乙状窦后入路/远外侧/其他入路行颅骨良性肿瘤切除术<br>□ 术前禁食、禁水<br>□ 抗菌药物<br>□ 激素（根据术前瘤周水肿情况而定）<br>□ 一次性导尿包<br>□ 其他特殊医嘱 | **长期医嘱**<br>□ 生命体征监测（每 2 小时一次）<br>□ 多功能监护，吸氧<br>□ 可进流食（无术后功能障碍者），胃管鼻饲（有吞咽功能障碍者）<br>□ 接引流（术中置放引流者）<br>□ 尿管接袋计量<br>□ 补液<br>□ 抗菌药物、激素、抑酸等药物<br>□ 神经营养药（必要时）<br>□ 控制血压和血糖等内科用药<br>**临时医嘱**<br>□ 止血，镇痛，镇吐<br>□ 查血常规、肝肾功能及血电解质、凝血功能、血气等，酌情对症处理<br>□ 头颅 CT |
| 病情变异记录 | □ 无 □ 有，原因：<br>1.<br>2. | □ 无 □ 有，原因：<br>1.<br>2. | □ 无 □ 有，原因：<br>1.<br>2. |
| 医师签名 | | | |

| 时间 | 住院第 5~6 天<br>（术后第 1 天） | 住院第 7~9 天<br>（术后第 3 天） | 住院第 12~14 天<br>（出院日） |
|---|---|---|---|
| 主要诊疗工作 | □ 上级医师查房，注意病情变化<br>□ 完成常规病历书写<br>□ 根据引流情况决定是否拔除硬脑膜外引流<br>□ 注意体温、血象变化，必要时行腰椎穿刺，送脑脊液化验<br>□ 注意有无意识障碍、呼吸障碍、偏瘫等（对症处理）<br>□ 注意脑神经有无受损（有无面瘫、面部麻木感、听力受损、饮水呛咳）（对症处理）<br>□ 复查头部 CT，排除颅内出血和明确术后脑水肿的情况 | □ 上级医师查房，注意病情变化<br>□ 注意是否有发热、脑脊液漏等<br>□ 必要时再次行腰椎穿刺采集脑脊液<br>□ 完成病历书写<br>□ 调整激素用量，逐渐减量<br>□ 注意患者的意识和精神状态变化，是否伴有脑神经功能障碍，必要时尽早行康复训练<br>□ 切口换药，注意有无皮下积液，必要时加压包扎<br>□ 复查头颅 MRI，明确肿瘤是否切除完全 | □ 上级医师查房，进行切口愈合评估，明确有无手术并发症，肿瘤是否切除完全，是否需要进一步放疗，能否出院<br>□ 完成出院记录、病案首页、出院证明等<br>□ 向患者交代出院注意事项：复诊时间、地点、检查项目，紧急情况时的处理 |
| 重点医嘱 | **长期医嘱**<br>□ 一级护理<br>□ 流食<br>□ 控制血压和血糖<br>□ 激素<br>**临时医嘱**<br>□ 镇痛<br>□ 补液（酌情）<br>□ 拔除引流管（如术中置放） | **长期医嘱**<br>□ 二级护理<br>□ 半流食/普食<br>□ 调整激素用量，逐渐减量<br>□ 控制血压和血糖<br>**临时医嘱**<br>□ 换药<br>□ 腰椎穿刺测压、放液（必要时） | **出院医嘱**<br>□ 出院带药<br>□ 康复治疗（酌情）<br>□ 残余肿瘤放射治疗（酌情） |
| 病情变异记录 | □ 无 □ 有，原因：<br>1.<br>2. | □ 无 □ 有，原因：<br>1.<br>2. | □ 无 □ 有，原因：<br>1.<br>2. |
| 医师签名 | | | |

## （二）护士表单

### 颅骨良性肿瘤临床路径护士表单

适用对象：第一诊断为颅骨良性肿瘤（ICD-10：D32.012/D42.003/C70.003）

行颅骨良性肿瘤切除术（ICD-9-CM-3：01.51）

| 患者姓名： | 性别： 年龄： 门诊号： | 住院号： |
|---|---|---|
| 住院日期： 年 月 日 | 出院日期： 年 月 日 | 标准住院日：12~14 天 |

| 时间 | 住院第1天 | 住院第2~3天 | 住院第4~5天<br>（手术日） |
|---|---|---|---|
| 健康宣教 | □ 入院宣教<br>　介绍主管医师、护士<br>　介绍环境、设施<br>　介绍住院注意事项 | □ 术前宣教<br>　宣教疾病知识、术前准备及手术过程<br>　告知准备物品、沐浴<br>　告知术后饮食、活动及探视注意事项<br>　告知术后可能出现的情况及应对方式<br>　主管护士与患者沟通，了解并指导心理应对<br>　告知家属等候区位置 | □ 术后当日宣教<br>　告知监护设备、管路功能及注意事项<br>　告知饮食、体位要求<br>　告知疼痛注意事项<br>　告知术后可能出现情况及应对方式<br>　告知用药情况<br>　给予患者及家属心理支持<br>　再次明确探视陪伴须知 |
| 护理处置 | □ 核对患者，佩戴腕带<br>□ 建立入院护理病历<br>□ 卫生处置：剪指（趾）甲、沐浴，更换病号服 | □ 协助医师完成术前检查化验<br>□ 术前准备<br>　配血、抗菌药物皮试<br>　备皮剃头、药物灌肠<br>　禁食、禁水 | □ 送手术<br>　摘除患者各种活动物品<br>　核对患者资料及带药<br>　填写手术交接单，签字确认<br>□ 接手术<br>　核对患者及资料，签字确认 |
| 基础护理 | □ 三级护理<br>　晨晚间护理<br>　患者安全管理 | □ 三级护理<br>　晨晚间护理<br>　患者安全管理 | □ 特级护理<br>　卧位护理：协助翻身、床上移动、预防压疮<br>　排泄护理<br>　患者安全管理 |
| 专科护理 | □ 护理查体<br>□ 瞳孔、意识监测<br>□ 需要时，填写跌倒及压疮防范表<br>□ 需要时，请家属陪伴 | □ 协助医师完成术前检查化验<br>□ 若行 DSA（必要时栓塞）<br>　术前禁食、禁水、备皮<br>　术后观察意识、生命体征、患肢皮温、足背动脉搏动，嘱患者多饮水、按医嘱制动患肢6~24 小时 | □ 病情观察，书写特护记录<br>　q2h 评估生命体征、瞳孔、意识、体征、肢体活动、皮肤情况、伤口敷料、各种引流管情况、出入量、有无脑神经功能障碍<br>□ 遵医嘱予脱水、抗感染、止血、抑酸、激素、控制血糖等治疗 |

续　表

| 时间 | 住院第 1 天 | 住院第 2 ~ 3 天 | 住院第 4 ~ 5 天<br>（手术日） |
|---|---|---|---|
| 重点<br>医嘱 | □ 详见医嘱执行单 | □ 详见医嘱执行单 | □ 详见医嘱执行单 |
| 病情<br>变异<br>记录 | □ 无　□ 有，原因：<br>1.<br>2. | □ 无　□ 有，原因：<br>1.<br>2. | □ 无　□ 有，原因：<br>1.<br>2. |
| 护士<br>签名 | | | |

| 时间 | 住院第 5~10 天<br>（术后第 1~6 天） | 住院第 11~14 天<br>（术后第 7~10 天） |
|---|---|---|
| 健康宣教 | □ 术后宣教<br>　药物作用及频率<br>　饮食、活动指导<br>　复查患者对术前宣教内容的掌握程度<br>　疾病恢复期注意事项（若有脑神经受损后的宣教）<br>　拔尿管后注意事项<br>　腰椎穿刺后注意事项<br>　下床活动注意事项 | □ 出院宣教<br>　复查时间<br>　服药方法<br>　活动休息<br>　指导饮食<br>　康复训练方法<br>　指导办理出院手续 |
| 护理处置 | □ 遵医嘱完成相关检查<br>□ 夹闭尿管，锻炼膀胱功能 | □ 办理出院手续<br>　书写出院小结 |
| 基础护理 | □ 特级/一级护理<br>　晨晚间护理<br>　协助进食、水（饮水呛咳者鼻饲）<br>　协助翻身、床上移动、预防压疮<br>　排泄护理<br>　床上温水擦浴<br>　协助更衣<br>　患者安全管理 | □ 二级护理<br>　晨晚间护理<br>　协助或指导进食、水<br>　协助或指导床旁活动<br>　康复训练<br>　患者安全管理 |
| 专科护理 | □ 病情观察，写特护记录<br>　q2h 评估生命体征、瞳孔、意识、体征、肢体活动、皮肤情况、伤口敷料、各种引流管情况、出入量、有无脑神经功能障碍（必要时尽早行康复训练）<br>□ 遵医嘱予脱水、抗感染、止血、抑酸、激素、控制血糖等治疗<br>□ 腰椎穿刺的护理<br>　腰穿后，嘱患者去枕平卧 4~6 小时，观察其病情和主诉，根据医嘱调整脱水药的用量<br>□ 需要时，联系主管医师给予相关治疗及用药 | □ 病情观察<br>　评估生命体征、瞳孔、意识、体征、肢体活动、脑神经功能障碍恢复情况 |
| 重点医嘱 | □ 详见医嘱执行单 | □ 详见医嘱执行单 |
| 病情变异记录 | □ 无　□ 有，原因：<br>1.<br>2. | □ 无　□ 有，原因：<br>1.<br>2. |
| 护士签名 | | |

## （三）患者表单

### 颅骨良性肿瘤临床路径患者表单

适用对象：第一诊断为颅骨良性肿瘤（ICD-10：D32.012/D42.003/C70.003）
行颅骨良性肿瘤切除术（ICD-9-CM-3：01.51）

| 患者姓名： | 性别： 年龄： 门诊号： | 住院号： |
|---|---|---|
| 住院日期： 年 月 日 | 出院日期： 年 月 日 | 标准住院日：12~14 天 |

| 时间 | 住院第 1 天 | 住院第 2~3 天 | 住院第 4~5 天（手术日） |
|---|---|---|---|
| 监测 | □ 测量生命体征、体重 | □ 每日测量生命体征、询问排便，手术前一天晚测量生命体征 | □ 手术清晨测量生命体征、血压一次 |
| 医患配合 | □ 护士行入院护理评估（简单询问病史）<br>□ 接受入院宣教<br>□ 医师询问病史、既往病史、用药情况，收集资料<br>□ 进行体格检查 | □ 配合完善术前相关化验、检查<br>**术前宣教**<br>□ 颅骨良性肿瘤疾病知识、临床表现、治疗方法<br>□ 术前用物准备：奶瓶、湿巾等<br>□ 手术室接患者，配合核对<br>□ 医师与患者及家属介绍病情及手术谈话<br>□ 手术时家属在等候区等候<br>□ 探视及陪伴制度 | **术后宣教**<br>□ 术后体位：麻醉未醒时平卧；清醒后，4~6 小时无不适反应可垫枕或根据医嘱予监护设备、吸氧<br>□ 配合护士定时监测生命体征、瞳孔、肢体活动、伤口敷料等<br>□ 不要随意动引流管<br>□ 疼痛的注意事项及处理<br>□ 告知医护不适及异常感受<br>□ 配合评估手术效果 |
| 重点诊疗及检查 | **重点诊疗**<br>□ 三级护理<br>□ 既往基础用药 | **重点诊疗**<br>**术前准备**<br>□ 备皮剃头<br>□ 配血<br>□ 药物灌肠<br>□ 术前签字<br>**重要检查**<br>□ 心电图、X 线胸片<br>□ MRI、CT<br>□ 视力视野检查<br>□ DSA（必要时） | **重点诊疗**<br>□ 特级护理<br>□ 予监护设备、吸氧<br>□ 注意留置管路安全与通畅<br>□ 用药：抗菌药物、止血药、抑酸药、激素药、补液药物的应用<br>□ 护士协助记录出入量 |
| 饮食及活动 | □ 正常普食<br>□ 正常活动 | □ 术前 12 小时禁食、禁水<br>□ 正常活动 | □ 根据病情半流食或鼻饲<br>□ 卧床休息，自主体位 |

| 时间 | 住院第 5~10 天<br>（术后第 1~6 天） | 住院第 11~14 天<br>（术后第 7~10 天） |
|---|---|---|
| 监测 | □ 定时监测生命体征，每日询问排便情况 | □ 定时监测生命体征，每日询问排便情况 |
| 医患配合 | □ 医师巡视，了解病情<br>□ 配合意识、瞳孔、肢体活动、脑神经功能的观察及必要的检查<br>□ 护士行晨晚间护理<br>□ 护士协助进食、进水、排泄等生活护理<br>□ 配合监测出入量<br>□ 膀胱功能锻炼，成功后可将尿管拔除<br>□ 配合功能恢复训练（必要时）<br>□ 注意探视及陪伴时间 | □ 护士行晨晚间护理<br>□ 医师拆线<br>□ 伤口注意事项<br>□ 配合功能恢复训练（必要时）<br>**出院宣教**<br>□ 接受出院前康复宣教<br>□ 学习出院注意事项<br>□ 了解复查程序<br>□ 办理出院手续，取出院带药 |
| 重点诊疗及检查 | **重点诊疗**<br>□ 特级/一级护理<br>□ 静脉用药逐渐过渡至口服药<br>□ 医师定时予伤口换药<br>□ 医师行腰椎穿刺（必要时）<br>**重要检查**<br>□ 定期抽血化验<br>□ 复查 CT 及 MRI | **重点诊疗**<br>□ 二级/三级护理<br>□ 普食<br>□ 医师行腰椎穿刺（必要时）<br>**重要检查**<br>□ 定期抽血化验（必要时） |
| 饮食及活动 | □ 根据病情逐渐由半流食过渡至普食，营养均衡，给予高蛋白、低脂肪、易消化饮食，避免产气食物（牛奶、豆浆）及油腻食物。鼓励多食汤类食物，必要时鼻饲饮食<br>□ 卧床休息时可头高位，逐渐坐起<br>□ 术后第 3~4 天可视体力情况逐渐下床活动，循序渐进，注意安全<br>□ 行功能恢复锻炼（必要时） | □ 普食，营养均衡<br>□ 勿吸烟、饮酒<br>□ 正常活动<br>□ 行功能恢复训练（必要时） |

附：原表单（2010 年版）

## 颅骨良性肿瘤临床路径表单

适用对象：第一诊断为颅骨良性肿瘤（ICD-10：D32.012/D42.003/C70.003）

行颅骨良性肿瘤切除术（ICD-9-CM-3：01.51）

| 患者姓名： | 性别： 年龄： 门诊号： | 住院号： |
|---|---|---|
| 住院日期： 年 月 日 | 出院日期： 年 月 日 | 标准住院日：12～14 天 |

| 时间 | 住院第 1 天 | 住院第 2～3 天 | 住院第 4～5 天（手术日） |
|---|---|---|---|
| 主要诊疗工作 | □ 询问病史及体格检查<br>□ 完成病历书写<br>□ 开化验单<br>□ 上级医师查房与术前评估<br>□ 初步确定手术方式和日期 | □ 依据体检，进行相关的术前检查<br>□ 完成必要的相关科室会诊<br>□ 上级医师查房，术前讨论<br>□ 完成术前准备与术前评估<br>□ 预约术中电生理监测<br>□ 完成术前小结、术前讨论记录<br>□ 向患者和家属交代围术期注意事项、签署手术同意书、自费协议书、输血同意书、委托书 | □ 安排手术<br>□ 术中监测：BAEP，面神经、三叉神经监测<br>□ 术者完成手术记录<br>□ 完成术后病程<br>□ 上级医师查房<br>□ 向患者及家属交代手术情况，嘱咐注意事项<br>□ 观察术后病情变化 |
| 重点医嘱 | **长期医嘱**<br>□ 二级护理<br>□ 饮食<br>**临时医嘱**<br>□ 神经系统专科查体（四肢肌力检查、小瞳孔眼底检查、步态检查等）<br>□ 化验检查（血尿常规、血型，肝肾功能及血电解质、感染性疾病筛查、凝血功能），心电图，胸片<br>□ MRI 平扫加强化（冠、矢、轴），病变区域颅底骨质薄层 CT 扫描（冠、轴）<br>□ 脑神经功能临床检查（视力和视野、电测听、脑干诱发电位）<br>□ 心、肺功能（视患者情况而定） | **长期医嘱**<br>□ 二级护理<br>□ 饮食<br>□ 患者既往基础用药<br>**临时医嘱**<br>□ 在局部麻醉/全身麻醉下行全脑 DSA 造影（必要时栓塞）<br>□ 术前医嘱：明日全身麻醉下行枕下乙状窦后入路/远外侧/其他入路行颅骨良性肿瘤切除术<br>□ 术前禁食、禁水<br>□ 抗菌药物<br>□ 激素（根据术前瘤周水肿情况定）<br>□ 一次性导尿包<br>□ 其他特殊医嘱 | **长期医嘱**<br>□ 生命体征监测（每 2 小时 1 次）<br>□ 多功能监护，吸氧<br>□ 可进流食（无术后功能障碍者），胃管鼻饲（有吞咽功能障碍者）<br>□ 接引流（术中置放引流者）<br>□ 尿管接袋计量<br>□ 补液<br>□ 抗菌药物、激素、抑酸等药物<br>□ 神经营养药（必要时）<br>□ 控制血压和血糖等内科用药<br>**临时医嘱**<br>□ 止血，镇痛，镇吐<br>□ 查血常规、肝肾功能及血电解质、凝血功能、血气等，酌情对症处理<br>□ 头颅 CT |
| 主要护理工作 | □ 介绍病房环境、设施和设备<br>□ 入院护理评估 | □ 宣教、备皮等术前准备<br>□ 提醒患者术前禁食、禁水<br>□ 观察有无吞咽障碍 | □ 随时观察患者病情变化<br>□ 术后心理和生活护理 |

续　表

| 时间 | 住院第 1 天 | 住院第 2~3 天 | 住院第 4~5 天（手术日） |
|---|---|---|---|
| 病情<br>变异<br>记录 | □无　□有，原因：<br>1.<br>2. | □无　□有，原因：<br>1.<br>2. | □无　□有，原因：<br>1.<br>2. |
| 护士<br>签名 | | | |
| 医师<br>签名 | | | |

| 时间 | 住院第 5~6 天<br>（术后第 1 天） | 住院第 7~9 天<br>（术后第 3 天） | 住院第 12~14 天<br>（出院日） |
|---|---|---|---|
| 主要诊疗工作 | □ 上级医师查房，注意病情变化<br>□ 完成常规病历书写<br>□ 根据引流情况决定是否拔除硬脑膜外引流<br>□ 注意体温、血象变化，必要时行腰椎穿刺，送脑脊液化验<br>□ 注意有无意识障碍、呼吸障碍、偏瘫等（对症处理）<br>□ 注意脑神经有无受损（有无面瘫、面部麻木感、听力受损、饮水呛咳）（对症处理）<br>□ 复查头部 CT，排除颅内出血和明确术后脑水肿的情况 | □ 上级医师查房，注意病情变化<br>□ 注意是否有发热、脑脊液漏等<br>□ 必要时再次行腰椎穿刺采集脑脊液<br>□ 完成病历书写<br>□ 调整激素用量，逐渐减量<br>□ 注意患者的意识和精神状态变化，是否伴有脑神经功能障碍，必要时尽早行康复训练<br>□ 切口换药，注意有无皮下积液，必要时加压包扎<br>□ 复查头颅 MRI，明确肿瘤是否切除完全 | □ 上级医师查房，进行切口愈合评估，明确有无手术并发症，肿瘤是否切除完全，是否需要进一步放疗，能否出院<br>□ 完成出院记录、病案首页、出院证明等<br>□ 向患者交代出院注意事项：复诊时间、地点、检查项目，紧急情况时的处理 |
| 重点医嘱 | **长期医嘱**<br>□ 一级护理<br>□ 流食<br>□ 控制血压和血糖<br>□ 激素<br>**临时医嘱**<br>□ 镇痛<br>□ 补液（酌情）<br>□ 拔除引流管（如术中置放） | **长期医嘱**<br>□ 二级护理<br>□ 半流食/普食<br>□ 调整激素用量，逐渐减量<br>□ 控制血压和血糖<br>**临时医嘱**<br>□ 换药<br>□ 腰椎穿刺测压、放液（必要时） | **出院医嘱**<br>□ 出院带药<br>□ 康复治疗（酌情）<br>□ 残余肿瘤放射治疗（酌情） |
| 主要护理工作 | □ 观察患者生命体征情况<br>□ 术后心理与生活护理<br>□ 观察有无吞咽障碍 | □ 观察患者生命体征情况<br>□ 术后心理与生活护理<br>□ 指导术后患者功能锻炼 | □ 指导患者办理出院手续 |
| 病情变异记录 | □ 无　□ 有，原因：<br>1.<br>2. | □ 无　□ 有，原因：<br>1.<br>2. | □ 无　□ 有，原因：<br>1.<br>2. |
| 护士签名 | | | |
| 医师签名 | | | |

# 第六章
# 小脑扁桃体下疝畸形临床路径释义

**一、小脑扁桃体下疝畸形编码**

疾病名称及编码：小脑扁桃体下疝畸形（ICD-10：Q07.0）

手术操作名称及编码：行枕下中线入路减压术（ICD-9-CM-3：01.24）

**二、临床路径检索方法**

Q07.0 伴（01.24）

**三、小脑扁桃体下疝畸形临床路径标准住院流程**

**（一）适用对象**

第一诊断为小脑扁桃体下疝畸形（ICD-10：Q07.0）。

行枕下中线入路减压术（ICD-9-CM-3：01.24）。

> **释义**
>
> ■ 本路径适用于先天性后脑发育不良所致的小脑扁桃体下疝畸形，即 Chiari 畸形 I 型、II 型首次接受手术治疗的患者，可合并有脊髓空洞症。Chiari 畸形 III 型、IV 型患者，合并有其他颅底发育畸形（如齿状突脱位、脊膜脊髓膨出等）的患者、其他原因（如颅内占位病变等）所致的小脑扁桃体下疝患者、已经接受过枕颈部手术治疗的患者、有手术禁忌证的患者不进入本临床路径。
>
> ■ 本路径所涉及的外科治疗方式是枕下中线入路减压术，其他治疗方式参见另外的路径指南。

**（二）诊断依据**

根据《临床诊疗指南·神经外科学分册》（中华医学会编著，人民卫生出版社，2006），《临床技术操作规范·神经外科分册》（中华医学会编著，人民军医出版社，2007），《神经外科学》（人民卫生出版社，2007）。

1. 临床表现

（1）病情通常进展缓慢，多呈进行性加重，临床症状可与畸形程度不一致。

（2）神经根症状：枕颈部疼痛、上肢麻木、肌萎缩、言语不清、吞咽困难等。

（3）上颈髓及延髓症状：如四肢乏力或瘫痪、感觉障碍、锥体束征阳性等。

（4）小脑症状：常见为眼球症状、小脑性共济失调等。

（5）如合并脑积水，可有颅内压增高症状，通常合并脊髓空洞。

> **释义**
>
> ■ 不同的患者临床表现变化较大，合并脊髓空洞的患者部分可出现的"感觉分离"症状。
> ■ 部分患者因为健康查体或检查其他疾患时，偶然发现有小脑扁桃体下疝畸形，并无明显的临床症状。

2. 辅助检查
（1）枕颈部 MRI 检查：显示小脑扁桃体下降至枕大孔水平以下。
（2）头颅 CT 或 MRI 可显示合并脑积水。
（3）颈部、胸部 MRI 了解是否合并脊髓空洞。
（4）颅颈交界区 X 线片、CT 和 MRI 是否合并颅底畸形。

> **释义**
>
> ■ 由于 MRI 的普及，根据 MRI 检查结果判定是否有小脑扁桃体下疝畸形简便而明确，因此术前辅助检查必须有枕颈部 MRI 检查。目前 MRI 判定小脑扁桃体下疝畸形的标准是矢状位正中线上，小脑扁桃体下缘超过枕骨大孔 5mm 以上。
> ■ 颅颈交界区 X 线片、CT 相对于 MRI 更容易清楚地观察颅底骨质发育的异常；用以判定患者是否合并有其他颅底畸形。因此，颅颈交界区 X 线片、CT 是筛查患者能否进入本临床路径的必查项目。
> ■ 颅脑 CT 或 MRI、可除外颅内占位性病变，筛选患者进入本临床路径。
> 同时，能了解是否合并有脑积水，作为一项重要的临床资料，与术后进行比较，有助于了解疾病的转归。建议术前进行检查。
> ■ 脊髓 MRI 可了解小脑扁桃体下疝畸形是否合并脊髓空洞积水症，并不是判定患者是否进入本临床路径的依据。由于小脑扁桃体下疝畸形多半合并有脊髓空洞积水症，脊髓的 MRI 资料能了解疾病的治疗效果和转归，建议行该项检查。

### （三）治疗方案的选择及依据

根据《临床诊疗指南·神经外科学分册》（中华医学会编著，人民卫生出版社，2006），《临床技术操作规范·神经外科分册》（中华医学会编著，人民军医出版社，2007），《神经外科学》（人民卫生出版社，2007）。

1. 明确诊断为小脑扁桃体下疝畸形，出现神经系统症状或病情进展者需手术治疗，手术首选枕下减压术。

2. 对于手术风险较大者（高龄、妊娠期、合并较严重内科疾病），需向患者或家属详细交代病情。

3. 对于严密观察保守治疗的患者，如出现因脑积水导致的严重颅内压增高征象，必要时予急诊手术。

> **释义**
>
> ■ 诊断为小脑扁桃体下疝畸形，同时不合并其他颅底发育畸形的患者，出现神经系统症状或病情进展时选择枕下减压术。如患者为偶然发现的小脑扁桃体下疝畸形，虽然无症状，也可以考虑进行预防性手术。
>
> ■ 有无因不同的医疗机构的仪器设备、技术条件的不一致，虽然手术治疗方案统一为枕下减压手术；但是具体的手术方式可以为传统的开放式手术，也可以为内镜下手术。建议各医疗单位对本病制订出开放式手术和内镜下手术的分路径。
>
> ■ 术前评估患者手术风险较大者（高龄、严重的基础疾病），需请麻醉科会诊，明确无手术禁忌方可进入本临床路径；术前与患者及家属仔细沟通，告知其风险，必要时可进行律师公证。
>
> ■ 保守治疗期间可能出现严重颅压升高征象时，必要时进行急诊手术。但不进入本临床路径。
>
> ■ 因小脑扁桃体下疝畸形，已经接受过颅颈区域手术的患者，因前次治疗疗效不佳再次手术者，不进入本临床路径。

## （四）标准住院日为 15 天

> **释义**
>
> ■ 术前准备 4 天，在第 5 天时实施手术，术后恢复 10 天出院。但是各时间段均可有所变动，只要总住院时间不超过 15 天均符合路径要求。

## （五）进入路径标准

1. 第一诊断必须符合 ICD-10：Q07.0 小脑扁桃体下疝畸形疾病编码。
2. 当患者同时具有其他疾病诊断时，但在住院期间不需要特殊处理也不影响第一诊断的临床路径流程实施时，可以进入路径。

> **释义**
>
> ■ 进入路径的标准参见第（一）条适用对象。
>
> ■ 合并其他疾病（如心血管疾病、肝肾疾病等）时，经由相关科室会诊，明确无特殊处理时，可进入本临床路径。如果合并的疾病需要特殊处理（如口服抗凝药物的患者，术前、术后需专科会诊，并给予相应处理），不进入本临床路径。

## （六）术前准备（术前评估）4 天

1. 必需的检查项目
（1）血常规、血型、尿常规。
（2）肝肾功能、血电解质、血糖。
（3）凝血功能。

（4）感染性疾病筛查（乙型肝炎、丙型肝炎、艾滋病、梅毒）。

（5）胸部 X 线片、心电图。

（6）颈椎 MRI、头颅 CT。

（7）肌电图、体感及运动诱发电位。

2. 根据患者病情，必要时行心、肺功能检查。

**释义**

■ 必查项目时确保手术治疗安全、有效开展的基础，在术前必须完成。相关人员应认真分析检查结果，即使发现异常情况并给予相应的处理。

■ 颈椎 MRI、头颅 CT 有助于了解患者是否合并脊髓空洞症、脑积水，建议术前检查。

■ 肌电图、体感及运动诱发电位能够详细了解患者神经肌肉系统受累情况，如医院有条件进行该项检查，建议术前进行该检查。

■ 老年患者，合并有心脏相关疾病病史，术前检查提示可能存在心脏疾患时，应完成心脏超声结构和功能检查。

■ 老年患者，既往有呼吸系统疾病病史，术前检查提示可能存在呼吸系统疾病时，应完成肺功能检查。

## （七）预防性抗菌药物选择与使用时机

1. 按照《抗菌药物临床应用指导原则》（卫医发〔2004〕285 号）选择用药。

2. 预防性用抗菌药时间为术前 30 分钟。

3. 如置管引流，手术后可预防性应用抗菌药物 3~5 天。

**释义**

■ 按规定适当预防性应用抗菌药物。

■ 因枕下减压手术容易形成死腔、枕颈部皮肤软组织血运相对较差、易发生感染，手术后可适当延长抗菌药物使用时间。

## （八）手术日为入院第 5 天

1. 麻醉方式：全身麻醉。

2. 手术方式：枕下中线入路减压术。

3. 手术内固定物：颅骨和脊柱固定材料。

4. 术中用药：激素。

**释义**

■ 各医疗单位的医疗传统差异，具体减压范围有所不同，但是应强调枕下减压的重点在于疏通颅颈交界处脑脊液循环，而不是单纯扩大颅后窝的容积，因此不提倡进行大范围的骨窗减压；关于寰椎后弓能否保留或部分保留，可根据术前小脑扁桃体下疝程度进行判断，通常枢椎椎板不需要去除或仅需要去除部分上椎板。具体根据术前影像学资料和术中所见决定。

■ 由于手术去除骨质范围的大小不一，同时减压手术对颅颈交界处稳定性的影响尚无定论，因此术中是否使用内固定物并无统一要求。

■ 部分患者切开硬脑膜、扩大成形时，可考虑使用自体筋膜或人工硬脑膜进行修补硬脑膜缺损处。

## （九）术后住院恢复10天

1. 必须复查的检查项目：血常规、尿常规、肝肾功能、血电解质、血糖、凝血功能、颈椎MRI、头颅CT、肌电图、体感及运动诱发电位。

2. 术后用药：激素，视病情应用脱水药物。

> **释义**
>
> ■ 根据患者病情变化的需要，开展相应的检查与治疗。检查内容不只限于路径中规定的必须复查项目，如腰椎穿刺、脑脊液化验等；必要时也可以增加同一项目的检查次数。
>
> ■ 如术前头颅CT未发现明显脑积水征象，术后可不必复查；术前肌电图、体感及运动诱发电位无明显异常者，术后可不必复查。
>
> ■ 无如恢复过程中有临床表现、实验室检查结果提示感染，需加用抗菌药物治疗。

## （十）出院标准

1. 患者一般情况良好，饮食恢复，各项化验指标无明显异常，体温正常。

2. 复查头颅CT及MRI显示枕下减压满意；对于去除寰枢后弓和（或）枢椎椎板的患者，要关注其颅颈部稳定性的变化。

3. 切口愈合良好。

> **释义**
>
> ■ 术后MRI检查主要提示枕大池恢复的情况以及有无枕部皮下积液；对于脊髓空洞的转归，术后住院期间的复查MRI变化可能不明显。
>
> ■ 大多数患者术后仍有不同程度的临床症状，需要一段时间的康复，因此，术后部分症状的持续不作为继续住院治疗的指征。

## （十一）变异及原因分析

1. 术后继发硬脑膜外血肿、硬脑膜下血肿、脑内血肿等并发症，严重者需要再次开颅手术，导致住院时间延长与费用增加。

2. 术后切口感染、渗液和神经功能障碍等，导致住院时间延长与费用增加。

釋义

　　■ 变异是指入选临床路径的患者未能按路径流程完成医疗行为或为达到预期的医疗治疗控制目标。所有情况均须在表单中予以说明。
　　■ 如果出现严重手术相关的并发症：颅内血肿、颅内感染、皮下积液，可能会增加住院时间和费用；应退出该临床路径。
　　■ 如果出现非手术直接相关的并发症，如心脑血管急症、深静脉血栓形成、其他脏器功能障碍、衰竭，也会增加住院时间和费用，应退出临床路径。

## 四、小脑扁桃体下疝畸形临床路径给药方案

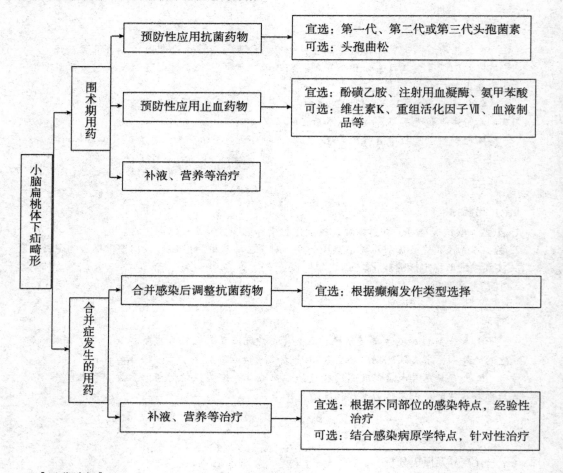

**【用药选择】**

1. 预防性应用抗菌药物：原则上应选择相对广谱、效果肯定（杀菌剂而非抑菌剂）、安全及价格相对低廉的抗菌药物。头孢菌素是最符合上述条件的，如果患者对青霉素过敏不宜使用头孢菌素时，针对葡萄球菌、链球菌可用克林霉素，针对革兰阴性杆菌可用氨曲南，大多两者联合应用。喹诺酮类一般不宜用作预防。

2. 止血药物的应用：任何止血药不能替代术中良好的止血。术后一般给予止血药物治疗

3 天。

**【药学提示】**

1. 预防性应用抗菌药物能够降低手术部位感染的概率，但仍有较多因素影响手术部位或其他部位感染的发生率，应该采取综合预防措施，严格遵守无菌术原则。术后需要根据患者症状体征及检验检查结果，及时调整用药策略。

2. 止血药物的不良反应不同药物不尽相同，请参阅相关说明书，如出现不良反应，宜予以相应处理。

**【注意事项】**

1. 预防性应用抗菌药物，应注意以下几方面：①给药的时机极为关键，应在切开皮肤黏膜前30 分钟（麻醉诱导时）开始给药，以保证在发生细菌污染之前血清及组织中的药物已达到有效浓度（$>MIC_{90}$）。不应在病房应召给药，而应在手术室给药。②应静脉给药，30 分钟内滴完，不宜放在大瓶液体内慢慢滴入，否则达不到有效浓度。③血清和组织内抗菌药物有效浓度必须能够覆盖手术全过程。常用的头孢菌素血清半衰期为 1~2 小时，因此，如手术延长到 3 小时以上，或失血量超过 1500ml，应补充一个剂量，必要时还可用第三次。如果选用半衰期长达 7~8 小时的头孢曲松，则无须追加剂量。

2. 止血药物主要分为以下几类，可根据病情酌情选择：作用于血管壁，如酚磺乙胺；作用于血小板，如血小板悬液；作用于凝血系统，包括血液制品，如新鲜血、冷冻血浆、凝血因子、维生素 K、血凝酶等；抗纤溶系统药物，如氨甲苯酸等。

## 五、推荐表单

### （一）医师表单

**小脑扁桃体下疝畸形临床路径医师表单**

适用对象：第一诊断为小脑扁桃体下疝畸形（ICD-10：Q07.0）

行枕下中线入路枕下减压术（ICD-9-CM-3：01.24）

| 患者姓名： | | 性别： 年龄： 门诊号： | 住院号： |
|---|---|---|---|
| 住院日期： 年 月 日 | | 出院日期： 年 月 日 | 标准住院日：15 天 |

| 日期 | 住院第 1 日<br>（术前 4 天） | 住院第 2 日<br>（术前 3 天） | 住院第 3 日<br>（术前 2 天） | 住院第 4 日<br>（术前 1 天） |
|---|---|---|---|---|
| 主要诊疗工作 | □ 病史采集，体格检查，完成病历书写<br>□ 预约影像学、电生理检查<br>□ 向患者家属交代手术可能达到的效果及手术风险 | □ 上级医师查房，对患者病情及术前检查准备情况进行评估，必要时请相关科室会诊<br>□ 完善术前准备 | □ 汇总辅助检查结果<br>□ 术者查房，根据患者病史、体征及辅助检查结果，明确诊断<br>□ 根据术前检查结果制订治疗方案 | □ 术前讨论，决定术式、麻醉方式<br>□ 根据头颅 CT 结果决定是否需要先行 V-P 分流术<br>□ 向患者家属交代术前讨论结果，签署知情同意书 |
| 重要医嘱 | **长期医嘱**<br>□ 一级护理<br>□ 普食<br>**临时医嘱**<br>□ 血常规、血型、尿常规<br>□ 肝肾功能、血电解质、血糖；凝血功能；感染性疾病筛查<br>□ 心电图，胸部 X 线片<br>□ 颈椎 MRI，胸椎 MRI<br>□ 进行头颅 CT 及颈椎三维 CT 检查<br>□ 肌电图<br>□ 体感及运动诱发电位<br>□ 必要时查肺功能、超声心动图、血气分析 | **长期医嘱**<br>□ 一级护理<br>□ 普食<br>**临时医嘱**<br>□ 必要时请相关科室会诊<br>□ 完善术前准备 | **长期医嘱**<br>□ 一级护理<br>□ 普食 | **临时医嘱**<br>□ 术前禁食、禁水<br>□ 通知家属<br>□ 备皮剃头<br>□ 麻醉科访视<br>□ 抗菌药物皮试<br>□ 根据病情备血 |
| 病情变异记录 | □ 无 □ 有，原因：<br>1.<br>2. | □ 无 □ 有，原因：<br>1.<br>2. | □ 无 □ 有，原因：<br>1.<br>2. | □ 无 □ 有，原因：<br>1.<br>2. |
| 医师签名 | | | | |

| 时间 | 住院第5日<br>（手术当日） | 住院第6日<br>（术后第1天） | 住院第7日<br>（术后第2天） | 住院第8日<br>（术后第3天） |
|---|---|---|---|---|
| 主要诊疗工作 | □ 手术室内核对患者姓名、年龄、住院号、CT 号及 MRI 片号无误<br>□ 全身麻醉下行枕下中线入路枕下骨减压＋硬脑膜减张缝合术；合并寰枢椎脱位者，在此术式基础上再行髂骨植骨融合＋钛板内固定术<br>□ 脊髓空洞明显、小脑扁桃体下疝不明显者，行空洞腹腔分流术<br>□ 术后带气管插管回ICU 病房监护<br>□ 完成手术记录和术后记录<br>□ 医患沟通 | □ 完成病程记录<br>□ 患者拔除气管插管后从 ICU 返回病房<br>□ 颈托固定头颈部，避免剧烈活动<br>□ 切口换药，复查血常规及血生化 | □ 完成病程记录<br>□ 观察肢体活动 | □ 完成病程记录<br>□ 预约术后影像学检查<br>□ 预约术后电生理检查<br>□ 观察切口情况<br>□ 饮食改为普食<br>□ 复查血常规、肝肾功能＋电解质 |
| 重要医嘱 | **长期医嘱**<br>□ 一级护理<br>□ 禁食、禁水<br>□ 多参数心电监护<br>□ 吸氧<br>□ 输液<br>□ 术中应用抗菌药物<br>□ 颈托固定 | **长期医嘱**<br>□ 一级护理<br>□ 半流食<br>□ 颈托固定<br>□ 如置管引流，预防性应用抗菌药物<br>**临时医嘱**<br>□ 换药<br>□ 血常规<br>□ 肝肾功能＋电解质 | **长期医嘱**<br>□ 一级护理<br>□ 半流食 | **长期医嘱**<br>□ 二级护理<br>□ 普食<br>**临时医嘱**<br>□ 颈椎 MRI<br>□ 肌电图、体感、运动诱发电位<br>□ 头颅 CT<br>□ 血常规、肝肾功能＋电解质 |
| 病情变异记录 | □ 无　□ 有，原因：<br>1.<br>2. | □ 无　□ 有，原因：<br>1.<br>2. | □ 无　□ 有，原因：<br>1.<br>2. | □ 无　□ 有，原因：<br>1.<br>2. |
| 医师签名 | | | | |

| 时间 | 住院第9日<br>（术后第4天） | 住院第10日<br>（术后第5天） | 住院第11日<br>（术后第6天） | 住院第12日<br>（术后第7天） |
|---|---|---|---|---|
| 主要<br>诊疗<br>工作 | □ 嘱患者戴颈托在床<br>上坐起锻炼 | □ 嘱患者戴颈托坐在<br>床边功能锻炼 | □ 嘱患者戴颈托下地<br>活动<br>□ 完成病程记录，记<br>录神经系统查体<br>结果 | □ 嘱患者戴颈托下<br>地活动<br>□ 观察切口情况 |
| 重<br>点<br>医<br>嘱 | **长期医嘱**<br>□ 二级护理<br>□ 普食 | **长期医嘱**<br>□ 二级护理<br>□ 普食 | **长期医嘱**<br>□ 二级护理<br>□ 普食<br>**临时医嘱**<br>□ 复查血常规、血生化 | **长期医嘱**<br>□ 二级护理<br>□ 普食 |
| 病情<br>变异<br>记录 | □ 无　□ 有，原因：<br>1.<br>2. | □ 无 □ 有，原因：<br>1.<br>2. | □ 无　□ 有，原因：<br>1.<br>2. | □ 无　□ 有，原因：<br>1.<br>2. |
| 医师<br>签名 | | | | |

| 时间 | 住院第 13 日<br>（术后第 8 天） | 住院第 14 日<br>（术后第 9 天） | 住院第 15 日<br>（术后第 10 天） |
|---|---|---|---|
| 主<br>要<br>诊<br>疗<br>工<br>作 | □ 切口拆线 | □ 神经系统查体，对比手术前<br>　后症状、体征变化<br>□ 汇总术后辅助检查结果<br>□ 评估手术效果 | □ 确定患者可以出院<br>□ 向患者交代出院注意事<br>　项、复查日期<br>□ 通知出院处<br>□ 开出院诊断书<br>□ 完成出院记录 |
| 重点<br>医嘱 | □ 换药<br>□ 切口拆线 | □ 二级或三级护理<br>□ 普食 | □ 出院通知<br>□ 出院带药 |
| 病情<br>变异<br>记录 | □ 无　□ 有，原因：<br>1.<br>2. | □ 无　□ 有，原因：<br>1.<br>2. | □ 无　□ 有，原因：<br>1.<br>2. |
| 医师<br>签名 | | | |

## （二）护士表单

### 小脑扁桃体下疝临床路径护士表单

适用对象：第一诊断为小脑扁桃体下疝畸形（ICD-10：Q07.0）
　　　　行枕下中线入路枕下减压术（ICD-9-CM-3：01.24）

| 患者姓名： | | 性别：　　年龄：　　门诊号： | 住院号： |
|---|---|---|---|
| 住院日期：　　年　月　日 | | 出院日期：　　年　月　日 | 标准住院日：15 天 |

| 时间 | 住院第 1 天 | 住院第 2~4 天 | 住院第 5 天<br>（手术当天） |
|---|---|---|---|
| 健康宣教 | □ 入院宣教<br>　介绍主管医师、护士<br>　介绍环境、设施<br>　介绍住院注意事项 | □ 术前宣教<br>　宣教疾病知识、术前准备及手术过程<br>　告知准备物品、沐浴<br>　告知术后饮食、体位、活动及探视注意事项<br>　告知术后可能出现的情况及应对方式<br>　主管护士与患者沟通，了解并指导心理应对<br>　告知家属等候区位置 | □ 术后当日宣教<br>　告知监护设备、管路功能及注意事项<br>　告知饮食要求<br>　告知体位要求及重要性，取得配合<br>　告知疼痛注意事项<br>　告知术后可能出现情况及应对方式<br>　给予患者及家属心理支持<br>　再次明确探视陪伴须知 |
| 护理处置 | □ 核对患者，佩戴腕带<br>□ 建立入院护理病历<br>□ 卫生处置：剪指（趾）甲、沐浴，更换病号服 | □ 协助医师完成术前检查化验<br>□ 术前准备<br>　配血<br>　抗菌药物皮试<br>　备皮剃头<br>　药物灌肠<br>　禁食、禁水 | □ 送手术<br>　摘除患者各种活动物品<br>　核对患者资料及带药<br>　填写手术交接单，签字确认<br>□ 接手术<br>　核对患者及资料，签字确认 |
| 基础护理 | □ 三级护理<br>　晨晚间护理<br>　患者安全管理 | □ 三级护理<br>　晨晚间护理<br>　患者安全管理 | □ 特级护理<br>　晨晚间护理<br>　进食、水护理<br>　卧位护理：协助轴线翻身<br>　排泄护理<br>　患者安全管理 |
| 专科护理 | □ 护理查体<br>□ 瞳孔、意识监测<br>□ 需要时，填写跌倒及压疮防范表<br>□ 需要时，请家属陪伴 | □ 协助医师完成术前检查化验<br>□ 评估有无感觉、运动、肌力等异常 | □ 病情观察，写特护记录<br>　q2h 评估生命体征、瞳孔、意识、体征、皮肤情况、伤口敷料、引流性质及量、出入量<br>　观察有无感觉异常、肌力变化<br>　及时处理出现的术后不适<br>□ 遵医嘱抗感染、抑酸、补液治疗 |

| 时间 | 住院第 1 天 | 住院第 2 ~ 4 天 | 住院第 5 天<br>（手术当天） |
|---|---|---|---|
| 重点<br>医嘱 | □ 详见医嘱执行单 | □ 详见医嘱执行单 | □ 详见医嘱执行单 |
| 病情<br>变异<br>记录 | □ 无　□ 有，原因：<br>1.<br>2. | □ 无　□ 有，原因：<br>1.<br>2. | □ 无　□ 有，原因：<br>1.<br>2. |
| 护士<br>签名 | | | |

| 时间 | 住院第 6 ~ 13 天<br>（术后第 1 ~ 8 天） | 住院第 14 ~ 15 天<br>（术后第 9 ~ 10 天） |
|---|---|---|
| 健康宣教 | □ 术后宣教<br>　药物作用及频率<br>　饮食指导<br>　护具佩戴的重要性和方法<br>　活动指导<br>　复查患者对术前宣教内容的掌握程度<br>　疾病恢复期注意事项<br>　拔尿管后注意事项<br>　下床活动注意事项 | □ 出院宣教<br>　复查时间<br>　服药方法<br>　活动休息<br>　护具佩戴的注意事项<br>　指导饮食<br>　指导办理出院手续 |
| 护理处置 | □ 遵医嘱完成相关检查<br>□ 夹闭尿管，锻炼膀胱功能 | □ 办理出院手续<br>　书写出院小结 |
| 基础护理 | □ 特级/一级护理<br>　晨晚间护理<br>　协助进食、水<br>　协助轴线翻身<br>　排泄护理<br>　床上温水擦浴<br>　协助更衣<br>　患者安全管理 | □ 二级护理<br>　晨晚间护理<br>　协助或指进食、水<br>　协助或指导床旁活动<br>　患者安全管理 |
| 专科护理 | □ 病情观察，写特护记录<br>　q2h 评估生命体征、瞳孔、意识、体征、皮肤<br>　情况、伤口敷料、引流性质及量、出入量<br>　观察术后肌力、感觉变化<br>　观察有无术后并发症<br>　指导佩戴护具的方法和注意事项<br>□ 遵医嘱予抗感染、抑酸、补液治疗<br>□ 需要时，联系主管医师给予相关治疗及用药 | □ 病情观察<br>　评估生命体征<br>　评估肌力、感觉等变化 |
| 重点医嘱 | □ 详见医嘱执行单 | □ 详见医嘱执行单 |
| 病情变异记录 | □ 无　□ 有，原因：<br>1.<br>2. | □ 无　□ 有，原因：<br>1.<br>2. |
| 护士签名 | | |

## （三）患者表单

### 小脑扁桃体下疝畸形临床路径患者表单

适用对象：第一诊断为小脑扁桃体下疝畸形（ICD-10：Q07.0）

行枕下中线入路枕下减压术（ICD-9-CM-3：01.24）

| 患者姓名： | | 性别：　　年龄：　　门诊号： | 住院号： |
|---|---|---|---|
| 住院日期：　　年　月　日 | | 出院日期：　　年　月　日 | 标准住院日：15 天 |

| 时间 | 住院第 1 天 | 住院第 2～3 天 | 住院第 4 天（手术当天） |
|---|---|---|---|
| 监测 | □ 测量生命体征、体重 | □ 每日测量生命体征、询问排便情况 | □ 清晨测量体温、脉搏、呼吸、血压一次 |
| 医患配合 | □ 护士行入院护理评估（简单询问病史）<br>□ 接受入院宣教<br>□ 医师询问现病史、既往病史、用药情况，收集资料<br>□ 体格检查 | □ 配合完善术前相关化验、检查<br>**术前宣教**<br>□ 小脑扁桃体下疝疾病知识、临床表现、治疗方法<br>□ 术前用物准备：奶瓶、湿巾等<br>□ 术后佩戴护具的重要性<br>□ 手术室接患者，配合核对<br>□ 医师与患者及家属介绍病情及手术谈话<br>□ 手术时家属在等候区等候<br>□ 探视及陪伴制度 | **术后宣教**<br>□ 术后体位：麻醉未醒时平卧；清醒后，护士协助定时轴线翻身，头部沙袋固定，避免头部剧烈活动<br>□ 予监护设备、吸氧<br>□ 配合护士定时监测生命体征、瞳孔、肢体活动、感觉、伤口敷料等<br>□ 疼痛、感觉异常的注意事项及处理<br>□ 告知医护术后的不适主诉<br>□ 配合评估手术效果 |
| 重点诊疗及检查 | **重点诊疗**<br>□ 三级护理<br>□ 既往基础用药 | **重点诊疗**<br>**术前准备**<br>□ 备皮剃头<br>□ 配血<br>□ 药物灌肠<br>□ 术前签字<br>**重要检查**<br>□ 抽血化验<br>□ 心电图<br>□ X 线胸片<br>□ 颈椎 MRI、胸椎 MRI<br>□ 进行头颅 CT 及颈椎三维 CT 检查<br>□ 肌电图<br>□ 体感及运动诱发电位<br>□ 必要时查肺功能、超声心动图、<br>□ 血气分析 | **重点诊疗**<br>□ 特级护理<br>□ 予监护设备、吸氧<br>□ 注意留置管路的安全与通畅<br>□ 用药：抗菌药物、止血药、抑酸、营养神经、补液药物的应用<br>□ 护士协助记录出入量 |
| 饮食活动 | □ 正常普食<br>□ 身体条件允许正常活动 | □ 术前普食<br>□ 术前 12 小时禁食、禁水<br>□ 正常活动 | □ 根据病情给予流食或半流食<br>□ 卧床休息，自主体位 |

| 时间 | 住院第 5 ~ 13 天<br>（术后第 1 ~ 8 天） | 住院第 14 ~ 15 天<br>（术后第 9 ~ 10 天） |
|---|---|---|
| 监测 | □ 定时监测生命体征，每日询问排便情况 | □ 定时监测生命体征，每日询问排便情况 |
| 医患配合 | □ 医师巡视，了解病情<br>□ 配合意识、瞳孔、肢体活动的观察<br>□ 护士行晨晚间护理<br>□ 护士协助进食、进水、排泄等生活护理<br>□ 配合监测出入量<br>□ 膀胱功能锻炼，成功后可将尿管拔除<br>□ 护士指导佩戴护具的方法<br>□ 注意探视及陪伴时间 | □ 护士行晨晚间护理<br>□ 医师拆线<br>□ 伤口注意事项<br>**出院宣教**<br>□ 接受出院前康复宣教，学习出院注意事项<br>□ 掌握正确佩戴护具的方法、时间<br>□ 了解复查程序<br>□ 办理出院手续，取出院带药 |
| 重点诊疗及检查 | **重点诊疗**<br>□ 特级/一级护理<br>□ 静脉用药逐渐过渡至口服药<br>□ 医师按时予伤口换药<br>**重要检查**<br>□ 定期抽血化验<br>□ 复查影像学：MRI | **重点诊疗**<br>□ 二级/三级护理<br>**重要检查**<br>□ 定期抽血化验<br>□ 必要时医师行腰穿检查 |
| 饮食活动 | □ 根据病情逐渐由半流食过渡至普食，营养均衡，给予高蛋白、低脂肪、易消化饮食，避免产气食物（牛奶、豆浆）及油腻食物<br>□ 卧床期间，护士协助轴线翻身，头部沙袋固定<br>□ 术后第 3 ~ 4 天可视体力情况佩戴护具，下床活动，循序渐进，注意安全 | □ 普食，营养均衡<br>□ 勿吸烟、饮酒<br>□ 正常活动 |

附：原表单（2009 年版）

**小脑扁桃体下疝畸形临床路径表单**

适用对象：第一诊断为小脑扁桃体下疝畸形（ICD-10：Q07.0）
行枕下中线入路枕下减压术（ICD-9-CM-3：01.24）

| 患者姓名： | | 性别： 年龄： 门诊号： | 住院号： |
|---|---|---|---|
| 住院日期： 年 月 日 | | 出院日期： 年 月 日 | 标准住院日：15 天 |

| 时间 | 住院第 1 日<br>（术前 4 天） | 住院第 2 日<br>（术前 3 天） | 住院第 3 日<br>（术前 2 天） | 住院第 4 日<br>（术前 1 天） |
|---|---|---|---|---|
| 主要诊疗工作 | □ 病史采集，体格检查，完成病历书写<br>□ 预约影像学、电生理检查<br>□ 向患者家属交代手术可能达到的效果及手术风险 | □ 上级医师查房，对患者病情及术前检查准备情况进行评估，必要时请相关科室会诊<br>□ 完善术前准备 | □ 汇总辅助检查结果<br>□ 术者查房，根据患者病史、体征及辅助检查结果，明确诊断<br>□ 根据术前检查结果制订治疗方案 | □ 术前讨论，决定术式、麻醉方式<br>□ 根据头颅 CT 结果决定是否需要先行 V-P 分流术<br>□ 向患者家属交代术前讨论结果，签署知情同意书 |
| 重要医嘱 | **长期医嘱**<br>□ 一级护理<br>□ 普食<br>**临时医嘱**<br>□ 血常规、血型、尿常规<br>□ 肝肾功能、血电解质、血糖；凝血功能；感染性疾病筛查<br>□ 心电图，胸部 X 线片<br>□ 颈椎 MRI，胸椎 MRI<br>□ 进行头颅 CT 及颈椎三维 CT 检查<br>□ 肌电图<br>□ 体感及运动诱发电位<br>□ 必要时查肺功能、超声心动图、血气分析 | **长期医嘱**<br>□ 一级护理<br>□ 普食<br>**临时医嘱**<br>□ 必要时请相关科室会诊<br>□ 完善术前准备 | **长期医嘱**<br>□ 一级护理<br>□ 普食 | **临时医嘱**<br>□ 术前禁食、禁水<br>□ 通知家属<br>□ 备皮剃头<br>□ 麻醉科访视<br>□ 抗菌药物皮试<br>□ 根据病情备血 |
| 主要护理工作 | □ 观察患者一般状况<br>□ 观察神经系统状况<br>□ 完成入院宣教 | □ 观察患者一般状况<br>□ 观察神经系统状况 | □ 观察患者一般状况<br>□ 观察神经系统状况 | □ 观察患者一般状况<br>□ 观察神经系统状况<br>□ 术前准备 |
| 病情变异记录 | □ 无 □ 有，原因：<br>1.<br>2. | □ 无 □ 有，原因：<br>1.<br>2. | □ 无 □ 有，原因：<br>1.<br>2. | □ 无 □ 有，原因：<br>1.<br>2. |
| 护士签名 | | | | |
| 医师签名 | | | | |

| 时间 | 住院第5日<br>（手术当日） | 住院第6日<br>（术后第1天） | 住院第7日<br>（术后第2天） | 住院第8日<br>（术后第3天） |
|---|---|---|---|---|
| 主要诊疗工作 | □ 手术室内核对患者姓名、年龄、住院号、CT号及MRI片号无误<br>□ 全身麻醉下行枕下中线入路枕下骨减压+硬脑膜减张缝合术；合并寰枢椎脱位者，在此术式基础上再行髂骨植骨融合+钛板内固定术<br>□ 脊髓空洞明显、小脑扁桃体下疝不明显者，行空洞腹腔分流术<br>□ 术后带气管插管回ICU病房监护<br>□ 完成手术记录和术后记录<br>□ 医患沟通 | □ 完成病程记录<br>□ 患者拔除气管插管后从ICU返回病房<br>□ 颈托固定头颈部，避免剧烈活动<br>□ 切口换药，复查血常规及血生化 | □ 完成病程记录<br>□ 观察肢体活动 | □ 完成病程记录<br>□ 预约术后影像学检查<br>□ 预约术后电生理检查<br>□ 观察切口情况<br>□ 饮食改为普食<br>□ 复查血常规、肝肾功能+电解质 |
| 重要医嘱 | 长期医嘱<br>□ 一级护理<br>□ 禁食、禁水<br>□ 多参数心电监护<br>□ 吸氧<br>□ 输液<br>□ 术中应用抗菌药物<br>□ 颈托固定 | 长期医嘱<br>□ 一级护理<br>□ 半流食<br>□ 颈托固定<br>□ 如置管引流，预防性应用抗菌药物<br>临时医嘱<br>□ 换药<br>□ 血常规<br>□ 肝肾功能+电解质 | 长期医嘱<br>□ 一级护理<br>□ 半流食 | 长期医嘱<br>□ 二级护理<br>□ 普食<br>临时医嘱<br>□ 颈椎MRI<br>□ 肌电图、体感、运动诱发电位<br>□ 头颅CT<br>□ 血常规、肝肾功能+电解质 |
| 主要护理工作 | □ 观察患者一般状况<br>□ 观察神经系统状况<br>□ 观察记录患者神志、瞳孔、生命体征<br>□ 观察患者的肢体活动 | □ 观察患者一般状况<br>□ 观察神经系统状况<br>□ 观察记录患者神志、瞳孔、生命体征<br>□ 观察肢体活动 | □ 观察患者一般状况<br>□ 观察神经系统状况<br>□ 观察记录患者神志、瞳孔、生命体征<br>□ 观察肢体活动 | □ 观察患者一般状况<br>□ 观察神经系统状况<br>□ 观察记录患者神志、瞳孔、生命体征<br>□ 观察肢体活动 |
| 病情变异记录 | □ 无 □ 有，原因：<br>1.<br>2. | □ 无 □ 有，原因：<br>1.<br>2. | □ 无 □ 有，原因：<br>1.<br>2. | □ 无 □ 有，原因：<br>1.<br>2. |
| 护士签名 | | | | |
| 医师签名 | | | | |

| 时间 | 住院第 9 日<br>（术后第 4 天） | 住院第 10 日<br>（术后第 5 天） | 住院第 11 日<br>（术后第 6 天） | 住院第 12 日<br>（术后第 7 天） |
|---|---|---|---|---|
| 主要<br>诊疗<br>工作 | □ 嘱患者戴颈托在床<br>上坐起锻炼 | □ 嘱患者戴颈托坐在<br>床边功能锻炼 | □ 嘱患者戴颈托下地<br>活动<br>□ 完成病程记录，记录<br>神经系统查体结果 | □ 嘱患者戴颈托下<br>地活动<br>□ 观察切口情况 |
| 重<br>点<br>医<br>嘱 | **长期医嘱**<br>□ 二级护理<br>□ 普食 | **长期医嘱**<br>□ 二级护理<br>□ 普食 | **长期医嘱**<br>□ 二级护理<br>□ 普食<br>**临时医嘱**<br>□ 复查血常规、血生化 | **长期医嘱**<br>□ 二级护理<br>□ 普食 |
| 主要<br>护理<br>工作 | □ 观察患者一般状况<br>□ 注意患者的营养状况 | □ 观察患者一般状况<br>□ 注意患者的营养状况 | □ 观察患者一般状况<br>□ 注意患者的营养状况 | □ 观察患者一般状况<br>□ 注意患者的营养<br>状况 |
| 病情<br>变异<br>记录 | □ 无 □ 有，原因：<br>1.<br>2. | □ 无 □ 有，原因：<br>1.<br>2. | □ 无 □ 有，原因：<br>1.<br>2. | □ 无 □ 有，原因：<br>1.<br>2. |
| 护士<br>签名 | | | | |
| 医师<br>签名 | | | | |

| 时间 | 住院第 13 日<br>（术后第 8 天） | 住院第 14 日<br>（术后第 9 天） | 住院第 15 日<br>（术后第 10 天） |
|---|---|---|---|
| 主要诊疗工作 | □ 切口拆线 | □ 神经系统查体，对比手术前后症状、体征变化<br>□ 汇总术后辅助检查结果<br>□ 评估手术效果 | □ 确定患者可以出院<br>□ 向患者交代出院注意事项、复查日期<br>□ 通知出院处<br>□ 开出院诊断书<br>□ 完成出院记录 |
| 医嘱 | □ 换药<br>□ 切口拆线 | □ 二级或三级护理<br>□ 普食 | □ 出院通知<br>□ 出院带药 |
| 护理工作 | □ 观察患者一般状况<br>□ 注意患者的营养状况 | □ 观察观察患者一般状况<br>□ 注意患者的营养状况 | □ 帮助患者办理出院手续 |
| 病情变异记录 | □ 无 □ 有，原因：<br>1.<br>2. | □ 无 □ 有，原因：<br>1.<br>2. | □ 无 □ 有，原因：<br>1.<br>2. |
| 护士签名 | | | |
| 医师签名 | | | |

# 第七章
# 大脑凸面脑膜瘤临床路径释义

## 一、大脑凸面脑膜瘤编码

疾病名称及编码：大脑凸面脑膜瘤（ICD-10：D32.004，D32.005，D32.009，D32.011，D32.017，D32.022）

手术操作名称及编码：大脑凸面脑膜瘤切除术（ICD-9-CM-3：01.51）

## 二、临床路径检索方法

（D32.004/D32.005/D32.009/ D32.011/D32.017/D32.022）伴 01.51

## 三、大脑凸面脑膜瘤临床路径标准住院流程

### （一）适用对象

第一诊断为大脑凸面脑膜瘤（ICD-10：D32.0）。

行开颅大脑凸面脑膜瘤切除术（ICD-9-CM-3：01.51）。

> **释义**
>
> ■ 本路径适用对象为单发大脑凸面脑膜瘤，是指肿瘤基底源于大脑凸面、与颅底硬脑膜或硬脑膜窦无关系的脑膜瘤。不包括多发性脑膜瘤，或肿瘤基底部大部分位于大脑凸面，但已累及上矢状窦、横窦、窦汇区或大脑镰、小脑幕的脑膜瘤。其可在大脑凸面硬脑膜的任何部位发生，通常分为 4 个部位，包括前区（额叶）、中央区（中央前、后回运动感觉区）、后区（顶后叶和枕叶）、颞区。

### （二）诊断依据

根据《临床诊疗指南·神经外科学分册》（中华医学会编著，人民卫生出版社，2006）、《临床技术操作规范·神经外科分册》（中华医学会编著，人民军医出版社，2007）、《王忠诚神经外科学》（王忠诚主编，湖北科学技术出版社，2005）、《神经外科学》（赵继宗主编，人民卫生出版社，2007）。

1. 临床表现

（1）病史：病程一般较长，许多患者主要表现为不同程度的头痛、精神障碍，部分患者因头外伤或其他原因，经头颅 CT 检查偶然发现。

（2）颅高压症状：症状可很轻微，如眼底视盘水肿，但头痛不剧烈。当失代偿时，病情可迅速恶化。

（3）局灶性症状：根据肿瘤生长部位及邻近结构的不同，可出现不同的神经功能障碍表现，如位于额叶或顶叶的脑膜瘤易产生刺激症状，引起癫痫发作，以局限运动性发作常见，表现为面部和手脚抽搐，部分患者可表现为 Jackson 癫痫，感觉性发作少见。有的患者仅表现为眼前闪光，需仔细询问病史方可发现。

（4）局部神经功能缺失：以肢体运动、感觉障碍多见，肿瘤位于颞区或后区时因视路受压出

现视野改变，优势半球的肿瘤还可导致语言障碍。

2. 辅助检查

（1）头颅CT：病变密度均匀，可被明显强化，肿瘤基底宽，附着于硬脑膜上，可伴有钙化，另可见局部颅骨骨质改变。

（2）头颅MRI：一般表现为等或稍长T1、T2信号影，注射造影剂后60%～70%的大脑凸面脑膜瘤，其基底部硬脑膜会出现条形增强带——"脑膜尾征"，为其较特异的影像特点。

（3）根据患者情况，可选择行以下检查：①脑电图检查：目前主要用于癫痫患者术前、术后评估；②DSA：可了解肿瘤的血运情况和供血动脉的来源，以及静脉引流情况；③行2D-TOF和3D-CE-MRV检查，了解颅内静脉系统情况。

> **释义**
>
> ■ 由于肿瘤累及部位、大小以及主要生长方向的不同，大脑凸面脑膜瘤的临床表现各异。
>
> ■ 根据不同生长方向，大脑凸面脑膜瘤可分3种类型，可用于指导手术操作。第一种类型是脑膜瘤主要侵蚀颅骨向外生长，骨膜也受累，而对大脑半球表面的压迫和粘连较轻微。第二种类型是脑膜瘤主要长入颅腔内，肿瘤与脑膜紧密粘连，血供主要来源于硬脑膜；脑皮质被压凹陷，形成深入的肿瘤窝，肿瘤与肿瘤窝内蛛网膜/脑实质粘连密切，自脑实质也可有动脉供应；相应的颅骨部分则有刺激性增生（内生性骨疣）。第三种类型是脑膜瘤长入脑实质内，在硬脑膜上的根部很小，而在脑内的肿瘤结节则较大，血供主要来自脑内。第三种类型临床上相对少见。
>
> ■ 头血管CTA能够帮助判断肿瘤与邻近动脉的关系，可以部分替代脑血管造影。

### （三）选择治疗方案的依据

根据《临床诊疗指南·神经外科学分册》（中华医学会编著，人民卫生出版社，2006）、《临床技术操作规范·神经外科分册》（中华医学会编著，人民军医出版社，2007）、《王忠诚神经外科学》（王忠诚主编，湖北科学技术出版社，2005）、《神经外科学》（赵继宗主编，人民卫生出版社，2007）。

1. 临床诊断为大脑凸面脑膜瘤，有颅内压增高症状或局灶性症状者需手术治疗，手术方法为开颅幕上凸面脑膜瘤切除术，必要时术中行脑电监测。

2. 患者一般情况好，无高血压、糖尿病、冠心病、凝血功能障碍等严重器质性病变，能够耐受全身麻醉手术。

3. 手术风险较大者（高龄、妊娠期、合并较严重内科疾病），需向患者或家属交代病情；如不同意手术，应当充分告知风险，履行签字手续，并予严密观察。

> **释义**
>
> ■ 对于已经出现局灶性神经功能障碍或颅内压升高的患者，或者复发的大脑凸面脑膜瘤患者，应首选手术治疗。对于临床偶然发现的、还没有出现局灶性神经功能障碍或颅内压升高表现的大脑凸面脑膜瘤，特别是瘤体较小者，可选择手术治疗或定期随访密切观察，应向患者解释各种治疗方法的利弊，以制订治疗方案。

　　■ 对于血供丰富的肿瘤，术前可选择性栓塞肿瘤供血血管。但是对于颈内和颈外动脉系统同时供血的肿瘤，如果不能栓塞颈内动脉系统的血供，是否行术前栓塞是有争议的。

　　■ 本病是颅脑良性肿瘤，手术为择期手术，对出现急性颅高压症状的患者如行急诊手术，同样在本路径范畴。

　　■ 因病情复杂、出现患者本身的原因或医疗条件的限制不适合手术的患者，要向患者提供其他治疗方式的选择，履行医师的告知义务和患者对该病的知情权。

## （四）标准住院日为 ≤14 天

　**释义**

　　■ 大脑凸面脑膜瘤患者入院后常规检查，包括脑血管造影等术前准备 3 天，入院第 4 天手术，术后恢复 7～10 天，总体住院时间 ≤14 天的均符合本路径要求。

　　■ 手术日是路径能否按时完成的关键，而提高术前检查的效率是确保手术日的重点。如果由于法定假日、患者及家属的原因、医疗环节客观条件等因素，无法在入院第 4 天手术，可酌情提前或顺延手术日；但应控制在入院 1 周内，路径后续项目提前或顺延。

　　■ 出院日期根据病情决定，凡符合出院标准的患者，术后 7～10 天出院均符合路径要求。若仅在住院日天数上存在少许出入，不需要退出临床路径，可按变异处理，并注明原因。

## （五）进入路径标准

1. 第一诊断必须符合 ICD-10：D32.0 大脑凸面脑膜瘤疾病编码。
2. 当患者同时具有其他疾病诊断，但在住院期间不需特殊处理、不影响第一诊断的临床路径流程实施时，可以进入路径。

　**释义**

　　■ 患者如果合并高血压、糖尿病、冠心病、慢性阻塞性肺疾病、慢性肾病等其他慢性疾病，需要术前对症治疗时，如果不影响麻醉和手术，不影响术前准备的时间，可进入本路径。如果上述慢性疾病需经治疗稳定后才能手术，应先进入其他相应内科疾病的诊疗路径。

## （六）术前准备（术前评估）≤3 天

1. 必需的检查项目
（1）血常规、尿常规、血型。
（2）凝血功能、肝肾功能、血电解质、血糖、感染性疾病筛查（乙型肝炎、丙型肝炎、艾滋病、梅毒等）。

（3）心电图、胸部 X 线平片。

（4）头颅 CT，包含病变区域骨窗像薄层扫描。

（5）头颅 MRI。

（6）电生理功能检查。

（7）认知功能评定。

2. 根据肿瘤部位和临床表现行针对性检查：如视力视野检查等检查，建议行 DSA、CE-MRV，功能区 DTI 检查，明确肿瘤与颅内血管关系。

3. 根据患者病情或年龄>65 岁，行心、肺功能检查。

> **释义**
>
> ■ 必查项目是确保手术治疗安全、有效开展的基础，术前必须完成。颅脑 MRI 增强扫描应为一个月内的影像。电生理功能检查可行脑电图检查，必要时可选择 24 小时动态脑电图或视频脑电图等。认知功能评定可采用常用神经系统量表判定，如简易精神状态评价量表（MMSE 量表）等。
>
> ■ 非必查项目根据肿瘤累及部位、症状的不同选择性检查。如累及中央前、后回，需进行磁共振 DTI 检查；如累及顶枕叶，需进行视力视野检查；如邻近硬脑膜窦及邻近回流静脉，需进行 MRV 检查；如癫痫发作起病，需完善电生理检查。根据病情需要，可选择性完成脑血管造影和肿瘤血管栓塞等检查和治疗。
>
> ■ 高龄患者或有心肺功能异常患者，术前根据病情增加心脏彩超、肺功能、血气分析等检查。

## （七）预防性抗菌药物选择与使用时机

1. 按照《抗菌药物临床应用指导原则》（卫医发〔2004〕285 号）选择用药。建议使用第一、第二代头孢菌素，头孢曲松等；明确感染患者，可根据药敏试验结果调整抗菌药物。

2. 预防性用抗菌药物，时间为术前 30 分钟。

> **释义**
>
> ■ 大脑凸面脑膜瘤手术属于清洁手术（Ⅰ类切口），如手术部位无污染，通常不需预防用抗菌药物。但在下列情况时可考虑预防用药：①手术范围大、手术时间长、污染机会增加；②手术涉及重要脏器（头颅），一旦发生感染将造成严重后果者；③异物植入手术；④有感染高危因素如高龄、糖尿病、免疫功能低下、营养不良等患者。药物选择和用药方法参考给药方案。

## （八）手术日为入院第 4 天

1. 麻醉方式：全身麻醉。

2. 手术方式：开颅大脑凸面脑膜瘤切除术；根据患者病情，术中可选用手术相关设备包括神经导航系统、神经电生理监测、超声吸引器系统等。

3. 手术置入物：颅骨、硬脑膜修复材料，颅骨固定材料，止血材料，引流管系统。

4. 术中用药：激素、脱水药、抗菌药物。

5. 输血：根据手术失血情况决定。

■ 术中体位和切口设计需要根据肿瘤的位置及大小决定，兼顾肿瘤显露、皮瓣血运及患者美容等因素。大多数的额叶、顶叶、颞叶的凸面脑膜瘤可采用仰卧位，枕叶或较大的顶叶脑膜瘤可采用俯卧位、侧卧位或半坐位。切口设计通常以肿瘤为中心，形成"马蹄形"皮瓣，此时需考虑皮瓣血液供应情况。对于较小的病灶，术前1天于肿瘤头皮投影处放置可显影标志物（marker），行 MRI 或 CT 扫描定位，利于术中精准定位；术中可应用神经导航技术。如肿瘤位于功能区，术中可行神经电生理监测。

■ 术中神经导航系统、神经电生理监测，可以降低功能区神经系统损伤的概率。超声吸引器系统（CUSA）和电磁力的使用可以减轻手术对周围正常组织的干扰，同时方便了瘤内的减压。但是上述的检查手段和仪器设备的使用，受到各地医疗发展水平的限制，因此只作为推荐的方法。

■ 大脑凸面脑膜瘤开颅手术应达到辛普森Ⅰ级切除，即对肿瘤累及的硬脑膜及颅骨应予以一并切除；争取达到辛普森0级切除，即手术切除肿瘤边缘2cm范围内的硬脑膜。第一、二种生长方向类型，为达到辛普森（Simpson）Ⅰ级切除，手术需要切除肿瘤累及的颅骨，缺损颅骨可同时行人工颅骨修复材料Ⅰ期颅骨修复；颅骨累及较轻微者可磨除受累部分后行原骨瓣复位。第二种类型，累及硬脑膜范围往往较大，手术需要切除大面积硬脑膜，应予以修补。第二、三种类型，均存在来自肿瘤临近脑实质内供血可能，手术中应尽量减少损伤脑组织。对于增生活跃的辛普森Ⅱ级切除以及辛普森Ⅲ级以上切除的患者建议密切观察，残余肿瘤可以行放射治疗。

■ 神经外科围术期出血的有效防治对于提高手术疗效、减少手术并发症十分重要，为了预防及减少术中、术后出血，必要时可术前应用止血药物，如注射用尖吻蝮蛇血凝酶。

### （九）术后住院恢复≤10天

1. 必须复查的检查项目：头颅 CT、MRI 扫描，血常规、肝肾功能、血电解质。
2. 根据患者病情，可选择检查：视力视野、脑电图、脑皮层/脑干诱发电位、心肺功能检查、神经电生理检查、认知功能评定。
3. 术后用药：抗癫痫药物、脱水药、激素。

■ 根据患者术前症状和术后恢复情况，完善必查和可选的检查项目。

### （十）出院标准

1. 患者病情稳定，体温正常，手术切口愈合良好；生命体征平稳。
2. 没有需要住院处理的并发症和（或）合并症。

> **释义**
>
> ■ 根据患者恢复情况及各项复查结果决定能否出院。如果出现术后脑水肿、颅内感染或继发血肿等需要继续留院治疗的情况，超出了路径所规定的时间，应先处理并发症并在符合出院条件后再准许患者出院。

## （十一）变异及原因分析

1. 术中或术后继发手术部位或其他部位颅内血肿、脑水肿等并发症，严重者需要二次手术，导致住院时间延长、费用增加。
2. 术后继发脑脊液漏、切口感染或延期愈合，颅内感染和神经血管损伤，导致住院时间延长、费用增加。
3. 术后伴发其他内、外科疾病需进一步诊治，导致住院时间延长。

> **释义**
>
> ■ 由于某种原因，路径内容不能如期或如数完成，如果这种改变对临床路径最终结果未产生重大改变，住院天数和住院费用也无明显变化，可不出径，按变异处理并分析原因。

**四、大脑凸面脑膜瘤临床路径给药方案**

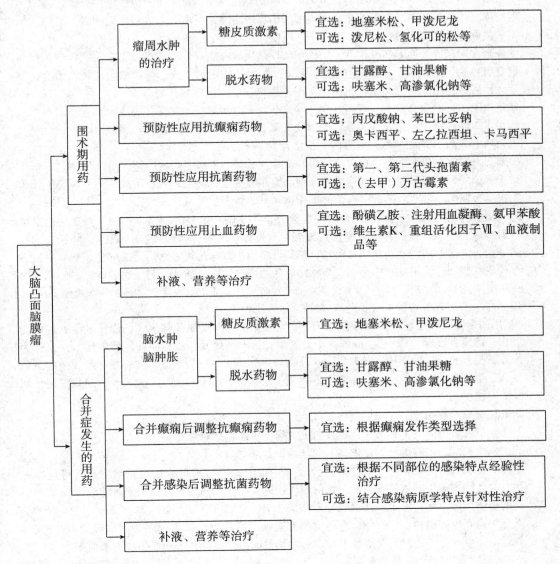

【用药选择】

1. 瘤周水肿的治疗：①糖皮质激素：一线用药为地塞米松和甲泼尼龙。从低剂量开始，根据需要逐步调整。如果7天治疗后效果满意，应减少激素用量。②脱水药物：治疗严重瘤周水肿合并颅内压升高的患者，甘露醇等渗透性脱水药物须在使用足量糖皮质激素的基础上联合使用

2. 抗癫痫药物围术期预防性应用

（1）术前无癫痫发作的颅脑疾病患者术后预防性应用抗癫痫药物的规则

1）用药指征：幕上脑肿瘤术后，不建议常规预防性应用抗癫痫药物。当大脑凸面脑膜瘤合并下列情况时，可在综合评估后考虑应用抗癫痫药物：①颞叶病灶；②手术时间长（皮质暴露时间>4小时）；③病灶侵犯皮质或手术切除过程中损伤皮质严重者；④术中损伤引流静脉或皮质供血动脉，预期会有明显脑水肿或皮层脑梗死。

2）用药及停药时机：抗癫痫药物应当在麻醉药物停止时开始应用，以防止即刻癫痫发作；由于目前尚无证据证明抗癫痫药物可以减少晚期癫痫发作的发生，预防性应用抗癫痫药物通常应当在手术后 2 周后逐渐停止使用。如果出现颅内感染或术后形成脑内血肿者，可以适当延长抗癫痫药物应用时间。

如果出现即刻或早期癫痫发作者，如已预防性使用抗癫痫药，应遵循《临床诊疗指南·癫痫病分册》（以下简称《指南》）的基本原则，加大药物用量，或选择添加其他药物治疗；如果无预防性用药，则应遵循《指南》的基本原则，选择抗癫痫药物治疗。

如正规服用抗癫痫药后再无癫痫发作，建议结合脑电图等相关证据 3 个月后停药。

如手术 2 周后癫痫发作未得到有效控制或 2 周后出现反复的癫痫发作，结合其他诊断依据，可以确定"癫痫"的诊断，应遵循《指南》的基本原则进行治疗。

如果 2 周后出现单次发作，首先选择单药治疗，必要时监测血药浓度调整治疗剂量。

由于颅脑外科的病种及手术切除的程度等因素差异较大，此类患者在正规治疗下癫痫发作得到完全控制后，何时减药或停药，应根据患者具体情况慎重做出决定。

3）药物选择：药物的选择应当根据癫痫分类，并遵循《指南》的基本原则。首先应用静脉注射抗癫痫药物，恢复胃肠道进食后改为口服抗癫痫药物；换药过程中有 12～24 小时的时间重叠，应注意药物过量及中毒问题；预防性应用抗癫痫药物需达到治疗剂量，必要时进行血药浓度监测。常用抗癫痫药物，静脉注射药物可选：丙戊酸钠、苯巴比妥钠；口服药物可选：奥卡西平、左乙拉西坦、丙戊酸钠和卡马西平；具体剂量参考《指南》和药物说明书。

（2）术前有癫痫发作的患者术后抗癫痫药物应用原则

1）用药指征：神经外科临床可遇到下列情况：①患者因其他颅脑疾病就诊，术前有过癫痫发作，但没有诊断"癫痫"，或者此次就医才追问出癫痫发作史；而此次颅脑手术，是作为治疗其他颅脑疾病的手段，并非以治疗药物难治性癫痫为目的。②术前有与病灶相关的癫痫发作，手术目的是行病灶切除术者。③术前虽已诊断"癫痫"，但此次手术目的与癫痫灶切除无直接关系。

术前抗癫痫药物治疗，应该做到以下几点：

A 详细了解患者的病史和诊疗过程，病史询问应该既包括对癫痫病史的询问，也包括对原发病的病史询问，如有无颅内压增高、局灶性神经功能障碍等。

B 对于正在服用抗癫痫药物的患者，全面了解服用抗癫痫药物的种类及剂量、服药是否规律、对各种抗癫痫药物的反应及药物的副作用等。对于服药后无发作的患者建议术前继续原有的药物治疗方案；对于服药后仍有发作的患者，建议根据患者的发作类型调整药物种类；选择对患者疗效最确切的药物；尽量选择起效快、服用方法简单的药物；尽可能单药治疗，如对于部分性发作或继发全面性发作，药物调整的时候可选择卡马西平或奥卡西平。

C 对于手术前服药不正规或未服药的患者，可根据《指南》选择合理抗癫痫药物治疗。

D 术前需要接受 EEG 等电生理学检查，并根据检查结果调整抗癫痫药物方法。

2）术后抗癫痫药物的减量和停药：

A 此次手术为与癫痫无关的手术时，术后应当继续进行药物的治疗，停药根据《指南》进行。

B 此次手术为癫痫相关病灶切除时，一般认为手术后 2 年（含）以上无发作（包括无先兆发作），可考虑在医师指导下逐渐减少及停止服用抗癫痫药物。建议停药前复查长程脑电图，作为评估停药后复发风险的参考，当脑电图仍有明显的痫样放电时不建议停药。单药治疗者减药过程持续 6 个月或更长时间；多药治疗者每次只减停 1 种药物，每种药物的减药过程至少持续 6 个月以上。

C 此次手术为癫痫相关病灶全切除，且术前癫痫病程少于 6 个月、癫痫发作次数较少（<5 次），由于其作为病因的器质性病变去除，多数患者癫痫发作可能在术后得以完全控制。如

果术后 6 个月无癫痫发作，则可以考虑减、停药物，减药过程为 6 个月。当然，还应根据每个患者具体情况，慎重决定。

D 有以下情况者需要延长服药时间：①如脑电图仍有明显的痫样放电者，停药要慎重；②如患者的病程较长，术前 EEG 上存在远隔部位的痫样放电，术前抗癫痫药物控制效果不佳，病灶未达到全切除或术后出现术区明显水肿；③肿瘤复发者。

3）复发的处理：在减、停抗癫痫药物的过程中或停药后短期内出现癫痫复发。应立即进行影像学检查，明确有无原发病的复发。复发一次，如为非诱因发作，即应恢复药物治疗和随访。

3. 预防性应用抗菌药物，不应随意选用广谱抗菌药物作为围术期预防用药，应尽量选择单一抗菌药物预防用药，避免不必要的联合使用。应针对手术路径中可能存在的污染菌，对于 I 类切口的脑外科手术（清洁，无植入物），通常选择针对金黄色葡萄球菌的抗菌药物。第一、第二代头孢菌素是最符合上述条件的，其中有循证医学证据的第一代头孢菌素主要为头孢唑啉，第二代头孢菌素主要为头孢呋辛。若术前发现有耐甲氧西林金黄色葡萄球菌（MRSA）定植的可能，或者该机构 MRSA 发生率高，可选用万古霉素、去甲万古霉素预防感染，但应严格控制用药持续时间。鉴于国内大肠埃希菌对氟喹诺酮类药物耐药率高，应严格控制氟喹诺酮类药物作为外科围术期预防用药。头孢菌素过敏者，针对革兰阳性菌可用万古霉素、去甲万古霉素、克林霉素。

4. 止血药物主要分为以下几类，可根据病情酌情选择：作用于血管壁，如酚磺乙胺；作用于血小板，如血小板悬液；作用于凝血系统，包括血液制品，如新鲜血、冷冻血浆、凝血因子、维生素 K、血凝酶等；抗纤溶系统药物，如氨甲苯酸等。

【药学提示】

1. 糖皮质激素在具有以下疾病的患者中，应该慎用或禁用。肾上腺皮质功能亢进症（Cushing 综合征）；活动性结核，药物难以控制的感染如水痘、麻疹、流行性腮腺炎等；活动性消化道溃疡；糖尿病血糖难以控制者。应用激素时，应给予胃黏膜保护剂预防消化道溃疡。

2. 应用抗癫痫药物需要注意其不良反应

（1）抗癫痫药物的不良反应：所有的抗癫痫药物都可能产生不良反应，其严重程度在不同个体有很大差异。抗癫痫药物的不良反应是导致治疗失败的另一个主要原因。大部分不良反应是轻微的，但也有少数会危及生命。

最常见的不良反应，包括对中枢神经系统的影响（镇静、思睡、头晕、共济障碍、认知、记忆等）、对全身多系统的影响（血液系统、消化系统、体重改变、生育问题、骨骼健康等）和特异体质反应。可以分为 4 类：

1）剂量相关的不良反应：例如苯巴比妥的镇静作用，卡马西平、苯妥英钠引起的头晕、复视、共济失调等与剂量有关。从小剂量开始缓慢增加剂量，尽可能不要超过说明书推荐的最大治疗剂量可以减轻这类不良反应。

2）特异体质的不良反应：一般出现在治疗开始的前几周，与剂量无关。部分特异体质不良反应虽然罕见但有可能危及生命。几乎所有的传统抗癫痫药物都有特异体质不良反应的报道。主要有皮肤损害、严重的肝毒性、血液系统损害。新型抗癫痫药物中的拉莫三嗪和奥卡西平也有报道。一般比较轻微，在停药后迅速缓解。部分严重的不良反应需要立即停药，并积极对症处理。

3）长期的不良反应：与累计剂量有关。如给予患者能够控制发作的最小剂量，若干年无发作后可考虑逐渐撤药或减量，有助于减少抗癫痫药物的长期不良反应。

4）致畸作用：癫痫妇女后代的畸形发生率是正常妇女的 2 倍左右。造成后代畸形的原因是多方面的，包括遗传、癫痫发作、服用抗癫痫药物等。大多数研究者认为抗癫痫药物是造成后代畸形的主要原因。

（2）临床医师要掌握抗癫痫药物监测的指征，根据临床需要来决定进行监测的时间及频度。血药浓度检测的指征如下：

1）由于苯妥英钠具有饱和性药代动力学特点（药物剂量与血药浓度不成正比例关系）；而且治疗窗很窄，安全范围小，易发生血药浓度过高引起的毒性反应。因此患者服用苯妥英钠达到维持剂量后以及每次剂量调整后，都应当测定血药浓度。

2）抗癫痫药物已用至维持剂量仍不能控制发作时应测定血药浓度，以帮助确定是否需要调整药物剂量或更换药物。

3）在服药过程中患者出现了明显的不良反应，测定血药浓度，可以明确是否药物剂量过大或血药浓度过高所致。

4）出现特殊的临床状况，如患者出现肝、肾或胃肠功能障碍，癫痫持续状态、怀孕等可能影响药物在体内的代谢，应监测血药浓度，以便及时调整药物剂量。

5）合并用药尤其与影响肝酶系统的药物合用时，可能产生药物相互作用，影响药物代谢和血药浓度。

6）成分不明的药，特别是国内有些自制或地区配制的抗癫痫"中成药"，往往加入廉价抗癫痫药物。血药浓度测定有助于了解患者所服药物的真实情况，引导患者接受正规治疗。

7）评价患者对药物的依从性（即患者是否按医嘱服药）。

3. 预防性应用抗菌药物

（1）给药方法：给药途径以静脉输注为主。在皮肤、黏膜切开前 0.5～1 小时内或麻醉开始时给药；输注完毕后开始手术，以保证手术部位暴露时，局部组织中抗菌药物已达到足以杀灭手术过程中沾染细菌的药物浓度。万古霉素等由于需输注较长时间，应在手术前 1～2 小时开始给药。

（2）预防用药维持时间：抗菌药物的有效覆盖时间应包括整个手术过程。

手术时间较短（<2 小时）的清洁手术术前给药一次即可。如手术时间超过 3 小时或超过所用药物半衰期的 2 倍以上，或成人出血量超过 1500ml，术中应追加 1 次。

清洁手术的预防用药时间不超过 24 小时。过度延长用药时间并不能进一步提高预防效果，且预防用药时间超过 48 小时，耐药菌感染机会增加。

【注意事项】

1. 由于糖皮质激素的副作用，不宜超量应用。地塞米松剂量超过 25mg/d 时，激素毒性开始增加。对于普通水肿患者，不推荐超过 25mg/d 的剂量。对肿瘤大部分切除，水肿较局限，无症状患者，糖皮质激素应在 2～3 周内停药。用药超过 21 天的患者，每 3～4 天减量 50%；肿瘤部分切除，未切除并伴瘤周水肿的患者每 8 天减量 25%。

2. 预防性应用抗菌药物不能代替严格的消毒、灭菌技术和精细的无菌操作，也不能代替术中保温、血糖控制等其他预防措施。

3. 任何止血药不能替代术中良好的止血。

## 五、推荐表单

### (一) 医师表单

**大脑凸面脑膜瘤临床路径医师表单**

适用对象：第一诊断为大脑凸面脑膜瘤（ICD-10：D32.0）
行大脑凸面脑膜瘤切除术（ICD-9-CM-3：01.51）

| 患者姓名： | 性别：　年龄：　门诊号： | 住院号： |
|---|---|---|
| 住院日期：　　年　月　日 | 出院日期：　　年　月　日 | 标准住院日：≤14 天 |

| 时间 | 住院第 1 天 | 住院第 2 天 | 住院第 3 天 |
|---|---|---|---|
| 主要诊疗工作 | □ 询问病史及体格检查<br>□ 完成病历书写<br>□ 开化验单<br>□ 上级医师查房与术前评估<br>□ 初步确定手术方式和日期<br>□ 向患者和家属交代围术期注意事项、自费协议书、委托书 | □ 依据体检，进行相关的术前检查<br>□ 完成必要的相关科室会诊<br>□ 上级医师查房，术前讨论<br>□ 完成术前准备与术前评估<br>□ 完成术前小结，术前讨论记录 | □ 汇总辅助检查结果<br>□ 术者查房，完成相关病程记录<br>□ 根据术前检查结果，进行术前讨论，明确诊断，决定术式，制订治疗方案<br>□ 向患者和（或）家属交代病情，并签署手术知情同意书、输血同意书、麻醉知情同意书等 |
| 重点医嘱 | **长期医嘱**<br>□ 二级护理<br>□ 普食<br>**临时医嘱**<br>□ 神经系统专科查体（四肢肌力检查、瞳孔眼底检查、步态检查等）<br>□ 化验检查（血、尿常规，血型，肝肾功能及血电解质，感染性疾病筛查，凝血功能），心电图，胸片<br>□ MRI 平扫加强化（冠、矢、轴），酌情行功能磁共振 fMRI 检查，病变区域颅骨质薄层 CT 扫描（冠、轴）<br>□ 脑电生理神经功能临床检查（脑电图）<br>□ 心、肺功能（视患者情况而定）<br>□ 心理智力情感检查 | **长期医嘱**<br>□ 二级护理<br>□ 普食<br>□ 患者既往基础用药<br>**临时医嘱**<br>□ 在局部麻醉/全身麻醉下行全脑 DSA 造影（必要时栓塞）<br>□ 皮质醇激素（根据术前瘤周水肿情况定）<br>□ 一次性导尿包<br>□ 其他特殊医嘱 | **长期医嘱**<br>□ 二级护理<br>□ 术前禁食、禁水<br>□ 通知家属<br>□ 预防癫痫药物（有症状者）<br>□ 通便药物<br>**临时医嘱**<br>□ 备皮<br>□ 麻醉科会诊<br>□ 抗菌药物皮试<br>□ 根据手术情况备血<br>□ 术前医嘱：明日全身麻醉下行大脑凸面脑膜瘤切除术 |
| 病情变异记录 | □ 无　□ 有，原因：<br>1.<br>2. | □ 无　□ 有，原因：<br>1.<br>2. | □ 无　□ 有，原因：<br>1.<br>2. |
| 医师签名 | | | |

| 时间 | 住院第 4 天<br>（手术日） | 住院第 5 天<br>（术后第 1 天） | 住院第 6 天<br>（术后第 2 天） |
|---|---|---|---|
| 主要诊疗工作 | □ 手术<br>□ 术前核对患者、疾病、病变部位<br>□ 术中监测：电生理监测<br>□ 术者完成手术记录<br>□ 完成术后病程<br>□ 上级医师查房<br>□ 向患者及家属交代手术情况及术后情况，嘱咐注意事项<br>□ 观察术后病情变化 | □ 上级医师查房，注意病情变化<br>□ 完成常规病历书写<br>□ 根据引流情况决定是否拔除引流管<br>□ 注意体温、血象变化，必要时行腰椎穿刺，送脑脊液化验<br>□ 注意有无意识障碍、呼吸障碍、偏瘫等（对症处理）<br>□ 注意脑神经有无受损（有无面瘫、面部麻木感、听力受损、饮水呛咳）（对症处理）<br>□ 复查头部 CT，排除颅内出血和明确术后脑水肿的情况<br>□ 换药 | □ 注意病情变化<br>□ 注意是否有发热、脑脊液漏等<br>□ 必要时再次行腰椎穿刺采集脑脊液<br>□ 完成病程记录 |
| 重点医嘱 | **长期医嘱**<br>□ 生命体征监测<br>□ 多功能监护，吸氧<br>□ 可进流食（无术后功能障碍者）/胃管鼻饲（有吞咽功能障碍者）<br>□ 接引流（术中置放引流者）<br>□ 补液<br>□ 抗菌药物、激素、抑酸等药物<br>□ 神经营养药（必要时）<br>□ 控制血压和血糖等内科用药<br>**临时医嘱**<br>□ 止血，镇痛，镇吐<br>□ 查血常规 | **长期医嘱**<br>□ 一级护理<br>□ 流食<br>□ 控制血压和血糖<br>□ 激素、抗癫痫药、抗菌药物<br>**临时医嘱**<br>□ 补液（酌情）<br>□ 拔除引流管（如术中置放）<br>□ 头颅 CT<br>□ 换药<br>□ 查血常规、肝肾功能及血电解质、凝血功能、血气等，酌情对症处理 | **长期医嘱**<br>□ 一级护理<br>□ 半流食<br>□ 观察记录患者神志、瞳孔、生命体征<br>□ 常规补液治疗<br>□ 预防血管痉挛治疗<br>□ 抑酸<br>□ 预防癫痫治疗<br>□ 必要时降颅压治疗<br>□ 预防深静脉血栓、肺炎等并发症<br>**临时医嘱**<br>□ 必要时查肝肾功能及血电解质 |
| 病情变异记录 | □ 无 □ 有，原因：<br>1.<br>2. | □ 无 □ 有，原因：<br>1.<br>2. | □ 无 □ 有，原因：<br>1.<br>2. |
| 医师签名 | | | |

| 时间 | 住院第 7 天<br>（术后第 3 天） | 住院第 8 天<br>（术后第 4 天） | 住院第 9 天<br>（术后第 5 天） | 住院第 10 天<br>（术后第 6 天） |
|---|---|---|---|---|
| 主要诊疗工作 | □ 上级医师查房，注意病情变化<br>□ 注意是否有发热、脑脊液漏等<br>□ 必要时再次行腰椎穿刺采集脑脊液<br>□ 完成病历书写<br>□ 调整激素用量，逐渐减量<br>□ 注意患者的意识和精神状态变化，是否伴有脑神经功能障碍，必要时尽早行康复训练<br>□ 切口换药，注意有无皮下积液，必要时加压包扎<br>□ 复查头颅 MRI，明确肿瘤是否切除完全 | □ 注意病情变化<br>□ 注意是否有发热、脑脊液漏等<br>□ 必要时再次行腰椎穿刺采集脑脊液<br>□ 完成病历书写<br>□ 注意患者的意识和精神状态变化，是否伴有脑神经功能障碍，必要时尽早行康复训练 | □ 上级医师查房，注意病情变化<br>□ 注意是否有发热、脑脊液漏等<br>□ 必要时再次行腰椎穿刺采集脑脊液<br>□ 完成病历书写<br>□ 注意患者的意识和精神状态变化，是否伴有脑神经功能障碍，必要时尽早行康复训练<br>□ 切口换药，注意有无皮下积液，必要时加压包扎 | □ 注意病情变化<br>□ 注意是否有发热、脑脊液漏等<br>□ 必要时再次行腰椎穿刺采集脑脊液<br>□ 完成病历书写 |
| 重点医嘱 | **长期医嘱**<br>□ 一级护理<br>□ 半流食/普食<br>□ 调整激素用量，逐渐减量<br>□ 控制血压和血糖<br>**临时医嘱**<br>□ 换药<br>□ 腰椎穿刺测压、放液（必要时） | **长期医嘱**<br>□ 一级护理<br>□ 半流食/普食<br>□ 调整激素用量，逐渐减量<br>□ 控制血压和血糖<br>**临时医嘱**<br>□ 腰椎穿刺测压、放液（必要时） | **长期医嘱**<br>□ 一级护理<br>□ 半流食/普食<br>□ 调整激素用量，逐渐减量<br>□ 控制血压和血糖<br>**临时医嘱**<br>□ 换药<br>□ 腰椎穿刺测压、放液（必要时） | **长期医嘱**<br>□ 一级护理<br>□ 半流食/普食<br>□ 调整激素用量，逐渐减量<br>□ 控制血压和血糖<br>**临时医嘱**<br>□ 腰椎穿刺测压、放液（必要时） |
| 病情变异记录 | □ 无　□ 有，原因：<br>1.<br>2. | □ 无　□ 有，原因：<br>1.<br>2. | □ 无　□ 有，原因：<br>1.<br>2. | |
| 医师签名 | | | | |

| 时间 | 住院第 11 天<br>（术后第 7 天） | 住院第 12 天<br>（术后第 8 天） | 住院第 13 天<br>（术后第 9 天） | 住院第 14 天<br>（术后第 10 天） |
|---|---|---|---|---|
| 主要诊疗工作 | □ 切口拆线<br>□ 切口换药<br>□ 复查血常规、肝肾功能及血电解质<br>□ 神经系统查体，对比手术前后症状、体征变化<br>□ 汇总术后辅助检查结果<br>□ 评估手术效果 | □ 观察病情变化<br>□ 进行康复训练 | □ 观察病情变化<br>□ 进行康复训练 | □ 上级医师查房，进行切口愈合评估，明确有无手术并发症，肿瘤是否切除完全，是否需要进一步放疗，能否出院<br>□ 完成出院记录、病案首页、出院证明等<br>□ 向患者交代出院注意事项：复诊时间、地点、检查项目，紧急情况时的处理 |
| 重点医嘱 | 长期医嘱<br>□ 二级护理<br>□ 普食<br>□ 预防血管痉挛治疗<br>□ 预防癫痫治疗<br>临时医嘱<br>□ 拆线<br>□ 血常规<br>□ 肝肾功能及血电解质<br>□ 必要时行 CT 检查 | 长期医嘱<br>□ 二级护理<br>□ 普食 | 长期医嘱<br>□ 三级护理<br>□ 普食 | 出院医嘱<br>□ 出院带药<br>□ 康复治疗（酌情）<br>□ 残余肿瘤放射治疗（酌情） |
| 病情变异记录 | □ 无 □ 有，原因：<br>1.<br>2. | □ 无 □ 有，原因：<br>1.<br>2. | □ 无 □ 有，原因：<br>1.<br>2. | |
| 医师签名 | | | | |

## （二）护士表单

### 大脑凸面脑膜瘤临床路径护士表单

适用对象：第一诊断为大脑凸面脑膜瘤（ICD-10：D32.0）

行大脑凸面脑膜瘤切除术（ICD-9-CM-3：01.51）

| 患者姓名： | | 性别：　　　年龄：　　　门诊号： | 住院号： |
| --- | --- | --- | --- |
| 住院日期：　　年　月　日 | | 出院日期：　　年　月　日 | 标准住院日：≤14 天 |

| 时间 | 住院第 1 天 | 住院第 2~3 天 | 住院第 4 天（手术日） |
| --- | --- | --- | --- |
| 健康宣教 | □ **入院宣教**<br>介绍主管医师、责任护士<br>介绍环境、设施<br>介绍住院注意事项<br>根据医嘱进行检查、检验项目宣教 | □ **术前宣教**<br>宣教疾病知识、术前准备及手术过程<br>告知准备物品、沐浴<br>告知术后饮食、活动及探视注意事项<br>告知术后可能出现的情况及应对方式<br>主管护士与患者沟通，了解并指导心理应对<br>告知家属等候区位置 | □ **术后当日宣教**<br>告知监护设备、管路功能及注意事项<br>告知饮食、体位要求<br>告知疼痛注意事项<br>告知术后可能出现情况及应对方式<br>告知用药情况<br>给予患者及家属心理支持<br>再次明确探视陪伴须知 |
| 护理处置 | □ 核对患者，佩戴腕带<br>□ 建立入院护理病历<br>□ 卫生处置：剪指（趾）甲、沐浴，更换病号服 | □ 协助医师完成术前检查化验<br>□ **术前准备**<br>配血、抗菌药物皮试<br>备皮剃头、药物灌肠<br>禁食、禁水 | □ **送手术**<br>摘除患者各种活动物品<br>核对患者资料及带药<br>填写手术交接单，签字确认<br>□ **接手术**<br>核对患者及资料，签字确认 |
| 基础护理 | □ **二级/三级护理**<br>晨晚间护理<br>患者安全管理 | □ **二级/三级护理**<br>晨晚间护理<br>患者安全管理 | □ **特级护理**<br>卧位护理：协助翻身、床上移动，预防压疮<br>排泄护理<br>患者安全管理 |
| 专科护理 | □ 护理查体<br>□ 瞳孔、意识、生命体征及肢体活动监测<br>□ 需要时，填写跌倒及压疮防范表<br>□ 需要时，请家属陪伴 | □ 协助医师完成术前检查化验<br>□ **若行 DSA（必要时栓塞）**<br>术前禁食、禁水、备皮<br>术后观察意识、生命体征、患肢皮温、足背动脉搏动，嘱患者多饮水、按医嘱制动患肢 6~24 小时 | □ **病情观察，写特护记录**<br>至少 q2h 评估生命体征、瞳孔、意识、体征、肢体活动、皮肤情况、伤口敷料、各种引流管情况、出入量、有无脑神经功能障碍<br>□ 遵医嘱予脱水、抗感染、止血、抑酸、激素、控制血糖等治疗 |

续 表

| 时间 | 住院第 1 天 | 住院第 2~3 天 | 住院第 4 天（手术日） |
|---|---|---|---|
| 重点医嘱 | □ 详见医嘱执行单 | □ 详见医嘱执行单 | □ 详见医嘱执行单 |
| 病情变异记录 | □ 无 □ 有，原因：<br>1.<br>2. | □ 无 □ 有，原因：<br>1.<br>2. | □ 无 □ 有，原因：<br>1.<br>2. |
| 护士签名 | | | |

| 时间 | 住院第 5 ~ 10 天<br>（术后第 1 ~ 6 天） | 住院第 11 ~ 14 天<br>（术后第 7 ~ 10 天） |
|---|---|---|
| 健康宣教 | ☐ **术后宣教**<br>药物作用及频率<br>饮食、活动指导<br>复查患者对术前宣教内容的掌握程度<br>疾病恢复期注意事项（若有脑神经受损后的宣教）<br>拔尿管后注意事项<br>腰椎穿刺后注意事项<br>下床活动注意事项 | ☐ **出院宣教**<br>复查时间<br>服药方法<br>活动休息<br>指导饮食<br>康复训练方法<br>指导办理出院手续 |
| 护理处置 | ☐ 遵医嘱完成相关检查<br>☐ 夹闭尿管，锻炼膀胱功能 | ☐ **办理出院手续**<br>书写出院小结 |
| 基础护理 | ☐ **特级/一级/二级护理**<br>晨晚间护理<br>协助进食、水（饮水呛咳者鼻饲）<br>协助翻身、床上移动、预防压疮<br>排泄护理<br>床上温水擦浴<br>协助更衣<br>患者安全管理 | ☐ **二级/三级护理**<br>晨晚间护理<br>协助或指导进食、水<br>协助或指导床旁活动<br>康复训练<br>患者安全管理 |
| 专科护理 | ☐ **病情观察，写特护记录**<br>q2h 评估生命体征、瞳孔、意识、体征、肢体活动、皮肤情况、伤口敷料、各种引流管情况、出入量、有无脑神经功能障碍（必要时尽早行康复训练）<br>☐ 遵医嘱予脱水、抗感染、止血、抑酸、激素、控制血糖等治疗，观察药物的副作用<br>☐ 腰椎穿刺的护理<br>腰穿后，嘱患者去枕平卧 4 ~ 6 小时，观察病情和主诉，根据医嘱调整脱水药的用量<br>☐ 需要时，联系主管医师给予相关治疗及用药 | ☐ **病情观察**<br>评估生命体征、瞳孔、意识、体征、肢体活动、脑神经功能障碍恢复情况 |
| 重点医嘱 | ☐ 详见医嘱执行单 | ☐ 详见医嘱执行单 |
| 病情变异记录 | ☐ 无　☐ 有，原因：<br>1.<br>2. | ☐ 无　☐ 有，原因：<br>1.<br>2. |
| 护士签名 | | |

### （三）患者表单

**大脑凸面脑膜瘤临床路径患者表单**

适用对象：第一诊断为大脑凸面脑膜瘤（ICD-10：D32.0）

行大脑凸面脑膜瘤切除术（ICD-9-CM-3：01.51）

| 患者姓名： | 性别：　　年龄：　　门诊号： | 住院号： |
|---|---|---|
| 住院日期：　　年　月　日 | 出院日期：　　年　月　日 | 标准住院日：≤14天 |

| 时间 | 住院第1天 | 住院第2~3天 | 住院第4天（手术日） |
|---|---|---|---|
| 监测 | □ 测量生命体征、体重 | □ 每日测量生命体征，询问排便情况，手术前一天晚及术晨测量生命体征 | □ 手术清晨测量生命体征、血压一次 |
| 医患配合 | □ 护士行入院护理评估（简单询问病史）<br>□ 接受入院宣教<br>□ 医师询问病史、既往病史、用药情况，收集资料<br>□ 进行体格检查 | □ 配合完善术前相关化验、检查<br>**术前宣教**<br>□ 大脑凸面脑膜瘤疾病知识、临床表现、治疗方法<br>□ 术前用物准备：进食、进水用具，湿巾等<br>□ 手术室接患者，配合核对<br>□ 医师与患者及家属介绍病情及手术谈话<br>□ 手术时家属在等候区等候<br>□ 探视及陪伴制度 | **术后宣教**<br>□ 术后体位：麻醉未醒时平卧；清醒后，4~6小时无不适反应可垫枕或根据医嘱予监护设备、吸氧<br>□ 配合护士定时监测生命体征、瞳孔、肢体活动、伤口敷料等<br>□ 不要随意动引流管<br>□ 疼痛的注意事项及处理<br>□ 告知医护不适及异常感受<br>□ 配合评估手术效果 |
| 重点诊疗及检查 | **重点诊疗**<br>□ 二级/三级护理<br>□ 既往基础用药 | **重点诊疗**<br>**术前准备**<br>□ 备皮剃头<br>□ 配血<br>□ 术前签字<br>**重要检查**<br>□ 心电图、X线胸片<br>□ MRI、CT<br>□ 视力视野检查<br>□ DSA（必要时） | **重点诊疗**<br>□ 特级护理<br>□ 予监护设备、吸氧<br>□ 注意留置管路安全与通畅<br>□ 用药：抗菌药物、止血药、抑酸、激素、补液药物的应用<br>□ 护士协助记录出入量 |
| 饮食及活动 | □ 正常普食<br>□ 正常活动 | □ 术前12小时禁食、禁水<br>□ 正常活动 | □ 根据病情给予半流食或鼻饲<br>□ 卧床休息，自主体位 |

| 时间 | 住院第 5 ~ 10 天<br>（术后第 1 ~ 6 天） | 住院第 11 ~ 14 天<br>（术后 7 ~ 10 天） |
|---|---|---|
| 监测 | □ 定时监测生命体征，每日询问排便情况 | □ 定时监测生命体征，每日询问排便情况 |
| 医患配合 | □ 医师巡视，了解病情<br>□ 配合意识、瞳孔、肢体活动、脑神经功能的观察及必要的检查<br>□ 护士行晨晚间护理<br>□ 护士协助进食、进水、排泄等生活护理<br>□ 配合监测出入量<br>□ 膀胱功能锻炼，成功后可将尿管拔除<br>□ 配合功能恢复训练（必要时）<br>□ 注意探视及陪伴时间 | □ 护士行晨晚间护理<br>□ 医师拆线<br>□ 伤口注意事项<br>□ 配合功能恢复训练（必要时）<br>**出院宣教**<br>□ 接受出院前康复宣教<br>□ 学习出院注意事项<br>□ 了解复查程序<br>□ 办理出院手续，取出院带药 |
| 重点诊疗及检查 | **重点诊疗**<br>□ 特级/一级/二级护理<br>□ 静脉用药逐渐过渡至口服药<br>□ 医师定时予伤口换药<br>□ 医师行腰椎穿刺（必要时）<br>**重要检查**<br>□ 定期抽血化验<br>□ 复查 CT 及 MRI | **重点诊疗**<br>□ 二级/三级护理<br>□ 普食<br>□ 医师行腰椎穿刺（必要时）<br>**重要检查**<br>□ 定期抽血化验（必要时） |
| 饮食及活动 | □ 根据病情逐渐由半流食过渡至普食，营养均衡，给予高蛋白、低脂肪、易消化饮食，避免产气食物（牛奶、豆浆）及油腻食物。鼓励多食汤类食物，必要时鼻饲饮食<br>□ 卧床休息时可头高位，渐坐起<br>□ 术后第 3 ~ 4 天可视体力情况逐渐下床活动，循序渐进，注意安全<br>□ 行功能恢复锻炼（必要时） | □ 普食，营养均衡<br>□ 勿吸烟、饮酒<br>□ 正常活动<br>□ 行功能恢复训练（必要时） |

附：原表单（2010 年版）

## 大脑凸面脑膜瘤临床路径表单

适用对象：第一诊断为大脑凸面脑膜瘤（ICD-10：D32.0）
行大脑凸面脑膜瘤切除术（ICD-9-CM-3：01.51）

| 患者姓名： | 性别： 年龄： 门诊号： | 住院号： |
|---|---|---|
| 住院日期： 年 月 日 | 出院日期： 年 月 日 | 标准住院日：≤14 天 |

| 时间 | 住院第 1 天 | 住院第 2 天 | 住院第 3 天 |
|---|---|---|---|
| 主要诊疗工作 | □ 询问病史及体格检查<br>□ 完成病历书写<br>□ 开化验单<br>□ 上级医师查房与术前评估<br>□ 初步确定手术方式和日期<br>□ 向患者和家属交代围术期注意事项、自费协议书、委托书 | □ 依据体检，进行相关的术前检查<br>□ 完成必要的相关科室会诊<br>□ 上级医师查房，术前讨论<br>□ 完成术前准备与术前评估<br>□ 完成术前小结，术前讨论记录 | □ 汇总辅助检查结果<br>□ 术者查房，完成相关病程记录<br>□ 根据术前检查结果，进行术前讨论，明确诊断，决定术式，制订治疗方案<br>□ 向患者和（或）家属交代病情，并签署手术知情同意书、输血同意书、麻醉知情同意书等 |
| 重点医嘱 | **长期医嘱**<br>□ 二级护理<br>□ 普食<br>**临时医嘱**<br>□ 神经系统专科查体（四肢肌力检查、瞳孔眼底检查步态检查等）<br>□ 化验检查（血、尿常规，血型，肝肾功能及血电解质，感染性疾病筛查，凝血功能），心电图，胸片<br>□ MRI 平扫加强化（冠、矢、轴），酌情行功能磁共振 fMRI 检查，病变区域颅骨质薄层 CT 扫描（冠、轴）<br>□ 脑电生理神经功能临床检查（脑电图）<br>□ 心、肺功能（视患者情况而定）<br>□ 心理智力情感检查 | **长期医嘱**<br>□ 二级护理<br>□ 普食<br>□ 患者既往基础用药<br>**临时医嘱**<br>□ 在局部麻醉/全身麻醉下行全脑 DSA 造影（必要时栓塞）<br>□ 皮质醇激素（根据术前瘤周水肿情况定）<br>□ 一次性导尿包<br>□ 其他特殊医嘱 | **长期医嘱**<br>□ 二级护理<br>□ 术前禁食、禁水<br>□ 通知家属<br>□ 预防癫痫药物（有症状者）<br>□ 通便药物<br>**临时医嘱**<br>□ 备皮<br>□ 麻醉科会诊<br>□ 抗菌药物皮试<br>□ 根据手术情况备血<br>□ 术前医嘱：明日全身麻醉下行大脑凸面脑膜瘤切除术 |
| 主要护理工作 | □ 入院护理评估及入院宣教<br>□ 观察神志、瞳孔及生命体征<br>□ 完成首次护理记录<br>□ 遵医嘱完成化验检查 | □ 观察患者一般状况<br>□ 观察神经系统状况<br>□ 全脑 DSA 检查前准备及宣教<br>□ 遵医嘱给药并观察用药后反应<br>□ 完成护理记录 | □ 观察患者一般状况<br>□ 观察神经系统状况<br>□ 术前宣教<br>□ 完成术前准备<br>□ 遵医嘱给药并观察用药后反应<br>□ 心理护理及基础护理<br>□ 完成护理记录 |

续　表

| 时间 | 住院第 1 天 | 住院第 2 天 | 住院第 3 天 |
|---|---|---|---|
| 病情<br>变异<br>记录 | □ 无　□ 有，原因：<br>1.<br>2. | □ 无　□ 有，原因：<br>1.<br>2. | □ 无　□ 有，原因：<br>1.<br>2. |
| 护士<br>签名 | | | |
| 医师<br>签字 | | | |

| 时间 | 住院第4天<br>（手术日） | 住院第5天<br>（术后第1天） | 住院第6天<br>（术后第2天） |
|---|---|---|---|
| 主要诊疗工作 | □ 手术<br>□ 术前核对患者、疾病、病变部位<br>□ 术中监测：电生理监测<br>□ 术者完成手术记录<br>□ 完成术后病程<br>□ 上级医师查房<br>□ 向患者及家属交代手术情况及术后情况，嘱咐注意事项<br>□ 观察术后病情变化 | □ 上级医师查房，注意病情变化<br>□ 完成常规病历书写<br>□ 根据引流情况决定是否拔除引流管<br>□ 注意体温、血象变化，必要时行腰椎穿刺，送脑脊液化验<br>□ 注意有无意识障碍、呼吸障碍、偏瘫等（对症处理）<br>□ 注意脑神经有无受损（有无面瘫、面部麻木感、听力受损、饮水呛咳）（对症处理）<br>□ 复查头部CT，排除颅内出血和明确术后脑水肿的情况<br>□ 换药 | □ 注意病情变化<br>□ 注意是否有发热、脑脊液漏等<br>□ 必要时再次行腰椎穿刺采集脑脊液<br>□ 完成病程记录 |
| 重点医嘱 | **长期医嘱**<br>□ 生命体征监测<br>□ 多功能监护，吸氧<br>□ 可进流食（无术后功能障碍者）/胃管鼻饲（有吞咽功能障碍者）<br>□ 接引流（术中置放引流者）<br>□ 补液<br>□ 抗菌药物、激素、抑酸等药物<br>□ 神经营养药（必要时）<br>□ 控制血压和血糖等内科用药<br>**临时医嘱**<br>□ 止血，镇痛，镇吐<br>□ 查血常规 | **长期医嘱**<br>□ 一级护理<br>□ 流食<br>□ 控制血压和血糖<br>□ 激素、抗癫痫药、抗菌药物<br>**临时医嘱**<br>□ 补液（酌情）<br>□ 拔除引流管（如术中置放）<br>□ 头颅CT<br>□ 换药<br>□ 查血常规、肝肾功能及血电解质、凝血功能、血气等，酌情对症处理 | **长期医嘱**<br>□ 一级护理<br>□ 半流食<br>□ 观察记录患者神志、瞳孔、生命体征<br>□ 常规补液治疗<br>□ 预防血管痉挛治疗<br>□ 抑酸<br>□ 预防癫痫治疗<br>□ 必要时降颅压治疗<br>□ 预防深静脉血栓、肺炎等并发症<br>**临时医嘱**<br>□ 必要时查肝肾功能及血电解质 |
| 主要护理工作 | □ 观察患者一般状况及神经系统状况<br>□ 观察记录患者神志、瞳孔、生命体征及手术切口敷料情况<br>□ 有引流管者观察引流液性状并记录引流液的量<br>□ 遵医嘱给药，并观察用药后反应<br>□ 遵医嘱完成化验检查<br>□ 预防并发症护理<br>□ 进行心理护理及基础护理<br>□ 完成护理记录 | □ 观察患者一般状况及神经系统状况<br>□ 观察记录患者神志、瞳孔、生命体征及手术切口敷料情况<br>□ 有引流管者观察引流液性状，并记录引流液的量<br>□ 遵医嘱给药，并观察用药后反应<br>□ 遵医嘱完成化验检查<br>□ 预防并发症护理<br>□ 进行心理护理及基础护理<br>□ 完成护理记录 | □ 观察患者一般状况及神经系统状况<br>□ 观察记录患者神志、瞳孔、生命体征及手术切口敷料情况<br>□ 遵医嘱给药，并观察用药后反应<br>□ 遵医嘱完成化验检查<br>□ 预防并发症护理<br>□ 进行心理护理及基础护理<br>□ 进行术后宣教及用药指导<br>□ 完成护理记录 |

| 时间 | 住院第 4 天<br>（手术日） | 住院第 5 天<br>（术后第 1 天） | 住院第 6 天<br>（术后第 2 天） |
|------|------------------------|----------------------------|----------------------------|
| 病情<br>变异<br>记录 | □无　□有，原因：<br>1.<br>2. | □无　□有，原因：<br>1.<br>2. | □无　□有，原因：<br>1.<br>2. |
| 护士<br>签名 | | | |
| 医师<br>签名 | | | |

| 时间 | 住院第 7 天<br>（术后第 3 天） | 住院第 8 天<br>（术后第 4 天） | 住院第 9 天<br>（术后第 5 天） | 住院第 10 天<br>（术后第 6 天） |
|---|---|---|---|---|
| 主要诊疗工作 | □ 上级医师查房，注意病情变化<br>□ 注意是否有发热、脑脊液漏等<br>□ 必要时再次行腰椎穿刺采集脑脊液<br>□ 完成病历书写<br>□ 调整激素用量，逐渐减量<br>□ 注意患者的意识和精神状态变化，是否伴有脑神经功能障碍，必要时尽早行康复训练<br>□ 切口换药，注意有无皮下积液，必要时加压包扎<br>□ 复查头颅 MRI，明确肿瘤是否切除完全 | □ 注意病情变化<br>□ 注意是否有发热、脑脊液漏等<br>□ 必要时再次行腰椎穿刺采集脑脊液<br>□ 完成病历书写<br>□ 注意患者的意识和精神状态变化，是否伴有脑神经功能障碍，必要时尽早行康复训练 | □ 上级医师查房，注意病情变化<br>□ 注意是否有发热、脑脊液漏等<br>□ 必要时再次行腰椎穿刺采集脑脊液<br>□ 完成病历书写<br>□ 注意患者的意识和精神状态变化，是否伴有脑神经功能障碍，必要时尽早行康复训练<br>□ 切口换药，注意有无皮下积液，必要时加压包扎 | □ 注意病情变化<br>□ 注意是否有发热、脑脊液漏等<br>□ 必要时再次行腰椎穿刺采集脑脊液<br>□ 完成病历书写 |
| 重点医嘱 | **长期医嘱**<br>□ 一级护理<br>□ 半流食/普食<br>□ 调整激素用量，逐渐减量<br>□ 控制血压和血糖<br>**临时医嘱**<br>□ 换药<br>□ 腰椎穿刺测压、放液（必要时） | **长期医嘱**<br>□ 一级护理<br>□ 半流食/普食<br>□ 调整激素用量，逐渐减量<br>□ 控制血压和血糖<br>**临时医嘱**<br>□ 腰椎穿刺测压、放液（必要时） | **长期医嘱**<br>□ 一级护理<br>□ 半流食/普食<br>□ 调整激素用量，逐渐减量<br>□ 控制血压和血糖<br>**临时医嘱**<br>□ 换药<br>□ 腰椎穿刺测压、放液（必要时） | **长期医嘱**<br>□ 一级护理<br>□ 半流食/普食<br>□ 调整激素用量，逐渐减量<br>□ 控制血压和血糖<br>**临时医嘱**<br>□ 腰椎穿刺测压、放液（必要时） |
| 主要护理工作 | □ 观察患者一般状况及神经系统状况<br>□ 观察记录患者神志、瞳孔、生命体征及手术切口敷料情况<br>□ 遵医嘱给药，并观察用药后反应<br>□ 遵医嘱完成化验检查<br>□ 预防并发症护理<br>□ 进行心理护理及基础护理<br>□ 完成护理记录<br>□ 指导术后患者功能锻炼 | □ 观察患者一般状况及神经系统状况<br>□ 观察患者神志、瞳孔及切口情况<br>□ 遵医嘱给药，并观察用药后反应<br>□ 遵医嘱完成化验检查<br>□ 预防并发症护理<br>□ 进行心理护理及基础护理<br>□ 指导术后患者功能锻炼 | □ 观察患者一般状况及神经系统状况<br>□ 观察患者神志、瞳孔及手术切口敷料情况<br>□ 遵医嘱给药，并观察用药后反应<br>□ 遵医嘱完成化验检查<br>□ 预防并发症护理<br>□ 进行心理护理及基础护理<br>□ 指导术后患者功能锻炼 | □ 观察患者一般状况及神经系统状况<br>□ 观察患者神志、瞳孔及手术切口敷料情况<br>□ 遵医嘱给药，并观察用药后反应<br>□ 遵医嘱完成化验检查<br>□ 预防并发症护理<br>□ 进行心理护理及基础护理<br>□ 指导术后患者功能锻炼 |

续　表

| 时间 | 住院第 7 天<br>（术后第 3 天） | 住院第 8 天<br>（术后第 4 天） | 住院第 9 天<br>（术后第 5 天） | 住院第 10 天<br>（术后第 6 天） |
|---|---|---|---|---|
| 病情<br>变异<br>记录 | □无　□有，原因：<br>1.<br>2. | □无　□有，原因：<br>1.<br>2. | □无　□有，原因：<br>1.<br>2. | □无　□有，原因：<br>1.<br>2. |
| 护士<br>签名 | | | | |
| 医师<br>签名 | | | | |

| 时间 | 住院第 11 天<br>（术后第 7 天） | 住院第 12 天<br>（术后第 8 天） | 住院第 13 天<br>（术后第 9 天） | 住院第 14 天<br>（术后第 10 天） |
|---|---|---|---|---|
| 主要诊疗工作 | □ 切口拆线<br>□ 切口换药<br>□ 复查血常规、肝肾功能及血电解质<br>□ 神经系统查体，对比手术前后症状、体征变化<br>□ 汇总术后辅助检查结果<br>□ 评估手术效果 | □ 观察病情变化<br>□ 进行康复训练 | □ 观察病情变化<br>□ 进行康复训练 | □ 上级医师查房，进行切口愈合评估，明确有无手术并发症，肿瘤是否切除完全，是否需要进一步放疗，能否出院<br>□ 完成出院记录、病案首页、出院证明等<br>□ 向患者交代出院注意事项：复诊时间、地点、检查项目，紧急情况时的处理 |
| 重点医嘱 | **长期医嘱**<br>□ 二级护理<br>□ 普食<br>□ 预防血管痉挛治疗<br>□ 预防癫痫治疗<br>**临时医嘱**<br>□ 拆线<br>□ 血常规<br>□ 肝肾功能及血电解质<br>□ 必要时行 CT 检查 | **长期医嘱**<br>□ 二级护理<br>□ 普食 | **长期医嘱**<br>□ 三级护理<br>□ 普食 | **出院医嘱**<br>□ 出院带药<br>□ 康复治疗（酌情）<br>□ 残余肿瘤放射治疗（酌情） |
| 主要护理工作 | □ 观察患者一般状况及神经系统状况<br>□ 遵医嘱给药并观察用药后反应<br>□ 遵医嘱完成化验检查<br>□ 预防并发症护理<br>□ 进行心理护理及基础护理<br>□ 指导术后患者功能锻炼 | □ 观察患者一般状况及神经系统状况<br>□ 预防并发症护理<br>□ 进行心理护理及基础护理<br>□ 指导术后患者功能锻炼 | □ 观察患者一般状况及神经系统状况<br>□ 预防并发症护理<br>□ 进行心理护理及基础护理<br>□ 指导术后患者功能锻炼<br>□ 进行出院指导 | □ 完成出院指导<br>□ 指导患者办理出院手续<br>□ 完成护理记录 |
| 病情变异记录 | □ 无 □ 有，原因：<br>1.<br>2. | □ 无 □ 有，原因：<br>1.<br>2. | □ 无 □ 有，原因：<br>1.<br>2. | □ 无 □ 有，原因：<br>1.<br>2. |
| 护士签名 | | | | |
| 医师签名 | | | | |

# 第八章

## 颅前窝底脑膜瘤临床路径释义

### 一、颅前窝底脑膜瘤编码

1. 卫计委原编码

疾病名称及编码：颅前窝底脑膜瘤（ICD-10：D32.013）

手术操作名称及编码：冠切经额开颅颅前窝底脑膜瘤切除术（ICD-9-CM-3：01.5102）

2. 修改编码

疾病名称及编码：颅前窝底脑膜瘤（ICD-10：D32.013）

手术操作名称及编码：冠切经额开颅颅前窝底脑膜瘤切除术（ICD-9-CM-3：01.51）

### 二、临床路径检索方法

D32.013 + 01.51

### 三、颅前窝底脑膜瘤临床路径标准住院流程

#### （一）适用对象

第一诊断为颅前窝底脑膜瘤（ICD-10：C70.002/D32.013/D42.002）。

行冠切经额开颅颅前窝底脑膜瘤切除术（ICD-9-CM-3：01.51）。

> **释义**
>
> ■ 适用对象编码参见第一部分。
>
> ■ 本路径适用对象为肿瘤基底和生长范围局限于颅前窝底的脑膜瘤，不包括颅眶沟通的肿瘤、颅前窝底其他肿瘤和额叶胶质瘤等。
>
> ■ 颅前窝底脑膜瘤的治疗手段有多种，包括经眉弓锁孔入路、经鼻蝶内镜下肿瘤切除等多种方法，本路径仅适用于冠切经额开颅（包括额外侧入路开颅），其他治疗方式见本病其他手术入路的路径指南。

#### （二）诊断依据

根据《临床诊疗指南·神经外科学分册》（中华医学会编著，人民卫生出版社，2006），《临床技术操作规范·神经外科分册》（中华医学会编著，人民军医出版社，2007），《神经外科学》（人民卫生出版社，2007）。

1. 临床表现：肿瘤体积增大引起慢性颅压增高表现，主要为头痛、恶心、呕吐等；因额叶受损出现精神、智力症状，主要表现为记忆力障碍、反应迟钝；嗅觉、视觉受损。

2. 辅助检查：头颅 MRI 显示颅内占位性病变，基底位于颅前窝底，边界清楚，明显均匀强化，额叶底面和鞍区结构受压。

■ 多数颅前窝底脑膜瘤发病初期无明显症状体征，多为查体时偶然发现。肿瘤达到一定占位效应时可出现额叶精神，如兴奋、幻觉和妄想、嗅觉下降或丧失，也可因颅内压增高而表现为反应迟钝和精神淡漠，向后方压迫视神经和视交叉时可出现视力下降或视野缺损。

■ 头颅 MRI 平扫和增强可明确肿瘤的位置、大小以及和周围组织，如垂体、视神经、视交叉等重要结构的关系；出现精神症状或癫痫发作的患者，脑电图可出现异常。脑血管造影可了解肿瘤的血供情况和与大脑前动脉重要血管结构的关系；对血供非常丰富的肿瘤，术前可做选择性肿瘤供血血管的栓塞。

## （三）选择治疗方案的依据

根据《临床诊疗指南·神经外科学分册》（中华医学会编著，人民卫生出版社，2006），《临床技术操作规范·神经外科分册》（中华医学会编著，人民军医出版社，2007），《神经外科学》（人民卫生出版社，2007）。

1. 拟诊断为颅前窝底脑膜瘤者，有明确的颅内压增高症状或局灶性症状者需手术治疗，手术方法是冠状切口经额入路开颅肿瘤切除术。

2. 对于手术风险较大者（高龄、妊娠期、合并较严重的内科疾病者），要向患者或家属仔细交代病情，如不同意手术应履行签字手续，并予以严密观察。

3. 对于严密观察保守治疗者，一旦出现颅内压增高征象，必要时予以急诊手术。

■ 临床偶然发现的体积较小的颅前窝底脑膜瘤，无颅内压升高和相应神经系统体征，可以随访观察，3~6 个月后复查 MRI。直径<3cm 的肿瘤，可以行立体定向放疗或手术治疗，应向患者解释各种治疗方法的利弊以共同制订治疗方案。对于已经出现局灶性神经功能障碍或颅内压升高的患者应首选手术治疗，根据各医疗机构的条件可选择冠状切口经额入路（包括额外侧手术入路），也可以选择微骨窗（key hole）入路手术或内镜下经蝶入路等方法，本路径仅适用于经额入路，其他手术方式进入该病的其他路径。

■ 因病情复杂、出现患者本身的原因或医疗条件的限制不适合经额入路手术的患者，要向患者提供其他治疗方式的选择，履行医师的告知义务和患者对该病的知情权。

■ 本病是颅脑良性肿瘤，手术为择期手术，对出现急性高颅压症状的患者应行急诊手术，同样在本路径范畴。

## （四）标准住院日为 14 天

■ 患者入院后，应按路径表单要求尽快完成术前检查，包括必要时行脑血管 CTA、颅底骨窗薄扫重建、脑血管造影等准备，术后恢复时间视患者具体情况而定，总住院时间<14 天而完成检查和治疗的患者都符合本路径的标准。

## （五）进入路径标准

1. 第一诊断必须符合 ICD-10：C70.002/D32.013/D42.002 颅前窝底脑膜瘤疾病编码。
2. 当患者合并其他疾病，但住院期间不需特殊处理，也不影响第一诊断的临床路径实施时，可以进入路径。

> **释义**
>
> ■ 本路径适用于单纯颅前窝底脑膜瘤，当肿瘤侵犯破坏眼眶内、蝶窦内、筛板等前颅底骨质，需要冠切经额开颅结合其他手术入路时，不进入本路径。
>
> ■ 患者如果合并高血压、糖尿病、冠心病等其他慢性疾病，需要术前对症治疗时，如果不影响麻醉和手术，不影响术前准备的时间，可进入本路径。上述慢性疾病如果需要经治疗稳定后才能手术，术前准备过程先进入其他相应内科疾病的诊疗路径。

## （六）术前准备 3 天

1. 必需的检查项目
（1）血常规、尿常规。
（2）血型。
（3）凝血功能。
（4）肝肾功能、血电解质、血糖。
（5）感染性疾病筛查（乙型肝炎、丙型肝炎、艾滋病、梅毒）。
（6）胸部 X 线片，心电图。
（7）头部 MRI。
（8）颅底 CT 扫描。
（9）视力、视野检查。
2. 根据患者病情，必要时查心、肺功能和精神智力评估。

> **释义**
>
> ■ 根据病情需要，可选择性完成脑血管造影和肿瘤血管栓塞等检查和治疗。肿瘤侵犯颅前窝底向筛窦、蝶窦内生长，应该行颅底 CT 骨窗了解骨质破坏情况。肿瘤向后方生长压迫视神经、视交叉而影响视力视野者，术前为了解视路受累情况，应行视力视野检查。肿瘤包绕大脑前动脉者，为了解肿瘤和血管的关系，术前可行脑血管造影或脑血管 CTA 检查。
>
> ■ 为缩短患者住院等待时间，检查项目可以在患者入院前于门诊完成。
>
> ■ 高龄患者或有心肺功能异常患者；术前应请麻醉科医师协助会诊，并增加心脏彩超、肺功能、血气分析等检查。因前颅底肿瘤压迫额叶，有时引起精神症状，必要时根据病情请精神科会诊。

### （七）预防性抗菌药物选择与使用时机

1. 按照《抗菌药物临床应用指导原则》（卫医发〔2004〕285 号）选择用药。
2. 预防性用抗菌药物，时间为术前 30 分钟。

**释义**

■ 开颅过程中额窦未开放的前颅窝底脑膜瘤经额入路手术属于 I 类切口，但由于术中可能用到人工硬膜、颅骨固定装置，且开颅手术对手术室层流的无菌环境要求较高，一旦感染可导致严重后果。因此可按规定适当术前预防性和术后应用抗菌药物，通常选用第一代或第二代头孢菌素。额窦开放的前颅窝底脑膜瘤经额入路手术属于 II 类切口，需适当延长抗菌药物使用时间，一旦出现脑脊液鼻漏更需密切关注感染发生。

### （八）手术日为入院第 4 天

1. 麻醉方式：全身麻醉。
2. 手术方式：冠切经额开颅颅前窝底脑膜瘤切除术。
3. 手术内固定物：颅骨固定材料等。
4. 术中用药：激素、抗菌药物、麻醉常规用药。
5. 输血：视手术出血情况决定。

**释义**

■ 本路径规定的经额入路手术均在全身麻醉下实施。

■ 额窦开放者务必使用骨蜡确切封闭。对于缺损的硬膜，可根据情况用人工硬膜或自身骨膜修补。颅骨固定可采用颅骨锁或其他固定材料。术前用抗菌药物参考《抗菌药物临床应用指导原则》执行。对手术时间较长的患者，术中可加用一次抗菌药物。

■ 手术是否输血依照术中出血量而定，可根据医院条件采用自体血回输系统，在术中检测血红蛋白后必要时可输异体血。

### （九）术后住院恢复 10 天

1. 必须复查的检查项目：头部 MRI、视力视野、血常规、肝肾功能、血电解质。
2. 术后用药：抗癫痫药物。

**释义**

■ 术后可根据患者恢复情况做必须复查的检查项目，并根据病情变化增加检查的频次。复查项目并不仅局限于路径中的项目，建议术后当天或次日复查颅脑 CT 了解有无术后血肿、水肿和肿瘤切除情况，出院前可查颅脑 MRI。对病变影响鞍区者可行内分泌检查，根据术前患者的视功能有无改变酌情复查视力视野。

■ 术后用药可根据病情使用激素、脱水药物等，同时注意血糖、电解质变化。术后早期发生癫痫，可抗癫痫用药 1 周左右，仍有发作需抗癫痫治疗。

#### （十）出院标准

1. 患者一般状态良好，饮食恢复。
2. 体温正常，各项化验无明显异常，切口愈合良好。
3. 复查头颅 MRI 显示肿瘤切除满意。

> **释义**
>
> ■ 主治医师应在患者出院前，通过复查的各项检查并结合患者恢复情况决定其是否能出院。如果出现术后脑水肿、颅内感染或血肿等需要继续留院治疗的情况，超出了路径所规定的时间，应先处理并发症并符合出院条件后再准许患者出院。

#### （十一）变异及原因分析

1. 术中或术后继发手术部位或其他部位硬脑膜外血肿、硬脑膜下血肿、脑内血肿等并发症，严重者需要二次手术，导致住院时间延长、费用增加。
2. 术后继发脑脊液鼻漏、颅内感染和神经血管损伤等，导致住院时间延长。

> **释义**
>
> ■ 前颅窝底脑膜瘤常常侵犯颅底硬膜和骨质，各种原因引起颅底硬膜缺失造成的脑脊液漏，可合并颅内感染，住院时间延长，费用增加，有时必须进行二次手术修补漏口，这种情况应属变异。出现变异的原因很多，除了包括路径中所描述的各种术后并发症，还包括医疗、护理、患者、环境等多方面的变异原因，为便于总结和在工作中不断完善和修订路径，应将变异原因归纳、总结，以便各医疗单位重新修订路径时作为参考。

#### 四、颅前窝底脑膜瘤临床路径给药方案

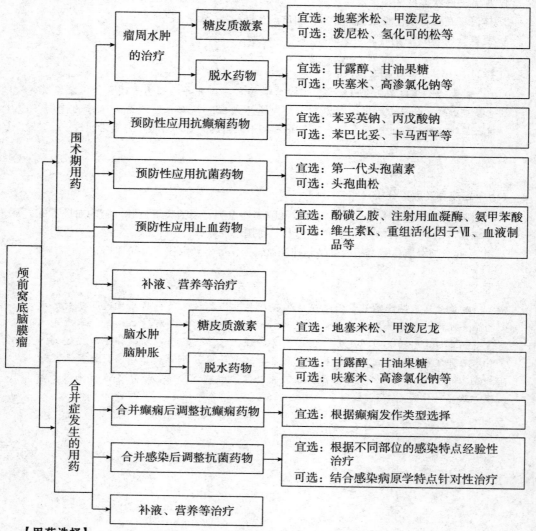

**【用药选择】**

1. 瘤周水肿的治疗：①糖皮质激素：一线用药为地塞米松和甲泼尼龙。从低剂量开始，根据需要逐步调整。如果 7 天治疗后效果满意，应减少激素用量。②脱水药物：治疗严重瘤周水肿合并颅内压升高的患者，甘露醇等渗透性脱水药物需在使用足量糖皮质激素的基础上联合使用。

2. 抗癫痫药物围术期预防性应用：对于新确诊的脑肿瘤患者，抗癫痫药物不能预防其首次发作，因此不做常规预防性应用。有癫痫发作高危因素的患者，包括癫痫史、术前癫痫发作史、手术持续时间>4 小时、脑水肿或颅内压增高等，开颅术后可以应用。术后给予静脉用抗癫痫药物，患者清醒且能口服后可改口服抗癫痫药物。

3. 预防性应用抗菌药物：原则上应选择相对广谱、效果肯定（杀菌剂而非抑菌剂）、安全及价格相对低廉的抗菌药物。头孢菌素是最符合上述条件的，如果患者对青霉素过敏不宜使用头孢菌素时，针对葡萄球菌、链球菌可用克林霉素，针对革兰阴性杆菌可用氨曲南，大多两者联合应用。喹诺酮类一般不宜用作预防。

4. 止血药物的应用：任何止血药不能替代术中良好的止血。术后一般给予止血药物治疗3 天。

## 【药学提示】

1. 糖皮质激素在具有以下疾病的患者中应该慎用或禁用：肾上腺皮质功能亢进症（Cushing综合征）；活动性结核，药物难以控制的感染如水痘、麻疹、流行性腮腺炎等；活动性消化道溃疡；糖尿病血糖难以控制者。应用激素时，应给予胃黏膜保护剂预防消化道溃疡。

2. 应用抗癫痫药物需要注意其副作用：苯妥英钠可见过敏反应、骨髓抑制、肝肾功能损伤，因其血药浓度范围小，需注意监测血药浓度。丙戊酸钠可见肝肾功能异常、过敏反应、血小板减少，育龄期妇女有致畸和致 PCOS 风险。应用其他抗癫痫药物，请注意相应说明书。

3. 预防性应用抗菌药物能够降低手术部位感染的概率，但仍有较多因素影响手术部位或其他部位感染的发生率，应该采取综合预防措施，严格遵守无菌术原则。术后需要根据患者症状体征及检验检查结果，及时调整用药策略。

4. 止血药物的不良反应不同药物不尽相同，请参阅相关说明书，如出现不良反应，宜予以相应处理。

## 【注意事项】

1. 由于糖皮质激素的副作用，不宜超量应用：地塞米松剂量超过 25mg/d 时，激素毒性开始增加。对于普通水肿患者，不推荐超过 25mg/d 的剂量。对肿瘤大部分切除，水肿较局限，无症状患者糖皮质激素应在 2 ~ 3 周内停药。用药超过 21 天的患者，每 3 ~ 4 天减量 50%；肿瘤部分切除，未切除并伴瘤周水肿的患者每 8 天减量 25%。

2. 术后或伤后未发生癫痫者，在术后或伤后 7 天可停用预防癫痫药。如果术后脑水肿或颅内感染未控制，可适当延长用药时间，一旦上述情况控制，即可停药。如果术后和伤后发生癫痫，则按治疗癫痫处理，不能随意停药。

3. 预防性应用抗菌药物，应注意以下几方面：①给药的时机极为关键，应在切开皮肤黏膜前30 分钟（麻醉诱导时）开始给药，以保证在发生细菌污染之前血清及组织中的药物已达到有效浓度（$>MIC_{90}$）。不应在病房应召给药，而应在手术室给药。②应静脉给药，30 分钟内滴完，不宜放在大瓶液体内慢慢滴入，否则达不到有效浓度。③血清和组织内抗菌药物有效浓度必须能够覆盖手术全过程。常用的头孢菌素血清半衰期为 1 ~ 2 小时，因此，如手术延长到 3 小时以上，或失血量超过 1500ml，应补充一个剂量，必要时还可用第三次。如果选用半衰期长达 7 ~ 8 小时的头孢曲松，则无须追加剂量。

4. 止血药物主要分为以下几类，可根据病情酌情选择：作用于血管壁，如酚磺乙胺；作用于血小板，如血小板悬液；作用于凝血系统，包括血液制品，如新鲜血、冷冻血浆、凝血因子、维生素 K、血凝酶等；抗纤溶系统药物，如氨甲苯酸等。

## 五、推荐表单

### (一) 医师表单

**颅前窝底脑膜瘤临床路径医师表单**

适用对象：第一诊断为颅前窝底脑膜瘤（ICD-10：C70.002/D32.013/D42.002）
行冠切经额开颅颅前窝底脑膜瘤切除术（ICD-9-CM-3：01.51）

| 患者姓名： | 性别： | 年龄： | 门诊号： | 住院号： |
|---|---|---|---|---|
| 住院日期：　　年　月　日 | 出院日期：　　年　月　日 | | | 标准住院日：14 天 |

| 时间 | 住院第 1 天 | 住院第 2 天 | 住院第 3 天 |
|---|---|---|---|
| 主要诊疗工作 | □ 病史采集，体格检查<br>□ 完成病历书写<br>□ 完善检查<br>□ 预约影像学检查<br>□ 预约视力、视野检查<br>□ 向患者家属交代手术可能达到的效果及手术风险 | □ 汇总辅助检查结果<br>□ 上级医师查房，对患者病情及术前检查准备情况进行评估，必要时请相关科室会诊<br>□ 完善术前准备 | □ 术者查房<br>□ 根据术前检查结果，进行术前讨论，明确诊断，决定术式，制订治疗方案<br>□ 向患者和（或）家属交代病情，并签署手术知情同意书、麻醉知情同意书等 |
| 重点医嘱 | **长期医嘱**<br>□ 一级护理<br>□ 饮食<br>**临时医嘱**<br>□ 血常规、血型和 RH 因子、尿常规、凝血功能、肝肾功能、血电解质、血糖、感染性疾病筛查<br>□ 胸部 X 线片，心电图<br>□ 头颅 MRI<br>□ 视力、视野检查<br>□ 必要时查心、肺功能、DSA | **长期医嘱**<br>□ 一级护理<br>□ 饮食 | **长期医嘱**<br>□ 一级护理<br>□ 术前禁食、禁水<br>□ 通知家属<br>**临时医嘱**<br>□ 备皮、剃头<br>□ 麻醉科会诊<br>□ 抗菌药物皮试<br>□ 根据手术情况备血 |
| 病情变异记录 | □ 无　□ 有，原因：<br>1.<br>2. | □ 无　□ 有，原因：<br>1.<br>2. | □ 无　□ 有，原因：<br>1.<br>2. |
| 医师签名 | | | |

| 时间 | 住院第 4 天<br>（手术当天） | 住院第 5 天<br>（术后第 1 天） | 住院第 6 天<br>（术后第 2 天） |
|---|---|---|---|
| 主要<br>诊疗<br>工作 | □ 手术室内核对患者信息无误<br>□ 全身麻醉下冠切经额开颅颅前窝底脑膜瘤切除术<br>□ 完成手术记录和术后记录 | □ 完成病程记录<br>□ 观察患者视力变化<br>□ 切口换药<br>□ 复查血常规、肝肾功能及血电解质 | □ 完成病程记录<br>□ 观察视力视野<br>□ 观察有无脑脊液鼻漏 |
| 重点医嘱 | **长期医嘱**<br>□ 一级护理<br>□ 禁食、禁水<br>□ 多参数心电监护<br>□ 吸氧<br>□ 尿管引流计量<br>□ 引流管引流计量<br>□ 甘露醇、抗菌药物、糖皮质激素、抗癫痫药物<br>**临时医嘱**<br>□ 预防感染、抑酸和抗癫痫治疗<br>□ 观察记录患者神志、瞳孔、生命体征<br>□ 复查颅脑 CT（或次日复查） | **长期医嘱**<br>□ 一级护理<br>□ 流食<br>□ 尿管引流计量<br>□ 引流管引流计量<br>□ 甘露醇、抗菌药物、糖皮质激素、抗癫痫药物<br>**临时医嘱**<br>□ 换药<br>□ 观察记录患者神志、瞳孔、生命体征<br>□ 观察有无脑脊液鼻漏<br>□ 血常规<br>□ 肝肾功能及血电解质 | **长期医嘱**<br>□ 一级护理<br>□ 半流食<br>□ 甘露醇、抗菌药物、糖皮质激素、抗癫痫药物<br>**临时医嘱**<br>□ 观察记录患者神志、瞳孔、生命体征<br>□ 根据病情可拔出尿管<br>□ 根据病情可拔出引流管<br>□ 观察有无脑脊液鼻漏 |
| 病情<br>变异<br>记录 | □ 无　□ 有，原因：<br>1.<br>2. | □ 无　□ 有，原因：<br>1.<br>2. | □ 无　□ 有，原因：<br>1.<br>2. |
| 医师<br>签名 | | | |

| 时间 | 住院第 7~10 天<br>（术后第 3~6 天） | 住院第 11~13 天<br>（术后第 7~9 天） | 住院第 14 天<br>（术后第 10 天） |
|---|---|---|---|
| 主要诊疗工作 | □ 完成病程记录<br>□ 观察有无脑脊液鼻漏<br>□ 复查血常规<br>□ 嘱患者在床上坐起锻炼<br>□ 复查肝肾功能及血电解质<br>□ 预约头颅 MRI 检查 | □ 神经系统查体，对比手术<br>　前后症状、体征变化<br>□ 汇总术后辅助检查结果<br>□ 评估手术效果 | □ 确定患者可以出院<br>□ 向患者交代出院注意<br>　事项、复查日期<br>□ 通知出院处<br>□ 开出院诊断书<br>□ 完成出院记录 |
| 重点医嘱 | **长期医嘱**<br>□ 二级护理<br>□ 半流食<br>□ 观察记录患者神志、瞳孔、生命体征<br>**临时医嘱**<br>□ 血常规<br>□ 肝肾功能及血电解质<br>□ 头颅 MRI 检查<br>□ 停激素、停抗菌药物 | **长期医嘱**<br>□ 二级护理<br>□ 普食<br>**临时医嘱**<br>□ 拆线<br>□ 血常规<br>□ 肝肾功能及血电解质<br>□ 停甘露醇 | **临时医嘱**<br>□ 出院通知<br>□ 出院带药 |
| 病情变异记录 | □ 无　□ 有，原因：<br>1.<br>2. | □ 无　□ 有，原因：<br>1.<br>2. | □ 无　□ 有，原因：<br>1.<br>2. |
| 医师签名 | | | |

（二）护士表单

## 颅前窝底脑膜瘤临床路径护士表单

适用对象：第一诊断为颅前窝底脑膜瘤（ICD-10：C70.002/ D32.013/D42.002）
行冠切经额开颅颅前窝底脑膜瘤切除术（ICD-9-CM-3：01.51）

| 患者姓名： | | 性别：　　年龄：　　门诊号： | | 住院号： |
|---|---|---|---|---|
| 住院日期：　　年　月　日 | | 出院日期：　　年　月　日 | | 标准住院日：14 天 |

| 时间 | 住院第 1 天 | 住院第 2~3 天 | 住院第 4 天（手术当天） |
|---|---|---|---|
| 健康宣教 | □ 入院宣教<br>　介绍主管医师、护士<br>　介绍环境、设施<br>　介绍住院注意事项 | □ 术前宣教<br>　宣教疾病知识、术前准备及手术过程<br>　告知准备物品、沐浴<br>　告知术后饮食、活动及探视注意事项<br>　告知术后可能出现的情况及应对方式<br>　主管护士与患者沟通，了解并指导心理应对<br>　告知家属等候区位置 | □ 术后当日宣教<br>　告知监护设备、管路功能及注意事项<br>　告知饮食、体位要求<br>　告知疼痛注意事项<br>　告知术后可能出现情况的应对方式<br>　给予患者及家属心理支持<br>　再次明确探视陪伴须知 |
| 护理处置 | □ 核对患者，佩戴腕带<br>□ 建立入院护理病历<br>□ 卫生处置：剪指（趾）甲、沐浴，更换病号服 | □ 协助医师完成术前检查化验<br>□ 术前准备<br>　配血<br>　抗菌药物皮试<br>　备皮剃头<br>　药物灌肠<br>　禁食、禁水 | □ 送手术<br>　摘除患者各种活动物品<br>　核对患者资料及带药<br>　填写手术交接单，签字确认<br>□ 接手术<br>　核对患者及资料，签字确认 |
| 基础护理 | □ 三级护理<br>　晨晚间护理<br>　患者安全管理 | □ 三级护理<br>　晨晚间护理<br>　患者安全管理 | □ 特级护理<br>　卧位护理：协助翻身、床上移动、预防压疮<br>　排泄护理<br>　患者安全管理 |
| 专科护理 | □ 护理查体<br>□ 瞳孔、意识监测<br>□ 需要时，填写跌倒及压疮防范表<br>□ 需要时，请家属陪伴<br>□ 心理护理 | □ 瞳孔、意识监测<br>□ 遵医嘱完成相关检查<br>□ 心理护理 | □ 病情观察，写特护记录<br>　q2h 评估生命体征、瞳孔、意识、体征、肢体活动、皮肤情况、伤口敷料、引流液性质及量、出入量<br>□ 遵医嘱予脱水、抗感染、抗癫痫治疗<br>□ 心理护理 |
| 重点医嘱 | □ 详见医嘱执行单 | □ 详见医嘱执行单 | □ 详见医嘱执行单 |
| 病情变异记录 | □ 无　□ 有，原因：<br>1.<br>2. | □ 无　□ 有，原因：<br>1.<br>2. | □ 无　□ 有，原因：<br>1.<br>2. |
| 护士签名 | | | |

| 时间 | 住院第 5 ~ 10 天<br>（术后第 1 ~ 6 天） | 住院第 11 ~ 14 天<br>（术后第 7 ~ 10 天） |
|---|---|---|
| 健康宣教 | □ 术后宣教<br>　药物作用及频率<br>　饮食、活动指导<br>　复查患者对术前宣教内容的掌握程度<br>　疾病恢复期注意事项<br>　拔尿管后注意事项<br>　下床活动注意事项 | □ 出院宣教<br>　复查时间<br>　服药方法<br>　活动休息<br>　指导饮食<br>　指导办理出院手续 |
| 护理处置 | □ 遵医嘱完成相关检查<br>□ 夹闭尿管，锻炼膀胱功能 | □ 办理出院手续<br>　书写出院小结 |
| 基础护理 | □ 特级/一级护理<br>　（根据患者病情和生活自理能力确定护理级别）<br>　晨晚间护理<br>　协助进食、水<br>　协助翻身、床上移动、预防压疮<br>　排泄护理<br>　床上温水擦浴<br>　协助更衣<br>　患者安全管理 | □ 二级护理<br>　晨晚间护理<br>　协助或指导进食、水<br>　协助或指导床旁活动<br>　患者安全管理 |
| 专科护理 | □ 病情观察，写特护记录<br>　q2h 评估生命体征、瞳孔、意识、体征、肢体活动、皮肤情况、伤口敷料、出入量<br>□ 遵医嘱予脱水、抗感染、抗癫痫治疗<br>□ 需要时，联系主管医师给予相关治疗及用药<br>□ 心理护理 | □ 病情观察<br>　评估生命体征、瞳孔、意识、体征、肢体活动<br>□ 心理护理 |
| 重点医嘱 | □ 详见医嘱执行单 | □ 详见医嘱执行单 |
| 病情变异记录 | □ 无　□ 有，原因：<br>1.<br>2. | □ 无　□ 有，原因：<br>1.<br>2. |
| 护士签名 | | |

## （三）患者表单

### 颅前窝底脑膜瘤临床路径患者表单

适用对象：第一诊断为颅前窝底脑膜瘤（ICD-10：C70.002/ D32.013/D42.002）

行冠切经额开颅颅前窝底脑膜瘤切除术（ICD-9-CM-3：01.51）

| 患者姓名： | | 性别： 年龄： 门诊号： | 住院号： |
|---|---|---|---|
| 住院日期： 年 月 日 | | 出院日期： 年 月 日 | 标准住院日：14 天 |

| 时间 | 入院 | 手术前 | 手术当天 |
|---|---|---|---|
| 医患配合 | □ 配合询问病史、收集资料，请务必详细告知既往史、用药史、过敏史<br>□ 如服用抗凝剂，请明确告知<br>□ 配合进行体格检查<br>□ 有任何不适请告知医师 | □ 配合完善术前相关检查、化验，如采血、留尿、心电图、胸片、视力视野检查、头颅 MRI<br>□ 医师与患者及家属介绍病情及手术谈话、术前签字<br>□ 麻醉师与患者进行术前访视 | □ 如病情需要，配合术后转入监护病房<br>□ 配合评估手术效果<br>□ 配合检查意识、瞳孔、肢体活动<br>□ 需要时，配合复查颅脑 CT<br>□ 有任何不适请告知医师 |
| 护患配合 | □ 配合测量体温、脉搏、呼吸、血压、体重 1 次<br>□ 配合完成入院护理评估（简单询问病史、过敏史、用药史）<br>□ 接受入院宣教（环境介绍、病室规定、订餐制度、贵重物品保管等）<br>□ 有任何不适请告知护士 | □ 配合测量体温、脉搏、呼吸、询问大便 1 次<br>□ 接受术前宣教<br>□ 接受配血，以备术中需要时用<br>□ 接受剃头<br>□ 接受药物灌肠<br>□ 自行沐浴，加强头部清洁<br>□ 准备好必要用物，如吸水管、奶瓶、纸巾等<br>□ 取下义齿、饰品等，贵重物品交家属保管 | □ 清晨测量体温、脉搏、呼吸、血压 1 次<br>□ 送手术室前，协助完成核对，带齐影像资料，脱去衣物，上手术车<br>□ 返回病房后，协助完成核对，配合过病床<br>□ 配合检查意识、瞳孔、肢体活动，询问出入量<br>□ 配合术后吸氧、监护仪监测、输液、排尿用尿管、头部有引流管<br>□ 遵医嘱采取正确体位<br>□ 配合缓解疼痛<br>□ 有任何不适请告知护士 |
| 饮食 | □ 正常普食 | □ 术前 12 小时禁食、禁水 | □ 麻醉清醒前禁食、禁水<br>□ 麻醉清醒后，根据医嘱试饮水，无恶心、呕吐可进少量流食或半流食 |
| 排泄 | □ 正常大小便 | □ 正常大小便 | □ 保留尿管 |
| 活动 | □ 正常活动 | □ 正常活动 | □ 根据医嘱头高位<br>□ 卧床休息，保护管路<br>□ 双下肢活动 |

| 时间 | 手术后 | 出院 |
|---|---|---|
| 医患配合 | □ 配合检查意识、瞳孔、肢体活动<br>□ 需要时，配合伤口换药<br>□ 配合拔除引流管、尿管<br>□ 配合伤口拆线 | □ 接受出院前指导<br>□ 知道复查程序<br>□ 获取出院诊断书 |
| 护患配合 | □ 配合定时测量生命体征，每日询问大便情况<br>□ 配合检查意识、瞳孔、肢体活动，询问出入量<br>□ 接受输液、服药等治疗<br>□ 配合夹闭尿管，锻炼膀胱功能<br>□ 接受进食、进水、排便等生活护理<br>□ 配合活动，预防皮肤压力伤<br>□ 注意活动安全，避免坠床或跌倒<br>□ 配合执行探视及陪伴 | □ 接受出院宣教<br>□ 办理出院手续<br>□ 获取出院带药<br>□ 知道服药方法、作用、注意事项<br>□ 知道护理伤口方法<br>□ 知道复印病历方法 |
| 饮食 | □ 根据医嘱，由流食逐渐过渡到普食 | □ 根据医嘱，正常普食 |
| 排泄 | □ 保留尿管-正常大小便<br>□ 避免便秘 | □ 正常大小便<br>□ 避免便秘 |
| 活动 | □ 根据医嘱，头高位-半坐位-床边或下床活动<br>□ 注意保护管路，勿牵拉、脱出等 | □ 正常适度活动，避免疲劳 |

**附：原表单（2009 年版）**

## 颅前窝底脑膜瘤临床路径表单

适用对象：第一诊断为颅前窝底脑膜瘤（ICD-10：C70.002/D32.013/D42.002）

行冠切经额开颅颅前窝底脑膜瘤切除术（ICD-9-CM-3：01.51）

| 患者姓名： | 性别： | 年龄： | 门诊号： | 住院号： |
|---|---|---|---|---|
| 住院日期：　年　月　日 | 出院日期：　年　月　日 | | | 标准住院日：14 天 |

| 时间 | 住院第 1 天 | 住院第 2 天 | 住院第 3 天 |
|---|---|---|---|
| 主要诊疗工作 | □ 病史采集，体格检查<br>□ 完成病历书写<br>□ 完善检查<br>□ 预约影像学检查<br>□ 预约视力、视野检查<br>□ 向患者家属交代手术可能达到的效果及手术风险 | □ 汇总辅助检查结果<br>□ 上级医师查房，对患者病情及术前检查准备情况进行评估，必要时请相关科室会诊<br>□ 完善术前准备 | □ 术者查房<br>□ 根据术前检查结果进行术前讨论，明确诊断，决定术式，制订治疗方案<br>□ 向患者和（或）家属交代病情，并签署手术知情同意书、麻醉知情同意书等 |
| 重点医嘱 | **长期医嘱**<br>□ 一级护理<br>□ 饮食<br>**临时医嘱**<br>□ 血常规、血型、尿常规<br>□ 凝血功能<br>□ 肝肾功能、血电解质、血糖<br>□ 感染性疾病筛查<br>□ 胸部 X 线片，心电图<br>□ 头颅 MRI<br>□ 颅底 CT<br>□ 视力、视野检查<br>□ 必要时查心、肺功能 | **长期医嘱**<br>□ 一级护理<br>□ 饮食 | **长期医嘱**<br>□ 一级护理<br>□ 术前禁食、禁水<br>□ 通知家属<br>**临时医嘱**<br>□ 备皮、剃头<br>□ 麻醉科会诊<br>□ 抗菌药物皮试<br>□ 根据手术情况备血 |
| 主要护理工作 | □ 观察患者一般状况<br>□ 观察神经系统状况<br>□ 完成入院宣教 | □ 观察患者一般状况<br>□ 观察神经系统状况 | □ 观察患者一般状况<br>□ 观察神经系统状况<br>□ 术前准备 |
| 病情变异记录 | □ 无　□ 有，原因：<br>1.<br>2. | □ 无　□ 有，原因：<br>1.<br>2. | □ 无　□ 有，原因：<br>1.<br>2. |
| 护士签名 | | | |
| 医师签名 | | | |

| 时间 | 住院第 4 天<br>（手术当天） | 住院第 5 天<br>（术后第 1 天） | 住院第 6 天<br>（术后第 2 天） |
|---|---|---|---|
| 主要<br>诊疗<br>工作 | □ 手术室内核对患者信息无误<br>□ 全身麻醉下冠切经额开颅颅前<br>　窝底脑膜瘤切除术<br>□ 完成手术记录和术后记录 | □ 完成病程记录<br>□ 观察患者视力变化<br>□ 切口换药<br>□ 复查血常规、肝肾功能及血<br>　电解质 | □ 完成病程记录<br>□ 观察视力视野<br>□ 观察有无脑脊液鼻漏 |
| 重<br>点<br>医<br>嘱 | **长期医嘱**<br>□ 一级护理<br>□ 禁食、禁水<br>□ 多参数心电监护<br>□ 吸氧<br>□ 脱水治疗<br>**临时医嘱**<br>□ 预防感染、抑酸和抗癫痫治疗<br>□ 观察记录患者神志、瞳孔、生<br>　命体征和视力视野 | **长期医嘱**<br>□ 一级护理<br>□ 流食<br>**临时医嘱**<br>□ 换药<br>□ 观察记录患者神志、瞳孔、<br>　生命体征<br>□ 观察患者的视力视野<br>□ 观察有无脑脊液鼻漏<br>□ 血常规<br>□ 肝肾功能及血电解质 | **长期医嘱**<br>□ 一级护理<br>□ 半流食<br>**临时医嘱**<br>□ 观察记录患者神志、瞳<br>　孔、生命体征<br>□ 观察患者的视力视野<br>□ 观察有无脑脊液鼻漏 |
| 主要<br>护理<br>工作 | □ 观察患者一般状况<br>□ 观察神经系统状况<br>□ 观察记录患者神志、瞳孔、生<br>　命体征<br>□ 观察患者的肢体活动 | □ 观察患者一般状况<br>□ 观察神经系统状况<br>□ 观察记录患者神志、瞳孔、<br>　生命体征<br>□ 观察患者的视力视野<br>□ 观察有无脑脊液鼻漏 | □ 观察患者一般状况<br>□ 观察神经系统状况<br>□ 观察记录患者神志、瞳<br>　孔、生命体征<br>□ 观察患者的视力视野<br>□ 观察有无脑脊液鼻漏 |
| 病情<br>变异<br>记录 | □ 无　□ 有，原因：<br>1.<br>2. | □ 无　□ 有，原因：<br>1.<br>2. | □ 无　□ 有，原因：<br>1.<br>2. |
| 护士<br>签名 | | | |
| 医师<br>签名 | | | |

| 时间 | 住院第 7 天<br>(术后第 3 天) | 住院第 8 天<br>(术后第 4 天) | 住院第 9 天<br>(术后第 5 天) |
|---|---|---|---|
| 主要诊疗工作 | □ 完成病程记录<br>□ 观察视力视野<br>□ 观察有无脑脊液鼻漏<br>□ 复查血常规<br>□ 复查肝肾功能及血电解质<br>□ 预约头颅 MRI 检查 | □ 嘱患者在床上坐起锻炼 | □ 嘱患者在床上坐起锻炼 |
| 重点医嘱 | **长期医嘱**<br>□ 一级护理<br>□ 半流食<br>□ 观察记录患者神志、瞳孔、生命体征<br>**临时医嘱**<br>□ 血常规<br>□ 肝肾功能及血电解质<br>□ 头颅 MRI 检查 | **长期医嘱**<br>□ 二级护理<br>□ 普食 | **长期医嘱**<br>□ 二级护理<br>□ 普食 |
| 主要护理工作 | □ 观察患者一般状况<br>□ 观察神经系统状况<br>□ 观察记录患者神志、瞳孔、生命体征 | □ 观察患者一般状况<br>□ 观察神经系统状况<br>□ 观察记录患者神志、瞳孔、生命体征 | □ 观察患者一般状况<br>□ 观察神经系统状况<br>□ 观察记录患者神志、瞳孔、生命体征 |
| 病情变异记录 | □ 无 □ 有,原因:<br>1.<br>2. | □ 无 □ 有,原因:<br>1.<br>2. | □ 无 □ 有,原因:<br>1.<br>2. |
| 护士签名 | | | |
| 医师签名 | | | |

| 时间 | 住院第 10 天<br>（术后第 6 天） | 住院第 11 天<br>（术后第 7 天） | 住院第 12 天<br>（术后第 8 天） |
|---|---|---|---|
| 主要<br>诊疗<br>工作 | □ 观察切口情况<br>□ 神经系统查体<br>□ 记录术后症状和体征变化<br>□ 嘱患者离床活动 | □ 切口拆线<br>□ 切口换药<br>□ 复查血常规、肝肾功能及血电解质 | □ 停用脱水药物<br>□ 观察神经系统体征变化 |
| 重<br>点<br>医<br>嘱 | **长期医嘱**<br>□ 二级护理<br>□ 普食 | **长期医嘱**<br>□ 二级护理<br>□ 普食<br>**临时医嘱**<br>□ 拆线<br>□ 血常规<br>□ 肝肾功能及血电解质 | **长期医嘱**<br>□ 二级护理<br>□ 普食<br>**临时医嘱**<br>□ 停用脱水药物 |
| 主要<br>护理<br>工作 | □ 观察患者一般状况<br>□ 观察神经系统状况<br>□ 注意患者营养状况 | □ 观察患者一般状况<br>□ 观察神经系统状况<br>□ 注意患者营养状况 | □ 观察患者一般状况<br>□ 观察神经系统状况<br>□ 注意患者营养状况 |
| 病情<br>变异<br>记录 | □ 无　□ 有，原因：<br>1.<br>2. | □ 无　□ 有，原因：<br>1.<br>2. | □ 无　□ 有，原因：<br>1.<br>2. |
| 护士<br>签名 | | | |
| 医师<br>签名 | | | |

| 时间 | 住院第 13 天<br>（术后第 9 天） | 住院第 14 天<br>（术后第 10 天） |
|---|---|---|
| 主要<br>诊疗<br>工作 | □ 神经系统查体，对比手术前后症状、体征变化<br>□ 汇总术后辅助检查结果<br>□ 评估手术效果 | □ 确定患者可以出院<br>□ 向患者交代出院注意事项、复查日期<br>□ 通知出院处<br>□ 开出院诊断书<br>□ 完成出院记录 |
| 重点<br>医嘱 | **长期医嘱**<br>□ 二级护理<br>□ 普食 | □ 出院通知<br>□ 出院带药 |
| 主要<br>护理<br>工作 | □ 观察患者一般状况<br>□ 观察神经系统状况<br>□ 注意患者营养状况 | □ 帮助患者办理出院手续 |
| 病情<br>变异<br>记录 | □ 无　□ 有，原因：<br>1.<br>2. | □ 无　□ 有，原因：<br>1.<br>2. |
| 护士<br>签名 | | |
| 医师<br>签名 | | |

# 第九章

# 颅后窝脑膜瘤临床路径释义

## 一、颅后窝脑膜瘤编码

1. 卫计委原编码

疾病名称及编码：颅后窝脑膜瘤（ICD-10：D32.012）

手术操作名称及编码：颅后窝脑膜瘤切除术（ICD-9-CM-3：01.5102）

2. 修改编码

疾病名称及编码：颅后窝脑膜瘤（ICD-10：D32.012）

手术操作名称及编码：颅后窝脑膜瘤切除术（ICD-9-CM-3：01.51）

## 二、临床路径检索方法

D32.012 伴 01.51

## 三、颅后窝脑膜瘤临床路径标准住院流程

### （一）适用对象

第一诊断为颅后窝脑膜瘤（ICD-10：D32.012/D42.003/C70.003）。

行颅后窝脑膜瘤切除术（ICD-9-CM-3：01.51）。

> **释义**
>
> ■ 适用对象编码参见第一部分。
>
> ■ 本路径适用对象为颅后窝脑膜瘤，是指肿瘤基底和生长范围局限于颅后窝底的脑膜瘤，包括小脑凸面脑膜瘤、桥小脑角脑膜瘤、小脑幕脑膜瘤、岩骨斜坡脑膜瘤、枕骨大孔脑膜瘤。不包括多发性脑膜瘤、同时累及颅中、后窝的巨大脑膜瘤、窦汇区累及小脑幕上下的脑膜瘤、小脑幕裂孔缘、四叠体池累及小脑幕上下的脑膜瘤以及颈静脉孔区同时累及颅内外的脑膜瘤。
>
> ■ 根据脑膜瘤解剖部位的不同，颅后窝底脑膜瘤的手术入路也各不相同，包括后正中入路、旁正中入路、乙状窦前入路、乙状窦后入路、颞下经小脑幕入路、远外侧入路、极外侧入路以及联合入路。各临床单位可根据本单位所熟悉的手术入路结合肿瘤部位做出不同部位肿瘤行不同手术入路的临床路径。

### （二）诊断依据

根据《临床诊疗指南·神经外科学分册》（中华医学会编著，人民卫生出版社，2006），《临床技术操作规范·神经外科分册》（中华医学会编著，人民军医出版社，2007），《神经外科学》（人民卫生出版社，2007）。

1. 临床表现：颈痛，颅内压升高症状，肢体力弱，感觉障碍，脑神经受累，小脑损害体征，锥体束症等。

2. 辅助检查：头颅 MRI、CT、DSA 提示病变。

3. 术中病理证实。

> **释义**
>
> ■ 由于解剖部位、肿瘤大小以及主要生长方向的不同，颅后窝脑膜瘤的临床表现各异。从偶然发现，单纯有头痛、颈肩痛、颅高压；慢性枕大孔疝，到局灶体征，如颅神经症状、小脑症状和脑干功能障碍等。
>
> ■ 头颅 MRI 平扫和增强可明确肿瘤的位置、大小以及和周围组织，如脑神经、脑干、小脑等重要结构的关系。脑血管造影或脑 CTA、CTV/MRV 检查可帮助诊断，了解肿瘤的血供情况，肿瘤累及的静脉窦的通畅情况；对血供丰富的肿瘤，术前可做选择性肿瘤供血血管的栓塞。
>
> ■ 对于 CPA、颈静脉孔区和枕大孔区的脑膜瘤，有时会和神经鞘瘤、颈静脉球瘤相混淆，需要病理诊断的证实。如果术后病理证实为其他肿瘤，可进入相对应的肿瘤的临床路径。

## （三）治疗方案的选择

根据《临床诊疗指南·神经外科学分册》（中华医学会编著，人民卫生出版社，2006），《临床技术操作规范·神经外科分册》（中华医学会编著，人民军医出版社，2007），《神经外科学》（人民卫生出版社，2007）。

1. 手术：枕下乙状窦后入路/远外侧/其他入路颅后窝脑膜瘤切除术。
2. 术前栓塞（酌情）。
3. 残余肿瘤术后放射治疗（酌情）。

> **释义**
>
> ■ 临床偶然发现的颅后窝底脑膜瘤特别是瘤体较小的患者，还没有出现颅内压升高表现和局灶神经系统体征，可以行立体定向放疗或手术治疗，应向患者解释各种治疗方法的利弊以共同制订治疗方案。对于已经出现局灶性神经功能障碍或颅内压升高的患者，应首选手术治疗，脑膜瘤解剖部位的不同，颅后窝底脑膜瘤的手术入路也各不相同，包括枕下中线入路、枕下中线旁入路、乙状窦前入路、乙状窦后入路、颞下经小脑幕入路、远外侧入路、极外侧入路以及联合入路。各医疗单位执行颅后窝脑膜瘤临床路径时，可根据肿瘤的具体部位如 CPA、颈静脉孔区和枕大孔区等，结合不同入路制订更为具体的临床路径。
>
> ■ 因病情复杂、出现患者本身的原因或医疗条件的限制不适合手术的患者，要向患者提供其他治疗方式的选择，履行医师的告知义务和患者对该病的知情权。
>
> ■ 本病是颅脑良性肿瘤，手术为择期手术，对出现急性高颅压症状的患者应行急诊手术，同样在本路径范畴。
>
> ■ 颅后窝脑膜瘤除小脑凸面脑膜瘤之外，手术很难首先阻断肿瘤的血运，因此对于血供丰富的肿瘤，术前可做选择性肿瘤供血血管的栓塞。
>
> ■ 由于颅后窝脑膜瘤可能累及静脉窦、颅底硬膜及脑神经传出的骨孔，因此很难做到辛普森Ⅰ级的手术切除，因此对于增生活跃的辛普森Ⅱ级切除以及辛普森Ⅲ级以上切除的患者，建议密切观察残余肿瘤可以行放射治疗。

## （四）标准住院日为 12~14 天

> **释义**
>
> ■ 颅后窝脑膜瘤患者入院后，常规检查，包括脑血管造影等准备 2~4 天，术后恢复 7~10 天，总住院时间<14 天的均符合本路径要求。

## （五）进入路径标准

1. 第一诊断符合 ICD-10：D32.012/D42.003/C70.003 颅后窝脑膜瘤疾病编码。
2. 当患者同时并发其他疾病诊断时，但在住院期间不需要特殊处理也不影响第一诊断的临床路径流程实施时，可以进入路径。

> **释义**
>
> ■ 本路径适用于单纯的颅后窝脑膜瘤，包括小脑凸面脑膜瘤、桥小脑角脑膜瘤、小脑幕脑膜瘤、岩骨斜坡脑膜瘤、枕骨大孔脑膜瘤。不包括多发性脑膜瘤、同时累及颅中、后窝的巨大脑膜瘤、窦汇区累及小脑幕上下的脑膜瘤、小脑幕裂孔缘、四叠体池累及小脑幕上下的脑膜瘤以及颈静脉孔区同时累及颅内外的脑膜瘤。
>
> ■ 患者如果合并高血压、糖尿病、冠心病、慢性阻塞性肺疾病、慢性肾病等其他慢性疾病，需要术前对症治疗时，如果不影响麻醉和手术，不影响术前准备的时间，可进入本路径。上述慢性疾病如果需要经治疗稳定后才能手术或抗凝、抗血小板治疗等，术前需特殊准备的，先进入其他相应内科疾病的诊疗路径。

## （六）术前准备（术前评估）2~4 天

1. 必需的检查项目
（1）血常规、血型、尿常规。
（2）凝血功能。
（3）肝肾功能、血电解质、血糖。
（4）感染性疾病筛查（乙型肝炎、丙型肝炎、艾滋病、梅毒等）。
（5）头颅 MRI 平扫加强化（冠、矢、轴位）。
（6）病变区域颅底骨质薄层 CT 扫描（冠、轴位）。
（7）脑神经功能检查（视力、视野、电测听、脑干诱发电位）。
2. 根据患者病情，必要时行心、肺功能检查。

> **释义**
>
> ■ 必查项目是确保手术治疗安全、有效开展的基础，术前必须完成。颅底薄层骨窗 CT 的检查是为了明确颅骨受累的程度、岩骨气化程度以及耳蜗、半规管、颈静脉球等重要结构的位置，指导术中岩骨磨除的范围。根据病情需要，可选择性完成脑血管造影（CTA、CTV/MRV）和肿瘤血管栓塞等检查和治疗。
>
> ■ 因肿瘤累及脑神经及脑干，因此必要的脑神经及脑干功能的检测是必需的。

■ 为缩短患者住院等待时间，检查项目可以在患者入院前于门诊完成。

■ 高龄患者或有心肺功能异常患者，术前根据病情增加心脏彩超、肺功能、血气分析等检查。

### （七）预防性抗菌药物选择与使用时机

1. 按照《抗菌药物临床应用指导原则》（卫医发〔2004〕285 号）选择用药。
2. 术前 30 分钟预防性使用抗菌药物。

> **释义**
>
> ■ 颅后窝脑膜瘤手术属于 Ⅰ 类切口，但由于术中可能用到人工止血材料、颅骨固定装置，且开颅手术对手术室层流的无菌环境要求较高，一旦感染可导致严重后果。因此可按规定适当预防性和术后应用抗菌药物，通常选用第一代或第二代头孢。术中乳突开放的手术属于 Ⅱ 类切口，需适当延长抗菌药物使用时间，一旦出现脑脊液鼻漏更需密切关注感染发生。

### （八）手术日为入院第 4~5 天

1. 麻醉方式：全身麻醉。
2. 手术方式：颅后窝脑膜瘤切除术。
3. 手术内置物：手术内固定材料。
4. 术中用药：抗菌药物、激素、脱水药、麻醉常规用药。
5. 输血：视术中情况决定。
6. 病理：冷冻加石蜡切片。

> **释义**
>
> ■ 本路径规定的手术入路均是在全身麻醉下实施。
>
> ■ 对于缺损的硬膜，可根据情况用人工硬脑膜或自身骨膜修补。乳突开放必须使用骨蜡妥善封闭。颅骨固定可采用颅骨锁或其他固定材料。术前用抗菌药物参考《抗菌药物临床应用指导原则》执行。对手术时间较长的患者，术中可加用一次抗菌药物。
>
> ■ 手术是否输血依照术中出血量而定，可根据医院条件采用自体血回输系统，术中检查血红蛋白后必要时可输异体血。
>
> ■ 对于术前不能明确诊断的 CPA、颈静脉孔区和枕大孔区的占位，需要和神经鞘瘤、颈静脉球瘤相鉴别，建议采用术中快速冷冻病理来帮助诊断。

### （九）术后住院恢复 7~10 天

1. 必须复查的检查项目：头颅 MRI，余根据患者具体情况安排。
2. 术后选用激素，用药时间为 3~5 天。

> **释义**
>
> ■ 术后可根据患者恢复情况做必须复查的检查项目，并根据病情变化增加检查的频次。复查项目并不仅局限于路径中的项目，建议术后 4~6 小时复查颅脑 CT 了解术后有无继发血肿、水肿和肿瘤切除情况，出院前应查头颅 MRI。根据术前患者的神经功能障碍安排复查视力、视野、电测听、脑干诱发电位等。
>
> ■ 术后使用甘露醇等脱水剂和激素可以帮助减轻脑水肿，但长期使用激素会增加感染、切口愈合不良的并发症。

## （十）出院标准

1. 切口愈合良好。
2. 无颅内感染。
3. 无需住院处理的并发症和（或）合并症。

> **释义**
>
> ■ 主治医师应在出院前，通过复查的各项检查并结合患者恢复情况决定是否能出院。如果出现术后脑水肿、颅内感染或继发血肿等需要继续留院治疗的情况，超出了路径所规定的时间，应先处理并发症并符合出院条件后再准许患者出院。

## （十一）变异及原因分析

1. 不耐受 DSA 检查的患者，可行 CTA/MRV 等。
2. 术中必要时使用内镜辅助，以减少神经、血管的损伤。
3. 术中可使用 CUSA 等。
4. 术中行脑干听觉诱发电位（BAEP），面神经、三叉神经监测，降低术中脑神经损伤概率。

> **释义**
>
> ■ 对于不能耐受 DSA 的患者，CTA 可以帮助明确血管和肿瘤的关系，MRV 可以明确肿瘤累及的静脉窦的通畅程度。
>
> ■ 由于颅后窝脑膜瘤显露的困难，内镜可以帮助减少术野的死角，明确肿瘤深部的血管和神经，减少损伤。
>
> ■ CUSA 的使用可以减轻手术对周围正常组织的干扰，同时方便了瘤内的减压。
>
> ■ 脑干听觉诱发电位（BAEP），面神经、三叉神经监测，可以降低术中脑神经损伤概率。
>
> ■ 但是上述的检查手段和仪器设备的使用，受到各地医疗发展水平的限制，因为只作为推荐的方法。
>
> ■ 同时出现变异的原因很多，除了包括路径中所描述的各种术后并发症，还包括医疗、护理、患者、环境等多方面的变异原因，为便于总结和在工作中不断完善和修订路径，应将变异原因归纳、总结，以便重新修订路径时作为参考。

**四、颅后窝脑膜瘤临床路径给药方案**

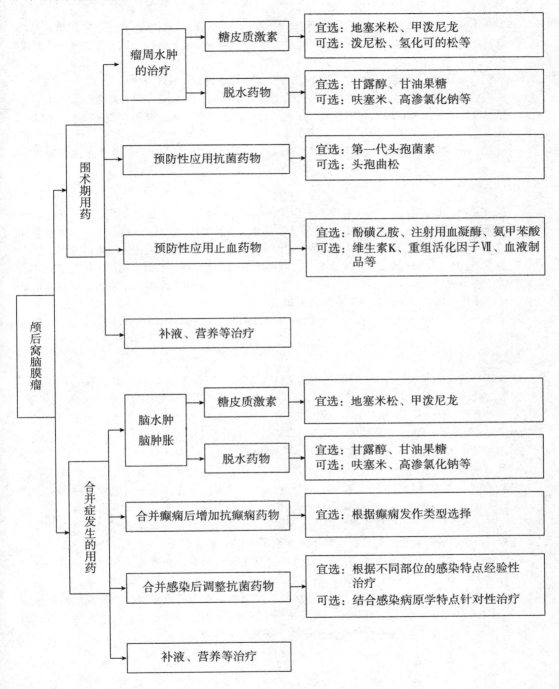

**【用药选择】**

1. 瘤周水肿的治疗：①糖皮质激素：一线用药为地塞米松和甲泼尼龙。从低剂量开始根据需要逐步调整。如果 7 天治疗后效果满意，应减少激素用量。②脱水药物：治疗严重瘤周水肿合并颅内压升高的患者，甘露醇等渗透性脱水药物需在使用足量糖皮质激素的基础上联合使用。

2. 预防性应用抗菌药物：原则上应选择相对广谱、效果肯定（杀菌剂而非抑菌剂）、安全及价格相对低廉的抗菌药物。头孢菌素是最符合上述条件的，如果患者对青霉素过敏不宜使用头孢菌素时，针对葡萄球菌、链球菌可用克林霉素，针对革兰阴性杆菌可用氨曲南，大多两者联合应用。喹诺酮类一般不宜用作预防。

3. 止血药物的应用：任何止血药不能替代术中良好的止血。术后一般给予止血药物治疗3 天。

**【药学提示】**

1. 糖皮质激素在具有以下疾病的患者中应该慎用或禁用：肾上腺皮质功能亢进症（Cushing综合征）；活动性结核，药物难以控制的感染如水痘、麻疹、流行性腮腺炎等；活动性消化道溃疡；糖尿病血糖难以控制者。应用激素时，应给予胃黏膜保护剂预防消化道溃疡。

2. 预防性应用抗菌药物能够降低手术部位感染的概率，但仍有较多因素影响手术部位或其他部位感染的发生率，应该采取综合预防措施，严格遵守无菌术原则。术后需要根据患者症状体征及检验检查结果，及时调整用药策略。

3. 止血药物的不良反应不同药物不尽相同，请参阅相关说明书，如出现不良反应，宜予以相应处理。

**【注意事项】**

1. 由于糖皮质激素的副作用，不宜超量应用。地塞米松剂量超过 25mg/d 时，激素毒性开始增加。对于普通水肿患者，不推荐超过 25mg/d 的剂量。对肿瘤大部分切除、水肿较局限、无症状患者，糖皮质激素应在 2~3 周内停药。用药超过 21 天的患者，每 3~4 天减量 50%；肿瘤部分切除，未切除并伴瘤周水肿的患者每 8 天减量 25%。

2. 术后发生癫痫者，则按治疗癫痫处理，不能随意停药。

3. 预防性应用抗菌药物，应注意以下几方面：①给药的时机极为关键，应在切开皮肤黏膜前 30 分钟（麻醉诱导时）开始给药，以保证在发生细菌污染之前血清及组织中的药物已达到有效浓度（>$MIC_{90}$）。不应在病房应召给药，而应在手术室给药。②应静脉给药，30 分钟内滴完，不宜放在大瓶液体内慢慢滴入，否则达不到有效浓度。③血清和组织内抗菌药物有效浓度必须能够覆盖手术全过程。常用的头孢菌素血清半衰期为 1~2 小时，因此，如手术延长到 3 小时以上，或失血量超过 1500ml，应补充一个剂量，必要时还可用第三次。如果选用半衰期长达 7~8 小时的头孢曲松，则无须追加剂量。

4. 止血药物主要分为以下几类，可根据病情酌情选择：作用于血管壁，如酚磺乙胺；作用于血小板，如血小板悬液；作用于凝血系统，包括血液制品，如新鲜血、冷冻血浆、凝血因子、维生素 K、血凝酶等；抗纤溶系统药物，如氨甲苯酸等。

## 五、推荐表单

### （一）医师表单

#### 颅后窝脑膜瘤临床路径医师表单

适用对象：第一诊断为颅后窝脑膜瘤（ICD-10：D32.012/D42.003/C70.003）

行颅后窝脑膜瘤切除术（ICD-9-CM-3：01.51）

| 患者姓名： | 性别： 年龄： 门诊号： | 住院号： |
|---|---|---|
| 住院日期： 年 月 日 | 出院日期： 年 月 日 | 标准住院日：12~14 天 |

| 时间 | 住院第 1 天 | 住院第 2~3 天 | 住院第 4~5 天（手术日） |
|---|---|---|---|
| 主要诊疗工作 | □ 询问病史及体格检查<br>□ 完成病历书写<br>□ 开化验单<br>□ 上级医师查房与术前评估<br>□ 初步确定手术方式和日期 | □ 依据体检，进行相关的术前检查<br>□ 完成必要的相关科室会诊<br>□ 上级医师查房，术前讨论<br>□ 完成术前准备与术前评估<br>□ 预约术中电生理监测<br>□ 完成术前小结、术前讨论记录<br>□ 向患者和家属交代围术期注意事项，签署手术同意书、自费协议书、输血同意书、委托书 | □ 安排手术<br>□ 术中监测：BAEP，面神经、三叉神经监测<br>□ 术者完成手术记录<br>□ 完成术后病程<br>□ 上级医师查房<br>□ 向患者及家属交代手术情况，嘱咐注意事项<br>□ 观察术后病情变化 |
| 重点医嘱 | **长期医嘱**<br>□ 二级护理<br>□ 饮食<br>**临时医嘱**<br>□ 神经系统专科查体（四肢肌力检查、小瞳孔眼底检查、步态检查等）<br>□ 化验检查（血尿常规、血型、肝肾功能及血电解质、感染性疾病筛查、凝血功能），心电图，X 线胸片<br>□ MRI 平扫加强化（冠、矢、轴），病变区域颅底骨质薄层 CT 扫描（冠、轴）<br>□ 脑神经功能临床检查（视力和视野、电测听、脑干诱发电位）<br>□ 心、肺功能（视患者情况而定） | **长期医嘱**<br>□ 二级护理<br>□ 饮食<br>□ 患者既往基础用药<br>**临时医嘱**<br>□ 在局部麻醉/全身麻醉下行全脑 DSA 造影（必要时栓塞）<br>□ 术前医嘱：明日全身麻醉下行枕下乙状窦后入路/远外侧/其他入路行颅后窝脑膜瘤切除术<br>□ 术前禁食、禁水<br>□ 抗菌药物<br>□ 激素（根据术前瘤周水肿情况定）<br>□ 一次性导尿包<br>□ 其他特殊医嘱 | **长期医嘱**<br>□ 生命体征监测（每 2 小时 1 次）<br>□ 多功能监护，吸氧<br>□ 可进流食（无术后功能障碍者），胃管鼻饲（有吞咽功能障碍者）<br>□ 接引流（术中置放引流者）<br>□ 尿管接袋计量<br>□ 补液<br>□ 抗菌药物、激素、抑酸等药物<br>□ 神经营养药（必要时）<br>□ 控制血压和血糖等内科用药<br>**临时医嘱**<br>□ 止血，镇痛，镇吐<br>□ 查血常规、肝肾功能及血电解质、凝血功能、血气等，酌情对症处理<br>□ 头颅 CT |
| 病情变异记录 | □ 无 □ 有，原因：<br>1.<br>2. | □ 无 □ 有，原因：<br>1.<br>2. | □ 无 □ 有，原因：<br>1.<br>2. |
| 医师签名 | | | |

| 时间 | 住院第 5~6 天<br>术后第 1 天 | 住院第 7~9 天<br>术后第 3 天 | 住院第 12~14 天<br>（出院日） |
|---|---|---|---|
| 主要诊疗工作 | □ 上级医师查房，注意病情变化<br>□ 完成常规病历书写<br>□ 根据引流情况决定是否拔除硬脑膜外引流<br>□ 注意体温、血象变化，必要时行腰椎穿刺，送脑脊液化验<br>□ 注意有无意识障碍、呼吸障碍、偏瘫等（对症处理）<br>□ 注意脑神经有无受损（有无面瘫、面部麻木感、听力受损、饮水呛咳）（对症处理）<br>□ 复查头部 CT，排除颅内出血和明确术后脑水肿的情况 | □ 上级医师查房，注意病情变化<br>□ 注意是否有发热、脑脊液漏等<br>□ 必要时再次行腰椎穿刺采集脑脊液<br>□ 完成病历书写<br>□ 调整激素用量，逐渐减量<br>□ 注意患者的意识和精神状态变化，是否伴有脑神经功能障碍，必要时尽早行康复训练<br>□ 切口换药，注意有无皮下积液，必要时加压包扎<br>□ 复查头颅 MRI，明确肿瘤是否切除完全 | □ 上级医师查房，进行切口愈合评估，明确有无手术并发症，肿瘤是否切除完全，是否需要进一步放疗，能否出院<br>□ 完成出院记录、病案首页、出院证明等<br>□ 向患者交代出院注意事项：复诊时间、地点、检查项目，紧急情况时的处理 |
| 重点医嘱 | **长期医嘱**<br>□ 一级护理<br>□ 流食<br>□ 控制血压和血糖<br>□ 激素<br>**临时医嘱**<br>□ 镇痛<br>□ 补液（酌情）<br>□ 拔除引流管（如术中置放） | **长期医嘱**<br>□ 二级护理<br>□ 半流食/普食<br>□ 调整激素用量，逐渐减量<br>□ 控制血压和血糖<br>**临时医嘱**<br>□ 换药<br>□ 腰椎穿刺测压、放液（必要时） | **出院医嘱**<br>□ 出院带药<br>□ 康复治疗（酌情）<br>□ 残余肿瘤放射治疗（酌情） |
| 病情变异记录 | □ 无　□ 有，原因：<br>1.<br>2. | □ 无　□ 有，原因：<br>1.<br>2. | □ 无　□ 有，原因：<br>1.<br>2. |
| 医师签名 | | | |

## （二）护士表单

### 颅后窝脑膜瘤临床路径护士表单

适用对象：第一诊断为颅后窝脑膜瘤（ICD-10：D32.012/D42.003/C70.003）

行颅后窝脑膜瘤切除术（ICD-9-CM-3：01.51）

| 患者姓名： | 性别： | 年龄： | 门诊号： | 住院号： |
| --- | --- | --- | --- | --- |
| 住院日期：　年　月　日 | 出院日期：　　年　月　日 | | | 标准住院日：12~14 天 |

| 时间 | 住院第 1 天 | 住院第 2~3 天 | 住院第 4~5 天（手术日） |
| --- | --- | --- | --- |
| 健康宣教 | □ 入院宣教<br>　介绍主管医师、护士<br>　介绍环境、设施<br>　介绍住院注意事项 | □ 术前宣教<br>　宣教疾病知识、术前准备及手术过程<br>　告知准备物品、沐浴<br>　告知术后饮食、活动及探视注意事项<br>　告知术后可能出现的情况及应对方式<br>　主管护士与患者沟通，了解并指导心理应对<br>　告知家属等候区位置 | □ 术后当日宣教<br>　告知监护设备、管路功能及注意事项<br>　告知饮食、体位要求<br>　告知疼痛注意事项<br>　告知术后可能出现情况及应对方式<br>　告知用药情况<br>　给予患者及家属心理支持<br>　再次明确探视陪伴须知 |
| 护理处置 | □ 核对患者，佩戴腕带<br>□ 建立入院护理病历<br>□ 卫生处置：剪指（趾）甲、沐浴，更换病号服 | □ 协助医师完成术前检查化验<br>□ 术前准备<br>　配血、抗菌药物皮试<br>　备皮剃头、药物灌肠<br>　禁食、禁水 | □ 送手术<br>　摘除患者各种活动物品<br>　核对患者资料及带药<br>　填写手术交接单，签字确认<br>□ 接手术<br>　核对患者及资料，签字确认 |
| 基础护理 | □ 三级护理<br>　晨晚间护理<br>　患者安全管理 | □ 三级护理<br>　晨晚间护理<br>　患者安全管理 | □ 特级护理<br>　卧位护理：协助翻身、床上移动、预防压疮<br>　排泄护理<br>　患者安全管理 |
| 专科护理 | □ 护理查体<br>□ 瞳孔、意识监测<br>□ 需要时，填写跌倒及压疮防范表<br>□ 需要时，请家属陪伴 | □ 协助医师完成术前检查化验<br>□ 若行 DSA（必要时栓塞）<br>　术前禁食、禁水、备皮<br>　术后观察意识、生命体征、患肢皮温、足背动脉搏动，嘱患者多饮水、按医嘱制动患肢6~24 小时 | □ 病情观察，写特护记录<br>　q2h 评估生命体征、瞳孔、意识、体征、肢体活动、皮肤情况、伤口敷料、各种引流管情况、出入量、有无脑神经功能障碍<br>□ 遵医嘱予脱水、抗感染、止血、抑酸、激素、控制血糖等治疗 |
| 重点医嘱 | □ 详见医嘱执行单 | □ 详见医嘱执行单 | □ 详见医嘱执行单 |
| 病情变异记录 | □ 无　□ 有，原因：<br>1.<br>2. | □ 无　□ 有，原因：<br>1.<br>2. | □ 无　□ 有，原因：<br>1.<br>2. |
| 护士签名 | | | |

| 时间 | 住院第 5~10 天<br>（术后第 1~6 天） | 住院第 11~14 天<br>（术后第 7~10 天） |
|---|---|---|
| 健康宣教 | □ 术后宣教<br>药物作用及频率<br>饮食、活动指导<br>复查患者对术前宣教内容的掌握程度<br>疾病恢复期注意事项（若有脑神经受损后的宣教）<br>拔尿管后注意事项<br>腰椎穿刺后注意事项<br>下床活动注意事项 | □ 出院宣教<br>复查时间<br>服药方法<br>活动休息<br>指导饮食<br>康复训练方法<br>指导办理出院手续 |
| 护理处置 | □ 遵医嘱完成相关检查<br>□ 夹闭尿管，锻炼膀胱功能 | □ 办理出院手续<br>书写出院小结 |
| 基础护理 | □ 特级护理/一级护理<br>晨晚间护理<br>协助进食、水（饮水呛咳者鼻饲）<br>协助翻身、床上移动、预防压疮<br>排泄护理<br>床上温水擦浴<br>协助更衣<br>患者安全管理 | □ 二级护理<br>晨晚间护理<br>协助或指导进食、水<br>协助或指导床旁活动<br>康复训练<br>患者安全管理 |
| 专科护理 | □ 病情观察，写特护记录<br>q2h 评估生命体征、瞳孔、意识、体征、肢体活动、皮肤情况、伤口敷料、各种引流管情况、出入量、有无脑神经功能障碍（必要时尽早行康复训练）<br>□ 遵医嘱予脱水、抗感染、止血、抑酸、激素、控制血糖等治疗<br>□ 腰椎穿刺的护理<br>腰穿后，嘱患者去枕平卧 4~6 小时，观察病情和主诉，根据医嘱调整脱水药的用量<br>□ 需要时，联系主管医师给予相关治疗及用药 | □ 病情观察<br>评估生命体征、瞳孔、意识、体征、肢体活动、脑神经功能障碍恢复情况 |
| 重点医嘱 | □ 详见医嘱执行单 | □ 详见医嘱执行单 |
| 病情变异记录 | □ 无　□ 有，原因：<br>1.<br>2. | □ 无　□ 有，原因：<br>1.<br>2. |
| 护士签名 | | |

## （三）患者表单

### 颅后窝脑膜瘤临床路径患者表单

适用对象：第一诊断为颅后窝脑膜瘤（ICD-10：D32.012/D42.003/C70.003）
　　　　　行颅后窝脑膜瘤切除术（ICD-9-CM-3：01.51）

| 患者姓名： | | 性别： 　年龄： 　门诊号： | 住院号： |
| 住院日期：　　年　月　日 | | 出院日期：　　年　月　日 | 标准住院日：12~14 天 |

| 时间 | 住院第 1 天 | 住院第 2~3 天 | 住院第 4~5 天（手术日） |
| --- | --- | --- | --- |
| 监测 | □ 测量生命体征、体重 | □ 每日测量生命体征、询问排便情况，手术前一天晚测量生命体征 | □ 手术清晨测量生命体征、血压 1 次 |
| 医患配合 | □ 护士行入院护理评估（简单询问病史）<br>□ 接受入院宣教<br>□ 医师询问病史、既往病史、用药情况，收集资料<br>□ 进行体格检查 | □ 配合完善术前相关化验、检查<br>**术前宣教**<br>□ 颅后窝脑膜瘤疾病知识、临床表现、治疗方法<br>□ 术前用物准备：奶瓶、湿巾等<br>□ 手术室接患者，配合核对<br>□ 医师与患者及家属介绍病情及手术谈话<br>□ 手术时家属在等候区等候<br>□ 探视及陪伴制度 | **术后宣教**<br>□ 术后体位：麻醉未醒时平卧；清醒后，4~6 小时无不适反应可垫枕或根据医嘱予监护设备、吸氧<br>□ 配合护士定时监测生命体征、瞳孔、肢体活动、伤口敷料等<br>□ 不要随意动引流管<br>□ 疼痛的注意事项及处理<br>□ 告知医护不适及异常感受<br>□ 配合评估手术效果 |
| 重点诊疗及检查 | **重点诊疗**<br>□ 三级护理<br>□ 既往基础用药 | **重点诊疗**<br>**术前准备**<br>□ 备皮剃头<br>□ 配血<br>□ 药物灌肠<br>□ 术前签字<br>**重要检查**<br>□ 心电图、胸片<br>□ MRI、CT<br>□ 视力视野检查<br>□ DSA（必要时） | **重点诊疗**<br>□ 特级护理<br>□ 予监护设备、吸氧<br>□ 注意留置管路安全与通畅<br>□ 用药：抗菌药物、止血药、抑酸、激素、补液药物的应用<br>□ 护士协助记录出入量 |
| 饮食及活动 | □ 正常普食<br>□ 正常活动 | □ 术前 12 小时禁食、禁水<br>□ 正常活动 | □ 根据病情给予半流食或鼻饲<br>□ 卧床休息，自主体位 |

| 时间 | 住院第 5～10 天<br>（术后第 1～6 天） | 住院第 11～14 天<br>（术后 7～10 天） |
|---|---|---|
| 监测 | □ 定时监测生命体征，每日询问排便情况 | □ 定时监测生命体征，每日询问排便情况 |
| 医患配合 | □ 医师巡视，了解病情<br>□ 配合意识、瞳孔、肢体活动、脑神经功能的观察及必要的检查<br>□ 护士行晨晚间护理<br>□ 护士协助进食、进水、排泄等生活护理<br>□ 配合监测出入量<br>□ 膀胱功能锻炼，成功后可将尿管拔除<br>□ 配合功能恢复训练（必要时）<br>□ 注意探视及陪伴时间 | □ 护士行晨晚间护理<br>□ 医师拆线<br>□ 伤口注意事项<br>□ 配合功能恢复训练（必要时）<br>**出院宣教**<br>□ 接受出院前康复宣教<br>□ 学习出院注意事项<br>□ 了解复查程序<br>□ 办理出院手续，取出院带药 |
| 重点诊疗及检查 | **重点诊疗**<br>□ 特级/一级护理<br>□ 静脉用药逐渐过渡至口服药<br>□ 医师定时予伤口换药<br>□ 医师行腰椎穿刺（必要时）<br>**重要检查**<br>□ 定期抽血化验<br>□ 复查 CT 及 MRI | **重点诊疗**<br>□ 二级/三级护理<br>□ 普食<br>□ 医师行腰椎穿刺（必要时）<br>**重要检查**<br>□ 定期抽血化验（必要时） |
| 饮食及活动 | □ 根据病情逐渐由半流食过渡至普食，营养均衡，给予高蛋白、低脂肪、易消化，避免产气食物（牛奶、豆浆）及油腻食物。鼓励多食汤类食物，必要时鼻饲饮食<br>□ 卧床休息时可头高位，渐坐起<br>□ 术后第 3～4 天可视体力情况渐下床活动，循序渐进，注意安全<br>□ 行功能恢复训练（必要时） | □ 普食，营养均衡<br>□ 勿吸烟、饮酒<br>□ 正常活动<br>□ 行功能恢复训练（必要时） |

附：原表单（2009 年版）

### 颅后窝脑膜瘤临床路径表单

适用对象：第一诊断为颅后窝脑膜瘤（ICD-10：D32.012/D42.003/C70.003）
　　　　　行颅后窝脑膜瘤切除术（ICD-9-CM-3：01.51）

| 患者姓名： | 性别：　年龄：　门诊号： | 住院号： |
|---|---|---|
| 住院日期：　年　月　日 | 出院日期：　年　月　日 | 标准住院日：12～14 天 |

| 时间 | 住院第 1 天 | 住院第 2～3 天 | 住院第 4～5 天（手术日） |
|---|---|---|---|
| 主要诊疗工作 | □ 询问病史及体格检查<br>□ 完成病历书写<br>□ 开化验单<br>□ 上级医师查房与术前评估<br>□ 初步确定手术方式和日期 | □ 依据体检，进行相关的术前检查<br>□ 完成必要的相关科室会诊<br>□ 上级医师查房，术前讨论<br>□ 完成术前准备与术前评估<br>□ 预约术中电生理监测<br>□ 完成术前小结、术前讨论记录<br>□ 向患者和家属交代围术期注意事项，签署手术同意书、自费协议书、输血同意书、委托书 | □ 安排手术<br>□ 术中监测：BAEP，面神经、三叉神经监测<br>□ 术者完成手术记录<br>□ 完成术后病程<br>□ 上级医师查房<br>□ 向患者及家属交代手术情况、注意事项<br>□ 观察术后病情变化 |
| 重点医嘱 | **长期医嘱**<br>□ 二级护理<br>□ 饮食<br>**临时医嘱**<br>□ 神经系统专科查体（四肢肌力检查、小瞳孔眼底检查、步态检查等）<br>□ 化验检查（血尿常规、血型、肝肾功能及血电解质、感染性疾病筛查、凝血功能），心电图，胸片<br>□ MRI 平扫加强化（冠、矢、轴），病变区域颅底骨质薄层 CT 扫描（冠、轴）<br>□ 脑神经功能临床检查（视力和视野、电测听、脑干诱发电位）<br>□ 心、肺功能（视患者情况而定） | **长期医嘱**<br>□ 二级护理<br>□ 饮食<br>□ 患者既往基础用药<br>**临时医嘱**<br>□ 在局部麻醉/全身麻醉下行全脑 DSA 造影（必要时栓塞）<br>□ 术前医嘱：明日全身麻醉下行枕下乙状窦后入路/远外侧/其他入路行颅后窝脑膜瘤切除术<br>□ 术前禁食、禁水<br>□ 抗菌药物<br>□ 激素（根据术前瘤周水肿情况定）<br>□ 一次性导尿包<br>□ 其他特殊医嘱 | **长期医嘱**<br>□ 生命体征监测（每 2 小时 1 次）<br>□ 多功能监护，吸氧<br>□ 可进流食（无术后功能障碍者），胃管鼻饲（有吞咽功能障碍者）<br>□ 接引流（术中置放引流者）<br>□ 尿管接袋计量<br>□ 补液<br>□ 抗菌药物、激素、抑酸等药物<br>□ 神经营养药（必要时）<br>□ 控制血压和血糖等内科用药<br>**临时医嘱**<br>□ 止血，镇痛，镇吐<br>□ 查血常规、肝肾功能及血电解质、凝血功能、血气等，酌情对症处理<br>□ 头颅 CT |
| 主要护理工作 | □ 介绍病房环境，设施和设备<br>□ 入院护理评估 | □ 宣教、备皮等术前准备<br>□ 提醒患者术前禁食、禁水<br>□ 观察有无吞咽障碍 | □ 随时观察患者病情变化<br>□ 术后心理和生活护理 |

续　表

| 时间 | 住院第1天 | 住院第2~3天 | 住院第4~5天（手术日） |
|---|---|---|---|
| 病情<br>变异<br>记录 | □无　□有，原因：<br>1.<br>2. | □无　□有，原因：<br>1.<br>2. | □无　□有，原因：<br>1.<br>2. |
| 护士<br>签名 | | | |
| 医师<br>签名 | | | |

| 时间 | 住院第 5~6 天<br>（术后第 1 天） | 住院第 7~9 天<br>（术后第 3 天） | 住院第 12~14 天<br>（出院日） |
|---|---|---|---|
| 主要诊疗工作 | □ 上级医师查房，注意病情变化<br>□ 完成常规病历书写<br>□ 根据引流情况决定是否拔除硬脑膜外引流管<br>□ 注意体温、血象变化，必要时行腰椎穿刺，送脑脊液化验<br>□ 注意有无意识障碍、呼吸障碍、偏瘫等（对症处理）<br>□ 注意脑神经有无受损（有无面瘫、面部麻木感、听力受损、饮水呛咳）（对症处理）<br>□ 复查头部 CT，排除颅内出血和明确术后脑水肿的情况 | □ 上级医师查房，注意病情变化<br>□ 注意是否有发热、脑脊液漏等<br>□ 必要时再次行腰椎穿刺采集脑脊液<br>□ 完成病历书写<br>□ 调整激素用量，逐渐减量<br>□ 注意患者的意识和精神状态变化，是否伴有脑神经功能障碍，必要时尽早行康复训练<br>□ 切口换药，注意有无皮下积液，必要时加压包扎<br>□ 复查头颅 MRI，明确肿瘤是否切除完全 | □ 上级医师查房，进行切口愈合评估，明确有无手术并发症，肿瘤是否切除完全，是否需要进一步放疗，能否出院<br>□ 完成出院记录、病案首页、出院证明等<br>□ 向患者交代出院注意事项：复诊时间、地点、检查项目，紧急情况时的处理 |
| 重点医嘱 | **长期医嘱**<br>□ 一级护理<br>□ 流食<br>□ 控制血压和血糖<br>□ 激素<br>**临时医嘱**<br>□ 镇痛<br>□ 补液（酌情）<br>□ 拔除引流管（如术中置放） | **长期医嘱**<br>□ 二级护理<br>□ 半流食/普食<br>□ 调整激素用量，逐渐减量<br>□ 控制血压和血糖<br>**临时医嘱**<br>□ 换药<br>□ 腰椎穿刺测压、放液（必要时） | **出院医嘱**<br>□ 出院带药<br>□ 康复治疗（酌情）<br>□ 残余肿瘤放射治疗（酌情） |
| 主要护理工作 | □ 观察患者生命体征情况<br>□ 术后心理与生活护理<br>□ 观察有无吞咽障碍 | □ 观察患者生命体征情况<br>□ 术后心理与生活护理<br>□ 指导术后患者功能锻炼 | □ 指导患者办理出院手续 |
| 病情变异记录 | □ 无　□ 有，原因：<br>1.<br>2. | □ 无　□ 有，原因：<br>1.<br>2. | □ 无　□ 有，原因：<br>1.<br>2. |
| 护士签名 | | | |
| 医师签名 | | | |

# 第十章
# 垂体腺瘤临床路径释义

## 一、垂体腺瘤编码

1. 卫计委原编码

疾病名称及编码：垂体瘤恶性肿瘤（ICD-10：C75.1）

垂体原位癌（ICD-10：D09.302）

垂体良性肿瘤（ICD-10：D35.2）

垂体动态未定及动态未知肿瘤（ICD-10：D44.3）

手术操作名称及编码：经蝶/经额或其他入路垂体腺瘤切除术（ICD-9-CM-3：07.61/07.62/07.63）

2. 修改编码

疾病名称及编码：垂体良性肿瘤（ICD-10：D35.2）

手术操作名称及编码：经鼻蝶入路垂体腺瘤切除术（ICD-9-CM-3：07.62）

## 二、临床路径检索方法

D35.2 伴 07.62

## 三、垂体腺瘤临床路径标准住院流程

### （一）适用对象

第一诊断为垂体腺瘤（ICD-10：C75.1/D09.302/D35.2/D44.3）。

行经蝶/经额或其他入路垂体腺瘤切除术（ICD-9-CM-3：07.61/07.62/07.63）。

> 释义

> ■ 本路径适用对象为垂体腺瘤，不包括脑膜瘤、颅咽管瘤、脊索瘤等发生在鞍区的其他肿瘤。

> ■ 垂体腺瘤的治疗手段有多种，包括经额开颅、经鼻蝶入路肿瘤切除等多种方法，本路径仅适用于经鼻蝶入路，其他治疗方式见本病其他手术入路的路径指南。

### （二）诊断依据

根据《临床诊疗指南·神经外科学分册》（中华医学会编著，人民卫生出版社，2006），《临床技术操作规范·神经外科分册》（中华医学会编著，人民军医出版社，2007），《神经外科学》（人民卫生出版社，2008）。

1. 临床表现：可有头痛，视力减退，视力、视野缺损，闭经，泌乳，性功能减退，肢端肥大，Cushing 征等。

2. 辅助检查

（1）检查视力、视野。

（2）1 个月内鞍区 MRI T1、T2 平扫加强化（含垂体区放大扫描）。

(3) 头颅 CT。

3. 实验室检查：可出现内分泌激素水平异常。

> **释义**
>
> ■ 功能性垂体腺瘤多有垂体激素水平异常导致的症状，如闭经、泌乳，肢端肥大、库欣综合征等。无功能垂体腺瘤在女性发病初期可有月经不规律，闭经等，而在男性发病初期无明显症状体征，为查体时偶然发现。或肿瘤出现占位效应时出现头痛，视力下降或视野缺损。
>
> ■ 颅 MRI 平扫和增强可明确肿瘤的位置、大小以及和周围组织如垂体柄、颈内动脉等重要结构的关系。
>
> ■ 垂体激素水平检查能明确垂体腺瘤性质以及是否存在垂体功能低下。

## （三）选择治疗方案的依据

根据《临床诊疗指南·神经外科学分册》（中华医学会编著，人民卫生出版社，2006），《临床技术操作规范·神经外科分册》（中华医学会编著，人民军医出版社，2007），《神经外科学》（人民卫生出版社，2008）。

1. 手术：经蝶入路垂体腺瘤切除术。

2. 术后酌情行内分泌激素治疗。

3. 术后酌情行放射治疗。

> **释义**
>
> ■ 除垂体泌乳素腺瘤应首选药物治疗外，临床发现的垂体腺瘤特别是功能性垂体腺瘤患者，或无功能垂体腺瘤患者出现性功能异常或视力视野受损的表现，应首选手术治疗，应向患者解释各种治疗方法的利弊以共同制订治疗方案。根据各医疗机构的条件可选择经鼻蝶入路，也可以选择冠状入路开颅等方法；本路径仅适用于经鼻蝶入路，其他手术方式进入该病的其他路径。
>
> ■ 术后出现垂体功能低下的患者应予以对症激素替代治疗。
>
> ■ 对手术后有明显肿瘤残余难以再次手术切除的患者可以行放射治疗，包括伽马刀及常规放疗等。

## （四）标准住院日为 14 天

> **释义**
>
> ■ 垂体腺瘤患者入院后，常规检查，包括鞍区平扫加增强磁共振、垂体动态增强扫描及垂体激素检查等准备 1~3 天，术后恢复 7~11 天，总住院时间<14 天的均符合本路径要求。

## （五）进入路径标准

1. 第一诊断必须符合 ICD-10：C75.1/D09.302/D35.2/D44.3 垂体腺瘤疾病编码。

2. 当患者同时合并其他疾病，但住院期间不需特殊处理，也不影响第一诊断的临床路径实施时，可以进入路径。

> **释义**
>
> ■ 本路径适用于非侵袭性垂体腺瘤，当肿瘤巨大并以鞍上为主，或难以一次经鼻蝶窦入路手术切除，需要结合冠切经额开颅等其他手术入路时，不进入本路径。
>
> ■ 患者如果合并高血压、糖尿病、冠心病等其他慢性疾病，需要术前对症治疗时，如果不影响麻醉和手术，不影响术前准备的时间，可进入本路径。上述慢性疾病如果需要经治疗稳定后才能手术，术前准备过程先进入其他相应内科疾病的诊疗路径。

## （六）术前准备（术前评估）2~4 天

1. 必需的检查项目

（1）实验室检查：血常规、血型、尿常规、肝肾功能、血电解质、血糖、感染性疾病筛查、凝血功能。

（2）内分泌检查（可于住院前完成）：性激素六项（血清卵泡刺激素、促黄体生成素、催乳素、雌二醇、血清孕酮、血清睾酮），生长激素，IGF-1（肢端肥大症者），甲状腺功能检查（$T_3$、$T_4$、TSH、$FT_3$、$FT_4$），血清皮质醇（8am、5pm、12pm）。

（3）心电图、胸部 X 线平片，头颅正侧位 X 线片。

2. 根据患者病情可选择：24 小时尿游离皮质醇/17-羟皮质类固醇等。

> **释义**
>
> ■ 内分泌垂体激素水平检查包括：甲状腺功能（$T_3$、$T_4$、TSH、$FT_3$、$FT_4$），生长激素，ACTH，血清皮质醇，性激素六项（泌乳素、雌激素、孕激素、睾酮及 PSH、LH）。对功能性垂体腺瘤还应行 OGTT，IGF-1 或 24 小时尿游离皮质醇，大小剂量地塞米松抑制实验等相应检查。必查项目还包括鞍区平扫加增强 MRI；视力、视野检查。
>
> ■ 必查项目是确保手术治疗安全、有效开展的基础，术前必须完成。
>
> ■ 为缩短患者住院等待时间，检查项目可以在患者入院前于门诊完成。
>
> ■ 高龄患者或有心肺功能异常患者，术前根据病情增加心脏彩超、肺功能、血气分析等检查。

## （七）预防性抗菌药物选择与使用时机

1. 按照《抗菌药物临床应用指导原则》（卫医发〔2004〕285 号）选择用药。

2. 预防性用抗菌药物，时间为术前 30 分钟。经鼻蝶手术患者术后预防性使用抗菌药物 3 天。

3. 口服泼尼松 5mg tid×3d（术前垂体功能低下的患者，根据化验结果决定）。

> **释义**
>
> ■ 预防性用抗菌药物，时间为术前 30 分钟静脉应用。经鼻蝶手术患者术后静脉预防性应用抗菌药物 3 天。有脑脊液漏者术后静脉抗菌药物应用应适当延长。

■ 垂体腺瘤经鼻蝶窦入路手术属于Ⅱ类切口，但由于术中可能用到人工硬膜、术中止血材料，且经鼻蝶入路手术对手术室层流的无菌环境要求较高，一旦感染可导致严重后果。按规定适当预防性和术后应用抗菌药物，通常选用第一代或第二代头孢菌素。

## （八）手术日为入院第3~5天

1. 麻醉方式：全身麻醉。
2. 手术方式：经蝶/经额或其他入路垂体腺瘤切除术。
3. 手术内置物
（1）硬脑膜修补片（经蝶手术）。
（2）颅骨固定材料（开颅手术）。
4. 术中用药：抗菌药物、激素、止血剂、脱水药。
5. 输血：视术中情况决定。
6. 病理：冷冻（视情况而定），石蜡切片。

> **释义**
>
> ■ 本路径规定的经鼻蝶窦入路手术均是在全身麻醉下实施。
> ■ 对于缺损的鞍底，可根据情况用人工硬膜或自身筋膜修补。术前用抗菌药物参考《抗菌药物临床应用指导原则》执行。如手术时间过长，可于术中追加一次抗菌药物。
> ■ 术中酌情使用脱水药、止血药，必要时可选用抗癫痫药和糖皮质激素。
> ■ 手术是否输血依照术中出血量而定，术中检测血红蛋白素指标后必要时可输异体血。

## （九）术后住院恢复7~10天

1. 必须复查的检查项目：头部 MRI、视力视野、血常规、肝肾功能、血电解质，根据垂体腺瘤类型复查相关激素水平。
2. 术后常用药：抗菌药物，预防性使用抗癫痫药物，视病情使用治疗尿崩症状的相应药物。

> **释义**
>
> ■ 术后可根据患者恢复情况做必须复查的检查项目，并根据病情变化增加检查的频次。检查项目并不仅局限于路径中的项目，建议出院前可复查鞍区平扫加增强 MRI。出院前必须复查视力视野。
> ■ 术后用药不仅仅是抗菌药物，还应根据病情使用激素、治疗尿崩症的相应药物等。

## （十）出院标准

1. 切口愈合良好：切口无感染，无皮下积液（或门诊可以处理的少量积液）。
2. 无发热，无脑脊液鼻漏，已拔除鼻腔纱条。

3. 尿量正常，需逐渐停用治疗尿崩药物（1~2 周减量 1 次，争取 1~1.5 个月停药）。

4. 无需要住院处理的并发症和（或）合并症。

> **释义**
>
> ■ 主治医师应在患者出院前，通过复查各项检查并结合患者恢复情况决定其是否能出院。如果出现术后明显垂体功能低下、脑脊液鼻漏、难以控制的尿崩症、血电解质紊乱，颅内感染等需要继续留院治疗的情况，超出了路径所规定的时间，应先处理并发症，并符合出院条件后再准许患者出院。

## （十一）变异及原因分析

1. 根据患者病情安排相应的术前检查，可能延长住院时间，增加治疗费用。

（1）个别垂体微腺瘤须申请垂体动态强化磁共振检查。

（2）Cushing 病：需加做大、小剂量地塞米松抑制试验。

（3）生长激素腺瘤：需做葡萄糖抑制试验，查胰岛素样生长因子水平。

2. 手术切除一般作为首选的治疗方法。经鼻蝶路入路或者其他入路术式的选择以及是否选用内镜，需要根据垂体腺瘤大小、与周围血管及神经关系特点、术者经验和习惯、患者的一般状况等决定。

3. 泌乳素腺瘤的治疗，可以先行药物治疗，药物控制无效或不耐受药物者可考虑手术治疗。

4. 下列情况可考虑放射治疗：

（1）手术后残留。

（2）患者体质差或合并有其他系统疾病不能耐受手术者。放射治疗过程中，若出现瘤卒中、视力下降、失明，应立即停止放射治疗，手术挽救视力。

> **释义**
>
> ■ Cushing 病：需加做大、小剂量地塞米松抑制试验，必要时行奥曲肽显像或岩下窦取血。
>
> ■ 除垂体泌乳素腺瘤外，经鼻蝶窦入路手术切除一般作为首选的治疗方法。需要根据垂体腺瘤大小，与周围血管及神经关系特点等决定是否采用术中导航定位。
>
> ■ 对于术后垂体功能低下者，术后可采用激素替代治疗。
>
> ■ 术后随访，包括临床症状改善情况、内分泌学和影像学检查。
>
> ■ 术后继发脑脊液鼻漏、颅内感染和神经血管损伤等，严重者需要二次手术，导致住院时间延长、费用增加。
>
> ■ 出现变异的原因很多，除了包括路径中所描述的各种术后并发症，还包括医疗、护理、患者、环境等多方面的变异原因，为便于总结和在工作中不断完善和修订路径，应将变异原因归纳、总结，以便重新修订路径时作为参考。

**四、垂体腺瘤临床路径给药方案**

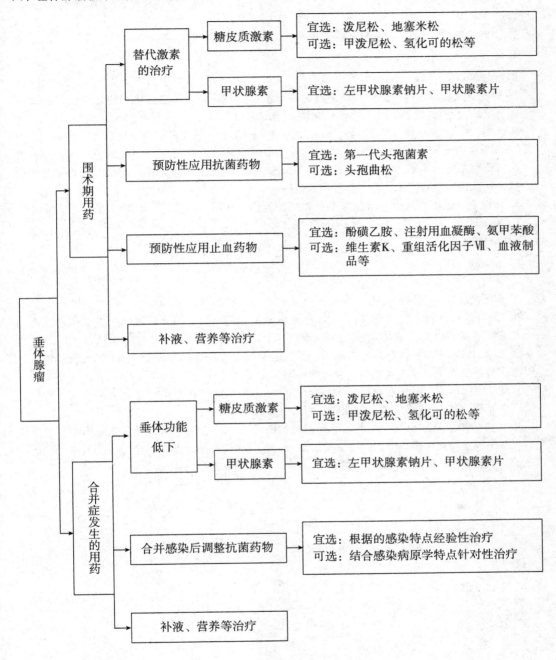

**【用药选择】**

1. 垂体功能低下的治疗：①糖皮质激素：一线用药为泼尼松、地塞米松、甲泼尼龙、氢化可的松等。从低剂量开始，根据需要逐步调整。如果 3 天治疗后效果满意，可低剂量维持激素用量。②甲状腺素：可选用左甲状腺素钠片、甲状腺素片小剂量维持。

2. 预防性应用抗菌药物：原则上应选择相对广谱、效果肯定（杀菌剂而非抑菌剂）、安全及价格相对低廉的抗菌药物。头孢菌素是最符合上述条件的，如果患者对青霉素过敏不宜使用头孢菌素时，针对葡萄球菌、链球菌可用克林霉素，针对革兰阴性杆菌可用氨曲南，大多两者联合应用。喹诺酮类一般不宜用作预防。

3. 止血药物的应用：任何止血药不能替代术中良好的止血。术后一般给予止血药物治疗3天。

【药学提示】

1. 糖皮质激素在具有以下疾病的患者中应该慎用或禁用。肾上腺皮质功能亢进症（Cushing综合征）；活动性结核，药物难以控制的感染如水痘、麻疹、流行性腮腺炎等；活动性消化道溃疡；糖尿病血糖难以控制者。应用激素时，应给予胃黏膜保护剂预防消化道溃疡。

2. 预防性应用抗菌药物能够降低手术部位感染的概率，但仍有较多因素影响手术部位或其他部位感染的发生率，应该采取综合预防措施，严格遵守无菌术原则。术后需要根据患者症状体征及检验检查结果，及时调整用药策略。

3. 止血药物的不良反应不同药物不尽相同，请参阅相关说明书，如出现不良反应，宜予以相应处理。

【注意事项】

1. 由于糖皮质激素的副作用，不宜超量应用。地塞米松剂量超过25mg/d时，激素毒性开始增加。

2. 预防性应用抗菌药物，应注意以下几方面：①给药的时机极为关键，应在切开鼻黏膜前30分钟（麻醉诱导时）开始给药，以保证在发生细菌污染之前血清及组织中的药物已达到有效浓度（>$MIC_{90}$）。不应在病房应召给药，而应在手术室给药。②应静脉给药，30分钟内滴完，不宜放在大瓶液体内慢慢滴入，否则达不到有效浓度。③血清和组织内抗菌药物有效浓度必须能够覆盖手术全过程。常用的头孢菌素血清半衰期为1～2小时，因此，如手术延长到3小时以上，或失血量超过1500ml，应补充一个剂量，必要时还可用第三次。如果选用半衰期长达7～8小时的头孢曲松，则无须追加剂量。

3. 止血药物主要分为以下几类，可根据病情酌情选择：作用于血管壁，如酚磺乙胺；作用于血小板，如血小板悬液；作用于凝血系统，包括血液制品，如新鲜血、冷冻血浆、凝血因子、维生素K、血凝酶等；抗纤溶系统药物，如氨甲苯酸等。

## 五、推荐表单

### （一）医师表单

#### 垂体腺瘤临床路径医师表单

适用对象：第一诊断为垂体腺瘤（ICD-10：C75.1/D09.302/D35.2/D44.3）

行经蝶入路垂体腺瘤切除术（ICD-9-CM-3：07.61/07.62/07.63）

| 患者姓名： | | 性别： 年龄： 门诊号： | 住院号： |
|---|---|---|---|
| 住院日期： 年 月 日 | | 出院日期： 年 月 日 | 标准住院日：10～14 天 |

| 时间 | 住院第 1 天 | 住院第 2～3 天 | 住院第 3～5 天（手术日） |
|---|---|---|---|
| 主要诊疗工作 | □ 询问病史及体格检查<br>□ 完成病历书写<br>□ 开化验单<br>□ 上级医师查房<br>□ 术前评估<br>□ 初步确定手术方式和日期 | □ 完成术前准备与术前评估，完成术前小结、术前讨论记录、上级医师查房记录<br>□ 根据患者病情确定手术方案<br>□ 完成必要的相关科室会诊<br>□ 术前有垂体功能低下的患者，需激素替代治疗 3 天（口服泼尼松 5mg tid）<br>□ 向患者和家属交代病情，签署手术同意书、自费协议书、输血同意书、委托书<br>□ 向患者和家属交代围术期注意事项 | □ 实施手术<br>□ 完成手术记录<br>□ 完成术后病程记录<br>□ 上级医师查房<br>□ 向患者及家属交代手术过程情况及注意事项 |
| 重点医嘱 | **长期医嘱**<br>□ 二级护理<br>□ 饮食（普食/糖尿病饮食/其他）<br>□ 激素替代（必要时）<br>**临时医嘱**<br>□ 化验检查（血尿常规，血型，肝肾功能+电解质+血糖，感染性疾病筛查，凝血功能）心电图，胸片<br>□ 内分泌检查：性激素六项，生长激素，IGF-1（肢端肥大症），甲功五项（$T_3$、$T_4$、TSH、$FT_3$、$FT_4$），血清皮质醇（8am、5pm、12pm）<br>□ 24 小时尿游离皮质醇/17-羟皮质类固醇（必要时）<br>□ 请眼科会诊（查视力、视野）<br>□ 头颅正侧位 X 线片<br>□ 鼻窦 CT（经鼻蝶入路者）<br>□ 1 个月内的头颅磁共振 T1、T2 平扫加强化<br>□ 肺功能、超声心动（视患者情况而定） | **长期医嘱**<br>□ 二级护理<br>□ 饮食（普食/糖尿病饮食/其他）<br>□ 患者既往基础用药<br>□ 口服泼尼松 5mg tid×3d（术前垂体功能低下患者）<br>□ 口服抗菌药物×3d（经蝶入路）<br>□ 抗菌药物眼液滴鼻 tid×3d（经蝶入路者）<br>**临时医嘱**<br>□ 术前医嘱：常规明日全身麻醉下行经蝶入路垂体腺瘤切除术<br>□ 术前禁食、禁水<br>□ 一次性导尿包<br>□ 其他特殊医嘱 | **长期医嘱**<br>□ 平卧位（术中无脑脊液漏者平卧 1～3 天，有脑脊液漏者平卧 1 周）<br>□ 次日改半流食/其他<br>□ 氧气吸入，心电监护<br>□ 记 24 小时出入量<br>□ 补液<br>□ 激素替代：氢化可的松 100mg iv q12h（经蝶）/地塞米松 5～10mg iv q12h（开颅）<br>□ 静脉抗菌药物（经蝶入路）<br>□ 控制血压和血糖<br>□ 必要时抑酸治疗（预防应激性溃疡药物）<br>**临时医嘱**<br>□ 抗菌药物（术前 0.5 小时用）<br>□ 氢化可的松 100mg（术中用）<br>□ 镇痛，镇吐<br>□ 查血常规、电解质、血气等，酌情对症处理<br>□ 治疗尿崩药物（尿崩症状时用）<br>□ 头颅 CT：肿瘤切除情况，除外颅内出血、硬脑膜外血肿等（酌情）<br>□ 其他特殊医嘱 |

续　表

| 时间 | 住院第 1 天 | 住院第 2~3 天 | 住院第 3~5 天（手术日） |
|---|---|---|---|
| 病情<br>变异<br>记录 | □无　□有，原因：<br>1.<br>2. | □无　□有，原因：<br>1.<br>2. | □无　□有，原因：<br>1.<br>2. |
| 医师<br>签名 |  |  |  |

| 时间 | 住院第 5~7 天<br>（术后第 1~2 天） | 住院第 6~13 天<br>（术后第 3~9 天） | 住院第 10~14 天<br>（出院日） |
|---|---|---|---|
| 主要诊疗工作 | □ 上级医师查房，观察病情变化<br>□ 完成常规病历书写<br>□ 注意意识状态、体温、尿量等，注意水电解质平衡，予对症处理<br>□ 注意视力变化<br>□ 复查头颅 MRI，确认肿瘤切除情况 | □ 上级医师查房，观察病情变化<br>□ 完成常规病历书写<br>□ 调整激素用量，逐渐减量<br>□ 经鼻蝶手术患者：拔除鼻腔碘仿纱条（无脑脊液漏者），有脑脊液漏者 7~10 天拔除<br>□ 经蝶手术患者：静脉抗菌药物改口服（无脑脊液漏者），有脑脊液漏者静脉抗菌药物使用 7 天<br>□ 多尿患者每日查电解质，注意水电解质平衡<br>□ 根据垂体腺瘤类型及临床症状，复查相关激素 | □ 上级医师查房，评估切口愈合情况，有无手术并发症，判断垂体腺瘤切除情况，是否需要进一步放射治疗，能否出院<br>□ 完成出院记录、病历首页、出院证明等<br>□ 向患者交代出院注意事项：复诊时间、地点、检查项目、紧急情况时的处理<br>□ 将"垂体腺瘤随访表"交患者 |
| 重点医嘱 | **长期医嘱**<br>□ 一级护理<br>□ 半流食<br>□ 氢化可的松 100mg iv q12h/或地塞米松 5~10mg iv q12h<br>□ 必要时应用抑酸药（预防应激性溃疡）<br>□ 抗菌药物应用 3 天（经蝶手术后）<br>□ 治疗尿崩药物（尿崩症状时使用）<br>□ 控制血压和血糖<br>**临时医嘱**<br>□ 补液：保持出入量平衡<br>□ 血清皮质醇/24 小时尿游离皮质醇（Cushing 病）<br>□ 电解质（尿多者） | **长期医嘱**<br>□ 泼尼松 5mg tid<br>□ 必要时应用抑酸药预防应激性溃疡<br>□ 经蝶手术无鼻漏停用抗菌药物<br>□ 治疗尿崩药物（尿崩症状时使用）<br>□ 控制血压和血糖等内科用药（口服）<br>**临时医嘱**<br>□ 经鼻蝶手术患者：拔除鼻腔碘仿纱条（无脑脊液漏者），有脑脊液漏者 7~10 天拔除<br>□ 相关激素水平（垂体腺瘤类型） | **出院医嘱**<br>□ 出院带药<br>□ 激素替代治疗，逐渐减量（酌情）<br>□ 残余肿瘤放射治疗（酌情）<br>□ 术后 1 个月门诊复查 |
| 病情变异记录 | □ 无　□ 有，原因：<br>1.<br>2. | □ 无　□ 有，原因：<br>1.<br>2. | □ 无　□ 有，原因：<br>1.<br>2. |
| 医师签名 | | | |

## （二）护士表单

### 垂体腺瘤临床路径护士表单

适用对象：第一诊断为垂体腺瘤（ICD-10：C75.1/D09.302/D35.2/D44.3）

行经蝶入路垂体腺瘤切除术（ICD-9-CM-3：07.61/07.62/07.63）

| 患者姓名： | 性别：　　年龄：　　门诊号： | 住院号： |
|---|---|---|
| 住院日期：　　年　月　日 | 出院日期：　　年　月　日 | 标准住院日：10～14 天 |

| 时间 | 住院第 1 天 | 住院第 2～3 天 | 住院第 3～5 天（手术日） |
|---|---|---|---|
| 健康宣教 | □ 介绍主管医师、护士<br>□ 介绍医院内相关制度<br>□ 介绍环境、设施<br>□ 介绍住院注意事项<br>□ 介绍疾病知识 | □ 介绍术前准备（备皮、配血）及手术过程<br>□ 术前用药的药理作用及注意事项<br>□ 告知术前禁食、洗浴、物品的准备<br>□ 告知签字及麻醉科访视宜<br>□ 使用药品的宣教<br>□ 强调术前陪伴及探视制度 | □ 介绍术后注意事项<br>□ 告知体位要求<br>□ 告知陪伴及探视制度<br>□ 告知术后疼痛处理<br>□ 告知手术当天禁食、禁水 |
| 护理处置 | □ 核对患者，佩戴腕带<br>□ 建立入院护理病历<br>□ 卫生处置：剃头、剪指（趾）甲、沐浴，更换病号服<br>□ 遵医嘱完成特殊检查<br>□ 了解患者基础疾病，遵医嘱予以对应处理或检测 | □ 协助完善相关检查，做好解释说明<br>□ 遵医嘱完成治疗及用药 | □ 送手术<br>核对患者并摘除衣物，保护患者<br>核对资料及带药<br>填写手术交接单<br>□ 接手术<br>核对患者及资料填写手术交接单<br>□ 术后<br>核对患者及资料填写手术交接单<br>遵医嘱完成治疗、用药 |
| 基础护理 | □ 三级护理（生活不能完全自理患者予以二级护理）<br>□ 晨、晚间护理<br>□ 患者安全管理<br>□ 心理护理 | □ 三级护理（生活不能完全自理患者予以二级护理）<br>□ 晨、晚间护理<br>□ 患者安全管理<br>□ 心理护理 | □ 特级护理<br>□ 晨、晚间护理<br>□ 协助生活护理<br>□ 指导患者采取正确体位<br>□ 六洁到位<br>□ 安全护理措施到位<br>□ 心理护理 |
| 专科护理 | □ 护理查体<br>□ 瞳孔、意识监测 | □ 指导患者经口呼吸 | □ 观察患者生命体征、意识、视力、伤口敷料、肢体活动。<br>□ 准确记录 24 小时出入量，观察每小时尿量<br>□ 指导患者经口护理<br>□ 尿管护理 |

续　表

| 时间 | 住院第 1 天 | 住院第 2~3 天 | 住院第 3~5 天（手术日） |
|---|---|---|---|
| 重点<br>医嘱 | □ 详见医嘱执行单 | □ 详见医嘱执行单 | □ 详见医嘱执行单 |
| 病情<br>变异<br>记录 | □ 无　□ 有，原因：<br>1.<br>2. | □ 无　□ 有，原因：<br>1.<br>2. | □ 无　□ 有，原因：<br>1.<br>2. |
| 护士<br>签名 | | | |

| 时间 | 住院第 5~7 天<br>（手术第 1~2 天） | 住院第 6~13 天<br>（术后第 3~9 天） | 住院第 10~14 天<br>（出院日） |
|---|---|---|---|
| 健康宣教 | □ 饮食指导<br>□ 评价以前宣教效果<br>□ 相关检查及化验的目的及注意事项<br>□ 术后用药指导 | □ 下地活动注意事项（无脑脊液鼻漏者）<br>□ 拔出鼻纱条、尿管（无脊液鼻漏者）后注意事项<br>□ 安全指导 | □ 指导办理出院手续<br>□ 定时复查<br>□ 出院带药服用方法<br>□ 注意休息<br>□ 饮食指导，记录 24 小时出入量<br>□ 出现恶心、呕吐、全身无力等症状及时就诊 |
| 护理处置 | □ 遵医嘱完成治疗、用药<br>□ 遵医嘱完成相关检查<br>□ 根据病情测量生命体征<br>□ 夹闭尿管，锻炼膀胱功能 | □ 遵医嘱完成治疗<br>□ 遵医嘱完成相关检查 | □ 办理出院手续<br>□ 书写出院小结 |
| 基础护理 | □ 特级护理<br>□ 晨、晚间护理<br>□ 协助生活护理<br>□ 安全护理措施到位<br>□ 尿便护理<br>□ 心理护理 | □ 一级~三级护理<br>□ 晨、晚间护理<br>□ 指导生活护理<br>□ 安全护理措施到位<br>□ 尿便护理<br>□ 心理护理 | □ 三级护理<br>□ 晨、晚间护理<br>□ 安全护理措施到位<br>□ 心理护理 |
| 专科护理 | □ 观察患者生命体征、意识、伤口敷料、视力变化<br>□ 准确记录 24 小时出入量，观察每小时尿量<br>□ 指导患者预防脑脊液鼻漏发生<br>□ 指导肢体功能锻炼 | □ 观察出入量情况<br>□ 观察鼻腔分泌物<br>□ 指导功能锻炼 | □ 观察尿量情况<br>□ 观察病情变化 |
| 重点医嘱 | □ 详见医嘱执行单 | □ 详见医嘱执行单 | □ 详见医嘱执行单 |
| 病情变异记录 | □ 无　□ 有，原因：<br>1.<br>2.<br>3. | □ 无　□ 有，原因：<br>1.<br>2.<br>3. | □ 无　□ 有，原因：<br>1.<br>2.<br>3. |
| 护士签名 | | | |

## （三）患者表单

### 垂体腺瘤临床路径患者表单

适用对象：第一诊断为垂体腺瘤（ICD-10：C75.1/D09.302/D35.2/D44.3）
　　　　　行经蝶入路垂体腺瘤切除术（ICD-9-CM-3：07.61/07.62/07.63）

| 患者姓名： | 性别： 年龄： 门诊号： | 住院号： |
|---|---|---|
| 住院日期： 年 月 日 | 出院日期： 年 月 日 | 标准住院日：10～14 天 |

| 时间 | 住院第 1 天 | 住院第 2～3 天 | 住院第 3～5 天（手术日） |
|---|---|---|---|
| 监测 | □ 测量生命体征、体重 | □ 测量生命体征（1 次/日） | □ 清晨测量生命体征<br>□ 每小时尿量，24 小时出入量 |
| 医患配合 | □ 护士行入院护理评估（简单询问病史）<br>□ 接受介绍相关制度<br>□ 医师询问现病史、既往病史、用药情况，收集资料并进行体格检查<br>□ 环境介绍<br>□ 配合完善术前相关化验、检查<br>□ 疾病知识、临床表现、治疗方法 | □ 术前宣教<br>术前用物准备：奶瓶、湿巾等<br>手术室接患者，配合核对<br>医师与患者及家属介绍病情及手术谈话<br>手术时家属在等候区等候探视及陪伴制度<br>配合倒床 | □ 术后宣教<br>术后体位：麻醉未醒时平卧；清醒后，4～6 小时无不适反应可头高位或根据医嘱。脑脊液鼻漏者遵医嘱平卧<br>予监护设备、吸氧<br>配合护士定时监测生命体征、瞳孔、肢体活动、伤口敷料等<br>疼痛的注意事项及处理<br>告知医护不适主诉<br>遵守陪伴及探视制度 |
| 重点诊疗及检查 | **重点诊疗**<br>□ 三级护理<br>□ 既往基础用药<br>**重要检查**<br>□ 化验检查、心电图、X 线胸片<br>□ 内分泌检查：性激素六项、生长激素、甲功五项、血清皮质醇等<br>□ 24 小时尿游离皮质醇/17-羟皮质类固醇（必要时）<br>□ 请眼科会诊（查视力、视野）<br>□ 头颅正侧位 X 线片<br>□ 鼻窦 CT（经鼻蝶入路者）<br>□ 1 个月内的头颅磁共振平扫加强化<br>□ 肺功能、超声心动（视情况而定） | **重点诊疗**<br>□ 三级护理<br>□ 术前激素替代治疗，口服抗菌药物，抗菌药物眼液滴鼻<br>**术前准备**<br>□ 备皮（剪鼻毛）<br>□ 配血、药物灌肠<br>□ 术前签字<br>□ 沐浴，保持皮肤清洁 | **重点诊疗**<br>□ 特级护理<br>□ 予监护设备、吸氧<br>□ 用药：抗菌药物、止血、抑酸、激素、补液药物的应用<br>□ 护士协助记录出入量、每小时尿量<br>**重要检查**<br>□ CT（必要时） |
| 饮食活动 | □ 术前普食<br>□ 正常活动 | □ 术前 12 小时禁食、禁水<br>□ 正常活动 | □ 禁食、禁水<br>□ 卧床休息，自主体位 |

| 时间 | 住院第 5~7 天（术后第 1~2 天） | 住院第 6~13 天（术后第 3~9 天） | 住院第 10~14 天（出院日） |
|---|---|---|---|
| 监测 | □ 根据病情测量生命体征<br>□ 每小时尿量，24 小时出入量 | □ 根据病情测量生命体征<br>□ 监测 24 小时出入量 | □ 根据病情测生命体征<br>□ 监测 24 小时出入量 |
| 医患配合 | □ 医师定时查房护士按时巡视，了解病情<br>□ 配合意识、瞳孔、视力、肢体活动的观察<br>□ 护士行晨、晚间护理<br>□ 护士协助或指导生活护理<br>□ 配合监测出入量<br>□ 遵守探视及陪伴制度<br>□ 配合完成相关检查及化验 | □ 医师定时查房护士按时巡视，了解病情<br>□ 配合拔出鼻纱条及尿管（无脑脊液漏者）<br>□ 护士行晨、晚间护理<br>□ 护士协助或指导生活护理<br>□ 活动注意事项<br>□ 配合监测出入量<br>□ 遵守探视及陪伴制度<br>□ 配合完成相关检查及化验 | □ 护士行晨、晚间护理<br>□ 观察鼻腔情况<br>**出院宣教**<br>□ 接受出院前宣教，学习出院注意事项<br>□ 了解复查程序<br>□ 办理出院手续，取出院带药<br>□ 收拾物品，准备出院<br>□ 掌握出院带药服用说明 |
| 重点诊疗及检查 | **重点诊疗**<br>□ 特级护理<br>□ 予监护设备、吸氧<br>□ 用药：抗菌药物、止血、抑酸、激素、补液药物的应用<br>□ 护士协助记录出入量、每小时尿量<br>**重要检查**<br>□ 监测血常规、电解质<br>□ 复查头颅 MRI | **重点诊疗**<br>□ 一级~三级护理<br>□ 口服抗菌药物及激素<br>□ 护士协助记录出入量<br>**重要检查**<br>□ 监测血常规、电解质<br>□ 复查相关激素 | **重点诊疗**<br>□ 三级护理<br>□ 残余肿瘤放射治疗（酌情） |
| 饮食活动 | □ 由流食逐渐过渡到普食（禁食利尿食物）<br>□ 床上行肢体功能锻炼 | □ 普食（禁食利尿食物）<br>□ 正常活动 | □ 普食（禁食利尿食物）<br>□ 正常活动 |

## 附：原表单（2009 年版）

### 垂体腺瘤临床路径表单

适用对象：第一诊断为垂体腺瘤（ICD-10：C75.1/D09.302/D35.2/D44.3）

行经蝶/经额或其他入路垂体腺瘤切除术（ICD-9-CM-3：07.61/07.62/07.63）

| 患者姓名： | 性别：　　年龄：　　门诊号： | 住院号： |
| --- | --- | --- |
| 住院日期：　　年　月　日 | 出院日期：　　年　月　日 | 标准住院日：10～14 天 |

| 时间 | 住院第 1 天 | 住院第 2～3 天 | 住院第 3～5 天（手术日） |
| --- | --- | --- | --- |
| 主要诊疗工作 | □ 询问病史及体格检查<br>□ 完成病历书写<br>□ 开化验单<br>□ 上级医师查房<br>□ 术前评估<br>□ 初步确定手术方式和日期 | □ 完成术前准备与术前评估，完成术前小结、术前讨论记录、上级医师查房记录<br>□ 根据患者病情确定手术方案<br>□ 完成必要的相关科室会诊<br>□ 术前有垂体功能低下的患者，需激素替代治疗 3 天（口服泼尼松 5mg tid）<br>□ 向患者和家属交代病情，签署手术同意书、自费协议书、输血同意书、委托书<br>□ 向患者和家属交代围术期注意事项 | □ 实施手术<br>□ 完成手术记录<br>□ 完成术后病程记录<br>□ 上级医师查房<br>□ 向患者及家属交代手术过程情况及注意事项 |
| 重点医嘱 | **长期医嘱**<br>□ 二级护理<br>□ 饮食（普食/糖尿病饮食/其他）<br>□ 激素替代（必要时）<br>**临时医嘱**<br>□ 化验检查（血尿常规，血型，肝肾功能+电解质+血糖，感染性疾病筛查，凝血功能）心电图，胸片<br>□ 内分泌检查：性激素六项，生长激素，IGF-1（肢端肥大症），甲功五项（$T_3$、$T_4$、TSH、$FT_3$、$FT_4$），血清皮质醇（8am、5pm、12pm）<br>□ 24 小时尿游离皮质醇/17-羟皮质类固醇（必要时）<br>□ 请眼科会诊（查视力、视野）<br>□ 头颅正侧位 X 线片<br>□ 鼻窦 CT（经鼻蝶入路者）<br>□ 1 个月内的头颅磁共振 T1、T2 平扫加强化<br>□ 肺功能、超声心动（视患者情况而定） | **长期医嘱**<br>□ 二级护理<br>□ 饮食（普食/糖尿病饮食/其他）<br>□ 患者既往基础用药<br>□ 口服泼尼松 5mg tid×3d（术前垂体功能低下患者）<br>□ 口服抗菌药物（经蝶入路）<br>□ 抗菌药物眼液滴鼻 tid×3d（经蝶入路者）<br>**临时医嘱**<br>□ 术前医嘱：常规明日全身麻醉下行经蝶/经额/其他入路垂体腺瘤切除术<br>□ 术前禁食、禁水<br>□ 一次性导尿包<br>□ 其他特殊医嘱 | **长期医嘱**<br>□ 平卧位（术中无脑脊液漏者平卧 1～3 天，有脑脊液漏者平卧一周）<br>□ 次日改半流食/其他<br>□ 氧气吸入，心电监护<br>□ 记 24 小时出入量<br>□ 补液<br>□ 激素替代：氢化可的松 100mg iv q12h（经蝶）/地塞米松 5～10mg iv q12h（开颅）<br>□ 静脉抗菌药物（经蝶入路）<br>□ 控制血压和血糖<br>□ 必要时抑酸治疗（预防应激性溃疡药物）<br>**临时医嘱**<br>□ 抗菌药物（术前 0.5 小时用）<br>□ 氢化可的松 100mg（术中用）<br>□ 镇痛，镇吐<br>□ 查血常规、电解质、血气等，酌情对症处理<br>□ 治疗尿崩药物（尿崩症状时用）<br>□ 头颅 CT：肿瘤切除情况，除外颅内出血、硬脑膜外血肿等（酌情）<br>□ 其他特殊医嘱 |

续　表

| 时间 | 住院第1天 | 住院第2~3天 | 住院第3~5天（手术日） |
|------|-----------|-------------|----------------------|
| 主要护理工作 | □ 介绍病房环境、设施和设备<br>□ 入院护理评估 | □ 宣教、备皮等术前准备<br>□ 提醒患者明晨禁食、禁水 | □ 随时观察患者病情变<br>□ 术后心理和生活护理 |
| 病情变异记录 | □ 无　□ 有，原因：<br>1.<br>2. | □ 无　□ 有，原因：<br>1.<br>2. | □ 无　□ 有，原因：<br>1.<br>2. |
| 护士签名 | | | |
| 医师签名 | | | |

| 时间 | 住院第 5~7 天<br>（术后第 1~2 天） | 住院第 6~13 天<br>（术后第 3~9 天） | 住院第 10~14 天<br>（出院日） |
|---|---|---|---|
| 主要诊疗工作 | □ 上级医师查房，观察病情变化<br>□ 完成常规病历书写<br>□ 注意意识状态、体温、尿量等，注意水电解质平衡，予对症处理<br>□ 注意视力变化<br>□ 复查头颅 MRI，确认肿瘤切除情况 | □ 上级医师查房，观察病情变化<br>□ 完成常规病历书写<br>□ 调整激素用量，逐渐减量<br>□ 经鼻蝶手术患者：拔除鼻腔碘仿纱条（无脑脊液漏者）；有脑脊液漏者 7~10 天拔除<br>□ 经蝶手术患者：静脉抗菌药物改口服（无脑脊液漏者），有脑脊液漏者静脉抗菌药物使用 7 天<br>□ 多尿患者每日查电解质，注意水电解质平衡<br>□ 根据垂体腺瘤类型及临床症状，复查相关激素 | □ 上级医师查房，评估切口愈合情况，有无手术并发症，判断垂体腺瘤切除情况，是否需要进一步放射治疗，能否出院<br>□ 完成出院记录、病历首页、出院证明等<br>□ 向患者交代出院注意事项：复诊时间、地点、检查项目、紧急情况时的处理<br>□ 将"垂体腺瘤随访表"交患者 |
| 重点医嘱 | **长期医嘱**<br>□ 一级护理<br>□ 半流食<br>□ 氢化可的松 100mg iv q12h/ 或地塞米松 5~10mg iv q12h<br>□ 必要时应用抑酸药（预防应激性溃疡）<br>□ 抗菌药物应用 3 天（经蝶手术后）<br>□ 治疗尿崩药物（尿崩症状时使用）<br>□ 控制血压和血糖<br>**临时医嘱**<br>□ 补液：保持出入量平衡<br>□ 血清皮质醇/ 24 小时尿游离皮质醇（Cushing 病）<br>□ 电解质（尿多者） | **长期医嘱**<br>□ 泼尼松 5mg tid<br>□ 必要时应用抑酸药预防应激性溃疡<br>□ 经蝶手术无鼻漏停用抗菌药物<br>□ 治疗尿崩药物（尿崩症状时使用）<br>□ 控制血压和血糖等内科用药（口服）<br>**临时医嘱**<br>□ 经鼻蝶手术患者：拔除鼻腔碘仿纱条（无脑脊液漏者），有脑脊液漏者 7~10 天拔除<br>□ 经额手术拆线（5 天）<br>□ 相关激素水平（垂体腺瘤类型） | **出院医嘱**<br>□ 出院带药<br>□ 激素替代治疗，逐渐减量（酌情）<br>□ 残余肿瘤放射治疗（酌情）<br>□ 术后 1 个月耳鼻喉科门诊进行鼻内镜检查 |
| 主要护理工作 | □ 随时观察患者情况<br>□ 术后心理与生活护理 | □ 随时观察患者情况<br>□ 术后心理与生活护理 | □ 指导患者办理出院手续 |
| 病情变异记录 | □ 无　□ 有，原因：<br>1.<br>2. | □ 无　□ 有，原因：<br>1.<br>2. | □ 无　□ 有，原因：<br>1.<br>2. |
| 护士签名 | | | |
| 医师签名 | | | |

# 第十一章

# 大脑半球胶质瘤临床路径释义

## 一、大脑半球胶质瘤编码

1. 卫计委原编码

疾病名称及编码：大脑半球胶质瘤（ICD-10：C71/D43.0/D43.2）

手术操作名称及编码：幕上开颅大脑半球胶质瘤切除术（ICD-9-CM-3：01.52-01.59）

2. 修改编码

疾病名称及编码：大脑半球胶质瘤（ICD-10：C71/D43.0/D43.2）

神经胶质瘤（ICD-10：M938-M948）

手术操作名称及编码：幕上开颅大脑半球胶质瘤切除术（ICD-9-CM-3：01.52-01.59）

## 二、临床路径检索方法

（C71/D43.0/D43.2）+（M938-M948）伴（01.52-01.59）

## 三、大脑半球胶质瘤临床路径标准住院流程

### （一）适用对象

第一诊断为大脑半球胶质瘤（ICD-10：C71/D43.0-D43.2）。

行幕上开颅大脑半球胶质瘤切除术（ICD-9-CM-3：01.52-01.59）。

> **释义**
>
> ■ 适用对象编码：
>
> | C71 | 脑恶性肿瘤 |
> | --- | --- |
> | C71. - | 星形细胞瘤 |
> | C71.0 | 大脑恶性肿瘤，除外脑叶和脑室 |
> | C71.001 | 大脑恶性肿瘤 |
> | C71.002 | 大脑神经胶质瘤病 |
> | C71.003 | 胶质恶性细胞瘤 |
> | C71.004 | 胼胝体恶性肿瘤 |
> | C71.1 | 额叶恶性肿瘤 |
> | C71.101 | 额叶恶性肿瘤 |
> | C71.102 | 额叶复发性恶性肿瘤 |
> | C71.2 | 颞叶恶性肿瘤 |
> | C71.201 | 颞叶恶性肿瘤 |
> | C71.202 | 颞叶复发性恶性肿瘤 |

续表

| | |
|---|---|
| C71.3 | 顶叶恶性肿瘤 |
| C71.301 | 顶叶恶性肿瘤 |
| C71.4 | 枕叶恶性肿瘤 |
| C71.401 | 枕叶恶性肿瘤 |
| C71.402 | 枕叶复发性恶性肿瘤 |
| C71.8 | 脑交搭跨越的损害 |
| C71.801 | 顶枕叶恶性肿瘤 |
| C71.802 | 额顶叶恶性肿瘤 |
| C71.803 | 额颞顶叶恶性肿瘤 |
| C71.805 | 顶颞叶恶性肿瘤 |
| C71.806 | 额颞叶恶性肿瘤 |
| C71.9 | 脑恶性肿瘤，未特指 |
| C71.902 | 颅内恶性肿瘤 |
| C71.903 | 脑恶性肿瘤 |
| D43.0 | 脑，幕上的动态未定或动态未知的肿瘤 |
| D43.001 | 枕叶交界恶性肿瘤 |
| D43.002 | 颞叶交界恶性肿瘤 |
| D43.2 | 脑动态未定或动态未知的肿瘤，未特指 |
| D43.201 | 颅内交界恶性肿瘤 |
| D43.202 | 脑交界恶性肿瘤 |
| D43.203 | 脑瘤 |
| D43.204 | 脑交界性恶性肿瘤 |
| 01.52001 | 大脑半球切除术 |
| 01.53001 | 额叶切除术 |
| 01.53003 | 颞叶切除术 |
| 01.59003 | 大脑病损切除术 |
| 01.59007 | 顶叶病损切除术 |
| 01.59008 | 额叶病损切除术 |
| 01.59012 | 经顶脑病损切除术 |
| 01.59013 | 经额脑病损切除术 |
| 01.59014 | 经颞脑病损切除术 |
| 01.59016 | 经翼点脑病损切除术 |
| 01.59017 | 经枕脑病损切除术 |
| 01.59019 | 颅底病损切除术 |
| 01.59025 | 胼胝体病损切除术 |
| 01.59030 | 颅中窝底病损切除术 |

■ 本路径适用对象为大脑半球胶质瘤，包括额叶、颞叶、顶叶、枕叶、岛叶及胼胝体胶质瘤。不包括间脑、脑干、小脑、脑室内胶质瘤。

■ 根据胶质瘤解剖部位的不同，大脑半球胶质瘤的手术入路也各不相同，各脑叶胶质瘤入路可根据常规手术入路完成，各单位可根据本单位所熟悉的手术入路结合肿瘤部位做出不同部位肿瘤行不同手术入路的临床路径。

### （二）诊断依据

根据《临床诊疗指南·神经外科学分册》（中华医学会编著，人民卫生出版社，2006）、《临床技术操作规范·神经外科分册》（中华医学会编著，人民军医出版社，2007）、《王忠诚神经外科学》（王忠诚主编，湖北科学技术出版社，2005）、《神经外科学》（赵继宗主编，人民卫生出版社，2007）。

1. 临床表现：依病变所在部位及性质不同而表现各异；肿瘤体积增大或周围水肿引起慢性颅压增高表现，主要为头痛、恶心、呕吐等；肿瘤位于大脑半球，位于功能区或其附近，可早期出现神经系统定位体征。

（1）精神症状：主要表现有人格改变和记忆力减退，如反应迟钝、生活懒散、近记忆力减退、判断能力差；亦可有脾气暴躁、易激动或欣快等。

（2）癫痫发作：包括全身性及局限性发作。发作多由一侧肢体开始的抽搐，部分患者表现为发作性感觉异常。

（3）锥体束损伤：肿瘤对侧半身或单一肢体力弱渐瘫痪。病初为一侧腹壁反射减弱或消失。继而病变对侧腱反射亢进、肌张力增加和病理反射阳性。

（4）感觉异常：主要表现为皮质觉障碍，如肿瘤对侧肢体的关节位置觉、两点辨别觉、图形觉、实体感觉等障碍。

（5）失语和视野改变：如肿瘤位于优势半球额下回后部和颞枕叶深部，可出现相应表现。

2. 辅助检查：主要依据 CT、MRI，多数低级别胶质瘤的 CT、MRI 检查显示病灶不增强，CT 扫描通常表现为低密度，MRI 的 T1 加权像为低信号；一些恶性胶质瘤表现为可被强化，T2 加权像为高信号且范围超过肿瘤的边界；胶质母细胞瘤环形增强，中央为坏死区域。

为进一步术前评估，根据患者病情可行磁共振波谱（MRS）、功能磁共振（fMRI）、正电子发射计算机断层显像（PET）、弥散张量成像（DTI）、弥散成像（DWI）、脑磁图（MEG）、脑电图、电生理等检查。

> **释义**
>
> ■ 胶质瘤患者术前不能得到明确诊断（病理诊断为最终诊断），诊断依据是将疾病纳入路径的初步筛选标准，由于肿瘤解剖部位、肿瘤大小及周边水肿程度的不同，大脑半球胶质瘤的临床表现各异，上述症状及检查结果可能单独出现，也可能联合出现，都是进入路径的符合条件，如出现非特异不典型症状和表现，与上述内容不符合，但经临床分析考虑是胶质瘤，同样可以进入路径。
>
> ■ 影像学检查是初步诊断的依据，上述 CT 及 MRI 表现是常见的胶质瘤表现，一些胶质瘤也可有囊变、钙化等表现，胶质瘤因级别和分型不同，影像学表现各异，临床上倾向于胶质瘤，同时治疗方案拟按照胶质瘤进行的，同样可进入路径。一些

低级别胶质瘤经观察或可疑胶质瘤经抗炎试验性治疗无效者，再次入院治疗时同样可进入路径。

　■ 在不能确诊的情况下，磁共振波谱分析、功能磁共振等检查手段是进一步明确诊断的有利帮助，但不是必须选择和完成的项目，诊断比较明确的情况下可不行这些检查，根据各单位具体情况而定。

### （三）治疗方案的选择

根据《临床诊疗指南·神经外科学分册》（中华医学会编著，人民卫生出版社，2006）、《临床技术操作规范·神经外科分册》（中华医学会编著，人民军医出版社，2007）、《王忠诚神经外科学》（王忠诚主编，湖北科学技术出版社，2005）、《神经外科学》（赵继宗主编，人民卫生出版社，2007）。

1. 临床诊断为大脑半球胶质瘤，有颅内压增高症状或局灶性症状者需手术治疗，手术方法为幕上开颅肿瘤切除术。

2. 低级别（Ⅰ～Ⅱ级）大脑半球胶质瘤，下列情况应当考虑手术治疗：

（1）临床和影像学资料不能获得确切诊断的患者，建议行手术活检或部分切除以确立诊断。

（2）肿瘤巨大或占位效应明显，有导致脑疝的可能。

（3）治疗难治性癫痫。

（4）为推迟辅助性治疗及其对儿童的副作用（尤其是年龄<5 岁的患儿）。

（5）对于大多数浸润生长的大脑半球胶质瘤外科手术无法治愈，这些肿瘤中多数不能完全切除，在条件允许的情况下尽量切除肿瘤可改善预后。

3. 手术风险较大者（高龄、妊娠期、合并较严重内科疾病），需向患者或家属交代病情；如不同意手术，应当充分告知风险，履行签字手续，并予严密观察。

> **释义**
>
> 　■ 进入路径的患者应尽可能按照以上治疗方案进行治疗，但以上方案的选择不是胶质瘤临床治疗指南，当患者最佳治疗选择方案不符合上述方案时，应及时退出路径，安排最佳治疗。
>
> 　■ 临床无症状的患者，诊断比较明确的情况下也应考虑手术治疗，告知患者及家属疾病的转归和预后，经患者家属同意选择手术治疗后，可进入路径。
>
> 　■ 因病情复杂、出现患者本身的原因或医疗条件的限制不适合采用高难度的手术入路手术的患者，要向患者提供其他治疗方式的选择，履行医师的告知义务和患者对该病的知情权。
>
> 　■ 本病是限期手术，当出现急性颅内压增高、梗阻性脑积水、瘤卒中等情况导致患者急性发病且有生命危险的情况下，可行急诊手术，同样在本路径范畴。
>
> 　■ 大脑半球胶质瘤术前需要采用放疗等辅助治疗方案的患者，如辅助治疗方案周期较长，不进入路径。有特殊临床试验研究计划（具有国家或国际临床试验中心注册的临床试验）的患者可不进入路径。

## （四）标准住院日为≤14 天

> **释义**
>
> ■ 进入路径的大脑半球胶质瘤患者如不出现退出路径的相关因素，入院常规检查、手术治疗、术后恢复的总住院时间应≤14 天。

## （五）进入路径标准

1. 第一诊断必须符合 ICD-10 ：C71/D43.0/D43.2 大脑半球胶质瘤疾病编码。
2. 当患者同时具有其他疾病诊断，但在住院期间不需特殊处理、不影响第一诊断的临床路径流程实施时，可以进入路径。

> **释义**
>
> ■ 本路径适用于单纯的大脑半球胶质瘤，包括额叶、颞叶、顶叶、枕叶、岛叶及胼胝体胶质瘤。不包括间脑、脑干、小脑、脑室内胶质瘤。
>
> ■ 患者如果合并高血压、糖尿病、冠心病、慢性阻塞性肺气肿、慢性肾病等其他慢性疾病，需要术前对症治疗时，如果不影响麻醉和手术，不影响术前准备的时间，可进入本路径。上述慢性疾病如果需要经治疗稳定后才能手术或抗凝、抗血小板治疗等，术前需特殊准备的，先进入其他相应内科疾病的诊疗路径。

## （六）术前准备 3 天

1. 必需的检查项目
（1）血常规、尿常规、血型。
（2）凝血功能、肝肾功能、血电解质、血糖、感染性疾病筛查（乙型肝炎、丙型肝炎、艾滋病、梅毒等）。
（3）心电图、胸部 X 线平片。
（4）头颅 CT。
（5）头颅 MRI。
2. 根据肿瘤部位和临床表现行针对性检查：如视力视野检查、脑电图、脑皮层/脑干诱发电位等检查。
3. 根据患者病情，必要时行心、肺功能、神经电生理检查和认知功能评定；为进一步完善术前评估，可行 MRS、fMRI、PET、DTI、DWI、MEG 等检查。

> **释义**
>
> ■ "必查项目"是确保手术治疗安全、有效开展的基础，术前必须完成。
>
> ■ 评价患者全身状态需要"必需项目"以外的检查项目时，如心脏彩超、肺功能测定等应合理安排，在术前 3 天内完成。
>
> ■ 为缩短患者住院等待时间，检查项目可以在患者入院前于门诊完成。
>
> ■ 专科的"针对性检查"是术前术后评估和进一步诊断的辅助手段，根据患者情况个体化选择。

## （七）预防性抗菌药物选择与使用时机

1. 按照《抗菌药物临床应用指导原则》（卫医发〔2004〕285 号）选择用药。建议使用第一、第二代头孢菌素，头孢曲松等；明确感染患者，可根据药敏试验结果调整抗菌药物。
2. 预防性使用抗菌药物，时间为术前 30 分钟。

**释义**

■ 大脑半球胶质瘤手术属于 I 类切口，但由于术中可能用到人工止血材料、颅骨固定装置，且开颅手术对手术室层流的无菌环境要求较高，一旦感染可导致严重后果。因此可按规定适当预防性和术后应用抗菌药物，建议使用第一、第二代透过血脑屏障好的头孢菌素，如特殊需要或根据各单位的常住菌群和抗菌药物敏感情况可选择第三代头孢菌素或其他类抗菌药物。用药时间和频率为术前 30 分钟单次使用。

## （八）手术日为入院后 ≤4 天

1. 麻醉方式：全身麻醉。
2. 手术方式：幕上开颅大脑半球胶质瘤切除术；根据患者病情，术中可选用手术相关设备包括：神经导航系统、神经电生理监测、B 型超声波探查、超声吸引器系统等。
3. 手术置入物：颅骨、硬脑膜修复材料，颅骨固定材料，止血材料、引流管系统。
4. 术中用药：激素、脱水药、抗菌药物，关颅时应用抗癫痫药物。
5. 输血：根据手术失血情况决定。
6. 术中快速冷冻病理检查。
7. 建议行病理肿瘤分子标志物检测。

**释义**

■ 本路径规定的手术入路均是在全身麻醉下实施。可采用上述情况以外的相关辅助设备和手段，在完成路径的同时不阻碍手术技术和医疗技术的进步和发展。

■ 对于缺损的硬膜，可根据情况用人工硬脑膜或自身骨膜或筋膜修补。颅骨固定可采用颅骨锁或其他固定材料。不使用非必要的人工材料，进入路径的患者不能参加人工材料的临床试验研究。术前用抗菌药物参考《抗菌药物临床应用指导原则》执行。对手术时间较长的患者，术中可加用一次抗菌药物。

■ 手术是否输血依照术中出血量而定，可根据医院条件采用自体血回输系统，必要时输异体血。

■ 推荐采用以下影像引导外科新技术如常规神经导航、功能神经导航、术中神经电生理监测技术（例如，皮层功能定位和皮层下刺激神经传导束定位）、术中 MRI 实时影像神经导航。可推荐：荧光引导显微手术、术中 B 超影像实时定位（中国中枢神经系统恶性胶质瘤诊断和治疗共识）。

■ 行术中快速冷冻病理检查，特别是术前和术中不能明确诊断为胶质瘤的病变，需要采用术中快速冷冻病理来帮助诊断。病理肿瘤分子标志物检测的项目、内容和数量根据各单位病理科室的开展项目和水平而定。

## （九）术后住院恢复10天

1. 必须复查的检查项目：头颅CT、MRI扫描，血常规、肝肾功能、血电解质；根据术前情况酌情复查视力视野、脑电图、脑皮层/脑干诱发电位等检查。

2. 术后用药：抗癫痫药物、脱水药、激素等。

> **释义**
>
> ■ 术后可根据患者恢复情况做必须复查的检查项目，并根据病情变化增加检查的频次。复查项目并不仅局限于路径中的项目，建议术后即刻或次日复查颅脑CT了解术后有无继发血肿、水肿和肿瘤切除情况，出院前可查头颅MRI。根据术前患者的神经功能障碍安排复查视力、视野、电测听、脑干诱发电位等。
>
> ■ 术后使用激素可以帮助减轻脑水肿，但长期使用激素会增加感染、切口愈合不良的并发症。若患者出现严重的神经功能缺损，应给予神经保护剂以保护脑细胞，提高对缺血缺氧的耐受性，如抗氧化剂和自由基清除剂依达拉奉等。

## （十）出院标准

1. 患者病情稳定，体温正常，手术切口愈合良好；生命体征平稳。

2. 没有需要住院处理的并发症和（或）合并症。

> **释义**
>
> ■ 主治医师应在出院前，通过复查的各项检查并结合患者恢复情况决定是否能出院。如果出现术后脑水肿、颅内感染或继发血肿等需要继续留院治疗的情况，超出了路径所规定的时间，应先处理并发症并符合出院条件后再准许患者出院。

## （十一）变异及原因分析

1. 术中或术后继发手术部位或其他部位颅内血肿、脑水肿等并发症，严重者需要二次手术，导致住院时间延长、费用增加。

2. 术后继发脑脊液漏、切口感染或延期愈合、颅内感染和神经血管损伤，导致住院时间延长、费用增加。

3. 术后伴发其他内、外科疾病需进一步诊治，导致住院时间延长。

4. 肿瘤位于重要功能区、累及重要血管或位于邻近部位或者肿瘤邻近脑室，导致术后住院时间延长、费用增加。

5. 若术中脑室开放或肿瘤残腔大，根据术中情况需留置引流管，导致住院时间延长。

6. 术后需行早期化疗，导致住院时间延长、费用增加。

> **释义**
>
> ■ 变异及原因分析是指治疗过程不符合路径要求，病例从路径中移出的原因。一般包括治疗过程中出现手术相关并发症、全身性其他系统并发症或治疗需要导致住院时间延长、医疗费用增加。

　　■ 出现颅内血肿或水中，需要二次开颅手术的病例应直接转出路径；不需要手术，但是在术后 10 天内上述并发症不能得到良好控制的，在术后 10 天左右转出路径。

　　■ 上述其他并发症在术后 10 天内能够控制的，不需要转出路径；10 天内不能得到控制，患者状态不平稳、不能出院的患者，需要转出路径；对于功能区或附近区域手术的患者，术后出现神经功能缺失，但病情平稳、需要术后康复治疗者，可完成常规路径，转至康复医院继续治疗。

　　■ 有其他严重的内、外科疾病，此次住院需要同时治疗的病例不适合进入路径，术前无临床表现、术后出现严重表现的病例，适时转出路径。

　　■ 同时出现变异的原因很多，除了包括路径中所描述的各种术后并发症，还包括医疗、护理、患者、环境等多方面的变异原因，为便于总结和在工作中不断完善和修订路径，应将变异原因归纳、总结，以便重新修订路径时作为参考。

## 四、大脑半球胶质瘤给药方案

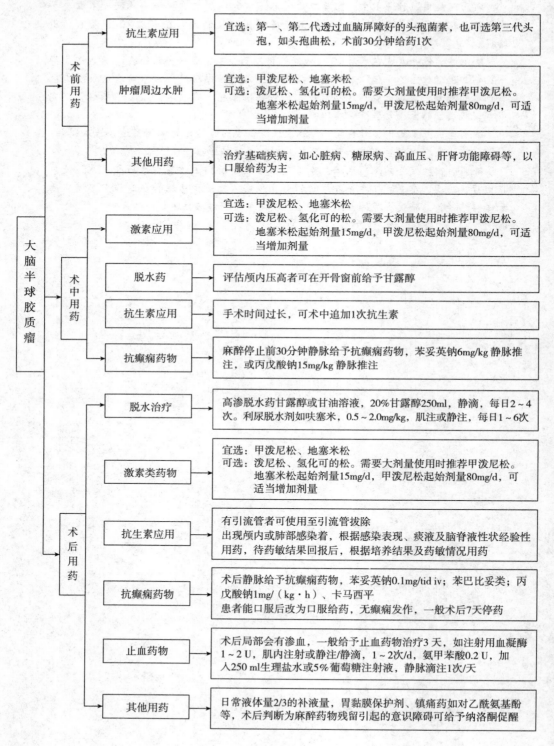

**抗生素应用** → 宜选：第一、第二代透过血脑屏障好的头孢菌素，也可选第三代头孢，如头孢曲松，术前30分钟给药1次

**肿瘤周边水肿** → 宜选：甲泼尼松、地塞米松
可选：泼尼松、氢化可的松。需要大剂量使用时推荐甲泼尼松。
地塞米松起始剂量15mg/d，甲泼尼松起始剂量80mg/d，可适当增加剂量

**其他用药** → 治疗基础疾病，如心脏病、糖尿病、高血压、肝肾功能障碍等，以口服给药为主

**激素应用** → 宜选：甲泼尼松、地塞米松
可选：泼尼松、氢化可的松。需要大剂量使用时推荐甲泼尼松。
地塞米松起始剂量15mg/d，甲泼尼松起始剂量80mg/d，可适当增加剂量

**脱水药** → 评估颅内压高者可在开骨窗前给予甘露醇

**抗生素应用** → 手术时间过长，可术中追加1次抗生素

**抗癫痫药物** → 麻醉停止前30分钟静脉给予抗癫痫药物，苯妥英钠6mg/kg 静脉推注，或丙戊酸钠15mg/kg 静脉推注

**脱水治疗** → 高渗脱水药甘露醇或甘油溶液，20%甘露醇250ml，静滴，每日2～4次。利尿脱水剂如呋塞米，0.5～2.0mg/kg，肌注或静注，每日1～6次

**激素类药物** → 宜选：甲泼尼松、地塞米松
可选：泼尼松、氢化可的松。需要大剂量使用时推荐甲泼尼松。
地塞米松起始剂量15mg/d，甲泼尼松起始剂量80mg/d，可适当增加剂量

**抗生素应用** → 有引流管者可使用至引流管拔除
出现颅内或肺部感染着，根据感染表现、痰液及脑脊液性状经验性用药，待药敏结果回报后，根据培养结果及药敏情况用药

**抗癫痫药物** → 术后静脉给予抗癫痫药物，苯妥英钠0.1mg/tid iv；苯巴比妥类；丙戊酸钠1mg/（kg·h）、卡马西平
患者能口服后改为口服给药，无癫痫发作，一般术后7天停药

**止血药物** → 术后局部会有渗血，一般给予止血药物治疗3天，如注射用血凝酶1～2 U，肌内注射或静注/静滴，1～2次/d，氨甲苯酸0.2 U，加入250 ml生理盐水或5%葡萄糖注射液，静脉滴注1次/天

**其他用药** → 日常液体量2/3的补液量，胃黏膜保护剂、镇痛药如对乙酰氨基酚等，术后判断为麻醉药物残留引起的意识障碍可给予纳洛酮促醒

术前用药　术中用药　术后用药

大脑半球胶质瘤

**【用药选择】**

1. 术前有明显瘤周水肿表现，有颅内压增高症状，有严重神经功能缺失症状，影像学支持瘤周水肿者，可术前使用糖皮质激素。

2. 高渗脱水剂脱水快、作用强、作用时间长，但可增加血容量、增加循环负荷，儿童、老年人及心脏衰竭者应注意，这类患者宜使用呋塞米。

3. 糖皮质激素具有钠潴留作用，地塞米松和甲泼尼松钠潴留作用较小，有严重离子紊乱者建议首选甲泼尼松。甲泼尼龙与地塞米松对肿瘤周边水肿的有效率无显著差异，但甲泼尼龙在改善肿瘤周边水肿方面显著优于地塞米松。对于严重的瘤周水肿患者，需要快速减轻水肿时，建议使用甲泼尼龙。

**【药学提示】**

弥散性血管内凝血（DIC）以及血液病所致出血不应使用注射用血凝酶：凝血因子或血小板缺乏患者，应在补充相应因子基础上使用；对于原发性纤溶亢进情况，应与抗纤溶药联合使用；有血栓病史者禁用。

**【注意事项】**

1. 皮质激素类药物可诱发消化道出血，治疗中可配合抑酸治疗。皮质激素类药物降低机体免疫作用，可增加感染机会；长期使用皮质激素后应逐渐减量。长期使用需要逐渐停药，避免发生激素戒断综合征。

2. 肾上腺功能亢进、活动性结核、活动性消化道溃疡、糖尿病患者血糖难以控制者，慎用糖皮质激素类药物。

## 五、推荐表单

### （一）医师表单

**大脑半球胶质瘤临床路径医师表单**

适用对象：第一诊断为大脑半球胶质瘤（ICD-10：C71/D43.0/D43.2）

行大脑半球胶质瘤切除术（ICD-9-CM-3：01.52-01.59）

| 患者姓名： | | 性别： 年龄： 门诊号： | | 住院号： |
| --- | --- | --- | --- | --- |
| 住院日期： 年 月 日 | | 出院日期： 年 月 日 | | 标准住院日：≤14 天 |

| 时间 | 住院第 1 天 | 住院第 2~3 天 | 住院第 4 天（手术日） |
| --- | --- | --- | --- |
| 主要诊疗工作 | □ 询问病史及体格检查<br>□ 完成病历书写<br>□ 开化验单<br>□ 上级医师查房与术前评估<br>□ 初步确定手术方式和日期 | □ 依据体检，进行相关的术前检查<br>□ 完成必要的相关科室会诊<br>□ 上级医师查房，术前讨论<br>□ 完成术前准备与术前评估<br>□ 预约术中神经导航系统、神经电生理监测、B 型超声波<br>□ 完成术前小结、术前讨论记录<br>□ 向患者和家属交代围术期注意事项，签署手术同意书、自费协议书、输血同意书、委托书 | □ 安排手术<br>□ 术中神经导航系统、神经电生理监测、B 型超声波<br>□ 术者完成手术记录<br>□ 完成术后病程<br>□ 上级医师查房<br>□ 向患者及家属交代手术情况，嘱咐注意事项<br>□ 观察术后病情变化 |
| 重点医嘱 | **长期医嘱**<br>□ 二级护理<br>□ 饮食<br>**临时医嘱**<br>□ 神经系统专科查体（四肢肌力检查、小瞳孔眼底检查、步态检查等）<br>□ 化验检查（血尿常规、血型、肝肾功能及血电解质、感染性疾病筛查、凝血功能），心电图，X 线胸片<br>□ MRI 平扫加强化（冠、矢、轴）<br>□ 脑神经功能临床检查（视力视野检查、脑电图、脑皮层/脑干诱发电位等检查）<br>□ 心、肺功能（视患者情况而定）神经电生理检查和认知功能评定；可行 MRS、fMRI、PET、DTI、DWI、MEG 等检查 | **长期医嘱**<br>□ 二级护理<br>□ 饮食<br>□ 患者既往基础用药<br>**临时医嘱**<br>□ 术前医嘱：明日全身麻醉下大脑半球胶质瘤切除术<br>□ 术前禁食、禁水<br>□ 抗菌药物<br>□ 激素（根据术前瘤周水肿情况定）<br>□ 一次性导尿包<br>□ 其他特殊医嘱 | **长期医嘱**<br>□ 生命体征监测（每 2 小时一次）<br>□ 多功能监护，吸氧<br>□ 可进流食（无术后功能障碍者），胃管鼻饲（有吞咽功能障碍者）<br>□ 接引流（术中置放引流者）<br>□ 尿管接袋计量<br>□ 补液<br>□ 抗菌药物、激素、抑酸等药物<br>□ 神经营养药（必要时）<br>□ 控制血压和血糖等内科用药<br>**临时医嘱**<br>□ 止血，镇痛，镇吐<br>□ 查血常规、肝肾功能及血电解质、凝血功能、血气等，酌情对症处理。<br>□ 头颅 CT |
| 病情变异记录 | □ 无 □ 有，原因：<br>1.<br>2. | □ 无 □ 有，原因：<br>1.<br>2. | □ 无 □ 有，原因：<br>1.<br>2. |
| 医师签名 | | | |

| 时间 | 住院第5天<br>（术后第1天） | 住院第7天<br>（术后第3天） | 住院第8~14天<br>（出院日） |
|---|---|---|---|
| 主要诊疗工作 | □ 上级医师查房，注意病情变化<br>□ 完成常规病历书写<br>□ 根据引流情况决定是否拔除硬脑膜外引流<br>□ 注意体温、血象变化，必要时行腰椎穿刺，送脑脊液化验<br>□ 注意有无意识障碍、呼吸障碍、偏瘫等（对症处理）<br>□ 注意脑神经有无受损（有无面瘫、面部麻木感、听力受损、饮水呛咳）（对症处理）<br>□ 复查头部CT，排除颅内出血和明确术后脑水肿的情况 | □ 上级医师查房，注意病情变化<br>□ 注意是否有发热、脑脊液漏等<br>□ 必要时再次行腰椎穿刺采集脑脊液<br>□ 完成病历书写<br>□ 调整激素用量，逐渐减量<br>□ 注意患者的意识和精神状态变化，是否伴有脑神经功能障碍，必要时尽早行康复训练<br>□ 切口换药，注意有无皮下积液，必要时加压包扎<br>□ 复查头颅MRI，明确肿瘤是否切除完全 | □ 上级医师查房，进行切口愈合评估，明确有无手术并发症，肿瘤是否切除完全，是否需要进一步放疗，能否出院<br>□ 酌情复查视力视野、脑电图、脑皮层/脑干诱发电位等检查<br>□ 完成出院记录、病案首页、出院证明等<br>□ 向患者交代出院注意事项：复诊时间、地点、检查项目，紧急情况时的处理 |
| 重点医嘱 | **长期医嘱**<br>□ 一级护理<br>□ 流食<br>□ 控制血压和血糖<br>□ 激素<br>**临时医嘱**<br>□ 镇痛<br>□ 补液（酌情）<br>□ 拔除引流管（如术中置放） | **长期医嘱**<br>□ 二级护理<br>□ 半流食/普食<br>□ 调整激素用量，逐渐减量<br>□ 控制血压和血糖<br>**临时医嘱**<br>□ 换药<br>□ 腰椎穿刺测压、放液（必要时） | **出院医嘱**<br>□ 出院带药<br>□ 康复治疗（酌情）<br>□ 残余肿瘤放射治疗（酌情） |
| 病情变异记录 | □ 无　□ 有，原因：<br>1.<br>2. | □ 无　□ 有，原因：<br>1.<br>2. | □ 无　□ 有，原因：<br>1.<br>2. |
| 医师签名 | | | |

### （二）护士表单

## 大脑半球胶质瘤临床路径护士表单

适用对象：第一诊断为大脑半球胶质瘤（ICD-10：C71/D43.0/D43.2）
行大脑半球胶质瘤切除术（ICD-9-CM-3：01.52-01.59）

| 患者姓名： | | 性别： 年龄： 门诊号： | 住院号： |
| 住院日期： 年 月 日 | | 出院日期： 年 月 日 | 标准住院日：≤14 天 |

| 时间 | 住院第 1 天 | 住院第 2~3 天 | 住院第 4 天（手术日） |
|---|---|---|---|
| 健康宣教 | □ 入院宣教<br>　介绍主管医师、护士<br>　介绍环境、设施<br>　介绍住院注意事项 | □ 术前宣教<br>　宣教疾病知识、术前准备及手术过程<br>　告知准备物品、沐浴<br>　告知术后饮食、活动及探视注意事项<br>　告知术后可能出现的情况及应对方式<br>　主管护士与患者沟通，了解并指导心理应对<br>　告知家属等候区位置 | □ 术后当日宣教<br>　告知监护设备、管路功能及注意事项<br>　告知饮食、体位要求<br>　告知疼痛注意事项<br>　告知术后可能出现情况及应对方式<br>　告知用药情况<br>　给予患者及家属心理支持<br>　再次明确探视陪伴须知 |
| 护理处置 | □ 核对患者，佩戴腕带<br>□ 建立入院护理病历<br>□ 卫生处置：剪指（趾）甲、沐浴，更换病号服 | □ 协助医师完成术前检查化验<br>□ 术前准备<br>　配血、抗菌药物皮试<br>　备皮剃头、药物灌肠<br>　禁食、禁水 | □ 送手术<br>　摘除患者各种活动物品<br>　核对患者资料及带药<br>　填写手术交接单，签字确认<br>□ 接手术<br>　核对患者及资料，签字确认 |
| 基础护理 | □ 二级护理<br>　晨晚间护理<br>　患者安全管理 | □ 二级护理<br>　晨晚间护理<br>　患者安全管理 | □ 一级护理<br>　卧位护理：协助翻身、床上移动、预防压疮<br>　排泄护理<br>　患者安全管理 |
| 专科护理 | □ 护理查体<br>□ 瞳孔、意识监测<br>□ 需要时，填写跌倒及压疮防范表<br>□ 需要时，请家属陪伴 | □ 协助医师完成术前检查化验<br>□ 术前禁食、禁水、备皮 | □ 病情观察，写一级护理记录<br>　q2h 评估生命体征、瞳孔、意识、体征、肢体活动、皮肤情况、伤口敷料、各种引流管情况、出入量、有无脑神经功能障碍<br>□ 遵医嘱予脱水、抗感染、止血、抑酸、激素、控制血糖等治疗 |

| 时间 | 住院第 1 天 | 住院第 2~3 天 | 住院第 4 天（手术日） |
|---|---|---|---|
| 重点<br>医嘱 | □ 详见医嘱执行单 | □ 详见医嘱执行单 | □ 详见医嘱执行单 |
| 病情<br>变异<br>记录 | □ 无 □ 有，原因：<br>1.<br>2. | □ 无 □ 有，原因：<br>1.<br>2. | □ 无 □ 有，原因：<br>1.<br>2. |
| 护士<br>签名 | | | |

| 时间 | 住院第5~10天<br>（术后第1~6天） | 住院第11~14天<br>（术后第7~10天） |
|---|---|---|
| 健康宣教 | □ **术后宣教**<br>药物作用及频率<br>饮食、活动指导<br>复查患者对术前宣教内容的掌握程度<br>疾病恢复期注意事项（若有脑神经受损后的宣教）<br>拔尿管后注意事项<br>腰椎穿刺后注意事项<br>下床活动注意事项 | □ **出院宣教**<br>复查时间<br>服药方法<br>活动休息<br>指导饮食<br>康复训练方法<br>指导办理出院手续 |
| 护理处置 | □ 遵医嘱完成相关检查<br>□ 夹闭尿管，锻炼膀胱功能 | □ **办理出院手续**<br>书写出院小结 |
| 基础护理 | □ **一级/二级护理**<br>晨晚间护理<br>协助进食、水（饮水呛咳者鼻饲）<br>协助翻身、床上移动、预防压疮<br>排泄护理<br>床上温水擦浴<br>协助更衣<br>患者安全管理 | □ **二级护理**<br>晨晚间护理<br>协助或指导进食、水<br>协助或指导床旁活动<br>康复训练<br>患者安全管理 |
| 专科护理 | □ **病情观察，写特护记录**<br>q2h评估生命体征、瞳孔、意识、体征、肢体活动、皮肤情况、伤口敷料、各种引流管情况、出入量、有无脑神经功能障碍（必要时尽早行康复训练）<br>□ 遵医嘱予脱水、抗感染、止血、抑酸、激素、控制血糖等治疗<br>□ 腰椎穿刺的护理<br>腰穿后，嘱患者去枕平卧4~6小时，观察病情和主诉，根据医嘱调整脱水药的用量<br>□ 需要时，联系主管医师给予相关治疗及用药 | □ **病情观察**<br>评估生命体征、瞳孔、意识、体征、肢体活动、脑神经功能障碍恢复情况 |
| 重点医嘱 | □ 详见医嘱执行单 | □ 详见医嘱执行单 |
| 病情变异记录 | □ 无 □ 有，原因：<br>1.<br>2. | □ 无 □ 有，原因：<br>1.<br>2. |
| 护士签名 | | |

## （三）患者表单

### 大脑半球胶质瘤临床路径患者表单

适用对象：第一诊断为大脑半球胶质瘤（ICD-10：C71/D43.0/D43.2）

行大脑半球胶质瘤切除术（ICD-9-CM-3：01.52-01.59）

| 患者姓名： | 性别：　年龄：　门诊号： | 住院号： |
| --- | --- | --- |
| 住院日期：　　年　月　日 | 出院日期：　　年　月　日 | 标准住院日：≤14 天 |

| 时间 | 住院第 1 天 | 住院第 2～3 天 | 住院第 4 天（手术日） |
| --- | --- | --- | --- |
| 监测 | □ 测量生命体征、体重 | □ 每日测量生命体征、询问排便情况，手术前一天晚测量生命体征 | □ 手术清晨测量生命体征、血压一次 |
| 医患配合 | □ 护士行入院护理评估（简单询问病史）<br>□ 接受入院宣教<br>□ 医师询问病史、既往病史、用药情况，收集资料<br>□ 进行体格检查 | □ 配合完善术前相关化验、检查<br>**术前宣教**<br>□ 大脑半球胶质瘤疾病知识、临床表现、治疗方法<br>□ 术前用物准备：奶瓶、湿巾等<br>□ 手术室接患者，配合核对<br>□ 医师与患者及家属介绍病情及手术谈话<br>□ 手术时家属在等候区等候<br>□ 探视及陪伴制度 | **术后宣教**<br>□ 术后体位：麻醉未醒时平卧；清醒后，4～6 小时无不适反应可垫枕或根据医嘱予监护设备、吸氧<br>□ 配合护士定时监测生命体征、瞳孔、肢体活动、伤口敷料等<br>□ 不要随意动引流管<br>□ 疼痛的注意事项及处理<br>□ 告知医护不适及异常感受<br>□ 配合评估手术效果 |
| 重点诊疗及检查 | **重点诊疗**<br>□ 二级护理<br>□ 既往基础用药 | **重点诊疗**<br>**术前准备**<br>□ 备皮剃头<br>□ 配血<br>□ 药物灌肠<br>□ 术前签字<br>**重要检查**<br>□ 心电图、胸片<br>□ MRI、CT<br>□ 视力视野检查 | **重点诊疗**<br>□ 特级护理<br>□ 予监护设备、吸氧<br>□ 注意留置管路安全与通畅<br>□ 用药：抗菌药物、止血药、抑酸、激素、补液药物的应用<br>□ 护士协助记录出入量 |
| 饮食及活动 | □ 正常普食<br>□ 正常活动 | □ 术前 12 小时禁食、禁水<br>□ 正常活动 | □ 根据病情给予半流食或鼻饲<br>□ 卧床休息，自主体位 |

| 时间 | 住院第 5 ~ 10 天<br>（术后第 1 ~ 6 天） | 住院第 11 ~ 14 天<br>（术后 7 ~ 10 天） |
|---|---|---|
| 监测 | □ 定时监测生命体征，每日询问排便情况 | □ 定时监测生命体征，每日询问排便情况 |
| 医患配合 | □ 医师巡视，了解病情<br>□ 配合意识、瞳孔、肢体活动、脑神经功能的观察及必要的检查<br>□ 护士行晨晚间护理<br>□ 护士协助进食、进水、排泄等生活护理<br>□ 配合监测出入量<br>□ 膀胱功能锻炼，成功后可将尿管拔除<br>□ 配合功能恢复训练（必要时）<br>□ 注意探视及陪伴时间 | □ 护士行晨晚间护理<br>□ 医师拆线<br>□ 伤口注意事项<br>□ 配合功能恢复训练（必要时）<br>**出院宣教**<br>□ 接受出院前康复宣教<br>□ 学习出院注意事项<br>□ 了解复查程序<br>□ 办理出院手续，取出院带药 |
| 重点诊疗及检查 | **重点诊疗**<br>□ 一级/二级护理<br>□ 静脉用药逐渐过渡至口服药<br>□ 医师定时予伤口换药<br>□ 医师行腰椎穿刺（必要时）<br>**重要检查**<br>□ 定期抽血化验<br>□ 复查 CT 及 MRI | **重点诊疗**<br>□ 二级护理<br>□ 普食<br>□ 医师行腰椎穿刺（必要时）<br>**重要检查**<br>□ 定期抽血化验（必要时） |
| 饮食及活动 | □ 根据病情逐渐由半流食过渡至普食，营养均衡，给予高蛋白、低脂肪、易消化饮食，避免产气食物（牛奶、豆浆）及油腻食物。鼓励多食汤类食物，必要时鼻饲饮食<br>□ 卧床休息时可头高位，渐坐起<br>□ 术后第 3 ~ 4 天可视体力情况渐下床活动，循序渐进，注意安全<br>□ 行功能恢复锻炼（必要时） | □ 普食，营养均衡<br>□ 勿吸烟、饮酒<br>□ 正常活动<br>□ 行功能恢复训练（必要时） |

附：原表单（2009 年版）

## 大脑半球胶质瘤临床路径表单

适用对象：第一诊断为大脑半球胶质瘤（ICD-10：C71/D43.0-D43.2）
行幕上开颅大脑半球胶质瘤切除术（ICD-9-CM-3：01.52-01.59）

| 患者姓名： | 性别： | 年龄： | 门诊号： | 住院号： |
| --- | --- | --- | --- | --- |
| 住院日期：　年　月　日 | 出院日期：　年　月　日 | | | 标准住院日：≤14 天 |

| 时间 | 住院第 1 天 | 住院第 2 天 | 住院第 3 天 |
| --- | --- | --- | --- |
| 主要诊疗工作 | □ 病史采集，体格检查<br>□ 完成病历书写<br>□ 完善检查<br>□ 预约影像学检查<br>□ 视情况预约脑电图、视力视野，皮层/脑干诱发电位等检查<br>□ 向患者家属交代手术可能达到的效果及手术风险 | □ 汇总辅助检查结果<br>□ 上级医师查房，对患者病情及术前检查准备情况进行评估，必要时请相关科室会诊<br>□ 完善术前准备 | □ 术者查房<br>□ 根据术前检查结果，进行术前讨论，明确诊断，决定术式，制订治疗方案<br>□ 向患者和（或）家属交代病情，并签署手术知情同意书、麻醉知情同意书等 |
| 重点医嘱 | **长期医嘱**<br>□ 一级护理<br>□ 饮食<br>**临时医嘱**<br>□ 血常规、血型、尿常规<br>□ 凝血功能<br>□ 肝肾功能、血电解质、血糖<br>□ 感染性疾病筛查<br>□ 胸部 X 线平片，心电图<br>□ 头颅 MRI<br>□ 脑电图、视力视野，皮层/脑干诱发电位等检查<br>□ 必要时查心、肺功能 | **长期医嘱**<br>□ 一级护理<br>□ 饮食 | **长期医嘱**<br>□ 一级护理<br>□ 术前禁食、禁水<br>**临时医嘱**<br>□ 备皮、剃头<br>□ 麻醉科会诊<br>□ 抗菌药物皮试<br>□ 根据手术情况备血<br>□ 通知家属 |
| 主要护理工作 | □ 观察患者一般状况<br>□ 观察神经系统状况<br>□ 入院护理评估及入院宣教<br>□ 观察神志、瞳孔及生命体征<br>□ 完成首次护理记录<br>□ 遵医嘱完成化验检查 | □ 观察患者一般状况<br>□ 观察神经系统状况<br>□ 心理护理及基础护理 | □ 观察患者一般状况<br>□ 观察神经系统状况<br>□ 术前宣教<br>□ 完成术前准备<br>□ 遵医嘱给药并观察用药后反应<br>□ 心理护理及基础护理<br>□ 完成护理记录 |
| 病情变异记录 | □ 无　□ 有，原因：<br>1.<br>2. | □ 无　□ 有，原因：<br>1.<br>2. | □ 无　□ 有，原因：<br>1.<br>2. |
| 护士签名 | | | |
| 医师签名 | | | |

| 时间 | 住院第 4 天<br>(手术当天) | 住院第 5 天<br>(术后第 1 天) | 住院第 6 天<br>(术后第 2 天) |
|---|---|---|---|
| 主要诊疗工作 | □ 手术室内核对患者信息无误<br>□ 全身麻醉下幕上开颅大脑半球胶质瘤切除术<br>□ 完成手术记录和术后记录<br>□ 根据病情手术完成 4~6 小时急诊头颅 CT 检查，评价结果后采取相应措施 | □ 观察记录患者神志、瞳孔、生命体征<br>□ 观察患者四肢活动、语言情况及其他神经系统体征<br>□ 切口换药，观察手术切口情况，有无脑脊液漏<br>□ 复查血常规、肝肾功能及血电解质<br>□ 预约头颅 MRI 检查<br>□ 完成病程记录 | □ 观察记录患者神志、瞳孔、生命体征<br>□ 观察患者四肢活动、语言情况及其他神经系统体征<br>□ 评价实验室结果<br>□ 完成病程记录 |
| 重点医嘱 | **长期医嘱**<br>□ 一级护理<br>□ 禁食、禁水<br>□ 多参数心电监护<br>□ 吸氧<br>□ 脱水治疗<br>**临时医嘱**<br>□ 预防感染、抑酸和抗癫痫治疗<br>□ 观察记录患者神志、瞳孔、生命体征<br>□ 头颅 CT | **长期医嘱**<br>□ 一级护理<br>□ 流食<br>**临时医嘱**<br>□ 换药<br>□ 血常规<br>□ 肝肾功能及血电解质<br>□ 头颅 MRI | **长期医嘱**<br>□ 一级护理<br>□ 半流食<br>**临时医嘱**<br>□ 视情况预约视力视野、脑电图、皮层/脑干诱发电位检查 |
| 主要护理工作 | □ 观察患者一般状况<br>□ 观察神经系统状况<br>□ 观察记录患者神志、瞳孔、生命体征及手术切口敷料情况<br>□ 遵医嘱给药并观察用药后反应<br>□ 遵医嘱完成化验检查<br>□ 预防并发症护理<br>□ 进行心理护理及基础护理<br>□ 完成护理记录 | □ 观察患者一般状况<br>□ 观察神经系统状况<br>□ 观察记录患者神志、瞳孔、生命体征及手术切口敷料情况<br>□ 遵医嘱给药并观察用药后反应<br>□ 遵医嘱完成化验检查<br>□ 预防并发症护理<br>□ 进行心理护理及基础护理<br>□ 完成护理记录 | □ 观察患者一般状况<br>□ 观察神经系统状况<br>□ 观察记录患者神志、瞳孔、生命体征及手术切口敷料情况<br>□ 遵医嘱给药并观察用药后反应<br>□ 预防并发症护理<br>□ 进行心理护理及基础护理<br>□ 完成护理记录 |
| 病情变异记录 | □ 无　□ 有，原因：<br>1.<br>2. | □ 无　□ 有，原因：<br>1.<br>2. | □ 无　□ 有，原因：<br>1.<br>2. |
| 护士签名 | | | |
| 医师签名 | | | |

| 时间 | 住院第 7 天<br>（术后第 3 天） | 住院第 8 天<br>（术后第 4 天） | 住院第 9 天<br>（术后第 5 天） | 住院第 10 天<br>（术后第 6 天） |
|---|---|---|---|---|
| 主要诊疗工作 | □ 观察患者四肢活动、语言情况及其他神经系统体征<br>□ 观察切口愈合情况<br>□ 复查血常规<br>□ 复查肝肾功能及血电解质<br>□ 记录病程 | □ 嘱患者在床上坐起锻炼<br>□ 伤口换药 | □ 嘱患者在床上坐起锻炼<br>□ 评价术后化验检查 | □ 嘱患者离床活动<br>□ 观察切口情况<br>□ 神经系统查体<br>□ 记录术后症状和体征变化，完成病程记录 |
| 重点医嘱 | **长期医嘱**<br>□ 一级护理<br>□ 半流食<br>□ 观察记录患者神志、瞳孔、生命体征<br>**临时医嘱**<br>□ 血常规<br>□ 肝肾功能及血电解质 | **长期医嘱**<br>□ 一级护理<br>□ 普食<br>**临时医嘱**<br>□ 换药 | **长期医嘱**<br>□ 一级护理<br>□ 普食 | **长期医嘱**<br>□ 一级护理<br>□ 普食 |
| 主要护理工作 | □ 观察患者一般状况<br>□ 观察神经系统状况<br>□ 观察记录患者神志、瞳孔、生命体征及手术切口敷料情况<br>□ 遵医嘱给药并观察用药后反应<br>□ 遵医嘱完成化验检查<br>□ 预防并发症护理<br>□ 进行心理护理及基础护理<br>□ 术后宣教及用药指导<br>□ 协助患者功能锻炼<br>□ 完成护理记录 | □ 观察患者一般状况<br>□ 观察神经系统状况<br>□ 观察手术切口敷料情况<br>□ 遵医嘱给药并观察用药后反应<br>□ 预防并发症护理<br>□ 进行心理护理及基础护理<br>□ 协助患者功能锻炼 | □ 观察患者一般状况<br>□ 观察神经系统状况<br>□ 观察手术切口敷料情况<br>□ 遵医嘱给药并观察用药后反应<br>□ 预防并发症护理<br>□ 进行心理护理及基础护理<br>□ 协助患者功能锻炼 | □ 观察患者一般状况<br>□ 观察神经系统状况<br>□ 观察手术切口敷料情况<br>□ 遵医嘱给药并观察用药后反应<br>□ 预防并发症护理<br>□ 进行心理护理及基础护理<br>□ 协助患者功能锻炼 |
| 病情变异记录 | □ 无　□ 有，原因：<br>1.<br>2. | □ 无　□ 有，原因：<br>1.<br>2. | □ 无　□ 有，原因：<br>1.<br>2. | □ 无　□ 有，原因：<br>1.<br>2. |
| 护士签名 | | | | |
| 医师签名 | | | | |

| 时间 | 住院第 11 天<br>（术后第 7 天） | 住院第 12 天<br>（术后第 8 天） | 住院第 13 天<br>（术后第 9 天） | 住院第 14 天<br>（术后第 10 天） |
|---|---|---|---|---|
| 主要诊疗工作 | □ 切口换药、拆线<br>□ 复查血常规、肝肾功能及血电解质 | □ 停用脱水药物<br>□ 观察神经系统体征变化 | □ 神经系统查体，对比手术前后症状、体征变化<br>□ 汇总术后辅助检查结果<br>□ 评估手术效果 | □ 确定患者可以出院<br>□ 向患者交代出院注意事项、复查日期<br>□ 向患者交代进一步的专科放疗和（或）化疗<br>□ 通知出院处<br>□ 开出院诊断书<br>□ 完成出院记录 |
| 重点医嘱 | **长期医嘱**<br>□ 二级护理<br>□ 普食<br>**临时医嘱**<br>□ 拆线<br>□ 血常规<br>□ 肝肾功能及血电解质 | **长期医嘱**<br>□ 二级护理<br>□ 普食 | **长期医嘱**<br>□ 三级护理<br>□ 普食 | **临时医嘱**<br>□ 出院通知<br>□ 出院带药 |
| 主要护理工作 | □ 观察患者一般状况<br>□ 观察神经系统状况<br>□ 观察手术切口敷料情况<br>□ 遵医嘱给药并观察用药后反应<br>□ 遵医嘱完成化验检查<br>□ 预防并发症护理<br>□ 进行心理护理及基础护理<br>□ 协助患者功能锻炼 | □ 观察患者一般状况<br>□ 观察神经系统状况<br>□ 观察手术切口敷料情况<br>□ 预防并发症护理<br>□ 进行心理护理及基础护理<br>□ 协助患者功能锻炼 | □ 观察患者一般状况<br>□ 观察神经系统状况<br>□ 观察手术切口敷料情况<br>□ 预防并发症护理<br>□ 进行心理护理及基础护理<br>□ 进行出院指导<br>□ 协助患者功能锻炼 | □ 完成出院指导<br>□ 帮助患者办理出院手续<br>□ 完成护理记录 |
| 病情变异记录 | □ 无　□ 有，原因：<br>1.<br>2. | □ 无　□ 有，原因：<br>1.<br>2. | □ 无　□ 有，原因：<br>1.<br>2. | □ 无　□ 有，原因：<br>1.<br>2. |
| 护士签名 | | | | |
| 医师签名 | | | | |

# 第十二章

# 头皮肿瘤临床路径释义

## 一、头皮肿瘤编码

疾病名称及编码：头皮良性肿瘤（ICD-10：D23.400）

　　　　　　　　头皮动态未定肿瘤（ICD-10：D48.502/D48.503）

　　　　　　　　头皮恶性肿瘤（ICD-10：C43.400/C44.400）

　　　　　　　　头皮原位癌（ICD-10：D03.400/D04.400）

　　　　　　　　头皮继发恶性肿瘤（ICD-10：C79.201）

　　　　　　　　头皮表皮样囊肿（ICD-10：L72.0）

手术操作名称及编码：头皮病损切除术（ICD-9-CM-3：86.3）

　　　　　　　　　　颅骨肿瘤切除术（ICD-9-CM-3：01.6x00）

## 二、临床路径检索方法

（D23.400/D48.502/D48.503/C43.400/C44.400/D03.400/D04.400/C79.201/L72.0）伴（86.3+01.6x00）

## 三、头皮肿瘤临床路径标准住院流程

### （一）适用对象

第一诊断为头皮肿瘤；行头皮颅骨肿瘤切除术。

> **释义**
>
> ■ 本路径适用对象为头皮肿瘤患者，是发生于头皮各层组织的新生物以及部分侵犯颅骨的病变，若肿瘤引起头皮破溃、需植皮的患者以及病变侵犯硬膜与脑组织有关者，不适用于此路径。

### （二）诊断依据

1. 临床表现

（1）病史多不明确，多隐匿起病。

（2）多无明显不适症状，局部膨隆，以外形改变为主，有时可生长较大。

2. 辅助检查

头颅 CT 扫描：了解有无骨质破坏，是否与颅内相关。

> **释义**
>
> ■ 头皮肿瘤可来源于头皮的各层组织，良性、恶性肿瘤或非肿瘤性病变类型可达 20 种以上，良性肿瘤如表皮样囊肿、皮样囊肿、脂肪瘤、皮肤纤维瘤、神经纤维

瘤、神经鞘瘤、大汗腺囊瘤、小汗腺囊瘤、乳头状汗管囊腺瘤、小汗腺螺旋腺瘤、圆柱瘤、颗粒细胞瘤等，恶性肿瘤如头皮黑色素瘤、皮肤原位癌、基底细胞癌、鳞状细胞癌、皮肤神经内分泌癌、汗腺癌、隆突性皮肤纤维肉瘤、恶性血管内皮瘤、头皮转移癌等，非肿瘤性病变如皮脂腺囊肿、皮脂腺痣、脂溢性角化病、光化性角化病、皮角、毛细血管瘤、动静脉畸形等。无论哪种类型，病史多不明确，起病多较隐匿，多数无明显不适症状，少数有局部疼痛或触痛，多以局部膨隆的外形改变为主，但亦有不少类型表现为色泽上的改变或伴有结痂、溃疡或出血等。

■ 头皮肿瘤因为肿瘤类型复杂且发生率相对较低，导致其大部分不能被术前确诊，而需要术后病理结果确诊，但头颅 X 线和 CT 扫描可以提供更多的病变信息，了解肿瘤有无骨质破坏或增生，明确肿瘤是否与颅内组织有关，有助于诊断或治疗；必要时，行头 MRI 或脑血管造影，确定肿瘤血运及脑组织的关系。

### （三）治疗方案的选择

1. 头皮肿瘤诊断明确，肿瘤近期生长明显，患者积极要求手术。
2. 对于手术风险较大者（高龄、妊娠期、合并较严重内科疾病），需向患者或家属交代病情；如果不同意手术，应履行签字手续，并予严密观察。
3. 避开急性炎症期，如合并感染则先行抗感染治疗，必要时可行切开引流。

释义

■ 术前首先明确诊断，病变体积小且无发展的患者，可定期随访观察。肿瘤近期生长迅速提示肿瘤可能为恶性，应积极手术切除。头皮肿瘤多影响患者外观，因此患者积极要求手术治疗时也应予以手术切除。对于高龄、妊娠、合并严重内科疾病的患者，麻醉和手术风险较大，需和患者及家属详细沟通病情，告知麻醉和手术相关风险，若不同意手术，应告知患者或家属后续可能出现的情况并签字，密切随访观察患者头皮肿瘤的生长情况。如果患者头皮肿瘤合并急性感染，应使用有效抗菌药物进行抗感染治疗。如果头皮脓肿形成，必要时可切开头皮引流。待患者头皮感染控制后可行进一步手术治疗。

### （四）标准住院日为 3~4 天

释义

■ 标准住院日是推荐的最低要求，提倡缩短住院日。头皮肿瘤多为局部麻醉下手术，如肿瘤侵袭范围大，手术所需时间长的患者可行全身麻醉，需提前入院行术前准备，通常手术日为入院第 2~3 天，如无手术并发症，术后次日可予以出院。成年患者全身状况良好者，可门诊手术治疗或日间 24 小时出院。

### （五）进入路径标准

1. 第一诊断符合头皮肿瘤。

2. 当患者同时具有其他疾病诊断时，但在住院期间不需特殊处理也不影响第一诊断的临床路径流程实施时，可以进入路径。

> **释义**
>
> ■ 本路径适用对象为临床诊断为头皮肿瘤的患者。如肿瘤引起头皮破溃，需植皮的患者，以及病变侵犯硬膜与脑组织有关者，不进入本路径；合并全身疾病但住院期间不需要特殊处理，并且可耐受手术的患者，可进入本路径。

## （六）术前准备（术前评估）1 天

1. 必需的检查项目
（1）血常规、血型、尿常规。
（2）凝血功能及血小板检查。
（3）肝肾功能、血电解质、血糖。
（4）感染性疾病筛查（乙型肝炎、丙型肝炎、艾滋病、梅毒等）。
（5）心电图、胸部 X 线片。
（6）头颅 CT 扫描。
2. 其他根据病情需要而定（如头颅 MRI 等）。

> **释义**
>
> ■ 心电图、血常规、尿常规、凝血和生化检查、传染病筛查等是常规检查，每个进入路径患者均需完成，肝肾功能、血糖、凝血功能、心电图、X 线胸片主要是评估有无基础疾病，关系到围术期的特殊处理，可能会影响到住院时间、费用以及治疗预后。传染性疾病筛查主要用于排除可能的传染源如乙型肝炎、丙型肝炎、艾滋病、梅毒等。这些患者的手术操作需要特殊处理。为缩短患者术前等待时间，检查项目可以在入院前门诊完成。
>
> ■ 头颅 CT 扫描主要是了解肿瘤是否侵犯破坏颅骨，是否侵犯硬膜与脑组织有关，侵犯颅骨的肿瘤术中需对颅骨进行相应处理，如侵犯硬膜与脑组织有关，则不适用此路径。其他检查（如头颅 MRI、脑血管造影等）视患者病情需要而定，如考虑病变为血管性病变等。

## （七）预防性抗菌药物选择与使用时机

1. 按照《抗菌药物临床应用指导原则》（卫医发〔2004〕285 号）选择用药。
2. 预防感染用药时间为术前 30 分钟。

> **释义**
>
> ■ 鉴于 2012 年 8 月 1 日起施行《抗菌药物临床应用管理办法》（卫生部令第 84 号），路径中抗菌药物使用应按照新的管理规范执行，原则上路径不再预防性使用抗菌药物，合并感染患者除外。

## （八）手术日为入院第 2 天

1. 麻醉方式：局部麻醉+镇痛；患者无法配合者，可酌情考虑全身麻醉。
2. 手术方式：头皮颅骨肿瘤切除术。

> **释义**
>
> ■ 麻醉方式包括局部麻醉和全身麻醉，儿童或者不能耐受局部麻醉手术的成人患者可采用全身麻醉，肿瘤范围较大或侵犯破坏颅骨需切除颅骨的患者需采用全身麻醉。肿瘤侵犯破坏颅骨患者术中切除颅骨后需使用颅骨修补材料进行颅骨修补，单极或双极电凝用于术中止血，缝线用于缝合肌肉和头皮。

## （九）术后住院恢复 1~2 天

1. 术后回病房，可酌情输液治疗。
2. 术后切口换药 1 次，如无特殊情况，可予出院，门诊拆线。

> **释义**
>
> ■ 术后一般无需输液治疗，全身麻醉术后可术后当天酌情补充液体。术后 1~2 日换药拔引流管，如无异常渗出、无皮下血肿及其他需要处理的合并症，可考虑出院。

## （十）出院标准

1. 患者一般情况良好，恢复正常饮食，各项化验无明显异常，体温正常。
2. 伤口换药无渗出等，可予出院。

> **释义**
>
> ■ 手术后患者伤口无异常渗出、无皮下血肿，无严重并发症或合并症的患者，可以考虑出院。出院后定期随访，门诊拆线。

## （十一）变异及原因分析

1. 对于不愿适合手术的患者，可门诊观察
2. 住院后伴发其他内、外科疾病需进一步明确诊断，导致住院时间延长。

> **释义**
>
> ■ 对不愿或不适合手术的患者，可门诊观察；住院后患者出现特殊情况：如感冒、发热以及合并感染等不宜手术患者，需要等病情好转后才可手术治疗；患者伴发其他内外科疾病需进一步明确诊断，或术后出现需住院治疗的合并症或并发症，导致住院时间延长。

**四、头皮肿瘤临床路径给药方案**

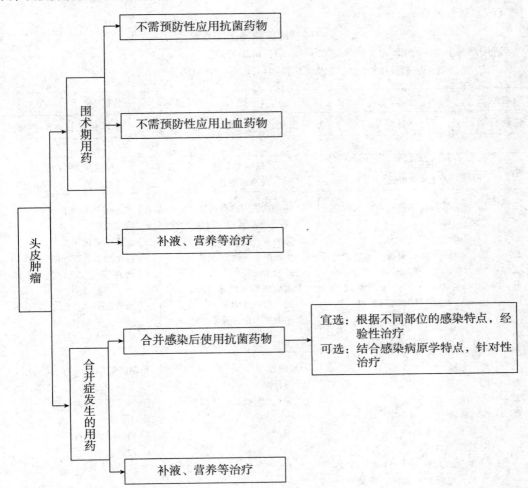

## 五、推荐表单

### （一）医师表单

#### 头皮肿瘤临床路径医师表单

适用对象：第一诊断为头皮肿瘤（ICD-10：I62.006）

行头皮颅骨肿瘤切除术（ICD-9-CM-3：01.3101）

| 患者姓名： | 性别： 年龄： 门诊号： | 住院号： |
|---|---|---|
| 住院日期： 年 月 日 | 出院日期： 年 月 日 | 标准住院日：3~4 天 |

| 时间 | 住院第 1 日<br>（术前 1 天） | 住院第 2 日<br>（手术当天） | 住院第 3~4 日<br>（术后第 1~2 天） |
|---|---|---|---|
| 主要诊疗工作 | □ 病史采集，体格检查，完成病历书写<br>□ 相关检查<br>□ 上级医师查看患者，制订治疗方案，完善术前准备<br>□ 向患者和（或）家属交代病情，签署手术知情同意书<br>□ 安排次日手术 | □ 预防性使用抗菌药物<br>□ 安排局部麻醉+镇痛（特殊患者可行全身麻醉）下头皮颅骨肿瘤切除术<br>□ 术中用抗菌药物<br>□ 术后观察引流液性状，并记录引流液的量<br>□ 完成手术记录及术后记录 | □ 观察切口敷料情况，并拔除引流管<br>□ 完成病程记录<br>□ 确定患者能否出院<br>□ 向患者交代出院注意事项、复查日期<br>□ 通知出院<br>□ 开出院诊断书<br>□ 完成出院记录 |
| 重点医嘱 | **长期医嘱**<br>□ 二级护理<br>□ 术前禁食、禁水<br>**临时医嘱**<br>□ 备皮（剃头）<br>□ 抗菌药物皮试<br>□ 急查血常规、凝血功能、肝肾功、电解质、血糖、感染性疾病筛查<br>□ 头颅 CT 扫描<br>□ 查心电图、胸部 X 线片<br>□ 必要时行 MRI 检查 | **长期医嘱**<br>□ 一级护理<br>□ 手术当天禁食、禁水<br>□ 补液治疗 | **长期医嘱**<br>□ 二级护理<br>□ 术后使用抗菌药物<br>**临时医嘱**<br>□ 门诊随访至拆线<br>□ 通知出院 |
| 病情变异记录 | □ 无 □ 有，原因：<br>1.<br>2. | □ 无 □ 有，原因：<br>1.<br>2. | □ 无 □ 有，原因：<br>1.<br>2. |
| 医师签名 | | | |

## （二）护士表单

### 头皮肿瘤临床路径护士表单

适用对象：第一诊断为头皮肿瘤（ICD-10：I62.006）

行头皮颅骨肿瘤切除术（ICD-9-CM-3：01.3101）

| 患者姓名： | | 性别： 年龄： 门诊号： | | 住院号： |
|---|---|---|---|---|
| 住院日期： 年 月 日 | | 出院日期： 年 月 日 | | 标准住院日：3~4 天 |

| 时间 | 住院第 1 日<br>（术前 1 天） | 住院第 2 日<br>（手术当天） | 住院第 3~4 日<br>（术后第 1~2 天） |
|---|---|---|---|
| 健康宣教 | □ 入院宣教<br>　介绍主管医师、护士<br>　介绍环境、设施<br>□ 介绍住院注意事项 | □ 术后当日宣教<br>　告知监护设备、管路功能及注意事项<br>　告知饮食要求<br>　告知体位要求及重要性，取得配合<br>　告知疼痛注意事项<br>　告知术后可能出现情况及应对方式<br>　给予患者及家属心理支持<br>□ 再次明确探视陪伴须知 | □ 出院宣教<br>　复查时间<br>　活动休息<br>　指导饮食<br>□ 指导办理出院手续 |
| 护理处置 | □ 核对患者，佩戴腕带<br>□ 建立入院护理病历<br>□ 卫生处置：剪指（趾）甲、沐浴，更换病号服 | □ 送手术<br>　摘除患者各种活动物品<br>　核对患者资料及带药<br>　填写手术交接单，签字确认<br>□ 接手术<br>　核对患者及资料，签字确认 | □ 办理出院手续<br>　书写出院小结 |
| 基础护理 | □ 三级护理<br>　晨晚间护理<br>□ 患者安全管理 | □ 一级护理<br>　晨晚间护理<br>　进食、水护理<br>□ 患者安全管理 | □ 二级护理<br>　晨晚间护理<br>　协助或指进食、水<br>　协助或指导床旁活动<br>□ 患者安全管理 |
| 专科护理 | □ 护理查体<br>□ 瞳孔、意识监测<br>□ 协助医师完成术前检查化验<br>□ 评估有无局部感染、皮肤破溃等异常<br>□ 需要时，请家属陪伴 | □ 病情观察，写护理记录<br>　评估生命体征、皮肤情况、伤口敷料、引流性质及量，及时处理出现的术后不适<br>□ 遵医嘱对症治疗 | □ 病情观察<br>　评估生命体征<br>　评估患者伤口敷料情况 |
| 重点医嘱 | □ 详见医嘱执行单 | □ 详见医嘱执行单 | □ 详见医嘱执行单 |
| 病情变异记录 | □ 无 □ 有，原因：<br>1.<br>2. | □ 无 □ 有，原因：<br>1.<br>2. | □ 无 □ 有，原因：<br>1.<br>2. |
| 护士签名 | | | |

## （三）患者表单

### 头皮肿瘤临床路径患者表单

适用对象：第一诊断为头皮肿瘤（ICD-10：I62.006）

行头皮颅骨肿瘤切除术（ICD-9-CM-3：01.3101）

| 患者姓名： | | 性别： 年龄： 门诊号： | 住院号： |
|---|---|---|---|
| 住院日期： 年 月 日 | | 出院日期： 年 月 日 | 标准住院日：3~4 天 |

| 时间 | 住院第 1 日<br>（术前 1 天） | 住院第 2 日<br>（手术当天） | 住院第 3~4 日<br>（术后第 1~2 天） |
|---|---|---|---|
| 监测 | □ 测量生命体征、体重 | □ 清晨测量体温、脉搏、呼吸、<br>血压一次 | □ 定时监测生命体征 |
| 医患配合 | □ 核对患者，佩戴腕带<br>□ 建立入院护理病历<br>□ 卫生处置：剪指（趾）甲、<br>沐浴，更换病号服 | **术后宣教**<br>□ 术后体位：麻醉未醒时平卧；<br>清醒后，自主体位<br>□ 全身麻醉予监护设备、吸氧<br>□ 配合护士定时监测生命体征、<br>瞳孔、肢体活动、感觉、伤<br>口敷料等<br>□ 疼痛、感觉异常的注意事项<br>及处理<br>□ 告知医护术后的不适主诉<br>□ 配合评估手术效果 | □ 护士行晨晚间护理<br>□ 医师拔管换药<br>□ 伤口注意事项<br>**出院宣教**<br>□ 接受出院前康复宣教，学<br>习出院注意事项<br>□ 了解复查程序<br>办理出院手续，取出院<br>带药 |
| 重点诊疗及检查 | **重点诊疗**<br>□ 三级护理<br>□ 既往基础用药<br>**术前准备**<br>□ 备皮剃头<br>□ 术前签字<br>**重要检查**<br>□ 抽血化验<br>□ 心电图<br>□ X 线胸片<br>□ 进行头颅 CT 检查 | **重点诊疗**<br>□ 一级护理<br>□ 全身麻醉予监护设备、吸氧<br>□ 注意留置管路的安全与通畅<br>□ 用药：补液药物的应用 | **重点诊疗**<br>□ 二级护理 |
| 饮食活动 | □ 正常普食<br>□ 允许正常活动 | □ 根据病情给予普食或流食<br>□ 卧床休息，自主体位 | □ 普食，营养均衡<br>□ 勿吸烟、饮酒<br>□ 正常活动 |

## 附：原表单（2016年版）

### 头皮肿瘤临床路径表单

适用对象：第一诊断为头皮肿瘤（ICD-10：I62.006）

行头皮颅骨肿瘤切除术（ICD-9-CM-3：01.3101）

| 患者姓名： | 性别： 年龄： 门诊号： | 住院号： |
|---|---|---|
| 住院日期： 年 月 日 | 出院日期： 年 月 日 | 标准住院日：3~4天 |

| 时间 | 住院第1日<br>（术前1天） | 住院第2日<br>（手术当天） | 住院第3~4日<br>（术后第1~2天） |
|---|---|---|---|
| 主要诊疗工作 | □ 病史采集，体格检查，完成病历书写<br>□ 相关检查<br>□ 上级医师查看患者，制订治疗方案，完善术前准备<br>□ 向患者和（或）家属交代病情，签署手术知情同意书<br>□ 安排次日手术 | □ 安排局部麻醉+镇痛（特殊患者可行全身麻醉）下头皮颅骨肿瘤切除术<br>□ 术后观察引流液性状，并记录引流液的量<br>□ 完成手术记录及术后记录 | □ 观察切口敷料情况，并拔除引流管<br>□ 完成病程记录<br>□ 确定患者能否出院<br>□ 向患者交代出院注意事项、复查日期<br>□ 通知出院<br>□ 开出院诊断书<br>□ 完成出院记录 |
| 重点医嘱 | **长期医嘱**<br>□ 二级护理<br>□ 术前禁食、禁水<br>**临时医嘱**<br>□ 备皮（剃头）<br>□ 抗菌药物皮试<br>□ 急查血常规、凝血功能、肝肾功、电解质、血糖、感染性疾病筛查<br>□ 头颅CT扫描<br>□ 查心电图、胸部X线片<br>□ 必要时行MRI检查 | **长期医嘱**<br>□ 一级护理<br>□ 手术当天禁食、禁水<br>□ 术中用抗菌药物<br>□ 补液治疗 | **长期医嘱**<br>□ 二级护理<br>**临时医嘱**<br>□ 门诊随访至拆线<br>□ 通知出院 |
| 主要护理工作 | □ 入院宣教<br>□ 观察患者一般状况及神经系统状况<br>□ 观察记录患者神志、瞳孔、生命体征<br>□ 完成术前准备 | □ 观察患者一般状况及神经系统状况<br>□ 观察记录患者神志、瞳孔、生命体征<br>□ 观察引流液性状，并记录引流液的量 | □ 帮助患者办理出院手续 |
| 病情变异记录 | □ 无 □ 有，原因：<br>1.<br>2. | □ 无 □ 有，原因：<br>1.<br>2. | □ 无 □ 有，原因：<br>1.<br>2. |
| 护士签名 | | | |
| 医师签名 | | | |

# 第十三章

# 椎管内肿瘤临床路径释义

## 一、椎管内肿瘤编码

1. 卫计委原编码

疾病名称及编码：椎管内占位性病变（ICD-10：G95.903）

手术操作名称及编码：后正中入路椎管内肿瘤切除术（ICD-9-CM-3：03.405）

2. 修改编码

疾病名称及编码：脊（髓）膜恶性肿瘤（ICD-10：C70.1）

脊髓恶性肿瘤（ICD-10：C72.0）

脊髓继发恶性肿瘤（ICD-10：C79.403）

脊膜继发恶性肿瘤（ICD-10：C79.404）

脊（髓）膜良性肿瘤（ICD-10：D32.1）

脊髓良性肿瘤（ICD-10：D33.4）

脊（髓）膜动态未定肿瘤（ICD-10：D42.100）

脊膜肿瘤（ICD-10：D42.101）

脊髓动态未定肿瘤（ICD-10：D43.400）

脊髓肿瘤（ICD-10：D43.401）

椎管内肿物（ICD-10：G95.901）

手术操作名称及编码：椎管内肿瘤切除术（ICD-9-CM-3：03.4）

## 二、临床路径检索方法

（C70.1/C72.0/C79.403/C79.404/D32.1/D33.4/D42.100/D42.101/D43.400/D43.401/G95.901）
伴03.4

## 三、椎管内肿瘤临床路径标准住院流程

### （一）适用对象

第一诊断为椎管内占位性病变（ICD-10：G95.903）。

行后正中入路椎管内肿瘤切除术（ICD-9-CM-3：03.405）。

> 释义
>
> ■ 本路径适用对象为诊断为椎管内占位性病变的患者，包括硬脊膜外肿瘤、硬脊膜下脊髓外肿瘤和脊髓肿瘤。

### （二）诊断依据

1. 临床表现：病变部位不同，临床表现存在差异。在疾病早期可出现神经根性刺激症状，夜间痛和平卧痛较为典型。可出现受压平面以下同侧肢体运动障碍、肌肉萎缩，对侧感觉障碍，感觉障碍平面多由下向上发展等。

2. 辅助检查

（1）X 线平片：可了解椎骨的继发性改变，如椎体的吸收、破坏及椎弓根间距扩大、椎间孔增大等。

（2）MRI 和 CT：MRI 最具定位及定性诊断意义，可直接观察肿瘤的形态、部位、大小以及与脊髓的关系等。

> **释义**
>
> ■ X 线平片：X 线平片检查阳性率在 50% ~ 60%，且少数病例可以确定肿瘤性质。常见骨质改变包括：椎弓根形态改变（椎弓根变窄，内缘变平或凹陷；椎弓根轮廓模糊或消失），椎弓根间距增宽，椎体后缘弧形压迹和硬化，椎板/棘突及椎体骨质破坏，椎间孔增大和椎管内钙化。
>
> ■ CT 及 MRI：CT 静脉注射增强对比剂可显示某些肿瘤影像，CT 能较为清楚的显示肿瘤和骨性结构、椎间孔之间的位置关系，对理解肿瘤对脊柱生物力学的影响有较大帮助，并能为手术后行脊柱稳定性重建有作用。MRI 最具定位及定性诊断意义，可直接观察肿瘤的形态、部位、大小以及与脊髓的关系，经过注射顺磁性造影剂后，根据某些肿瘤自身的影像学特点还可作出定性诊断。

## （三）选择治疗方案的依据

1. 临床诊断为椎管内占位性病变，出现神经系统症状或病情进展者需手术治疗。根据肿瘤的具体部位，行后正中入路椎管内肿瘤切除术。

2. 手术风险较大者（高龄、妊娠期、合并较严重内科疾病及长期口服抗血小板或抗凝药者），需向患者或家属交代病情；如不同意手术，应当充分告知风险，履行签字手续，并予严密观察。

> **释义**
>
> ■ 椎管内肿瘤目前唯一有效的治疗手段是手术切除。3/4 椎管内肿瘤为良性，全切后预后良好。治疗效果与脊髓受压的时间程度、肿瘤的部位、性质和肿瘤受累的范围、大小有关。恶性肿瘤可行肿瘤大部切除并做外减压，术后辅以放射治疗，可使病情得到一定程度的缓解。
>
> ■ 由于椎管内肿瘤需要打开椎板和棘突，手术将破坏脊柱后柱的生物力学稳定性，对于髓外硬膜下肿瘤，如果病变局限在椎管内，未向椎间孔外扩展，推荐是用一侧半椎板或微创通道下手术，避免对脊柱后部张立带的破坏。对于节段长累及 3 个节段以上的良性肿瘤，由于对后柱破坏严重，术后推荐使用内固定手术，重建脊柱稳定性。而恶性肿瘤术后可行椎管扩大成形术，注意对棘上韧带的重建。

## （四）标准住院日为 ≤14 天

> **释义**
>
> ■ 标准住院日是推荐的最低要求。入院前完善一般术前检查。通常手术日为入院

第3~4天，如手术无严重并发症，术后恢复1周可予出院。对于部分髓内肿瘤，手术后会伴随有肢体肌力和感觉障碍，需进行康复治疗。

### （五）进入路径标准

1. 第一诊断必须符合椎管内肿瘤。
2. 当患者同时具有其他疾病诊断，但在住院期间不需特殊处理、不影响第一诊断的临床路径流程实施时，可以进入路径。

> **释义**
>
> ■ 本路径适用对象为临床诊断为椎管内肿瘤的患者。如合并其他疾病但住院期间不需要特殊处理，且可耐受手术的患者，也可进入本路径。

### （六）术前准备3天

1. 必需的检查项目
（1）血常规、尿常规、血型。
（2）凝血功能、肝肾功能、血电解质、血糖、感染性疾病筛查（乙型肝炎、丙型肝炎、艾滋病、梅毒等）。
（3）心电图、胸部X线平片。
（4）MRI检查，包括增强扫描。
（5）肌电图、体感及运动诱发电位检查，进行神经功能评估。
2. 根据患者病情，行术前X线定位片检查，必要时行心、肺功能检查及脊柱CT检查。

> **释义**
>
> ■ 心电图、血常规、尿常规、凝血和生化检查、传染源筛查等是常规检查，每个进入路径的患者均需完成，肝肾功能、血糖、凝血功能、心电图、X线胸片主要是评估有无基础疾病，关系到围术期的特殊处理，可能会影响到住院时间、费用以及治疗预后。传染性疾病的筛查主要用于排除可能的传染源，如乙型肝炎、丙型肝炎、艾滋病、梅毒等。这些患者的手术操作需要特殊处理。为缩短患者术前等待时间，检查项目可以在患者入院前于门诊完成。
>
> ■ 根据患者病情，术前行脊柱侧位X线平片确定肿瘤位置。高颈段椎管内占位或合并心肺疾病的患者，必要时行心、肺功能检查。合并脊柱畸形或周围骨质破坏者，或需行脊柱内固定手术者，可行脊柱CT检查。对于上颈椎手术，考虑肿瘤和椎动脉位置关系，可以加做CTA检查，必要时可做三维重建。

### （七）预防性抗菌药物选择与使用时机

1. 按照《抗菌药物临床应用指导原则》（卫医发〔2004〕285号）选择用药。建议使用第一、第二代头孢菌素，头孢曲松等；明确感染患者，可根据药敏试验结果调整抗菌药物。

2. 预防性用抗菌药物，时间为术前 30 分钟。

> **释义**
>
> ■ 鉴于《抗菌药物临床应用指导原则》（卫医发〔2004〕285 号），路径中抗菌药物使用应按照新的管理规范执行，使用第一、第二代头孢菌素，头孢曲松等；明确感染患者，可根据药敏试验结果调整抗菌药物。术前 30 分钟预防性用抗菌药物，手术超过 3 小时，可术中追加使用 1 次抗菌药物。

## （八）手术日为入院第 4 天

1. 麻醉方式：全身麻醉。
2. 手术方式：后正中入路椎管内肿瘤切除术。
3. 手术置入物：脊柱及椎板固定材料，硬脊膜修复材料及脊柱膜防粘连（脊柱膜）材料。
4. 术中用药：激素、抗菌药物。
5. 输血：根据手术失血情况决定。
6. 建议术中可选用 C 型臂、B 超以及神经导航辅助，以便精确定位；术中可行神经电生理监测，降低术中神经副损伤发生概率。

> **释义**
>
> ■ 麻醉方式为全身麻醉。手术方式为后正中入路椎管内肿瘤切除术。结合患者病情，视术中情况使用手术置入物如脊柱及椎板内固定材料，硬脊膜修复材料及脊柱膜防粘连（脊柱膜）材料，部分患者需同时行脊柱内固定融合手术，为促进骨融合，需使用同种异体骨、人工骨或者 BMP 等促进骨融合的材料。视情况术中予激素、保护胃黏膜药物、抗菌药物。根据手术失血情况决定是否输血。术中可选用 C 型臂、B 超以及神经导航辅助，以便精确定位；术中可行神经电生理监测，降低术中神经副损伤发生概率。

## （九）术后住院恢复 10 天

1. 术后必须复查的检查项目：MRI、脊柱 CT、肌电图、体感及运动诱发电位、血常规、尿常规、肝肾功能、电解质、血糖。
2. 术后用药：根据病情选用激素、脱水药、抗菌药物。
3. 术后应用脊柱外固定支具（1~3 个月）。

> **释义**
>
> ■ MRI、脊柱 CT、脊柱 X 片、肌电图、体感及运动诱发电位是术后评价肿瘤切除程度、脊髓功能和手术效果的主要指标。血常规、尿常规、肝肾功能、电解质、血糖为常规术后检查，评估患者整体情况。术后根据病情选用激素、脱水药，以减轻术后脊髓水肿。如患者出现发热等感染症状，可予对应抗菌药物。

### （十）出院标准

1. 患者病情稳定，体温正常，手术切口愈合良好；生命体征平稳。
2. 没有需要住院处理的并发症和（或）合并症。

> **释义**
>
> ■ 术后肿瘤切除满意，伤口无感染，生命体征平稳，无严重并发症或合并症的患者，可考虑出院。出院后定期随访，根据恢复情况及复查 MRI 结果决定下一步处理。

### （十一）变异及原因分析

1. 术后继发椎管内血肿等并发症，严重者需要二次手术，导致住院时间延长、费用增加。
2. 术后切口感染、中枢神经系统感染，术后渗液和神经功能障碍等，导致住院时间延长与费用增加。
3. 术后继发其他内、外科疾病需进一步诊治，导致住院时间延长。

> **释义**
>
> ■ 术中止血不满意或术后渗血，可导致继发椎管内血肿，压迫脊髓引起神经功能障碍，此时需二次手术治疗。
>
> ■ 如出现术后切口感染、中枢神经系统感染，术后渗液和神经功能障碍，术后继发其他内、外科疾病需要进一步诊治，可能需要住院观察，导致住院时间延长。
>
> ■ 颈髓病变，尤其是髓内病变，术后早期可能需要呼吸机辅助，或者无创呼吸机维持。且患者由于咳痰无力造成肺部感染，痰液蓄积，可能需要气管切开，上述情况将导致住院时间延长。

## 四、椎管内肿瘤临床路径给药方案

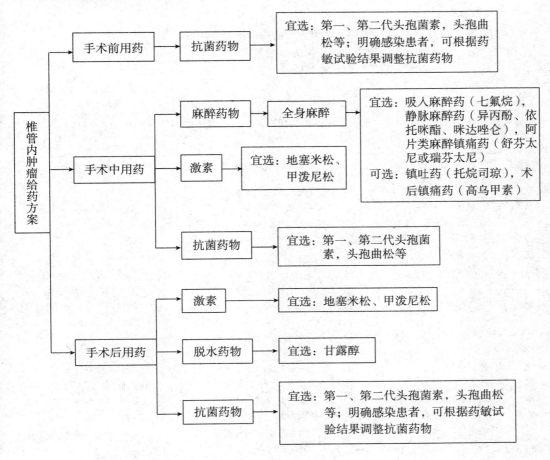

**【用药选择】**

1. 术前 30 分钟预防性用抗菌药物。建议使用第一、第二代头孢菌素，头孢曲松等。对于 β-内酰胺类抗菌药物过敏者，可应用万古霉素，稀释于 250～500ml 的 5% 葡萄糖注射液或 0.9% 氯化钠，至少静脉滴注 1 小时，麻醉诱导时滴完。手术超过 3 小时者，可追加使用抗菌药物 1 次。常规择期手术后不必继续使用预防性抗菌药物，若手术前已有污染发生或患者有感染高危因素（如高龄、免疫功能低下、糖尿病），可将用药时间延长到 24～48 小时。

2. 术中用药根据情况应用激素、保护胃黏膜药物、抗菌药物。

3. 术后根据病情选用激素（地塞米松、甲泼尼龙）、保护胃黏膜药物、脱水药（甘露醇）、抗菌药物。

4. 全身麻醉术后，部分患者会出现发热、呕吐等不适症状，予退热、镇吐等对症处理。

**【药学提示】**

术后糖皮质激素不可长期应用。术后脊髓功能损伤的患者，可早期大剂量使用激素（如甲泼尼龙），并注意患者肺部和胃肠道的并发症，常常需要同时使用保护胃黏膜药物。

## 五、推荐表单

### (一) 医师表单

**经后正中入路椎管内肿瘤临床路径医师表单**

适用对象: 第一诊断为椎管内肿瘤 (ICD-10: D32.1/D33.4)

行后正中入路椎管内肿瘤切除术 (ICD-9-CM-3: 03.4)

| 患者姓名: | 性别: 年龄: 门诊号: | 住院号: |
|---|---|---|
| 住院日期: 年 月 日 | 出院日期: 年 月 日 | 标准住院日: ≤14 天 |

| 时间 | 住院第 1 天 | 住院第 2 天 | 住院第 3 天 |
|---|---|---|---|
| 主要诊疗工作 | □ 询问病史及体格检查<br>□ 完成病历书写<br>□ 上级医师查房与术前评估<br>□ 依据体检, 进行相关的术前检查<br>□ 初步确定手术方式和日期 | □ 完成相关科室会诊<br>□ 上级医师查房<br>□ 完成术前准备与术前评估<br>□ 预约术中电生理监测 | □ 术前讨论<br>□ 完成术前准备与术前评估<br>□ 完成术前小结、术前讨论记录<br>□ 向患者和家属交代围术期注意事项, 签署手术同意书、自费协议书、输血同意书、委托书<br>□ 完成术前定位标记 |
| 重点医嘱 | **长期医嘱**<br>□ 一级护理<br>□ 饮食<br>□ 患者既往基础用药<br>**临时医嘱**<br>□ 血常规、血型、尿常规<br>□ 肝肾功能、血电解质、血糖、凝血功能、感染性疾病筛查<br>□ 心电图, 胸部 X 线平片<br>□ MRI 检查<br>□ 肌电图<br>□ 体感及运动诱发电位<br>□ 必要时查肺功能、超声心动图、血气分析等 | **长期医嘱**<br>□ 一级护理<br>□ 饮食<br>□ 患者既往基础用药<br>**临时医嘱**<br>□ 激素及脱水药 (酌情)<br>□ 其他特殊医嘱 | **长期医嘱**<br>□ 一级护理<br>□ 饮食<br>□ 患者既往基础用药<br>**临时医嘱**<br>□ 备皮 (颈椎病变酌情剃头)<br>□ 抗菌药物皮试<br>□ 术前禁食、禁水<br>□ 激素及脱水药 (酌情)<br>□ 其他特殊医嘱<br>□ 定位 X 线平片 |
| 病情变异记录 | □ 无 □ 有, 原因:<br>1.<br>2. | □ 无 □ 有, 原因:<br>1.<br>2. | □ 无 □ 有, 原因:<br>1.<br>2. |
| 医师签名 | | | |

| 时间 | 住院第 4 天<br>（手术日） | 住院第 5 天<br>（术后第 1 天） | 住院第 6 天<br>（术后第 2 天） |
|---|---|---|---|
| 主要诊疗工作 | □ 行全身麻醉下肿瘤切除手术<br>□ 术中电生理监测<br>□ 术者完成手术记录<br>□ 完成术后病程<br>□ 上级医师查房<br>□ 向患者及家属交代手术情况，嘱咐注意事项<br>□ 观察术后病情变化 | □ 上级医师查房，注意病情变化<br>□ 完成病程记录<br>□ 根据引流情况决定是否拔除引流<br>□ 注意体温、血象及生化指标变化（对症处理）<br>□ 注意有无意识、呼吸、吞咽障碍，有无偏瘫、腹胀、大小便障碍等 | □ 上级医师查房，注意病情变化<br>□ 完成病程记录<br>□ 根据引流情况决定是否拔除引流<br>□ 注意体温、血象及生化指标变化（对症处理）<br>□ 注意有无意识、呼吸、吞咽障碍，有无偏瘫、腹胀、大小便障碍等 |
| 重点医嘱 | **长期医嘱**<br>□ 一级护理<br>□ 禁食、禁水<br>□ 吸氧及生命体征监测<br>□ 保留导尿<br>□ 术中用抗菌药物<br>□ 补液治疗<br>□ 激素、脱水、抑酸药（酌情）<br>**临时医嘱**<br>□ 根据病情需要下达相应医嘱<br>□ 镇痛、镇吐等<br>□ 血常规、肝肾功能及血电解质、凝血功能、血气等<br>□ 接引流（术中置放引流者） | **长期医嘱**<br>□ 一级护理<br>□ 流食<br>□ 激素、抗菌药物<br>**临时医嘱**<br>□ 镇痛<br>□ 补液（酌情）<br>□ 拔除引流管（如术中置放） | **长期医嘱**<br>□ 一级护理<br>□ 流食/半流食<br>□ 激素、抗菌药物<br>**临时医嘱**<br>□ 镇痛<br>□ 补液（酌情）<br>□ 拔除引流管（如术中置放） |
| 病情变异记录 | □ 无　□ 有，原因：<br>1.<br>2. | □ 无　□ 有，原因：<br>1.<br>2. | □ 无　□ 有，原因：<br>1.<br>2. |
| 医师签名 | | | |

| 时间 | 住院第7天（术后第3天） | 住院第8天（术后第4天） | 住院第9天（术后第5天） | 住院第10~14天（术后第6~10天） |
|---|---|---|---|---|
| 主要诊疗工作 | □ 上级医师查房，注意病情变化<br>□ 完成病程记录<br>□ 切口换药，注意有无皮下积液，切口渗液<br>□ 调整激素用量，逐渐减量<br>□ 根据情况停用抗菌药物 | □ 注意病情变化<br>□ 完成病程记录<br>□ 激素减量或停药 | □ 临床观察神经系统功能恢复情况<br>□ 完成病程记录<br>□ 停用激素 | □ 上级医师查房<br>□ 完成病程记录<br>□ 注意是否有发热、皮下积液渗液等病情变化<br>□ 完成病程记录<br>□ 注意血象及生化指标变化（对症处理）<br>□ 复查术后 MRI、术后体感及运动诱发电位等电生理检查，并评价结果<br>□ 根据切口情况予以拆线或延期门诊拆线<br>□ 确定患者能否出院<br>□ 向患者交代出院注意事项、复查日期<br>□ 开出院诊断书<br>□ 完成出院记录 |
| 重点医嘱 | **长期医嘱**<br>□ 一级护理<br>□ 半流食/普食<br>**临时医嘱**<br>□ 换药<br>□ 根据病情需要下相应医嘱 | **长期医嘱**<br>□ 一级护理<br>□ 普食<br>**临时医嘱**<br>□ 根据病情需要下相应医嘱 | **长期医嘱**<br>□ 一级护理<br>□ 普食<br>**临时医嘱**<br>□ 根据病情需要下相应医嘱 | **长期医嘱**<br>□ 一级／三级护理<br>□ 普食<br>**临时医嘱**<br>□ 酌情行腰椎穿刺采集脑脊液并检查<br>□ 换药<br>□ 血常规、肝肾功能、血电解质<br>□ MRI 及电生理检查<br>□ 出院带药<br>□ 康复治疗（酌情）<br>□ 残余肿瘤放射治疗（酌情） |
| 病情变异记录 | □ 无 □ 有，原因：<br>1.<br>2. | □ 无 □ 有，原因：<br>1.<br>2. | □ 无 □ 有，原因：<br>1.<br>2. | □ 无 □ 有，原因：<br>1.<br>2. |
| 医师签名 | | | | |

## （二）护士表单

### 经后正中入路椎管内肿瘤临床路径护士表单

适用对象：第一诊断为椎管内肿瘤（ICD-10：D32.1/D33.4）

行后正中入路椎管内肿瘤切除术（ICD-9-CM-3：03.4）

| 患者姓名： | | 性别：　　年龄：　　门诊号： | 住院号： |
|---|---|---|---|
| 住院日期：　　年　月　日 | | 出院日期：　　年　月　日 | 标准住院日：≤14天 |

| 时间 | 住院第1天 | 住院第2天 | 住院第3天 |
|---|---|---|---|
| 健康宣教 | □ 入院宣教<br>□ 介绍主管医师、护士<br>□ 介绍环境、设施<br>□ 介绍住院注意事项<br>□ 完成特殊检查前宣教工作 | □ 术前宣教 | □ 术前宣教 |
| 护理处置 | □ 入院评估，完成首次护理文件记录及护理安全告知书签字<br>□ 协助完成手术前检查 | □ 协助完成手术前检查 | □ 协助完成手术前检查 |
| 基础护理 | □ 一级护理<br>□ 晨晚间护理<br>□ 患者安全管理 | □ 一级护理<br>□ 晨晚间护理<br>□ 患者安全管理 | □ 一级护理<br>□ 晨晚间护理<br>□ 患者安全管理 |
| 专科护理 | □ 遵医嘱给药<br>□ 观察患者一般状况<br>□ 观察神经系统状况 | □ 观察患者一般状况<br>□ 观察神经系统状况<br>□ 遵医嘱给药<br>□ 心理护理及基础护理 | □ 观察患者一般状况<br>□ 观察神经系统状况<br>□ 遵医嘱给药并观察用药后反应<br>□ 心理护理及基础护理<br>□ 完成护理记录 |
| 重点医嘱 | □ 详见医嘱执行单 | □ 详见医嘱执行单 | □ 详见医嘱执行单 |
| 病情变异记录 | □ 无　□ 有，原因：<br>1.<br>2. | □ 无　□ 有，原因：<br>1.<br>2. | □ 无　□ 有，原因：<br>1.<br>2. |
| 护士签名 | | | |

| 时间 | 住院第4天<br>（手术日） | 住院第5天<br>（术后第1天） | 住院第6天<br>（术后第2天） |
|---|---|---|---|
| 健康宣教 | □ 行术后宣教<br>□ 饮食、活动指导<br>□ 复查患者对术前宣教内容的掌握程度 | □ 行术后宣教<br>□ 饮食、活动指导<br>□ 复查患者对术前宣教内容的掌握程度 | □ 行术后宣教<br>□ 饮食、活动指导<br>□ 复查患者对术前宣教内容的掌握程度 |
| 护理处置 | □ 协助完成相关检查 | □ 协助完成相关检查 | □ 协助完成相关检查 |
| 基础护理 | □ 一级护理<br>□ 晨晚间护理<br>□ 患者安全管理 | □ 一级护理<br>□ 晨晚间护理<br>□ 患者安全管理 | □ 一级护理<br>□ 晨晚间护理<br>□ 患者安全管理 |
| 专科护理 | □ 观察患者一般状况<br>□ 观察患者神经系统功能恢复情况<br>□ 观察记录患者生命体征手术切口敷料情况<br>□ 有引流者观察引流性质、引流量<br>□ 遵医嘱给药并观察用药后反应<br>□ 预防并发症护理<br>□ 完成护理记录 | □ 观察患者一般状况<br>□ 观察患者神经系统功能恢复情况<br>□ 观察记录患者生命体征手术切口敷料情况<br>□ 有引流者观察引流性质、引流量<br>□ 遵医嘱给药并观察用药后反应<br>□ 预防并发症护理<br>□ 完成护理记录<br>□ 术后心理护理 | □ 观察患者一般状况<br>□ 观察患者神经系统功能恢复情况<br>□ 观察记录患者生命体征手术切口敷料情况<br>□ 遵医嘱给药并观察用药后反应<br>□ 预防并发症护理<br>□ 完成护理记录<br>□ 术后心理护理 |
| 重点医嘱 | □ 详见医嘱执行单 | □ 详见医嘱执行单 | □ 详见医嘱执行单 |
| 病情变异记录 | □ 无　□ 有，原因：<br>1.<br>2. | □ 无　□ 有，原因：<br>1.<br>2. | □ 无　□ 有，原因：<br>1.<br>2. |
| 护士签名 | | | |

| 时间 | 住院第 7 天<br>（术后第 3 天） | 住院第 8 天<br>（术后第 4 天） | 住院第 9 天<br>（术后第 5 天） | 住院第 10～14 天<br>（术后第 6～10 天） |
|---|---|---|---|---|
| 健康<br>宣教 | □ 行术后宣教及用药指<br>　导、术后功能锻炼<br>□ 饮食、活动指导<br>□ 复查患者对术前宣<br>　教内容的掌握程度 | □ 行术后宣教及用药指<br>　导、术后功能锻炼<br>□ 饮食、活动指导<br>□ 复查患者对术前宣<br>　教内容的掌握程度 | □ 行术后宣教及用药指<br>　导、术后功能锻炼<br>□ 饮食、活动指导<br>□ 复查患者对术前宣<br>　教内容的掌握程度 | □ 出院宣教<br>□ 复查时间<br>□ 出院带药指导<br>□ 活动休息<br>□ 指导饮食<br>□ 指导办理出院手续 |
| 护理<br>处置 | □ 协助完成相关检查 | □ 协助完成相关检查 | □ 协助完成相关检查 | □ 办理出院手续 |
| 基础<br>护理 | □ 一级护理<br>□ 晨晚间护理<br>□ 患者安全管理 | □ 一级护理<br>□ 晨晚间护理<br>□ 患者安全管理 | □ 一级护理<br>□ 晨晚间护理<br>□ 患者安全管理 | □ 一级护理<br>□ 晨晚间护理<br>□ 患者安全管理 |
| 专科<br>护理 | □ 观察患者一般状况<br>□ 观察患者神经系统<br>　功能恢复情况<br>□ 观察记录患者生命<br>　体征手术切口敷料<br>　情况<br>□ 遵医嘱给药并观察<br>　用药后反应<br>□ 预防并发症护理<br>□ 完成护理记录<br>□ 术后心理护理<br>□ 指导术后功能锻炼 | □ 观察患者一般状况<br>□ 观察患者神经系统<br>　功能恢复情况<br>□ 观察记录患者生命<br>　体征手术切口敷料<br>　情况<br>□ 遵医嘱给药并观察<br>　用药后反应<br>□ 预防并发症护理<br>□ 完成护理记录<br>□ 术后心理护理<br>□ 指导术后功能锻炼 | □ 观察患者一般状况<br>□ 观察患者神经系统<br>　功能恢复情况<br>□ 观察记录患者生命<br>　体征手术切口敷料<br>　情况<br>□ 遵医嘱给药并观察<br>　用药后反应<br>□ 预防并发症护理<br>□ 完成护理记录<br>□ 术后心理护理<br>□ 指导术后功能锻炼 | □ 观察患者一般状况<br>□ 观察患者神经系<br>　统功能恢复情况<br>□ 观察记录患者生<br>　命体征手术切口<br>　敷料情况<br>□ 遵医嘱给药并观<br>　察用药后反应<br>□ 预防并发症护理<br>□ 完成护理记录<br>□ 术后心理护理<br>□ 指导术后功能锻炼 |
| 重点<br>医嘱 | □ 详见医嘱执行单 | □ 详见医嘱执行单 | □ 详见医嘱执行单 | □ 详见医嘱执行单 |
| 病情<br>变异<br>记录 | □ 无　□ 有，原因：<br>1.<br>2. | □ 无　□ 有，原因：<br>1.<br>2. | □ 无　□ 有，原因：<br>1.<br>2. | □ 无　□ 有，原因：<br>1.<br>2. |
| 护士<br>签名 | | | | |

## （三）患者表单

### 经后正中入路椎管内肿瘤临床路径患者表单

适用对象：第一诊断为椎管内肿瘤（ICD-10：D32.1/D33.4）

行后正中入路椎管内肿瘤切除术（ICD-9-CM-3：03.4）

| 患者姓名： | | 性别： 年龄： 门诊号： | | 住院号： |
| --- | --- | --- | --- | --- |
| 住院日期： 年 月 日 | | 出院日期： 年 月 日 | | 标准住院日：≤14 天 |

| 时间 | 入院 | 手术前 | 手术当天 |
| --- | --- | --- | --- |
| 医患配合 | □ 配合询问病史、收集资料，请务必详细告知既往史、用药史、过敏史<br>□ 如服用抗凝剂，请明确告知<br>□ 配合进行体格检查<br>□ 有任何不适请告知医师 | □ 配合完善术前检查、化验，如采血、留尿、心电图、X线胸片等<br>□ 医师与患者及家属介绍病情和手术谈话、术前签字<br>□ 麻醉师与患者进行术前访视 | □ 配合评估手术效果<br>□ 有任何不适请告知医师 |
| 护患配合 | □ 配合测量体温、脉搏、呼吸、血压、体重 1 次<br>□ 配合完成入院护理评估<br>□ 接受入院宣教（环境介绍、病室规定、订餐制度、贵重物品保管等）<br>□ 有任何不适请告知护士 | □ 配合测量体温、脉搏、呼吸、血压、体重 1 次<br>□ 接受术前宣教<br>□ 自行沐浴清洁，剪指甲<br>□ 准备好必用物，如颈托等<br>□ 取下义齿、饰品等，贵重物品交家属保管 | □ 清晨测量体温、脉搏、呼吸、血压，送手术室前，协助完成核对，带齐影像资料和术中带药<br>□ 返回病房后，协助完成核对，配合过病床，配合血压测量<br>□ 配合检查意识<br>□ 配合术后输液<br>□ 遵医嘱采取正确体位<br>□ 配合缓解疼痛<br>□ 有任何不适请告知护士 |
| 饮食 | □ 正常普食 | □ 术前 12 小时禁食、禁水 | □ 清醒前禁食、禁水<br>□ 麻醉清醒后，根据医嘱试饮水，无恶心、呕吐可进少量流食 |
| 排便 | □ 正常排尿便 | □ 正常排尿便 | □ 正常排尿便 |
| 活动 | □ 正常活动 | □ 正常活动 | □ 全身麻醉清醒后根据医嘱活动，术后功能锻炼 |

| 时间 | 手术后 | 出院 |
|------|--------|------|
| 医患配合 | □ 配合神经系统检查<br>□ 配合伤口换药 | □ 接受出院前指导<br>□ 知道复查程序<br>□ 获取出院诊断书<br>□ 预约复诊日期 |
| 护患配合 | □ 配合定时测量体温、脉搏、呼吸，每日询问排便情况<br>□ 注意活动安全，避免坠床或跌倒<br>□ 配合执行探视及陪伴 | □ 接受出院宣教<br>□ 办理出院手续<br>□ 获取出院带药<br>□ 知道用药方法<br>□ 知道复印病历方法 |
| 饮食 | □ 正常普食 | □ 正常普食 |
| 排便 | □ 正常排尿便<br>□ 避免便秘 | □ 正常排尿便<br>□ 避免便秘 |
| 活动 | □ 正常活动<br>□ 遵医嘱活动，术后功能锻炼 | □ 正常活动<br>□ 遵医嘱活动，术后功能锻炼 |

附：原表单（2016年版）

### 经后正中入路椎管内肿瘤临床路径表单

适用对象：第一诊断为椎管内肿瘤（ICD-10：D32.1/D33.4）
行后正中入路椎管内肿瘤切除术（ICD-9-CM-3：03.4）

| 患者姓名： | 性别： 年龄： 门诊号： | 住院号： |
|---|---|---|
| 住院日期： 年 月 日 | 出院日期： 年 月 日 | 标准住院日：≤14天 |

| 时间 | 住院第1天 | 住院第2天 | 住院第3天 |
|---|---|---|---|
| 主要诊疗工作 | □ 询问病史及体格检查<br>□ 完成病历书写<br>□ 上级医师查房与术前评估<br>□ 依据体检，进行相关的术前检查<br>□ 初步确定手术方式和日期 | □ 完成相关科室会诊<br>□ 上级医师查房<br>□ 完成术前准备与术前评估<br>□ 预约术中电生理监测 | □ 术前讨论<br>□ 完成术前准备与术前评估<br>□ 完成术前小结，术前讨论记录<br>□ 向患者和家属交代围术期注意事项，签署手术同意书、自费协议书、输血同意书、委托书<br>□ 完成术前定位标记 |
| 重点医嘱 | **长期医嘱**<br>□ 一级护理<br>□ 饮食<br>□ 患者既往基础用药<br>**临时医嘱**<br>□ 血常规、血型、尿常规<br>□ 肝肾功能、血电解质、血糖、凝血功能、感染性疾病筛查<br>□ 心电图，胸部X线平片<br>□ MRI检查<br>□ 肌电图<br>□ 体感及运动诱发电位<br>□ 必要时查肺功能、超声心动图、血气分析等 | **长期医嘱**<br>□ 一级护理<br>□ 饮食<br>□ 患者既往基础用药<br>**临时医嘱**<br>□ 激素及脱水药（酌情）<br>□ 其他特殊医嘱 | **长期医嘱**<br>□ 一级护理<br>□ 饮食<br>□ 患者既往基础用药<br>**临时医嘱**<br>□ 备皮（颈椎病变者酌情剃头）<br>□ 抗菌药物皮试<br>□ 术前禁食、禁水<br>□ 激素及脱水药（酌情）<br>□ 其他特殊医嘱<br>□ 定位X线平片 |
| 主要护理工作 | □ 入院评估，完成首次护理文件记录及护理安全告知书签字<br>□ 遵医嘱给药<br>□ 观察患者一般状况<br>□ 观察神经系统状况<br>□ 协助完成手术前检查<br>□ 完成入院宣教及特殊检查前宣教工作 | □ 观察患者一般状况<br>□ 观察神经系统状况<br>□ 遵医嘱给药<br>□ 遵医嘱完成手术前化验标本留取<br>□ 协助完成手术前检查<br>□ 心理护理及基础护理 | □ 观察患者一般状况<br>□ 观察神经系统状况<br>□ 术前宣教<br>□ 完成术前准备<br>□ 遵医嘱给药并观察用药后反应<br>□ 协助完成手术前检查<br>□ 心理护理及基础护理<br>□ 完成护理记录 |
| 病情变异记录 | □ 无 □ 有，原因：<br>1.<br>2. | □ 无 □ 有，原因：<br>1.<br>2. | □ 无 □ 有，原因：<br>1.<br>2. |
| 护士签名 | | | |
| 医师签名 | | | |

| 时间 | 住院第 4 天<br>（手术日） | 住院第 5 天<br>（术后第 1 天） | 住院第 6 天<br>（术后第 2 天） |
|---|---|---|---|
| 主要诊疗工作 | □ 行全身麻醉下肿瘤切除手术<br>□ 术中电生理监测<br>□ 术者完成手术记录<br>□ 完成术后病程<br>□ 上级医师查房<br>□ 向患者及家属交代手术情况，交代注意事项<br>□ 观察术后病情变化 | □ 上级医师查房，注意病情变化<br>□ 完成病程记录<br>□ 根据引流情况决定是否拔除引流管<br>□ 注意体温、血象及生化指标变化（对症处理）<br>□ 注意有无意识障碍、呼吸、吞咽障碍、偏瘫、腹胀、大小便障碍等 | □ 上级医师查房，注意病情变化<br>□ 完成病程记录<br>□ 根据引流情况决定是否拔除引流管<br>□ 注意体温、血象及生化指标变化（对症处理）<br>□ 注意有无意识障碍、呼吸、吞咽障碍、偏瘫、腹胀、大小便障碍等 |
| 重点医嘱 | **长期医嘱**<br>□ 一级护理<br>□ 禁食、禁水<br>□ 吸氧及生命体征监测<br>□ 保留导尿<br>□ 术中用抗菌药物<br>□ 补液治疗<br>□ 激素、脱水、抑酸药（酌情）<br>**临时医嘱**<br>□ 根据病情需要下相应医嘱<br>□ 镇痛、镇吐等<br>□ 血常规、肝肾功能及血电解质、凝血功能、血气等<br>□ 接引流（术中置放引流者） | **长期医嘱**<br>□ 一级护理<br>□ 流食<br>□ 激素、抗菌药物<br>**临时医嘱**<br>□ 镇痛<br>□ 补液（酌情）<br>□ 拔除引流管（如术中置放） | **长期医嘱**<br>□ 一级护理<br>□ 流食/半流食<br>□ 激素、抗菌药物<br>**临时医嘱**<br>□ 镇痛<br>□ 补液（酌情）<br>□ 拔除引流管（如术中置放） |
| 主要护理工作 | □ 观察患者一般状况<br>□ 观察患者神经系统功能恢复情况<br>□ 观察记录患者生命体征、手术切口敷料情况<br>□ 有引流者观察引流性质、引流量<br>□ 遵医嘱给药并观察用药后反应<br>□ 遵医嘱完成化验检查<br>□ 预防并发症护理<br>□ 完成护理记录 | □ 观察患者一般状况<br>□ 观察患者神经系统功能恢复情况<br>□ 观察记录患者生命体征、手术切口敷料情况<br>□ 有引流者观察引流性质、引流量<br>□ 遵医嘱给药并观察用药后反应<br>□ 遵医嘱完成化验检查<br>□ 预防并发症护理<br>□ 术后心理护理及基础护理<br>□ 完成护理记录 | □ 观察患者一般状况<br>□ 观察患者神经系统功能恢复情况<br>□ 观察记录患者生命体征、手术切口敷料情况<br>□ 遵医嘱给药并观察用药后反应<br>□ 遵医嘱完成化验检查<br>□ 预防并发症护理<br>□ 术后心理护理及基础护理<br>□ 完成护理记录 |
| 病情变异记录 | □ 无　□ 有，原因：<br>1.<br>2. | □ 无　□ 有，原因：<br>1.<br>2. | □ 无　□ 有，原因：<br>1.<br>2. |
| 护士签名 | | | |
| 医师签名 | | | |

| 时间 | 住院第 7 天<br>（术后第 3 天） | 住院第 8 天<br>（术后第 4 天） | 住院第 9 天<br>（术后第 5 天） | 住院第 10 ~ 14 天<br>（术后第 6 ~ 10 天） |
|---|---|---|---|---|
| 主要诊疗工作 | □ 上级医师查房，注意病情变化<br>□ 完成病程记录<br>□ 切口换药，注意观察有无皮下积液、切口渗液<br>□ 调整激素用量，逐渐减量<br>□ 根据情况停用抗菌药物 | □ 注意病情变化<br>□ 完成病程记录<br>□ 激素减量或停药 | □ 临床观察神经系统功能恢复情况<br>□ 完成病程记录<br>□ 停用激素 | □ 上级医师查房<br>□ 完成病程记录<br>□ 注意是否有发热、皮下积液渗液等病情变化<br>□ 完成病程记录<br>□ 注意血象及生化指标变化（对症处理）<br>□ 复查术后 MRI、术后体感及运动诱发电位等电生理检查，并评价结果<br>□ 根据切口情况予以拆线或延期门诊拆线<br>□ 确定患者能否出院<br>□ 向患者交代出院注意事项、复查日期<br>□ 开出院诊断书<br>□ 完成出院记录 |
| 重点医嘱 | **长期医嘱**<br>□ 一级护理<br>□ 半流食/普食<br>**临时医嘱**<br>□ 换药<br>□ 根据病情需要下相应医嘱 | **长期医嘱**<br>□ 一级护理<br>□ 普食<br>**临时医嘱**<br>□ 根据病情需要下相应医嘱 | **长期医嘱**<br>□ 一级护理<br>□ 普食<br>**临时医嘱**<br>□ 根据病情需要下相应医嘱 | **长期医嘱**<br>□ 一级护理过渡到三级护理<br>□ 普食<br>**临时医嘱**<br>□ 酌情行腰椎穿刺采集脑脊液并检查<br>□ 换药<br>□ 血常规、肝肾功能、血电解质<br>□ MRI 及电生理检查<br>□ 出院带药<br>□ 康复治疗（酌情）<br>□ 残余肿瘤放射治疗（酌情） |

| 时间 | 住院第 7 天<br>（术后第 3 天） | 住院第 8 天<br>（术后第 4 天） | 住院第 9 天<br>（术后第 5 天） | 住院第 10~14 天<br>（术后第 6~10 天） |
|---|---|---|---|---|
| 主要护理工作 | ☐ 观察患者一般状况<br>☐ 观察患者神经系统功能恢复情况<br>☐ 观察记录患者生命体征、手术切口敷料情况<br>☐ 遵医嘱给药，并观察用药后反应<br>☐ 预防并发症护理<br>☐ 术后心理护理及基础护理<br>☐ 完成术后宣教及用药指导<br>☐ 完成护理记录<br>☐ 指导术后功能锻炼 | ☐ 观察患者一般状况<br>☐ 观察患者神经系统功能恢复情况<br>☐ 观察手术切口敷料情况<br>☐ 遵医嘱给药，并观察用药后反应<br>☐ 预防并发症护理<br>☐ 术后心理护理及基础护理<br>☐ 指导术后功能锻炼 | ☐ 观察患者一般状况<br>☐ 观察患者神经系统功能恢复情况<br>☐ 观察手术切口敷料情况<br>☐ 预防并发症护理<br>☐ 术后心理护理及基础护理<br>☐ 指导术后功能锻炼 | ☐ 观察患者一般状况<br>☐ 观察患者神经系统功能恢复情况<br>☐ 观察手术切口敷料情况<br>☐ 预防并发症护理<br>☐ 术后心理护理及基础护理<br>☐ 指导术后功能锻炼<br>☐ 完成出院指导<br>☐ 指导患者办理出院手续<br>☐ 完成护理记录 |
| 病情变异记录 | ☐ 无　☐ 有，原因：<br>1.<br>2. | ☐ 无　☐ 有，原因：<br>1.<br>2. | ☐ 无　☐ 有，原因：<br>1.<br>2. | ☐ 无　☐ 有，原因：<br>1.<br>2. |
| 护士签名 | | | | |
| 医师签名 | | | | |

# 第十四章

# 前交通动脉瘤开颅夹闭术临床路径释义

## 一、前交通动脉瘤开颅夹闭术编码

1. 卫计委原编码

疾病名称及编码：前交通动脉瘤（ICD-10：I67.108 /Q28.3）

手术操作名称及编码：开颅动脉瘤夹闭术（ICD-9-CM-3：39.51）

2. 修改编码

疾病名称及编码：前交通动脉瘤破裂伴蛛网膜下隙出血（ICD-10：I60.201）

前交通动脉瘤（ICD-10：I67.107）

手术操作名称及编码：开颅动脉瘤夹闭术（ ICD-9-CM-3：39.51）

## 二、临床路径检索方法

（I60.201/I67.107）伴39.51

## 三、前交通动脉瘤开颅夹闭术临床路径标准住院流程

### （一）适用对象

第一诊断为前交通动脉瘤（ICD-10：I67.108/Q28.3），行开颅动脉瘤夹闭术（ICD-9-CM-3：39.51）。

> **释义**
>
> ■ 适用对象编码参见第一部分。
>
> ■ 本路径适用对象为临床诊断为前交通动脉瘤的患者，如果选择血管内栓塞治疗或颅内外搭桥血流重建，需进入其他相应路径。

### （二）诊断依据

根据《临床诊疗指南·神经外科学分册》（中华医学会编著，人民卫生出版社，2013）、《临床技术操作规范·神经外科分册》（中华医学会编著，人民军医出版社，2007）、《王忠诚神经外科学》（王忠诚主编，湖北科学技术出版社，2015）、《神经外科学》（赵继宗主编，人民卫生出版社，2014）。

1. 临床表现

（1）破裂动脉瘤

1）动脉瘤破裂出血症状：前交通动脉瘤破裂可引起蛛网膜下腔出血（SAH）、脑内出血、脑室出血或硬脑膜下腔出血等。其中SAH最为常见，典型症状和体征有剧烈头痛、呕吐甚至昏迷等。

2）脑血管痉挛症状：症状通常逐渐发生，表现为精神异常或意识障碍，伴局灶性神经功能缺损。

3）癫痫发作：可发生抽搐，多为癫痫大发作。

4）脑积水：动脉瘤出血后，可因凝血块阻塞室间孔或中脑导水管，引起急性脑积水；或基底池粘连、蛛网膜颗粒吸收障碍，引起慢性脑积水。

（2）未破裂动脉瘤：可表现为头痛、头晕、癫痫、TIA 发作等，也可无任何症状，经查体或其他原因偶然发现。

2. 辅助检查

（1）头颅 CT：是 SAH 首选诊断方法，通过 CT 扫描还可评定以下方面：

1）脑室大小：部分动脉瘤破裂患者立即发生脑积水。

2）血肿，有占位效应的脑内血肿或大量硬脑膜下血肿。

3）梗死。

4）脑池和脑沟中出血量：血管痉挛的重要预后因素。

5）合并多发动脉瘤时，CT 可能初步判断责任动脉瘤。

6）部分患者可以通过头颅 CT 初步预测动脉瘤的位置：出血主要在侧裂及鞍上池，出血破入脑室，位于额叶靠近中线大脑镰者，高度怀疑前交通动脉瘤。

（2）CT 脑血管造影（CTA）：多数情况下可以显示动脉瘤的部位、大小、形态、有无多发动脉瘤、载瘤动脉及动脉瘤的钙化情况，以及病变与骨性结构解剖关系。

（3）腰椎穿刺：SAH 最敏感的检查方法，但目前不应当作为首选诊断方法。降低脑脊液压力有可能因增加跨血管壁压力而导致再出血，故建议仅用于 CT 不能证实而临床高度怀疑的病例，应当使用较细的腰椎穿刺针，放出少量脑脊液（几毫升）即可。

（4）数字减影脑血管造影（DSA）：目前是诊断颅内动脉瘤的"金标准"，大部分患者可显示出动脉瘤的部位、大小、形态、有无多发动脉瘤，仅少数患者归于"不明原因 SAH"。另外，DSA 还可以显示是否存在血管痉挛及其程度。

（5）头颅 MRI：对于大动脉瘤应行头颅 MRI 检查。磁共振血管成像（MRA）可用于体检筛查动脉瘤。

---

释义

■ 临床症状是判断破裂颅内动脉瘤的初步依据，前交通动脉瘤的确诊则依赖于 CTA、MRA 和 CTA 等影像学检查。尤其是未破裂前交通动脉瘤，患者症状不典型，更多依赖影像学筛查。

---

## （三）治疗方案的选择

根据《临床诊疗指南·神经外科学分册》（中华医学会编著，人民卫生出版社，2013）、《临床技术操作规范·神经外科分册》（中华医学会编著，人民军医出版社，2007）、《王忠诚神经外科学》（王忠诚主编，湖北科学技术出版社，2015）、《神经外科学》（赵继宗主编，人民卫生出版社，2014）。

1. 诊断为前交通动脉瘤，有明确手术适应证需开颅手术治疗，手术方法是行额颞开颅翼点、额外侧入路或眶上眉弓入路动脉瘤夹闭术，不包括需颅内外动脉搭桥血流重建的病例，也不包括适合血管内栓塞治疗的病例。

2. 手术风险较大者（高龄、妊娠期、合并较严重内科疾病或长期口服抗血小板或抗凝药者），需向患者或家属强调病情及其风险，或请介入科医师会诊；如患方不同意手术，应当充分告知再出血风险，履行签字手续，并予严密观察。

> **释义**
>
> ■ 前交通动脉瘤的治疗方案主要包括开颅动脉瘤夹闭术和介入治疗。治疗目的在于消除动脉瘤，防止破裂出血事件的发生。对于未破裂的小动脉瘤，亦可选择严密随访观察。最终治疗方案的确定，需神经外科血管组医师、介入组医师及患方共同商议决定。

### （四）标准住院日为 ≤13 天

### （五）进入路径标准

1. 第一诊断必须符合 ICD-10：I67. 108/Q28. 3 前交通动脉瘤疾病编码。
2. 当患者同时具有其他疾病诊断，但在住院期间不需特殊处理、不影响第一诊断的临床路径流程实施时，可以进入路径。

### （六）术前准备 ≤4 天

1. 必需的检查项目
（1）血常规、尿常规、便常规、血型。
（2）凝血功能、肝肾功能、血电解质、血糖、感染性疾病筛查（乙型肝炎、丙型肝炎、艾滋病、梅毒等）。
（3）心电图、胸部 X 线平片。
（4）全脑血管造影 DSA 和（或）CTA。
（5）头颅 CT 扫描。
2. 根据患者病情，必要时行头颅 MRI，心肺功能、神经电生理检查和认知功能评定。

> **释义**
>
> ■ 血常规、尿常规、便常规是最基本的 3 大常规检查，进入路径的患者均需完成。肝肾功能、电解质、血糖、凝血功能、心电图、X 线胸片可评估有无基础疾病，是否影响住院时间、费用及其治疗预后；血型、感染性疾病筛查用于手术前和输血前准备；头颅 CT 扫描为评估动脉瘤是否破裂出血，以及 SAH 范围、有无血肿形成、有无破入脑室、是否伴发脑积水等情况；无禁忌证患者均应行 DSA 和（或）CTA 检查，以确诊前交通动脉瘤诊断，并评估动脉瘤形态、大小、朝向、与载瘤动脉关系等情况，以便术前设计。术前还需根据患者实际情况，选择必要的检查，以评估患者的心肺功能、神经功能和认知功能等。

### （七）预防性抗菌药物选择与使用时机

按照《抗菌药物临床应用指导原则》（卫医发〔2004〕285 号）选择用药。建议使用第一、第二代头孢菌素，头孢曲松等；明确感染患者，可根据药敏试验结果调整抗菌药物。

> **释义**
>
> ■ 预防性抗菌药物使用应在术前 30 分钟以内，延续至术后 1～3 天，根据患者实际情况，决定是否需要延长抗菌药物使用时间或更换抗菌药物治疗方案。

## （八）手术日为入院后≤5 天

1. 麻醉方式：气管插管全身麻醉。
2. 手术方式：额颞开颅翼点入路、额外侧入路或眶上眉弓入路动脉瘤夹闭术。
3. 手术置入物：动脉瘤夹，术中止血材料，硬脑膜修复材料，颅骨固定材料，动脉瘤包裹材料，引流系统。
4. 术中用药：抗菌药物、抗血管痉挛药物，酌情使用激素及抗癫痫药物。
5. 输血：根据手术失血情况决定。

> **释义**
>
> ■ 患者入室后、手术开始前及手术结束后，需由护士、主刀医师、麻醉师共同完成患者身份识别、患者一般情况、手术部位、手术方式、药物等信息的识别和核对，以确保手术过程安全、顺利进行。

## （九）术后住院恢复 8 天

1. 必须复查的检查项目：全脑血管造影 DSA 或 CTA，头颅 CT 扫描；化验室检查包括血常规、肝肾功能、血电解质。
2. 术后用药：抗血管痉挛药物、抗菌药物，酌情使用抗癫痫药物、脱水药、激素等。
3. 每 2～3 天手术切口换药 1 次。
4. 术后 7 天拆除手术切口缝线，或根据病情酌情延长拆线时间。
5. 根据患者病情，必要时复查心肺功能，行认知功能评定。

> **释义**
>
> ■ 术后需密切关注患者意识及生命体征情况，术后 24 小时内常规复查头颅 CT，必要时需随时复查头颅 CT，如发生术后出血、脑水肿导致颅内压增高，则根据实际情况予加强脱水降颅压等治疗，达到手术指征者需二次急诊手术减压。
>
> ■ 术后应警惕血管痉挛的发生，给予抗血管痉挛药物及足够的容量支持，监测血压，维持颅内灌注压，必要时可给予升压药物支持。
>
> ■ 注意患者体温及切口愈合情况，防止术后颅内感染及切口感染的发生，必要时可行腰椎穿刺取脑脊液化验，并根据化验结果调整抗菌药物治疗方案。
>
> ■ 关注患者术后血象、肝肾功能及电解质情况，定期复查相关化验指标，并给予及时处理，及时纠正肝肾功能异常及电解质紊乱。
>
> ■ 术后行 DSA 或 CTA 检查，评估动脉瘤夹闭及载瘤动脉和周围重要穿支血管的情况。

## （十）出院标准

1. 患者病情稳定，生命体征平稳。
2. 体温正常，各项化验无明显异常，手术切口愈合良好。
3. 复查 CTA 或全脑血管 DSA 显示动脉瘤夹闭满意。
4. 仍处于昏迷状态的患者，如生命体征平稳、经评估不能短时间恢复者，没有需要住院处理的并发症和（或）合并症，可以转院继续康复治疗。

### （十一）变异及原因分析

1. 术中或术后继发手术部位或其他部位的颅内血肿、脑水肿、脑梗死等并发症，严重者或其他情况需要二次手术，导致住院时间延长、费用增加。
2. 术后神经系统感染和神经血管损伤等，导致住院时间延长。
3. 术后继发其他内、外科疾病需进一步诊治，导致住院时间延长。

> **释义**
>
> ■ 按标准治疗方案如患者出现严重并发症导致二次手术或住院时间、费用延长，或继发其他疾病而需进行针对性治疗，则中止本路径。
>
> ■ 认可的变异原因主要是指患者入选路径后，在检查及治疗过程中发现患者合并存在事前未预知的、对本路径治疗可能产生影响的情况，需要中止执行路径或延长治疗时间、增加治疗费用。医师需在表单中明确说明。
>
> ■ 因患者方面的主观原因导致执行路径出现变异，需医师在表单中予以说明。

**四、前交通动脉瘤开颅夹闭术给药方案**

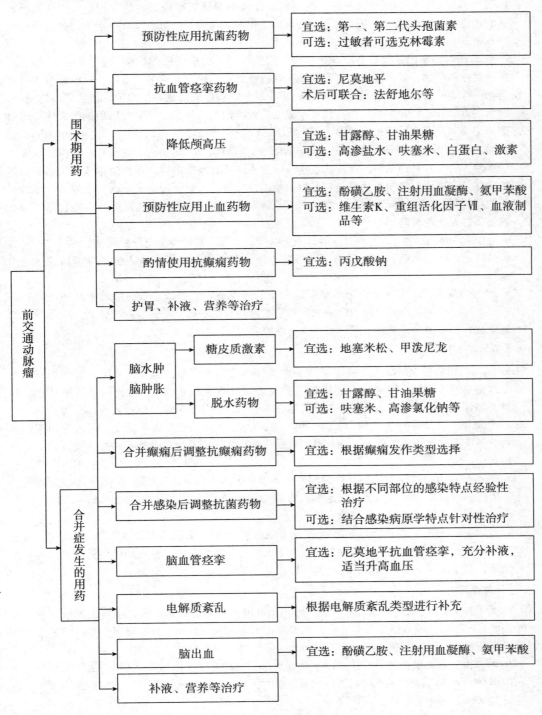

**【用药选择】**

1. 血管痉挛的治疗：尼莫地平是一线用药，已经被明确能够提供神经保护功能。其他可选择的药物包括法舒地尔、尼卡地平、罂粟碱、他汀类药物等，对于血管痉挛的治疗效果仍然存在争议。

2. 抗菌药物的使用：原则上应选择广谱、副作用小、价格低廉的抗菌药物。一般首选头孢菌素类抗菌药物，如果患者对青霉素或头孢过敏，可选用克林霉素。术后一般继续给予抗菌药物治疗 2～3 天。如果术后怀疑感染，需及时获取病原学信息，并给予广谱抗菌药物治疗，包括碳青霉烯、喹诺酮类、第三代头孢或联合酶抑制剂如头孢哌酮钠舒巴坦钠等，并及时根据细菌培养及药敏结果进行调整。

3. 颅高压的治疗：首选脱水药物，甘露醇的效果最佳，应作为一线用药，对于程度较轻的脑水肿，可选择甘油果糖。高渗盐水作为一种古老而有效的治疗方案，近年来受到越来越多的关注，多项研究证明可达到与甘露醇类似的治疗效果。对于肾功能受损的患者，应尽量避免使用甘露醇，可选择高渗盐水、呋塞米。激素的使用应慎重，因加重血液高凝状态而增加缺血事件发生的风险。

4. 止血药物的应用：对于 SAH，可给予止血药物治疗，并延续至动脉瘤闭塞后 48～72 小时。但是谨记任何止血药不能替代术中良好的止血。对于血栓栓塞高危人群，应谨慎选择止血药物。

5. 预防癫痫发作：首选适宜于各型癫痫发作的丙戊酸钠，可以口服、静脉推注或微泵持续给药。对于癫痫发作者，应根据癫痫发作类型选择合适的药物。癫痫大发作者，应尽快控制癫痫症状，可给予地西泮、苯巴比妥、咪达唑仑等。

**【药学提示】**

1. 围术期预防性应用抗菌药物能降低手术部位感染的发生率，但效果有限，首要措施仍然是严格遵循无菌操作原则，尽量降低仍手术部位感染的发生率。术后密切关注患者症状体征，如怀疑颅内感染，需及时留取脑脊液标本化验，并尽早升级抗菌药物治疗方案。

2. 尼莫地平在静脉用药过程中，偶尔可观察到过敏反应，如患者不耐受，可改用口服；该药总体而言对血压影响较小，如观察到低血压的发生，因及时调整微泵给药速度，必要时停药观察。

3. 甘露醇在出血急性期使用有导致脑出血加重的风险，应酌情使用；长期使用有导致肾功能损伤和电解质紊乱的风险，应定期复查肾功能和血电解质。此外，大剂量甘露醇使用时，减量需缓慢，以防止反跳现象的发生。

4. 止血药物的效果有限，对动脉瘤破裂出血患者应尽早安排手术，以防止二次破裂出血，术中应充分止血，降低术后脑出血的发生率。止血药物种类多，不同的药物具有不同的不良反应，如出现相应不良反应，宜及时予以相应处理。

**【注意事项】**

1. 术后或 SAH 后未发生癫痫者，在术后 7 天可停用预防癫痫药。如果术后出现脑水肿、脑出血、脑梗死、颅内感染等并发症，则可延长用药的时间；如在治疗期间发生癫痫，或直接以癫痫起病，则按癫痫治疗，抗癫痫药物的停药需参照癫痫的标准治疗方案。

2. 预防性应用抗菌药物，应注意以下几方面：①在切皮前 30 分钟内给药；②静滴给药，于 30 分钟内滴完；③如手术时间长，超过 3 小时需追加术中抗菌药物；④如术中失血量大，超过 1500ml，术中应追加抗菌药物。

## 五、推荐表单

### (一) 医师表单

#### 前交通动脉瘤开颅夹闭术临床路径医师表单

适用对象：第一诊断为前交通动脉瘤（ICD-10：I67.108/Q28.3）

行开颅动脉瘤夹闭术（ICD-9-CM-3：39.51）

| 患者姓名： | 性别：　　年龄：　　门诊号： | 住院号： |
|---|---|---|
| 住院日期：　　年　月　日 | 出院日期：　　年　月　日 | 标准住院日：≤13 天 |

| 时间 | 住院第 1 天 | 住院第 2 天 | 住院第 3 天 |
|---|---|---|---|
| 主要诊疗工作 | □ 病史采集，体格检查<br>□ 完成病历书写<br>□ 完善检查<br>□ 预约术前检查<br>□ 向患者家属交代手术可能达到的效果及手术风险 | □ 待术前检查回报<br>□ 上级医师查房，对患者病情及术前检查准备情况进行评估，必要时请相关科室会诊<br>□ 完成病程记录 | □ 待术前检查回报<br>□ 完成病程记录 |
| 重点医嘱 | **长期医嘱**<br>□ 一级护理<br>□ 饮食<br>□ 监测血压<br>□ 必要时给予通便药物<br>□ 必要时保证睡眠药物<br>**临时医嘱**<br>□ 血常规、血型、尿常规<br>□ 凝血功能<br>□ 肝肾功能、血电解质、血糖<br>□ 感染性疾病筛查<br>□ 胸部 X 线平片，心电图<br>□ 预约 DSA 检查、头颅 CT<br>□ 复杂动脉瘤行 CTA 或 3D-DSA 检查<br>□ 必要时查心肺功能、神经电生理检查和认知功能评定 | **长期医嘱**<br>□ 一级护理<br>□ 饮食<br>□ 必要时给予通便药物<br>□ 必要时给予保证睡眠药物 | **长期医嘱**<br>□ 一级护理<br>□ 饮食<br>□ 必要时给予通便药物<br>□ 必要时给予保证睡眠药物 |
| 病情变异记录 | □ 无　□ 有，原因：<br>1.<br>2. | □ 无　□ 有，原因：<br>1.<br>2. | □ 无　□ 有，原因：<br>1.<br>2. |
| 医师签名 | | | |

| 时间 | 住院第 4 天 | 住院第 5 天<br>（手术当天） | 住院第 6 天<br>（术后第 1 天） |
|---|---|---|---|
| 主要诊疗工作 | □ 汇总辅助检查结果<br>□ 术者查房<br>□ 根据术前检查结果，进行术前讨论，明确诊断，决定术式，制订治疗方案<br>□ 向患者和（或）家属交代病情，并签署手术知情同意书、麻醉知情同意书等<br>□ 完成相关病程记录 | □ 手术室内核对患者信息无误<br>□ 全身麻醉下行额颞开颅翼点或眶上眉弓入路动脉瘤夹闭术<br>□ 完成手术记录和术后记录<br>□ 观察患者生命体征<br>□ 观察神经系统症状与体征 | □ 完成病程记录<br>□ 切口换药<br>□ 复查血常规、肝肾功能及血电解质 |
| 重点医嘱 | **长期医嘱**<br>□ 一级护理<br>□ 术前禁食、禁水<br>□ 通知家属<br>□ 必要时给予通便药物<br>□ 必要时给予保证睡眠药物<br>**临时医嘱**<br>□ 备皮、剃头<br>□ 麻醉科会诊<br>□ 抗菌药物皮试<br>□ 根据手术情况备血 | **长期医嘱**<br>□ 一级护理<br>□ 禁食、禁水<br>□ 观察记录患者神志、瞳孔、生命体征<br>□ 多参数心电监护<br>□ 吸氧<br>□ 常规补液治疗<br>□ 预防血管痉挛治疗<br>□ 必要时给予抑酸药物<br>□ 必要时给予预防癫痫<br>□ 预防感染<br>□ 必要时降颅压治疗<br>□ 必要时预防深静脉血栓、肺炎等并发症<br>□ 酌情使用激素<br>**临时医嘱**<br>□ 血常规<br>□ 血气分析<br>□ 肾功能及血电解质 | **长期医嘱**<br>□ 一级护理<br>□ 流食<br>□ 观察记录患者神志、瞳孔、生命体征<br>□ 常规补液治疗<br>□ 预防血管痉挛治疗<br>□ 必要时给予抑酸<br>□ 必要时给予预防癫痫治疗<br>□ 必要时降颅压治疗<br>□ 必要时给予预防深静脉血栓、肺炎等并发症<br>□ 酌情使用激素<br>**临时医嘱**<br>□ 换药<br>□ 血常规<br>□ 肝肾功能及血电解质 |
| 病情变异记录 | □ 无 □ 有，原因：<br>1.<br>2. | □ 无 □ 有，原因：<br>1.<br>2. | □ 无 □ 有，原因：<br>1.<br>2. |
| 医师签名 | | | |

| 时间 | 住院第 7 天（术后第 2 天） | 住院第 8 天（术后第 3 天） | 住院第 9 天（术后第 4 天） | 住院第 10 天（术后第 5 天） |
|---|---|---|---|---|
| 主要诊疗工作 | □ 复查头颅 CT，评价检查结果<br>□ 完成病程记录 | □ 完成病程记录 | □ 嘱患者在床上坐起锻炼 | □ 嘱患者离床活动<br>□ 预约全脑 DSA 或 CTA |
| 重点医嘱 | **长期医嘱**<br>□ 一级护理<br>□ 半流食<br>□ 观察记录患者神志、瞳孔、生命体征<br>□ 常规补液治疗<br>□ 预防血管痉挛治疗<br>□ 必要时给予抑酸药物<br>□ 必要时给予预防癫痫治疗<br>□ 必要时给予降颅压治疗<br>□ 必要时给予预防深静脉血栓、肺炎等并发症<br>**临时医嘱**<br>□ 头颅 CT<br>□ 必要时肝肾功能及血电解质 | **长期医嘱**<br>□ 一级护理<br>□ 半流食<br>□ 观察记录患者神志、瞳孔、生命体征<br>□ 常规补液治疗<br>□ 预防血管痉挛治疗<br>□ 必要时给予抑酸药物<br>□ 必要时给予预防癫痫治疗<br>□ 必要时给予降颅压治疗<br>□ 必要时给予预防深静脉血栓、肺炎等并发症<br>**临时医嘱**<br>□ 必要时血常规<br>□ 必要时肾功能及血电解质 | **长期医嘱**<br>□ 一级护理<br>□ 普食<br>□ 常规补液治疗<br>□ 预防血管痉挛治疗<br>□ 必要时给予抑酸药物<br>□ 必要时给予预防癫痫治疗<br>□ 必要时给予降颅压治疗<br>□ 必要时给予预防深静脉血栓、肺炎等并发症<br>**临时医嘱**<br>□ 必要时血常规<br>□ 必要时肾功能及血电解质 | **长期医嘱**<br>□ 一级护理<br>□ 普食<br>□ 预防血管痉挛治疗<br>□ 必要时给予预防癫痫治疗<br>□ 必要时给予降颅压治疗<br>**临时医嘱**<br>□ 预约全脑 DSA 或 CTA<br>□ 禁食、禁水 |
| 病情变异记录 | □ 无 □ 有，原因：<br>1.<br>2. | □ 无 □ 有，原因：<br>1.<br>2. | □ 无 □ 有，原因：<br>1.<br>2. | □ 无 □ 有，原因：<br>1.<br>2. |
| 医师签名 | | | | |

| 时间 | 住院第 11 天<br>（术后第 6 天） | 住院第 12 天<br>（术后第 7 天） | 住院第 13 天<br>（术后第 8 天） |
|---|---|---|---|
| 主要诊疗工作 | □ DSA 或 CTA 检查<br>□ 观察切口情况<br>□ 神经系统查体<br>□ 记录术后症状和体征变化<br>□ 完成病程记录 | □ 切口换药、拆线<br>□ 复查血常规、肝肾功能及血电解质<br>□ 神经系统查体，对比手术前后症状、体征变化<br>□ 汇总术后辅助检查结果<br>□ 评估手术效果 | □ 确定患者可以出院<br>□ 向患者交代出院注意事项、复查日期<br>□ 通知出院处<br>□ 开出院诊断书<br>□ 完成出院记录 |
| 重点医嘱 | **长期医嘱**<br>□ 一级护理<br>□ 普食<br>□ 预防血管痉挛治疗<br>□ 必要时给予预防癫痫治疗 | **长期医嘱**<br>□ 二级护理<br>□ 普食<br>□ 预防血管痉挛治疗<br>□ 必要时给予预防癫痫治疗<br>**临时医嘱**<br>□ 拆线<br>□ 血常规<br>□ 肝肾功能及血电解质<br>□ 必要时行 CT 检查 | □ 出院通知<br>□ 出院带药 |
| 病情变异记录 | □ 无　□ 有，原因：<br>1.<br>2. | □ 无　□ 有，原因：<br>1.<br>2. | □ 无　□ 有，原因：<br>1.<br>2. |
| 医师签名 | | | |

## （二）护士表单

### 前交通动脉瘤开颅夹闭术临床路径护士表单

适用对象：第一诊断为前交通动脉瘤（ICD-10：I67.108/Q28.3）
　　　　　行开颅动脉瘤夹闭术（ICD-9-CM-3：39.51）

| 患者姓名： | 性别：　　年龄：　　门诊号： | 住院号： |
|---|---|---|
| 住院日期：　　年　月　日 | 出院日期：　　年　月　日 | 标准住院日：≤13 天 |

| 时间 | 住院第 1 天 | 住院第 2 天 | 住院第 3 天 |
|---|---|---|---|
| 主要护理工作 | □ 入院评估，完成首次护理文件记录及护理安全告知书签字<br>□ 遵医嘱给药<br>□ 观察患者一般状况<br>□ 观察神经系统状况<br>□ 协助完成手术前检查<br>□ 完成入院宣教及特殊检查前宣教工作 | □ 观察患者一般状况<br>□ 观察神经系统状况<br>□ 遵医嘱给药<br>□ 遵医嘱完成手术前化验标本留取<br>□ 协助完成手术前检查<br>□ 心理护理及基础护理 | □ 观察患者一般状况<br>□ 观察神经系统状况<br>□ 遵医嘱给药<br>□ 遵医嘱完成手术前化验标本留取<br>□ 协助完成手术前检查<br>□ 心理护理及基础护理 |
| 病情变异记录 | □ 无　□ 有，原因：<br>1.<br>2. | □ 无　□ 有，原因：<br>1.<br>2. | □ 无　□ 有，原因：<br>1.<br>2. |
| 重点医嘱 | □详见医嘱执行单 | □详见医嘱执行单 | □详见医嘱执行单 |
| 护士签名 | | | |

| 时间 | 住院第 4 天 | 住院第 5 天<br>（手术当天） | 住院第 6 天<br>（术后第 1 天） |
|---|---|---|---|
| 主<br>要<br>护<br>理<br>工<br>作 | □ 观察患者一般状况<br>□ 观察神经系统状况<br>□ 术前宣教<br>□ 完成术前准备<br>□ 遵医嘱给药，并观察用药后反应<br>□ 心理护理及基础护理<br>□ 完成护理记录 | □ 观察患者一般状况<br>□ 观察神经系统状况<br>□ 观察记录患者神志、瞳孔、生命体征及手术切口敷料情况<br>□ 遵医嘱给药，并观察用药后反应<br>□ 遵医嘱完成化验检查<br>□ 预防并发症护理<br>□ 心理护理及基础护理<br>□ 完成护理记录 | □ 观察患者一般状况<br>□ 观察神经系统状况<br>□ 观察记录患者神志、瞳孔、生命体征及手术切口情况<br>□ 遵医嘱给药，并观察用药后反应<br>□ 遵医嘱完成化验检查<br>□ 预防并发症护理<br>□ 进行心理护理及基础护理<br>□ 协助患者功能锻炼<br>□ 完成护理记录 |
| 病情<br>变异<br>记录 | □ 无　□ 有，原因：<br>1.<br>2. | □ 无　□ 有，原因：<br>1.<br>2. | □ 无　□ 有，原因：<br>1.<br>2. |
| 重点<br>医嘱 | □详见医嘱执行单 | □详见医嘱执行单 | □详见医嘱执行单 |
| 医师<br>签名 | | | |

| 时间 | 住院第 7 天<br>（术后第 2 天） | 住院第 8 天<br>（术后第 3 天） | 住院第 9 天<br>（术后第 4 天） | 住院第 10 天<br>（术后第 5 天） |
|---|---|---|---|---|
| 主要护理工作 | □ 观察患者一般状况<br>□ 观察神经系统状况<br>□ 观察记录患者神志、瞳孔、生命体征及手术切口敷料情况<br>□ 遵医嘱给药，并观察用药后反应<br>□ 遵医嘱完成化验检查<br>□ 预防并发症护理<br>□ 进行心理护理及基础护理<br>□ 协助患者功能锻炼<br>□ 完成护理记录 | □ 观察患者一般状况<br>□ 观察神经系统状况<br>□ 观察记录患者神志、瞳孔、生命体征及手术切口敷料情况<br>□ 遵医嘱给药，并观察用药后反应<br>□ 遵医嘱完成化验检查<br>□ 预防并发症护理<br>□ 进行心理护理及基础护理<br>□ 术后宣教及用药指导<br>□ 协助患者功能锻炼<br>□ 完成护理记录 | □ 观察患者一般状况<br>□ 观察神经系统状况<br>□ 观察记录患者神志、瞳孔、手术切口情况<br>□ 遵医嘱给药，并观察用药后反应<br>□ 遵医嘱完成化验检查<br>□ 预防并发症护理<br>□ 进行心理护理及基础护理<br>□ 指导患者功能锻炼 | □ 观察患者一般状况<br>□ 观察神经系统状况<br>□ 观察记录患者神志、瞳孔及手术切口敷料情况<br>□ 遵医嘱给药，并观察用药后反应<br>□ 预防并发症护理<br>□ 进行心理护理及基础护理<br>□ 协助患者功能锻炼<br>□ DSA 术前准备及指导<br>□ 完成护理记录 |
| 病情变异记录 | □ 无　□ 有，原因：<br>1.<br>2. | □ 无　□ 有，原因：<br>1.<br>2. | □ 无　□ 有，原因：<br>1.<br>2. | □ 无　□ 有，原因：<br>1.<br>2. |
| 重点医嘱 | □详见医嘱执行单 | □详见医嘱执行单 | □详见医嘱执行单 | □详见医嘱执行单 |
| 护士签名 | | | | |

| 时间 | 住院第 11 天<br>（术后第 6 天） | 住院第 12 天<br>（术后第 7 天） | 住院第 13 天<br>（术后第 8 天） |
|---|---|---|---|
| 主要护理工作 | □ 观察患者一般状况<br>□ 观察神经系统状况<br>□ 观察记录患者神志、瞳孔及手术切口敷料情况<br>□ 遵医嘱给药并观察用药后反应<br>□ 预防并发症护理<br>□ 进行心理护理及基础护理<br>□ 完成护理记录 | □ 观察患者一般状况<br>□ 观察神经系统状况<br>□ 手术切口敷料情况<br>□ 遵医嘱给药并观察用药后反应<br>□ 遵医嘱完成化验检查<br>□ 预防并发症护理<br>□ 进行心理护理及基础护理<br>□ 指导患者功能锻炼<br>□ 进行出院指导<br>□ 完成护理记录 | □ 完成出院指导<br>□ 帮助患者办理出院手续<br>□ 完成护理记录 |
| 病情变异记录 | □ 无 □ 有，原因：<br>1.<br>2. | □ 无 □ 有，原因：<br>1.<br>2. | □ 无 □ 有，原因：<br>1.<br>2. |
| 重点医嘱 | □详见医嘱执行单 | □详见医嘱执行单 | □详见医嘱执行单 |
| 护士签名 | | | |

## （三）患者表单

### 前交通动脉瘤开颅夹闭术临床路径患者表单

适用对象：第一诊断为前交通动脉瘤（ICD-10：I67.108/Q28.3）

　　　　　行开颅动脉瘤夹闭术（ICD-9-CM-3：39.51）

| 患者姓名： | 性别：　　年龄：　　门诊号： | 住院号： |
| --- | --- | --- |
| 住院日期：　　年　月　日 | 出院日期：　　年　月　日 | 标准住院日：≤13 天 |

| 时间 | 入院 | 术前 | 手术当天 |
| --- | --- | --- | --- |
| 医患配合 | □ 配合询问病史、收集资料，请务必详细告知既往史、用药史、过敏史<br>□ 配合进行体格检查<br>□ 有任何不适请告知医师 | □ 配合完善手术前相关检查、化验，如采血、留尿、心电图、X 线胸片、CT、CTA/DSA<br>□ 医师与患者及家属介绍病情及手术谈话、麻醉谈话、术前签字 | □ 禁食、禁饮、理发<br>□ 配合医师完成身份核对 |
| 护患配合 | □ 配合测量体温、脉搏、呼吸、血压<br>□ 配合完成入院护理评估（简单询问病史、过敏史、用药史）<br>□ 接受入院宣教（环境介绍、病室规定、订餐制度、贵重物品保管等）<br>□ 配合执行探视和陪伴制度<br>□ 有任何不适请告知护士 | □ 配合测量体温、脉搏、呼吸、血压<br>□ 接受术前宣教 | □ 配合测量体温、脉搏、呼吸、血压<br>□ 送手术前协助完成核对，带齐影像资料及术前、术中用药<br>□ 返回病房后，配合接受生命体征测量<br>□ 配合检查意识、神经系统查体<br>□ 配合缓解疼痛<br>□ 接受术后宣教<br>□ 接受饮食宣教：手术当天禁食<br>□ 接受药物宣教<br>□ 有任何不适请告知护士 |
| 饮食 | □ 遵医嘱饮食 | □ 遵医嘱饮食 | □ 术前禁食、禁水<br>□ 麻醉复苏后 6 小时可试饮水，术后第二天可进少量流食或半流食 |
| 排泄 | □ 正常排尿便 | □ 正常排尿便 | □ 正常排尿便 |
| 活动 | □ 破裂动脉瘤患者卧床<br>□ 未破裂动脉瘤患者可适当活动 | □ 破裂动脉瘤患者卧床<br>□ 未破裂动脉瘤患者可适当活动 | □ 卧床 |

| 时间 | 术后 | 出院 |
|---|---|---|
| 医患配合 | □ 配合意识情况评估，神经系统查体<br>□ 配合完善术后检查：如采血、CT、CTA/DSA 复查等 | □ 接受出院前指导<br>□ 知道复查程序<br>□ 获取出院诊断书 |
| 护患配合 | □ 配合定时测量生命体征，每日询问大便情况<br>□ 配合意识情况评估，神经系统查体<br>□ 接受输液、服药等治疗<br>□ 接受进食、进水、排便等生活护理<br>□ 配合活动，预防皮肤压力伤<br>□ 注意活动安全，避免坠床或跌倒<br>□ 配合执行探视及陪伴 | □ 接受出院宣教<br>□ 办理出院手续<br>□ 获取出院带药<br>□ 知道服药方法、作用、注意事项<br>□ 知道复印病历程序 |
| 饮食 | □ 遵医嘱饮食 | □ 遵医嘱饮食 |
| 排泄 | □ 正常排尿便 | □ 正常排尿便 |
| 活动 | □ 根据病情，康复锻炼 | □ 康复锻炼 |

附：原表单（2016 年版）

## 前交通动脉瘤开颅夹闭术临床路径表单

适用对象：第一诊断为前交通动脉瘤（ICD-10：I67.108/Q28.3）
行开颅动脉瘤夹闭术（ICD-9-CM-3：39.51）

| 患者姓名： | 性别：　　年龄：　　门诊号： | 住院号： |
|---|---|---|
| 住院日期：　　年　月　日 | 出院日期：　　年　月　日 | 标准住院日：≤13 天 |

| 时间 | 住院第 1 天 | 住院第 2 天 | 住院第 3 天 |
|---|---|---|---|
| 主要诊疗工作 | □ 病史采集，体格检查<br>□ 完成病历书写<br>□ 完善检查<br>□ 预约术前检查<br>□ 向患者家属交代手术可能达到的效果及手术风险 | □ 待术前检查回报<br>□ 上级医师查房，对患者病情及术前检查准备情况进行评估，必要时请相关科室会诊<br>□ 完成病程记录 | □ 待术前检查回报<br>□ 完成病程记录 |
| 重点医嘱 | **长期医嘱**<br>□ 一级护理<br>□ 饮食<br>□ 监测血压<br>□ 必要时给予通便药物<br>□ 必要时保证睡眠药物<br>**临时医嘱**<br>□ 血常规、血型、尿常规<br>□ 凝血功能<br>□ 肝肾功能、血电解质、血糖<br>□ 感染性疾病筛查<br>□ 胸部 X 线平片，心电图<br>□ 预约 DSA 检查、头颅 CT<br>□ 复杂动脉瘤行 CTA 或 3D-DSA 检查<br>□ 必要时查心肺功能、神经电生理检查和认知功能评定 | **长期医嘱**<br>□ 一级护理<br>□ 饮食<br>□ 必要时给予通便药物<br>□ 必要时给予保证睡眠药物 | **长期医嘱**<br>□ 一级护理<br>□ 饮食<br>□ 必要时给予通便药物<br>□ 必要时给予保证睡眠药物 |
| 主要护理工作 | □ 入院评估，完成首次护理文件记录及护理安全告知书签字<br>□ 遵医嘱给药<br>□ 观察患者一般状况<br>□ 观察神经系统状况<br>□ 协助完成手术前检查<br>□ 完成入院宣教及特殊检查前宣教工作 | □ 观察患者一般状况<br>□ 观察神经系统状况<br>□ 遵医嘱给药<br>□ 遵医嘱完成手术前化验标本留取<br>□ 协助完成手术前检查<br>□ 心理护理及基础护理 | □ 观察患者一般状况<br>□ 观察神经系统状况<br>□ 遵医嘱给药<br>□ 遵医嘱完成手术前化验标本留取<br>□ 协助完成手术前检查<br>□ 心理护理及基础护理 |

**续　表**

| 时间 | 住院第 1 天 | 住院第 2 天 | 住院第 3 天 |
|---|---|---|---|
| 病情<br>变异<br>记录 | □无　□有，原因：<br>1.<br>2. | □无　□有，原因：<br>1.<br>2. | □无　□有，原因：<br>1.<br>2. |
| 护士<br>签名 | | | |
| 医师<br>签名 | | | |

| 时间 | 住院第 4 天 | 住院第 5 天<br>（手术当天） | 住院第 6 天<br>（术后第 1 天） |
|---|---|---|---|
| 主要诊疗工作 | □ 汇总辅助检查结果<br>□ 术者查房<br>□ 根据术前检查结果进行术前讨论，明确诊断，决定术式，制订治疗方案<br>□ 向患者和（或）家属交代病情，并签署手术知情同意书、麻醉知情同意书等<br>□ 完成相关病程记录 | □ 手术室内核对患者信息无误<br>□ 全身麻醉下行额颞开颅翼点或眶上眉弓入路动脉瘤夹闭术<br>□ 完成手术记录和术后记录<br>□ 观察患者生命体征<br>□ 观察神经系统症状与体征 | □ 完成病程记录<br>□ 切口换药<br>□ 复查血常规、肝肾功能及血电解质 |
| 重点医嘱 | **长期医嘱**<br>□ 一级护理<br>□ 术前禁食、禁水<br>□ 通知家属<br>□ 必要时给予通便药物<br>□ 必要时给予保证睡眠药物<br>**临时医嘱**<br>□ 备皮、剃头<br>□ 麻醉科会诊<br>□ 抗菌药物皮试<br>□ 根据手术情况备血 | **长期医嘱**<br>□ 一级护理<br>□ 禁食、禁水<br>□ 观察记录患者神志、瞳孔、生命体征<br>□ 多参数心电监护<br>□ 吸氧<br>□ 常规补液治疗<br>□ 预防血管痉挛治疗<br>□ 必要时给予抑酸药物<br>□ 必要时给予预防癫痫<br>□ 预防感染<br>□ 必要时降颅压治疗<br>□ 必要时预防深静脉血栓、肺炎等并发症<br>□ 酌情使用激素<br>**临时医嘱**<br>□ 血常规<br>□ 血气分析<br>□ 肾功能及血电解质 | **长期医嘱**<br>□ 一级护理<br>□ 流食<br>□ 观察记录患者神志、瞳孔、生命体征<br>□ 常规补液治疗<br>□ 预防血管痉挛治疗<br>□ 必要时给予抑酸<br>□ 必要时给予预防癫痫治疗<br>□ 必要时降颅压治疗<br>□ 必要时给予预防深静脉血栓、肺炎等并发症<br>□ 酌情使用激素<br>**临时医嘱**<br>□ 换药<br>□ 血常规<br>□ 肝肾功能及血电解质 |
| 主要护理工作 | □ 观察患者一般状况<br>□ 观察神经系统状况<br>□ 术前宣教<br>□ 完成术前准备<br>□ 遵医嘱给药，并观察用药后反应<br>□ 心理护理及基础护理<br>□ 完成护理记录 | □ 观察患者一般状况<br>□ 观察神经系统状况<br>□ 观察记录患者神志、瞳孔、生命体征及手术切口敷料情况<br>□ 遵医嘱给药，并观察用药后反应<br>□ 遵医嘱完成化验检查<br>□ 预防并发症护理<br>□ 心理护理及基础护理<br>□ 完成护理记录 | □ 观察患者一般状况<br>□ 观察神经系统状况<br>□ 观察记录患者神志、瞳孔、生命体征及手术切口情况<br>□ 遵医嘱给药，并观察用药后反应<br>□ 遵医嘱完成化验检查<br>□ 预防并发症护理<br>□ 进行心理护理及基础护理<br>□ 协助患者功能锻炼<br>□ 完成护理记录 |
| 病情变异记录 | □ 无　□ 有，原因：<br>1.<br>2. | □ 无　□ 有，原因：<br>1.<br>2. | □ 无　□ 有，原因：<br>1.<br>2. |
| 护士签名 | | | |
| 医师签名 | | | |

| 时间 | 住院第 7 天（术后第 2 天） | 住院第 8 天（术后第 3 天） | 住院第 9 天（术后第 4 天） | 住院第 10 天（术后第 5 天） |
|---|---|---|---|---|
| 主要诊疗工作 | □ 复查头颅 CT，评价检查结果<br>□ 完成病程记录 | □ 完成病程记录 | □ 嘱患者在床上坐起锻炼 | □ 嘱患者离床活动<br>□ 预约全脑 DSA 或 CTA |
| 重点医嘱 | **长期医嘱**<br>□ 一级护理<br>□ 半流食<br>□ 观察记录患者神志、瞳孔、生命体征<br>□ 常规补液治疗<br>□ 预防血管痉挛治疗<br>□ 必要时给予抑酸药物<br>□ 必要时给予预防癫痫治疗<br>□ 必要时给予降颅压治疗<br>□ 必要时给予预防深静脉血栓、肺炎等并发症<br>**临时医嘱**<br>□ 头颅 CT<br>□ 必要时肝肾功能及血电解质 | **长期医嘱**<br>□ 一级护理<br>□ 半流食<br>□ 观察记录患者神志、瞳孔、生命体征<br>□ 常规补液治疗<br>□ 预防血管痉挛治疗<br>□ 必要时给予抑酸药物<br>□ 必要时给予预防癫痫治疗<br>□ 必要时给予降颅压治疗<br>□ 必要时给予预防深静脉血栓、肺炎等并发症<br>**临时医嘱**<br>□ 必要时血常规<br>□ 必要时肾功能及血电解质 | **长期医嘱**<br>□ 一级护理<br>□ 普食<br>□ 常规补液治疗<br>□ 预防血管痉挛治疗<br>□ 必要时给予抑酸药物<br>□ 必要时给予预防癫痫治疗<br>□ 必要时给予降颅压治疗<br>□ 必要时给予预防深静脉血栓、肺炎等并发症<br>**临时医嘱**<br>□ 必要时血常规<br>□ 必要时肾功能及血电解质 | **长期医嘱**<br>□ 一级护理<br>□ 普食<br>□ 预防血管痉挛治疗<br>□ 必要时给予预防癫痫治疗<br>□ 必要时给予降颅压治疗<br>**临时医嘱**<br>□ 预约全脑 DSA 或 CTA<br>□ 禁食、禁水 |
| 主要护理工作 | □ 观察患者一般状况<br>□ 观察神经系统状况<br>□ 观察记录患者神志、瞳孔、生命体征及手术切口敷料情况<br>□ 遵医嘱给药，并观察用药后反应<br>□ 遵医嘱完成化验检查<br>□ 预防并发症护理<br>□ 进行心理护理及基础护理<br>□ 协助患者功能锻炼<br>□ 完成护理记录 | □ 观察患者一般状况<br>□ 观察神经系统状况<br>□ 观察记录患者神志、瞳孔、生命体征及手术切口敷料情况<br>□ 遵医嘱给药，并观察用药后反应<br>□ 遵医嘱完成化验检查<br>□ 预防并发症护理<br>□ 进行心理护理及基础护理<br>□ 术后宣教及用药指导<br>□ 协助患者功能锻炼<br>□ 完成护理记录 | □ 观察患者一般状况<br>□ 观察神经系统状况<br>□ 观察记录患者神志、瞳孔、手术切口情况<br>□ 遵医嘱给药，并观察用药后反应<br>□ 遵医嘱完成化验检查<br>□ 预防并发症护理<br>□ 进行心理护理及基础护理<br>□ 指导患者功能锻炼 | □ 观察患者一般状况<br>□ 观察神经系统状况<br>□ 观察记录患者神志、瞳孔及手术切口敷料情况<br>□ 遵医嘱给药，并观察用药后反应<br>□ 预防并发症护理<br>□ 进行心理护理及基础护理<br>□ 协助患者功能锻炼<br>□ DSA 术前准备及指导<br>□ 完成护理记录 |
| 病情变异记录 | □ 无　□ 有，原因：<br>1.<br>2. | □ 无　□ 有，原因：<br>1.<br>2. | □ 无　□ 有，原因：<br>1.<br>2. | □ 无　□ 有，原因：<br>1.<br>2. |
| 护士签名 | | | | |
| 医师签名 | | | | |

| 时间 | 住院第 11 天<br>（术后第 6 天） | 住院第 12 天<br>（术后第 7 天） | 住院第 13 天<br>（术后第 8 天） |
|---|---|---|---|
| 主要诊疗工作 | □ DSA 或 CTA 检查<br>□ 观察切口情况<br>□ 神经系统查体<br>□ 记录术后症状和体征变化<br>□ 完成病程记录 | □ 切口换药、拆线<br>□ 复查血常规、肝肾功能及血电解质<br>□ 神经系统查体，对比手术前后症状、体征变化<br>□ 汇总术后辅助检查结果<br>□ 评估手术效果 | □ 确定患者可以出院<br>□ 向患者交代出院注意事项、复查日期<br>□ 通知出院处<br>□ 开出院诊断书<br>□ 完成出院记录 |
| 重点医嘱 | 长期医嘱<br>□ 一级护理<br>□ 普食<br>□ 预防血管痉挛治疗<br>□ 必要时给予预防癫痫治疗 | 长期医嘱<br>□ 二级护理<br>□ 普食<br>□ 预防血管痉挛治疗<br>□ 必要时给予预防癫痫治疗<br>临时医嘱<br>□ 拆线<br>□ 血常规<br>□ 肝肾功能及血电解质<br>□ 必要时行 CT 检查 | □ 出院通知<br>□ 出院带药 |
| 主要护理工作 | □ 观察患者一般状况<br>□ 观察神经系统状况<br>□ 观察记录患者神志、瞳孔及手术切口敷料情况<br>□ 遵医嘱给药，并观察用药后反应<br>□ 预防并发症护理<br>□ 进行心理护理及基础护理<br>□ 完成护理记录 | □ 观察患者一般状况<br>□ 观察神经系统状况<br>□ 手术切口敷料情况<br>□ 遵医嘱给药，并观察用药后反应<br>□ 遵医嘱完成化验检查<br>□ 预防并发症护理<br>□ 进行心理护理及基础护理<br>□ 指导患者功能锻炼<br>□ 进行出院指导<br>□ 完成护理记录 | □ 完成出院指导<br>□ 帮助患者办理出院手续<br>□ 完成护理记录 |
| 病情变异记录 | □ 无　□ 有，原因：<br>1.<br>2. | □ 无　□ 有，原因：<br>1.<br>2. | □ 无　□ 有，原因：<br>1.<br>2. |
| 护士签名 | | | |
| 医师签名 | | | |

# 第十五章

# 大脑中动脉动脉瘤临床路径释义

## 一、大脑中动脉动脉瘤编码

疾病名称及编码：大脑中动脉动脉瘤（ICD-10：I67.108）

先天性大脑中动脉动脉瘤（ICD-10：Q28.304）

手术操作名称及编码：大脑中动脉动脉瘤夹闭术（ICD-9-CM-3：39.51）

## 二、临床路径检索方法

（I67.108 或 Q28.304）伴 39.51

## 三、大脑中动脉动脉瘤临床路径标准住院流程

### （一）适用对象

第一诊断为大脑中动脉动脉瘤（ICD-10：I67.108/Q28.3）。

行额颞开颅翼点入路动脉瘤夹闭术（ICD-9-CM-3：39.51）。

> **释义**
>
> ■ 患者同时具有其他疾病影响第一诊断的临床路径流程实施时均不适合进入临床路径。
>
> ■ 该路径适用于未破裂的大脑中动脉瘤患者和已经出血 Hunt&Hess Ⅰ～Ⅲ级的患者；重症患者 Hunt&Hess Ⅳ～Ⅴ级，治疗过程充满变数，不适合进入路径。
>
> ■ 对于多发动脉瘤患者，如果一次只是处理大脑中动脉瘤，而别的动脉瘤治疗，可以纳入；对于同时一起处理的，可能其他病变，改变结果，不能客观反映大脑中动脉瘤的情况，不纳入路径。

### （二）诊断依据

根据《临床诊疗指南·神经外科学分册》（中华医学会编著，人民卫生出版社，2006）、《临床技术操作规范·神经外科分册》（中华医学会编著，人民军医出版社，2007）、《王忠诚神经外科学》（王忠诚主编，湖北科学技术出版社，2005）、《神经外科学》（赵继宗主编，人民卫生出版社，2007）。

1. 临床表现

（1）破裂动脉瘤

1）动脉瘤破裂出血症状：典型症状和体征为突发剧烈头痛、呕吐、严重出现意识障碍，部分患者头痛症状不典型。有点患者表现为癫痫发作，多为大发作。

2）脑血管痉挛症状：症状通常逐渐发生，表现为精神异常或意识障碍，伴局灶性神经功能缺损。

3）脑积水症状：动脉瘤出血后，可因凝血块阻塞室间孔或中脑导水管，引起急性脑积水，表现为高颅压症状；或基底池粘连、蛛网膜颗粒吸收障碍，引起慢性脑积水。

（2）未破裂动脉瘤：大多没有任何症状，个别瘤体较大患者可具有占位效应的症状，如头痛，少数存在血栓动脉瘤栓子脱落具有缺血症状。

2. 影像学检查

（1）头颅 CT：是 SAH 首选诊断方法，通过 CT 扫描还可评定以下方面：

1）脑室大小。

2）出血量以及有无血肿，血肿的位置及是否存在占位效应，多发动脉瘤可以帮助判定责任动脉瘤。

3）梗死。

（2）CT 脑血管造影（CTA）：多数情况下可以显示动脉瘤的部位、大小、形态、有无多发动脉瘤、载瘤动脉及动脉瘤的钙化情况，以及病变与骨性结构解剖关系。

（3）数字减影脑血管造影（DSA）：目前是诊断颅内动脉瘤的"金标准"，大部分患者可显示出动脉瘤的部位、大小、形态、有无多发动脉瘤，仅少数患者归于"不明原因 SAH"。另外，DSA 还可以显示是否存在血管痉挛及其程度。

（4）头颅 MRI 和 MRA：对于大动脉瘤应行头颅 MRI 检查，磁共振血管成像（MRA）可用于体检筛查动脉瘤。

3. 腰椎穿刺：对于怀疑 SAH 但 CT 不能证实其存在的病例，可以采用腰椎穿刺的方法，用较细的腰椎穿刺针，确认是否为血性脑脊液。

> **释义**
>
> ■ 好的 CTA 和 MRA 能够将血管病变显示得非常清楚，很多情况下完全可以替代金标准 DSA，因此对于非常清晰的 CTA 和 MRA 可以不必行 DSA 检查，对于无法明确动脉瘤诊断和动脉瘤及血管关系的患者再行 DSA 检查。对于出血的患者，如果 CT 检查发现出血责任和 CTA 或 MRA 不符合的患者必须行 DSA 检查，因为对于一些小的动脉瘤或后循环的动脉瘤，CTA 和 MRA 有时不能显示。

**（三）选择治疗方案的依据**

根据《临床诊疗指南·神经外科学分册》（中华医学会编著，人民卫生出版社，2006）、《临床技术操作规范·神经外科分册》（中华医学会编著，人民军医出版社，2007）、《王忠诚神经外科学》（王忠诚主编，湖北科学技术出版社，2005）、《神经外科学》（赵继宗主编，人民卫生出版社，2007）。

1. 诊断为大脑中动脉动脉瘤，有明确手术适应证需手术治疗，同时患者及家属选择开颅夹闭手术的治疗方式，手术方法是行额颞开颅翼点，不包括需颅内外动脉搭桥血流重建的病例。

2. 向患者或家属交代病情：应当充分告知风险，履行签字手续，并予严密观察。

> **释义**
>
> ■ 神经介入技术让动脉瘤的治疗有了更多选择，具体患者选择哪种治疗方式应根据具体情况决定，不受此路径影响；但是选择了手术治疗方式，即进入路径。

**（四）标准住院日为≤13 天**

> **释义**
>
> ■ 出血动脉瘤很多中心选择急诊化策略，所以住院时间很短，只要<13 天，均符合路径要求。

**（五）进入路径标准**

1. 第一诊断必须符合 ICD-10：I67. 108/Q28. 3 大脑中动脉动脉瘤疾病编码。
2. 当患者同时具有其他疾病诊断，但在住院期间不需特殊处理、不影响第一诊断的临床路径流程实施时，可以进入路径。

> **释义**
>
> ■ 大脑中动脉动脉瘤单发动脉瘤，或者多发未破裂动脉瘤对其他动脉瘤没有进行治疗，或者多发出血动脉瘤大脑中为责任动脉瘤且只对其进行夹闭。
>
> ■ 急性出血患者 Hunt&Hess 分级Ⅰ～Ⅲ级；未破裂动脉瘤的患者。
>
> ■ 治疗方式通过额颞入路对动脉瘤进行夹闭术。

**（六）术前准备≤4 天**

1. 必需的检查项目
（1）血常规、尿常规、血型。
（2）凝血功能、肝肾功能、血电解质、血糖、感染性疾病筛查（乙型肝炎、丙型肝炎、艾滋病、梅毒等）。
（3）心电图、胸部 X 线平片。
（4）全脑血管造影 DSA，或 CTA 或 MRA。
（5）头颅 CT 扫描。
2. 根据患者病情，必要时行头颅 MRI、心肺功能、神经电生理检查和认知功能评定。

> **释义**
>
> ■ 破裂出血动脉瘤为了防止再次破裂出血，可以急诊化处理，术前检查可以根据情况适当简化，只做必要的检查。

**（七）预防性抗菌药物选择与使用时机。**

按照《抗菌药物临床应用指导原则》（卫医发〔2004〕285 号）选择用药。建议使用第一、第二代头孢菌素，头孢曲松等；明确感染患者，可根据药敏试验结果调整抗菌药物。

> **释义**
>
> ■ 第一、第二代头孢菌素，头孢曲松等使用时机为术前、术中；明确感染患者，可根据药敏试验结果调整抗菌药物。

### （八）手术日为入院后≤5 天

1. 麻醉方式：气管插管全身麻醉。
2. 手术方式：额颞开颅翼点动脉瘤夹闭术。
3. 手术置入物：动脉瘤夹，硬脑膜修复材料，颅骨固定材料，动脉瘤包裹材料，引流系统。
4. 术中用药：抗菌药物、抗血管痉挛药物，酌情使用激素及抗癫痫药物。
5. 输血：根据手术失血情况决定。

> **释义**
>
> ■ 同预防性抗菌药物选择与使用时机。
> ■ 所有患者术中应用 1∶9 的尼莫地平稀释液进行冲洗，预防脑血管痉挛。

### （九）术后住院恢复 8 天

1. 必须复查的检查项目：全脑血管造影 DSA 或 CTA，头颅 CT 扫描；化验室检查包括血常规、肝肾功能、血电解质。
2. 术后用药：抗血管痉挛药物、抗菌药物，酌情使用抗癫痫药物、脱水药、激素等。
3. 每 2~3 天手术切口换药 1 次。
4. 术后 7 天拆除手术切口缝线，或根据病情酌情延长拆线时间。
5. 根据患者病情，必要时复查心、肺功能，行认知功能评定。

> **释义**
>
> ■ 同预防性抗菌药物选择与使用时机。
> ■ 出血患者术前、术后常规应用尼莫地平注射液预防脑血管痉挛，预防脑血管痉挛。
> ■ 血管影像学复查是确定动脉瘤夹闭是否完全的重要指标，是必不可少的指标，如果没有血管影像复查的患者不纳入路径。

### （十）出院标准

1. 患者病情稳定，生命体征平稳。
2. 体温正常，各项化验无明显异常，手术切口愈合良好。
3. 复查全脑血管 DSA 显示动脉瘤夹闭满意。
4. 仍处于昏迷状态的患者，如生命体征平稳、经评估不能短时间恢复者，没有需要住院处理的并发症和（或）合并症，可以转院继续康复治疗。

### （十一）变异及原因分析

1. 术中或术后继发手术部位或其他部位的颅内血肿、脑水肿、脑梗死等并发症，严重者或其他情况需要二次手术，导致住院时间延长、费用增加。
2. 术后神经系统感染和神经血管损伤等，导致住院时间延长。
3. 术后继发其他内、外科疾病需进一步诊治，导致住院时间延长。

> **释义**
>
> ■ 任何相关的并发症，导致治疗方案具有很大的改变，都属于变异原因。

## 四、大脑中动脉动脉瘤给药方案

### （一）降颅压药物

1. 甘露醇注射液 125/250ml，静脉注射，1～4 次/日。
2. 甘油果糖注射液 250ml，静脉注射，1～2 次/日。
3. 呋塞米注射液 2ml，静脉推注，1～3 次/日。

### 【用药选择】

1. 对于纳入路径的患者不常规使用降颅压药物，具有明确高颅压患者可以根据颅压高低选择降颅压药物。对于颅压特别高的患者，可以选择联合用药。
2. 对于肾脏功能不全的患者，可以应用甘油果糖或呋塞米。

### （二）抗痉挛药物

1. 出血患者存在迟发血管痉挛的可能性，可以预防性应用抗血管痉挛的药物，或者应用治疗血管痉挛的药物，如盐酸法舒地尔等。
2. 尼莫地平注射液 50ml，静脉注射，1～3 次/日。
3. 尼莫地平片 30mg，口服，2～6 次/日。
4. 盐酸法舒地尔注射液，30mg/次，3 次/日，静脉注射。
5. 盐酸罂粟碱注射液 30mg，静脉推注，2～3 次/日。

### 【用药选择】

1. 尼莫地平为预防性用药，只要发现蛛网膜下腔出血，无论动脉瘤处理与否都可以使用，急性期患者采用静脉用药，对于后期可以应用尼莫地平片口服。部分患者存在血压降低的反应，导致脑灌注压不足，可以减小用量。盐酸法舒地尔为治疗性用药，只有在动脉瘤处理之后才能使用。
2. 手术中间可以应用 1：9 的尼莫地平注射液灌洗，预防血管痉挛。若手术中脑血管造影显示血管痉挛，可给予盐酸法舒地尔稀释成 1mg/ml，以 1ml/min 动脉给药。

### （三）预防抗感染药物

此手术为无菌手术，原则上尽量不用抗菌药物；如果手术时间较长或出血较多，可以选择预防应用抗菌药物，为能够通过血脑屏障的抗菌药物。

五、推荐表单

（一）医师表单

## 大脑中动脉动脉瘤临床路径医师表单

适用对象：第一诊断为大脑中动脉动脉瘤（ICD-10：I67.108/Q28.3）

行额颞开颅翼点入路动脉瘤夹闭术（ICD-9-CM-3：39.51）

| 患者姓名： | 性别： 年龄： 门诊号： | 住院号： |
|---|---|---|
| 住院日期： 年 月 日 | 出院日期： 年 月 日 | 标准住院日：≤13 天 |

| 时间 | 住院第 1 天 | 住院第 1~2 天 | 住院第 1~3 天 |
|---|---|---|---|
| 主要诊疗工作 | □ 病史采集，体格检查<br>□ 完成病历书写<br>□ 完善检查<br>□ 预约术前检查<br>□ 完成血管影像学检查，明确大脑中动脉瘤的诊断<br>□ 向患者家属交代手术可能达到的效果及手术风险 | □ 汇总辅助检查结果<br>□ 上级医师查房，对患者病情及术前检查准备情况进行评估，必要时请相关科室会诊<br>□ 如果所有检查回报完毕，安排手术，根据术前检查结果，进行术前讨论，明确诊断，决定术式，制订治疗方案<br>□ 向患者和（或）家属交代病情，并签署手术知情同意书、麻醉知情同意书等<br>□ 完成病程记录 | □ 汇总辅助检查结果<br>□ 如果所有检查回报完毕，安排手术，根据术前检查结果进行术前讨论，明确诊断，决定术式，制订治疗方案<br>□ 向患者和（或）家属交代病情，并签署手术知情同意书、麻醉知情同意书等<br>□ 完成病程记录 |
| 重点医嘱 | **长期医嘱**<br>□ 一级护理<br>□ 饮食<br>□ 监测血压<br>□ 脱水降颅压药物<br>□ 必要时通便镇静药物<br>□ 抗血管痉挛药物<br>**临时医嘱**<br>□ 血常规、血型、尿常规<br>□ 凝血功能<br>□ 肝肾功能、血电解质、血糖<br>□ 感染性疾病筛查<br>□ 胸部 X 线平片，心电图<br>□ 预约 DSA 检查、头颅 CT<br>□ 复杂动脉瘤行 CTA 或 3D-DSA 检查<br>□ 必要时查心、肺功能、神经电生理检查和认知功能评定 | **长期医嘱**<br>□ 一级护理<br>□ 饮食<br>□ 脱水降颅压药物<br>□ 必要时通便镇静药物<br>□ 抗血管痉挛药物 | **长期医嘱**<br>□ 一级护理<br>□ 饮食<br>□ 脱水降颅压药物<br>□ 必要时通便镇静药物<br>□ 抗血管痉挛药物 |
| 病情变异记录 | □ 无 □ 有，原因：<br>1.<br>2. | □ 无 □ 有，原因：<br>1.<br>2. | □ 无 □ 有，原因：<br>1.<br>2. |
| 医师签名 | | | |

| 时间 | 住院第 1~4 天 | 住院第 5 天（手术当天） | 住院第 6 天（术后第 1 天） |
|---|---|---|---|
| 主要诊疗工作 | ☐ 汇总辅助检查结果<br>☐ 根据术前检查结果进行术前讨论，明确诊断，决定术式，制订治疗方案<br>☐ 向患者和（或）家属交代病情，并签署手术知情同意书、麻醉知情同意书等<br>☐ 完成相关病程记录 | ☐ 手术室内核对患者信息无误<br>☐ 全身麻醉下行额颞开颅翼点入路动脉瘤夹闭术<br>☐ 完成手术记录和术后记录<br>☐ 观察患者生命体征<br>☐ 观察神经系统症状与体征 | ☐ 完成病程记录<br>☐ 切口换药及拔除引流管<br>☐ 常规复查头颅 CT<br>☐ 必要时复查血常规、肝肾功能及血电解质 |
| 重点医嘱 | **长期医嘱**<br>☐ 一级护理<br>☐ 术前禁食、禁水<br>☐ 通知家属<br>☐ 脱水降颅压药物<br>☐ 必要时通便镇静药物<br>☐ 抗血管痉挛药物<br>**临时医嘱**<br>☐ 备皮、剃头<br>☐ 麻醉科会诊<br>☐ 抗菌药物皮试<br>☐ 备血 | **长期医嘱**<br>☐ 一级护理或特级护理<br>☐ 禁食、禁水<br>☐ 观察记录患者神志、瞳孔、生命体征<br>☐ 多参数心电监护<br>☐ 吸氧<br>☐ 常规补液治疗<br>☐ 预防血管痉挛治疗<br>☐ 必要时给予抑酸药物<br>☐ 必要时给予预防癫痫<br>☐ 预防感染<br>☐ 必要时降颅压治疗<br>☐ 必要时预防深静脉血栓、肺炎等并发症<br>**临时医嘱**<br>☐ 血常规<br>☐ 血气分析<br>☐ 肾功能及血电解质 | **长期医嘱**<br>☐ 一级护理<br>☐ 流食<br>☐ 观察记录患者神志、瞳孔、生命体征<br>☐ 常规补液治疗<br>☐ 预防血管痉挛治疗<br>☐ 必要时给予抑酸<br>☐ 必要时给予预防癫痫治疗<br>☐ 必要时降颅压治疗<br>☐ 必要时给予预防深静脉血栓、肺炎等并发症<br>**临时医嘱**<br>☐ 拔管换药<br>☐ 血常规<br>☐ 肝肾功能及血电解质 |
| 病情变异记录 | ☐ 无　☐ 有，原因：<br>1.<br>2. | ☐ 无　☐ 有，原因：<br>1.<br>2. | ☐ 无　☐ 有，原因：<br>1.<br>2. |
| 医师签名 | | | |

| 时间 | 住院第 7 天<br>（术后第 2 天） | 住院第 8 天<br>（术后第 3 天） | 住院第 9 天<br>（术后第 4 天） | 住院第 10 天<br>（术后第 5 天） |
|---|---|---|---|---|
| 主要诊疗工作 | □ 完成病程记录 | □ 完成病程记录 | □ 嘱患者在床上坐起锻炼 | □ 嘱患者离床活动 |
| 重点医嘱 | **长期医嘱**<br>□ 一级护理<br>□ 半流食<br>□ 观察记录患者神志、瞳孔、生命体征<br>□ 常规补液治疗<br>□ 预防血管痉挛治疗<br>□ 必要时给予抑酸药物<br>□ 必要时给予预防癫痫治疗<br>□ 必要时给予降颅压治疗<br>□ 必要时给予预防深静脉血栓、肺炎等并发症<br>**临时医嘱**<br>□ 必要时肝肾功能及血电解质 | **长期医嘱**<br>□ 一级护理<br>□ 半流食<br>□ 观察记录患者神志、瞳孔、生命体征<br>□ 常规补液治疗<br>□ 预防血管痉挛治疗<br>□ 必要时给予抑酸药物<br>□ 必要时给予预防癫痫治疗<br>□ 必要时给予降颅压治疗<br>□ 必要时给予预防深静脉血栓、肺炎等并发症<br>**临时医嘱**<br>□ 必要时血常规<br>□ 必要时肾功能及血电解质 | **长期医嘱**<br>□ 一级护理<br>□ 普食<br>□ 常规补液治疗<br>□ 预防血管痉挛治疗<br>□ 必要时给予抑酸药物<br>□ 必要时给予预防癫痫治疗<br>□ 必要时给予降颅压治疗<br>□ 必要时给予预防深静脉血栓、肺炎等并发症<br>**临时医嘱**<br>□ 必要时血常规<br>□ 必要时肾功能及血电解质 | **长期医嘱**<br>□ 一级护理<br>□ 普食<br>□ 预防血管痉挛治疗<br>□ 必要时给予预防癫痫治疗<br>□ 必要时给予降颅压治疗<br>**临时医嘱**<br>□ 预约全脑 DSA 或 CTA<br>□ 禁食、禁水 |
| 病情变异记录 | □ 无　□ 有，原因：<br>1.<br>2. | □ 无　□ 有，原因：<br>1.<br>2. | □ 无　□ 有，原因：<br>1.<br>2. | □ 无　□ 有，原因：<br>1.<br>2. |
| 医师签名 | | | | |

| 时间 | 住院第 11 天<br>（术后第 6 天） | 住院第 12 天<br>（术后第 7 天） | 住院第 13 天<br>（术后第 8 天） |
|---|---|---|---|
| 主要<br>诊疗<br>工作 | □ DSA 或 CTA 检查<br>□ 观察切口情况<br>□ 神经系统查体<br>□ 记录术后症状和体征变化<br>□ 完成病程记录 | □ 切口换药、拆线<br>□ DSA 或 CTA 检查<br>□ 复查血常规、肝肾功能及血电解质<br>□ 神经系统查体，对比手术前后症状、体征变化<br>□ 汇总术后辅助检查结果<br>□ 评估手术效果 | □ 确定患者可以出院<br>□ 向患者交代出院注意事项、复查日期<br>□ 通知出院处<br>□ 开出院诊断书<br>□ 完成出院记录 |
| 重<br>点<br>医<br>嘱 | **长期医嘱**<br>□ 一级护理<br>□ 普食<br>□ 预防血管痉挛治疗<br>□ 必要时给予预防癫痫治疗 | **长期医嘱**<br>□ 二级护理<br>□ 普食<br>□ 预防血管痉挛治疗<br>□ 必要时给予预防癫痫治疗<br>**临时医嘱**<br>□ 拆线<br>□ 血常规<br>□ 肝肾功能及血电解质<br>□ 必要时行 CT 检查 | □ 出院通知<br>□ 出院带药 |
| 病情<br>变异<br>记录 | □ 无　□ 有，原因：<br>1.<br>2. | □ 无　□ 有，原因：<br>1.<br>2. | □ 无　□ 有，原因：<br>1.<br>2. |
| 医师<br>签名 | | | |

## （二）护士表单

### 大脑中动脉动脉瘤临床路径护士表单

适用对象：第一诊断为大脑中动脉动脉瘤（ICD-10：I67.108/Q28.3）

行额颞开颅翼点入路动脉瘤夹闭术（ICD-9-CM-3：39.51）

| 患者姓名： | 性别： | 年龄： | 门诊号： | 住院号： |
|---|---|---|---|---|
| 住院日期：　年　月　日 | 出院日期：　年　月　日 | | | 标准住院日：≤13天 |

| 时间 | 住院第1天 | 住院第1~2天 | 住院第1~3天 |
|---|---|---|---|
| 主要护理工作 | □ 入院评估，完成首次护理文件记录及护理安全告知书签字<br>□ 遵医嘱给药<br>□ 观察患者一般状况<br>□ 观察神经系统状况<br>□ 协助完成手术前检查<br>□ 完成入院宣教及特殊检查前宣教工作 | □ 观察患者一般状况<br>□ 观察神经系统状况<br>□ 遵医嘱给药<br>□ 遵医嘱完成手术前化验标本留取<br>□ 协助完成手术前检查<br>□ 心理护理及基础护理 | □ 观察患者一般状况<br>□ 观察神经系统状况<br>□ 遵医嘱给药<br>□ 遵医嘱完成手术前化验标本留取<br>□ 协助完成手术前检查<br>□ 心理护理及基础护理 |
| 病情变异记录 | □ 无　□ 有，原因<br>1.<br>2 | □ 无　□ 有，原因<br>1.<br>2. | □ 无　□ 有，原因<br>1.<br>2. |
| 护士签名 | | | |

| 时间 | 住院第 1~4 天 | 住院第 5 天<br>（手术当天） | 住院第 6 天<br>（术后第 1 天） |
|---|---|---|---|
| 主要护理工作 | □ 观察患者一般状况<br>□ 观察神经系统状况<br>□ 术前宣教<br>□ 完成术前准备<br>□ 遵医嘱给药并观察用药后反应<br>□ 心理护理及基础护理<br>□ 完成护理记录 | □ 观察患者一般状况<br>□ 观察神经系统状况<br>□ 观察记录患者神志、瞳孔、生命体征手术切口敷料情况<br>□ 遵医嘱给药并观察用药后反应<br>□ 遵医嘱完成化验检查<br>□ 预防并发症护理<br>□ 心理护理及基础护理<br>□ 完成护理记录 | □ 观察患者一般状况<br>□ 观察神经系统状况<br>□ 观察记录患者神志、瞳孔、生命体征及手术切口情况<br>□ 遵医嘱给药并观察用药后反应<br>□ 遵医嘱完成化验检查<br>□ 预防并发症护理<br>□ 进行心理护理及基础护理<br>□ 协助患者功能锻炼<br>□ 完成护理记录 |
| 病情变异记录 | □ 无　□ 有，原因<br>1.<br>2 | □ 无　□ 有，原因<br>1.<br>2. | □ 无　□ 有，原因<br>1.<br>2. |
| 护士签名 | | | |

| 时间 | 住院第 7 天<br>（术后第 2 天） | 住院第 8 天<br>（术后第 3 天） | 住院第 9 天<br>（术后第 4 天） | 住院第 10 天<br>（术后第 5 天） |
|---|---|---|---|---|
| 主要护理工作 | □ 观察患者一般状况<br>□ 观察神经系统状况<br>□ 观察记录患者神志、瞳孔、生命体征及手术切口敷料情况<br>□ 遵医嘱给药并观察用药后反应<br>□ 遵医嘱完成化验检查<br>□ 预防并发症护理<br>□ 进行心理护理及基础护理<br>□ 协助患者功能锻炼<br>□ 完成护理记录 | □ 观察患者一般状况<br>□ 观察神经系统状况<br>□ 观察记录患者神志、瞳孔生命体征及手术切口敷料情况<br>□ 遵医嘱给药并观察用药后反应<br>□ 遵医嘱完成化验检查<br>□ 预防并发症护理<br>□ 进行心理护理及基础护理<br>□ 术后宣教及用药指导<br>□ 协助患者功能锻炼<br>□ 完成护理记录 | □ 观察患者一般状况<br>□ 观察神经系统状况<br>□ 观察记录患者神志、瞳孔、手术切口情况<br>□ 遵医嘱给药并观察用药后反应<br>□ 遵医嘱完成化验检查<br>□ 预防并发症护理<br>□ 进行心理护理及基础护理<br>□ 指导患者功能锻炼 | □ 观察患者一般状况<br>□ 观察神经系统状况<br>□ 观察记录患者神志、瞳孔及手术切口敷料情况<br>□ 遵医嘱给药并观察用药后反应<br>□ 预防并发症护理<br>□ 进行心理护理及基础护理<br>□ 协助患者功能锻炼<br>□ DSA 术前准备及指导<br>□ 完成护理记录 |
| 病情变异记录 | □ 无　□ 有，原因<br>1.<br>2 | □ 无　□ 有，原因<br>1.<br>2. | □ 无　□ 有，原因<br>1.<br>2. | |
| 护士签名 | | | | |

| 时间 | 住院第 11 天<br>（术后第 6 天） | 住院第 12 天<br>（术后第 7 天） | 住院第 13 天<br>（术后第 8 天） |
|---|---|---|---|
| 主要护理工作 | □ 观察患者一般状况<br>□ 观察神经系统状况<br>□ 观察记录患者神志、瞳孔及手术切口敷料情况<br>□ 遵医嘱给药并观察用药后反应<br>□ 预防并发症护理<br>□ 进行心理护理及基础护理<br>□ 完成护理记录 | □ 观察患者一般状况<br>□ 观察神经系统状况<br>□ 手术切口敷料情况<br>□ 遵医嘱给药并观察用药后反应<br>□ 遵医嘱完成化验检查<br>□ 预防并发症护理<br>□ 进行心理护理及基础护理<br>□ 指导患者功能锻炼<br>□ 进行出院指导<br>□ 完成护理记录 | □ 完成出院指导<br>□ 帮助患者办理出院手续<br>□ 完成护理记录 |
| 病情变异记录 | □ 无　□ 有，原因<br>1.<br>2 | □ 无　□ 有，原因<br>1.<br>2. | □ 无　□ 有，原因<br>1.<br>2. |
| 护士签名 | | | |

## （三）患者表单

### 大脑中动脉动脉瘤临床路径患者表单

适用对象：第一诊断为大脑中动脉动脉瘤（ICD-10：I67.108/Q28.3）

　　　　　行额颞开颅翼点入路动脉瘤夹闭术（ICD-9-CM-3：39.51）

| 患者姓名： | 性别： | 年龄： | 门诊号： | 住院号： |
|---|---|---|---|---|
| 住院日期：　　年　月　日 | 出院日期：　　年　月　日 | | | 标准住院日：≤13 天 |

| 时间 | 住院第 1 天 | 住院第 1~4 天 | 术后第 1 天 |
|---|---|---|---|
| 医患配合 | □ 配合询问病史、收集资料，请务必详细告知既往史、用药史、过敏史<br>□ 配合进行体格检查<br>□ 有任何不适告知医师 | □ 配合完成术前相关检查，完善相关检查、化验，如采血、留尿、心电图、X 线胸片等<br>□ 医师向患者及家属介绍病情，如有异常检查结果需进一步检查<br>□ 配合用药及治疗<br>□ 配合医师调整用药<br>□ 有任何不适告知医师<br>□ 医师向家属交代手术风险，并安排手术<br>□ 任何不适告知医师 | □ 配合医师完成神经系统查体<br>□ 配合用药及治疗<br>□ 任何不适告知医师 |

| 时间 | 术后第 2~6 天 | 术后第 7~8 天<br>（出院日） |
|---|---|---|
| 医患配合 | □ 配合完善相关检查，如复查头颅 CT、必要的化验检查等<br>□ 配合医师完成用药及治疗，配合医师调整用药<br>□ 有任何不适告知医师 | □ 接受拆线等一般治疗<br>□ 配合医师完成影像学复查<br>□ 接受出院前指导<br>□ 知道后期复查程序<br>□ 获取出院诊断书 |

附：原表单（2010 年版）

## 大脑中动脉动脉瘤临床路径表单

适用对象：第一诊断为大脑中动脉动脉瘤（ICD-10：I67.108/Q28.3）
行额颞开颅翼点入路动脉瘤夹闭术（ICD-9-CM-3：39.51）

| 患者姓名： | | 性别： | 年龄： | 门诊号： | 住院号： |
|---|---|---|---|---|---|
| 住院日期： 年 月 日 | | 出院日期： 年 月 日 | | | 标准住院日：≤13 天 |

| 时间 | 住院第 1 天 | 住院第 2 天 | 住院第 3 天 |
|---|---|---|---|
| 主要诊疗工作 | □ 病史采集，体格检查<br>□ 完成病历书写<br>□ 完善检查<br>□ 预约术前检查<br>□ 向患者家属交代手术可能达到的效果及手术风险 | □ 待术前检查回报<br>□ 上级医师查房，对患者病情及术前检查准备情况进行评估，必要时请相关科室会诊<br>□ 完成病程记录 | □ 待术前检查回报<br>□ 完成病程记录 |
| 重点医嘱 | **长期医嘱**<br>□ 一级护理<br>□ 饮食<br>□ 监测血压<br>□ 必要时给予通便药物<br>□ 必要时保证睡眠药物<br>**临时医嘱**<br>□ 血常规、血型、尿常规<br>□ 凝血功能<br>□ 肝肾功能、血电解质、血糖<br>□ 感染性疾病筛查<br>□ 胸部 X 线平片，心电图<br>□ 预约 DSA 检查、头颅 CT<br>□ 复杂动脉瘤行 CTA 或 3D-DSA 检查<br>□ 必要时查心、肺功能、神经电生理检查和认知功能评定 | **长期医嘱**<br>□ 一级护理<br>□ 饮食<br>□ 必要时给予通便药物<br>□ 必要时给予保证睡眠药物 | **长期医嘱**<br>□ 一级护理<br>□ 饮食<br>□ 必要时给予通便药物<br>□ 必要时给予保证睡眠药物 |
| 主要护理工作 | □ 入院评估，完成首次护理文件记录及护理安全告知书签字<br>□ 遵医嘱给药<br>□ 观察患者一般状况<br>□ 观察神经系统状况<br>□ 协助完成手术前检查<br>□ 完成入院宣教及特殊检查前宣教工作 | □ 观察患者一般状况<br>□ 观察神经系统状况<br>□ 遵医嘱给药<br>□ 遵医嘱完成手术前化验标本留取<br>□ 协助完成手术前检查<br>□ 心理护理及基础护理 | □ 观察患者一般状况<br>□ 观察神经系统状况<br>□ 遵医嘱给药<br>□ 遵医嘱完成手术前化验标本留取<br>□ 协助完成手术前检查<br>□ 心理护理及基础护理 |
| 病情变异记录 | □ 无 □ 有，原因：<br>1.<br>2. | □ 无 □ 有，原因：<br>1.<br>2. | □ 无 □ 有，原因：<br>1.<br>2. |
| 护士签名 | | | |
| 医师签名 | | | |

| 时间 | 住院第 4 天 | 住院第 5 天<br>（手术当天） | 住院第 6 天<br>（术后第 1 天） |
|---|---|---|---|
| 主要诊疗工作 | □ 汇总辅助检查结果<br>□ 术者查房<br>□ 根据术前检查结果进行术前讨论，明确诊断，决定术式，制订治疗方案<br>□ 向患者和（或）家属交代病情，并签署手术知情同意书、麻醉知情同意书等<br>□ 完成相关病程记录 | □ 手术室内核对患者信息无误<br>□ 全麻下行额颞开颅翼点或眶上眉弓入路动脉瘤夹闭术<br>□ 完成手术记录和术后记录<br>□ 观察患者生命体征<br>□ 观察神经系统症状与体征 | □ 完成病程记录<br>□ 切口换药<br>□ 复查血常规、肝肾功能及血电解质 |
| 重点医嘱 | **长期医嘱**<br>□ 一级护理<br>□ 术前禁食水<br>□ 通知家属<br>□ 必要时给予通便药物<br>□ 必要时给予保证睡眠药物<br>**临时医嘱**<br>□ 备皮、剃头<br>□ 麻醉科会诊<br>□ 抗菌药物皮试<br>□ 根据手术情况备血 | **长期医嘱**<br>□ 一级护理<br>□ 禁食、禁水<br>□ 观察记录患者神志、瞳孔、生命体征<br>□ 多参数心电监护<br>□ 吸氧<br>□ 常规补液治疗<br>□ 预防血管痉挛治疗<br>□ 必要时给予抑酸药物<br>□ 必要时给予预防癫痫<br>□ 预防感染<br>□ 必要时降颅压治疗<br>□ 必要时预防深静脉血栓、肺炎等并发症<br>□ 酌情使用激素<br>**临时医嘱**<br>□ 血常规<br>□ 血气分析<br>□ 肾功能及血电解质 | **长期医嘱**<br>□ 一级护理<br>□ 流食<br>□ 观察记录患者神志、瞳孔、生命体征<br>□ 常规补液治疗<br>□ 预防血管痉挛治疗<br>□ 必要时给予抑酸<br>□ 必要时给予预防癫痫治疗<br>□ 必要时降颅压治疗<br>□ 必要时给予预防深静脉血栓、肺炎等并发症<br>□ 酌情使用激素<br>**临时医嘱**<br>□ 换药<br>□ 血常规<br>□ 肝肾功能及血电解质 |
| 主要护理工作 | □ 观察患者一般状况<br>□ 观察神经系统状况<br>□ 术前宣教<br>□ 完成术前准备<br>□ 遵医嘱给药，并观察用药后反应<br>□ 心理护理及基础护理<br>□ 完成护理记录 | □ 观察患者一般状况<br>□ 观察神经系统状况<br>□ 观察记录患者神志、瞳孔、生命体征、手术切口敷料情况<br>□ 遵医嘱给药，并观察用药后反应<br>□ 遵医嘱完成化验检查<br>□ 预防并发症护理<br>□ 心理护理及基础护理<br>□ 完成护理记录 | □ 观察患者一般状况<br>□ 观察神经系统状况<br>□ 观察记录患者神志、瞳孔、生命体征及手术切口情况<br>□ 遵医嘱给药，并观察用药后反应<br>□ 遵医嘱完成化验检查<br>□ 预防并发症护理<br>□ 进行心理护理及基础护理<br>□ 协助患者功能锻炼<br>□ 完成护理记录 |
| 病情变异记录 | □ 无　□ 有，原因：<br>1.<br>2. | □ 无　□ 有，原因：<br>1.<br>2. | □ 无　□ 有，原因：<br>1.<br>2. |
| 护士签名 | | | |
| 医师签名 | | | |

| 时间 | 住院第 7 天（术后第 2 天） | 住院第 8 天（术后第 3 天） | 住院第 9 天（术后第 4 天） | 住院第 10 天（术后第 5 天） |
|---|---|---|---|---|
| 主要诊疗工作 | □ 复查头颅 CT，评价检查结果<br>□ 完成病程记录 | □ 完成病程记录 | □ 嘱患者在床上坐起锻炼 | □ 嘱患者离床活动<br>□ 预约全脑 DSA 或 CTA |
| 重点医嘱 | **长期医嘱**<br>□ 一级护理<br>□ 半流食<br>□ 观察记录患者神志、瞳孔、生命体征<br>□ 常规补液治疗<br>□ 预防血管痉挛治疗<br>□ 必要时给予抑酸药物<br>□ 必要时给予预防癫痫治疗<br>□ 必要时给予降颅压治疗<br>□ 必要时给予预防深静脉血栓、肺炎等并发症<br><br>**临时医嘱**<br>□ 头颅 CT<br>□ 必要时肝肾功能及血电解质 | **长期医嘱**<br>□ 一级护理<br>□ 半流食<br>□ 观察记录患者神志、瞳孔、生命体征<br>□ 常规补液治疗<br>□ 预防血管痉挛治疗<br>□ 必要时给予抑酸药物<br>□ 必要时给予预防癫痫治疗<br>□ 必要时给予降颅压治疗<br>□ 必要时给予预防深静脉血栓、肺炎等并发症<br><br>**临时医嘱**<br>□ 必要时血常规<br>□ 必要时肾功能及血电解质 | **长期医嘱**<br>□ 一级护理<br>□ 普食<br>□ 常规补液治疗<br>□ 预防血管痉挛治疗<br>□ 必要时给予抑酸药物<br>□ 必要时给予预防癫痫治疗<br>□ 必要时给予降颅压治疗<br>□ 必要时给予预防深静脉血栓、肺炎等并发症<br><br>**临时医嘱**<br>□ 必要时血常规<br>□ 必要时肾功能及血电解质 | **长期医嘱**<br>□ 一级护理<br>□ 普食<br>□ 预防血管痉挛治疗<br>□ 必要时给予预防癫痫治疗<br>□ 必要时给予降颅压治疗<br><br>**临时医嘱**<br>□ 预约全脑 DSA 或 CTA<br>□ 禁食、禁水 |
| 主要护理工作 | □ 观察患者一般状况<br>□ 观察神经系统状况<br>□ 观察记录患者神志、瞳孔、生命体征及手术切口敷料情况<br>□ 遵医嘱给药，并观察用药后反应<br>□ 遵医嘱完成化验检查<br>□ 预防并发症护理<br>□ 进行心理护理及基础护理<br>□ 协助患者功能锻炼<br>□ 完成护理记录 | □ 观察患者一般状况<br>□ 观察神经系统状况<br>□ 观察记录患者神志、瞳孔、生命体征及手术切口敷料情况<br>□ 遵医嘱给药，并观察用药后反应<br>□ 遵医嘱完成化验检查<br>□ 预防并发症护理<br>□ 进行心理护理及基础护理<br>□ 术后宣教及用药指导<br>□ 协助患者功能锻炼<br>□ 完成护理记录 | □ 观察患者一般状况<br>□ 观察神经系统状况<br>□ 观察记录患者神志、瞳孔、手术切口情况<br>□ 遵医嘱给药，并观察用药后反应<br>□ 遵医嘱完成化验检查<br>□ 预防并发症护理<br>□ 进行心理护理及基础护理<br>□ 指导患者功能锻炼 | □ 观察患者一般状况<br>□ 观察神经系统状况<br>□ 观察记录患者神志、瞳孔及手术切口敷料情况<br>□ 遵医嘱给药，并观察用药后反应<br>□ 预防并发症护理<br>□ 进行心理护理及基础护理<br>□ 协助患者功能锻炼<br>□ DSA 术前准备及指导<br>□ 完成护理记录 |
| 病情变异记录 | □ 无 □ 有，原因：<br>1.<br>2. | □ 无 □ 有，原因：<br>1.<br>2. | □ 无 □ 有，原因：<br>1.<br>2. | □ 无 □ 有，原因：<br>1.<br>2. |
| 护士签名 | | | | |
| 医师签名 | | | | |

| 时间 | 住院第 11 天（术后第 6 天） | 住院第 12 天（术后第 7 天） | 住院第 13 天（术后第 8 天） |
|---|---|---|---|
| 主要诊疗工作 | □ DSA 或 CTA 检查<br>□ 观察切口情况<br>□ 神经系统查体<br>□ 记录术后症状和体征变化<br>□ 完成病程记录 | □ 切口换药、拆线<br>□ 复查血常规、肝肾功能及血电解质<br>□ 神经系统查体，对比手术前后症状、体征变化<br>□ 汇总术后辅助检查结果<br>□ 评估手术效果 | □ 确定患者可以出院<br>□ 向患者交代出院注意事项、复查日期<br>□ 通知出院处<br>□ 开出院诊断书<br>□ 完成出院记录 |
| 重点医嘱 | **长期医嘱**<br>□ 一级护理<br>□ 普食<br>□ 预防血管痉挛治疗<br>□ 必要时给予预防癫痫治疗 | **长期医嘱**<br>□ 二级护理<br>□ 普食<br>□ 预防血管痉挛治疗<br>□ 必要时给予预防癫痫治疗<br>**临时医嘱**<br>□ 拆线<br>□ 血常规<br>□ 肝肾功能及血电解质<br>□ 必要时行 CT 检查 | □ 出院通知<br>□ 出院带药 |
| 主要护理工作 | □ 观察患者一般状况<br>□ 观察神经系统状况<br>□ 观察记录患者神志、瞳孔及手术切口敷料情况<br>□ 遵医嘱给药，并观察用药后反应<br>□ 预防并发症护理<br>□ 进行心理护理及基础护理<br>□ 完成护理记录 | □ 观察患者一般状况<br>□ 观察神经系统状况<br>□ 手术切口敷料情况<br>□ 遵医嘱给药，并观察用药后反应<br>□ 遵医嘱完成化验检查<br>□ 预防并发症护理<br>□ 进行心理护理及基础护理<br>□ 指导患者功能锻炼<br>□ 进行出院指导<br>□ 完成护理记录 | □ 完成出院指导<br>□ 帮助患者办理出院手续<br>□ 完成护理记录 |
| 病情变异记录 | □ 无　□ 有，原因：<br>1.<br>2. | □ 无　□ 有，原因：<br>1.<br>2. | □ 无　□ 有，原因：<br>1.<br>2. |
| 护士签名 | | | |
| 医师签名 | | | |

# 第十六章

# 颈内动脉动脉瘤临床路径释义

## 一、颈内动脉动脉瘤编码

1. 卫计委原编码

疾病名称及编码：颈内动脉动脉瘤（ICD-10：I72.0）

先天性颈内动脉动脉瘤（ICD-10：Q28.1）

手术操作名称及编码：颈内动脉动脉瘤夹闭术（ICD-9-CM-3：39.51）

2. 修改编码

疾病名称及编码：颈内动脉动脉瘤（ICD-10：I72.0）

先天性颈内动脉动脉瘤（ICD-10：Q28.104）

手术操作名称及编码：颈内动脉动脉瘤夹闭术（ICD-9-CM-3：39.51）

## 二、临床路径检索方法

（I72.0/Q28.104）伴 39.51

## 三、颈内动脉动脉瘤临床路径标准住院流程

### （一）适用对象

第一诊断为颈内动脉动脉瘤（ICD-10：I72.0/Q28.1）病情处于非急性期。

适用对象行额颞开颅翼点入路动脉瘤夹闭术（ICD-9-CM-3：39.51）。

> **释义**
>
> ■ 本路径适用于颈内动脉系统单发、非复杂动脉瘤的非急性期外科治疗，即此次入院治疗只处理单侧单个动脉瘤。包括眼动脉段、后交通动脉段、脉络膜前动脉段及颈内动脉末段的动脉瘤。对于多发或复杂动脉瘤、出血急性期动脉瘤的处理不纳入本路径。
>
> ■ 对于合并其他脑血管病，例如动静脉畸形、烟雾病、颅内动脉狭窄等动脉瘤患者不纳入本路径。

### （二）诊断依据

根据《临床诊疗指南·神经外科学分册》（中华医学会编著，人民卫生出版社，2006）、《临床技术操作规范·神经外科分册》（中华医学会编著，人民军医出版社，2007）、《王忠诚神经外科学》（王忠诚主编，湖北科学技术出版社，2005）、《神经外科学》（赵继宗主编，人民卫生出版社，2007）。

1. 临床表现

（1）破裂动脉瘤

1）动脉瘤破裂出血症状：颈内动脉动脉瘤破裂可引起蛛网膜下腔出血（SAH）、脑内出血、脑室出血或硬脑膜下腔出血等。其中 SAH 最为常见，典型症状和体征有剧烈头痛、呕吐甚

至昏迷等。

2）动眼神经麻痹：表现为眼球外斜，瞳孔散大，对光反射缺失，多由颈内动脉-后交通动脉瘤引起。

3）脑血管痉挛症状：症状通常逐渐发生，表现为精神异常或意识障碍，伴局灶性神经功能缺损。

4）癫痫发作：可发生抽搐，多为大发作。

5）脑积水：动脉瘤出血后，可因凝血块阻塞室间孔或中脑导水管，引起急性脑积水；或基底池粘连、蛛网膜颗粒吸收障碍引起慢性脑积水。

（2）未破裂动脉瘤：可表现为头痛、头晕、癫痫、TIA 发作等，也可无任何症状，经查体或其他原因偶然发现。

2. 辅助检查

（1）头颅 CT：是 SAH 首选诊断方法，通过 CT 扫描还可评定以下方面：

1）脑室大小：部分动脉瘤破裂患者立即发生脑积水。

2）血肿，有占位效应的脑内血肿或大量硬脑膜下血肿。

3）梗死。

4）脑池和脑沟中出血量：血管痉挛的重要预后因素。

5）合并多发动脉瘤时，CT 可以初步判断责任动脉瘤。

6）部分患者可以通过头颅 CT 初步预测动脉瘤的位置：出血主要在鞍上池和侧裂，可考虑颈内动脉动脉瘤。

（2）CT 脑血管造影（CTA）：多数情况下可以显示动脉瘤的部位、大小、形态、有无多发动脉瘤、载瘤动脉及动脉瘤的钙化情况，以及病变与骨性结构解剖关系。

（3）腰椎穿刺：SAH 最敏感的检查方法，但目前不应当作为首选诊断方法。降低脑脊液压力有可能因增加跨血管壁压力而导致再出血，故建议仅用于 CT 不能证实而临床高度怀疑的病例，应当使用较细的腰椎穿刺针，放出少量脑脊液（几毫升）即可。

（4）数字减影脑血管造影（DSA）：目前是诊断颅内动脉瘤的"金标准"，大部分患者可显示出动脉瘤的部位、大小、形态、有无多发动脉瘤，仅少数患者归于"不明原因 SAH"。另外，DSA 还可以显示是否存在血管痉挛及其程度。

（5）头颅 MRI：对于大动脉瘤应当行头颅 MRI 检查。磁共振血管成像（MRA）可用于体检筛查动脉瘤。

---

**释义**

■ 颅内动脉瘤好发于 40～60 岁人群，一旦破裂出血有较高的病死率和致残率。对于有多种脑血管病危险因素的患者可用 MRA 进行筛查。对于高度可疑的患者可使用 CTA 进一步确认。在进行外科手术之前建议进行 DSA 检查以明确诊断，DSA 检查目前为动脉瘤诊断的金标准。

■ 对于既往有 SAH 或者其他类型脑出血的患者，建议行 DSA 检查。若确诊为颈内动脉单发非复杂动脉瘤，可纳入本临床路径。对于造影阴性的患者在初次造影 2 周后需再次复查 DSA。

■ 对于动脉瘤出血的患者，首次 CT 检查是很重要的，能明确出血量和动脉瘤最可能的部位。但是此类患者不纳入本临床路径。但对于既往有出血史的患者，首次 CT 对于诊断和治疗也具有重要的参考意义。

### （三）选择治疗方案的依据

根据《临床诊疗指南·神经外科学分册》（中华医学会编著，人民卫生出版社，2006）、《临床技术操作规范·神经外科分册》（中华医学会编著，人民军医出版社，2007）、《王忠诚神经外科学》（王忠诚主编，湖北科学技术出版社，2005）、《神经外科学》（赵继宗主编，人民卫生出版社，2007）。

1. 诊断为颈内动脉动脉瘤，有明确手术适应证需手术治疗，手术方法为行额颞开颅翼点或眶上眉弓入路动脉瘤夹闭术，不包括需颅内外动脉搭桥血流重建的病例。

2. 手术风险较大者（高龄、妊娠期、合并较严重内科疾病），需向患者或家属交代病情；如不同意手术，应当充分告知风险，履行签字手续，并予严密观察。

> **释义**
>
> ■ 手术治疗是颅内动脉瘤的主要治疗方式之一，此外还包括介入治疗。在进行治疗选择前要考虑动脉瘤的形态、部位、患者的一般情况和医疗单位对技术的掌握程度进行选择。本路径纳入的患者是接受手术治疗的患者。
>
> ■ 对于高龄、合并多种伴随疾病的患者需要请相关科室会诊对手术风险进行评估。当考虑开颅手术风险较高时，可以考虑介入治疗。
>
> ■ 外科手术的入路常规采用翼点入路，各单位也可根据实际情况采用额底外侧入路、眉弓微骨孔入路等改良方式。
>
> ■ 手术过程中推荐使用电生理监测等监测手段对脑血流及功能状态进行检测，以辅助手术医师在术中进行决策。
>
> ■ 对于位于眼动脉段等位置较低的动脉瘤无法完全暴露载瘤动脉近端则需要提前暴露颈内动脉或放置球囊，以备术中临时阻断颈内动脉近端。

### （四）标准住院日为≤13 天

### （五）进入路径标准

1. 第一诊断必须符合 ICD-10：I72.0/Q28.1 颈内动脉动脉瘤疾病编码。

2. 当患者同时具有其他疾病诊断，但在住院期间不需特殊处理、不影响第一诊断的临床路径流程实施时，可以进入路径。

### （六）术前准备≤4 天

1. 必需的检查项目

（1）血常规、尿常规、血型。

（2）凝血功能、肝肾功能、血电解质、血糖、感染性疾病筛查（乙型肝炎、丙型肝炎、艾滋病、梅毒等）。

（3）心电图、胸部 X 线平片。

（4）全脑血管造影 DSA 或 CTA。

（5）头颅 CT 扫描。

2. 根据患者病情，必要时行头颅 MRI、心肺功能、神经电生理检查和认知功能评定。

> **释义**
>
> ■ 术前评估患者主要评估患者全身各系统器官的情况及对全身麻醉手术的耐受能力。重点是循环、呼吸、泌尿及内分泌系统。关注患者是否合并高血压、糖尿病、血液系统疾病、呼吸系统疾病，既往是否有脑缺血发作的病史等。
>
> ■ DSA 检查是术前影像学检查的金标准。
>
> ■ 术前适当准备血浆和悬浮红细胞，以备术中出血量大时进行补充。

### （七）预防性抗菌药物选择与使用时机

按照《抗菌药物临床应用指导原则》（卫医发〔2004〕285 号）选择用药。建议使用第一、第二代头孢菌素，头孢曲松等；明确感染患者，可根据药敏试验结果调整抗菌药物。

### （八）手术日为入院后 ≤5 天

1. 麻醉方式：气管插管全身麻醉。
2. 手术方式：额颞开颅翼点或眶上眉弓入路动脉瘤夹闭术。
3. 手术置入物：动脉瘤夹，硬脑膜修复材料，颅骨固定材料，动脉瘤包裹材料，引流系统。
4. 术中用药：抗菌药物、抗血管痉挛药物，酌情使用激素及抗癫痫药物。
5. 输血：根据手术失血情况决定。

> **释义**
>
> ■ 所有患者选择全身麻醉下手术。患者均上头架固定，建议配合术中电生理监测及荧光造影等辅助技术。
>
> ■ 应备好各种型号的动脉瘤夹及临时阻断夹，以备术中使用。对于眼动脉段等较低位置的动脉瘤，术前根据影像学资料判断对动脉瘤近端直接阻断较困难时，可考虑提前暴露颈内动脉或放置球囊以备术中临时阻断。
>
> ■ 术中应备血液净化回收系统，出血量较大时可进行血液自体回收。尽量避免使用异体血液制品。
>
> ■ 在可靠夹闭动脉瘤后可采取术中荧光造影、常规造影、血管多普勒检查明确动脉瘤的夹闭情况及载流动脉的通畅性。
>
> ■ 术区可以使用稀释的罂粟碱或尼莫地平注射液冲洗，防止脑血管痉挛。手术结束前可静脉输入抗癫痫药物。

### （九）术后住院恢复 8 天

1. 必须复查的检查项目：全脑血管造影 DSA 或 CTA，头颅 CT 扫描；化验室检查包括血常规、肝肾功能、血电解质。
2. 术后用药：抗血管痉挛药物、抗菌药物，酌情使用抗癫痫药物、脱水药、激素等。
3. 每 2~3 天手术切口换药 1 次。
4. 术后 7 天拆除手术切口缝线，或根据病情酌情延长拆线时间。
5. 根据患者病情，必要时复查心、肺功能，行认知功能评定。

> **释义**
>
> ■ 术后治疗首先要保证充足的液体灌注，血压勿降至过低。酌情使用抗血管痉挛药物，如盐酸法舒地尔注射液。常规使用抗癫痫药物，患者可进食后改为口服用药，同时注意监测血药浓度。
>
> ■ 维持水电解质平衡，常规复查血常规及生化。
>
> ■ 发热患者需行腰穿检查排除中枢神经系统感染，根据腰穿结果使用相应的处理措施。
>
> ■ 术后根据患者恢复情况选择 CTA 或 DSA 复查。

## （十）出院标准

1. 患者病情稳定，生命体征平稳。
2. 体温正常，各项化验无明显异常，手术切口愈合良好。
3. 复查全脑血管 DSA 显示动脉瘤夹闭满意。
4. 仍处于昏迷状态的患者，如生命体征平稳、经评估不能短时间恢复者，没有需要住院处理的并发症和（或）合并症，可以转院继续康复治疗。

## （十一）变异及原因分析

1. 术中或术后继发手术部位或其他部位的颅内血肿、脑水肿、脑梗死等并发症，严重者或其他情况需要二次手术，导致住院时间延长、费用增加。
2. 术后神经系统感染和神经血管损伤等，导致住院时间延长。
3. 术后继发其他内、外科疾病需进一步诊治，导致住院时间延长。

> **释义**
>
> ■ 开颅手术后常见的并发症均有可能出现，包括术后血肿、水肿、梗死、癫痫等。应根据患者术后的影像学资料和神经功能状况进行综合判断。必要时积极采取手术治疗。
>
> ■ 术后神经系统感染因素较复杂，要从各个方面进行避免。首先严格各项无菌操作规范，预防使用抗菌药物，对有潜在感染因素的患者需暂缓手术治疗。
>
> ■ 对于老年患者或术后卧床时间较长的患者，需要监测和预防下肢深静脉血栓，一旦出现将大大增加患者的疾病风险和住院费用。

## 四、颈内动脉动脉瘤围术期临床路径给药方案

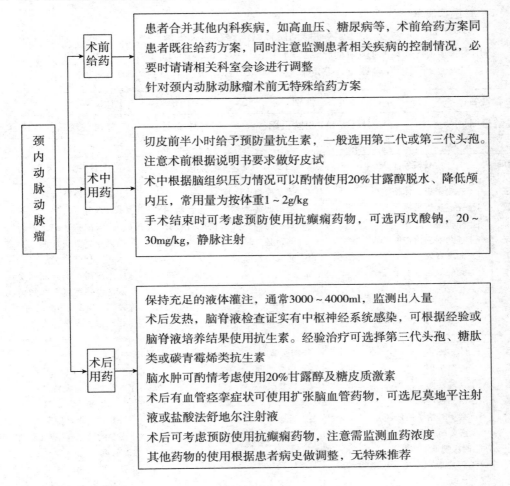

颈内动脉动脉瘤

**术前给药**

患者合并其他内科疾病，如高血压、糖尿病等，术前给药方案同患者既往给药方案，同时注意监测患者相关疾病的控制情况，必要时请请相关科室会诊进行调整

针对颈内动脉动脉瘤术前无特殊给药方案

**术中用药**

切皮前半小时给予预防量抗生素，一般选用第二代或第三代头孢。注意术前根据说明书要求做好皮试

术中根据脑组织压力情况可以酌情使用20%甘露醇脱水、降低颅内压，常用量为按体重1～2g/kg

手术结束时可考虑预防使用抗癫痫药物，可选丙戊酸钠，20～30mg/kg，静脉注射

**术后用药**

保持充足的液体灌注，通常3000～4000ml，监测出入量

术后发热，脑脊液检查证实有中枢神经系统感染，可根据经验或脑脊液培养结果使用抗生素。经验治疗可选择第三代头孢、糖肽类或碳青霉烯类抗生素

脑水肿可酌情考虑使用20%甘露醇及糖皮质激素

术后有血管痉挛症状可使用扩张脑血管药物，可选尼莫地平注射液或盐酸法舒地尔注射液

术后可考虑预防使用抗癫痫药物，注意需监测血药浓度

其他药物的使用根据患者病史做调整，无特殊推荐

**【用药选择】**

1. 患者既往内科疾病的用药遵循患者既往用药史，可进行合理调整。

2. 抗菌药物的使用需要有明确的感染证据，药物的选择要结合培养结果及经验进行。

3. 根据患者颅内压情况考虑使用脱水药物及激素。

4. 其他术后并发症根据情况合理应用相关药物。

5. 有血管痉挛的患者首先要补足血容量，血压可适当维持在较高水平。

**【药学提示】**

1. 注意甘露醇可能造成肾功能损害，避免长期大量使用。

2. 高级别抗菌药物长期使用要谨防真菌感染，此外还可能导致肠道微生态失调引起抗菌药物相关性腹泻或肠炎。

3. 预防使用抗癫痫药物需监测血药浓度及相关副作用。

**【注意事项】**

神经外科预防使用抗菌药物及术后抗菌药物使用应严格指征，监测效果。

## 五、推荐表单

### （一）医师表单

#### 颈内动脉动脉瘤临床路径医师表单

适用对象：第一诊断为颈内动脉动脉瘤（ICD-10：I72.0/Q28.1）
行额颞开颅翼点入路动脉瘤夹闭术（ICD-9-CM-3：39.51）

| 患者姓名： | 性别： 年龄： 门诊号： | 住院号： |
| --- | --- | --- |
| 住院日期： 年 月 日 | 出院日期： 年 月 日 | 标准住院日：≤13 天 |

| 时间 | 住院第 1 天 | 住院第 2~3 天 | 住院第 4 天 |
| --- | --- | --- | --- |
| 主要诊疗工作 | □ 病史采集，体格检查<br>□ 完成病历书写<br>□ 完善检查<br>□ 预约术前检查<br>□ 向患者家属交代手术可能达到的效果及手术风险 | □ 待术前检查回报<br>□ 上级医师查房，对患者病情及术前检查准备情况进行评估，必要时请相关科室会诊<br>□ 完成病程记录 | □ 汇总辅助检查结果<br>□ 术者查房<br>□ 根据术前检查结果进行术前讨论，明确诊断，决定术式，制订治疗方案<br>□ 向患者和（或）家属交代病情，并签署手术知情同意书、麻醉知情同意书等<br>□ 完成相关病程记录 |
| 重点医嘱 | **长期医嘱**<br>□ 一级护理<br>□ 饮食<br>□ 监测血压<br>□ 必要时给予通便药物<br>□ 必要时保证睡眠药物<br>**临时医嘱**<br>□ 血常规、血型、尿常规、凝血功能<br>□ 肝肾功能、血电解质、血糖<br>□ 感染性疾病筛查<br>□ 胸部 X 线平片，心电图<br>□ 预约 DSA 检查、头颅 CT<br>□ 复杂动脉瘤行 CTA 或 3D-DSA 检查<br>□ 必要时查心肺功能、神经电生理检查和认知功能评定 | **长期医嘱**<br>□ 一级护理<br>□ 饮食<br>□ 必要时给予通便药物<br>□ 必要时给予保证睡眠药物 | **长期医嘱**<br>□ 一级护理<br>□ 术前禁食、禁水<br>□ 通知家属<br>□ 必要时给予通便药物<br>□ 必要时给予保证睡眠药物<br>**临时医嘱**<br>□ 备皮、剃头<br>□ 麻醉科会诊<br>□ 抗菌药物皮试<br>□ 根据手术情况备血 |
| 病情变异记录 | □ 无 □ 有，原因：<br>1.<br>2. | □ 无 □ 有，原因：<br>1.<br>2. | □ 无 □ 有，原因：<br>1.<br>2. |
| 医师签名 | | | |

| 时间 | 住院第5天<br>（手术当天） | 住院第6~7天<br>（术后第1~2天） | 住院第8~11天<br>（术后第3~6天） |
|---|---|---|---|
| 主要诊疗工作 | □ 手术室内核对患者信息无误<br>□ 全身麻醉下额颞开颅翼点或眶上眉弓入路动脉瘤夹闭术<br>□ 完成手术记录和术后记录<br>□ 观察患者生命体征<br>□ 观察神经系统症状与体征 | □ 切口换药<br>□ 复查血常规、肝肾功能及血电解质<br>□ 复查头颅CT，评价检查结果<br>□ 完成病程记录 | □ 完成病程记录<br>□ 嘱患者床上坐起锻炼及离床活动<br>□ 预约全脑DSA或CTA<br>□ 观察切口情况 |
| 重点医嘱 | **长期医嘱**<br>□ 一级护理<br>□ 禁食、禁水<br>□ 观察记录患者神志、瞳孔、生命体征<br>□ 多参数心电监护<br>□ 吸氧<br>□ 常规补液治疗<br>□ 预防血管痉挛治疗<br>□ 必要时给予抑酸药物<br>□ 必要时给予预防癫痫<br>□ 预防感染<br>□ 必要时降颅压治疗<br>□ 必要时预防深静脉血栓、肺炎等并发症<br>□ 酌情使用激素<br>**临时医嘱**<br>□ 血常规<br>□ 血气分析<br>□ 肾功能及血电解质 | **长期医嘱**<br>□ 一级护理<br>□ 流食<br>□ 观察记录患者神志、瞳孔、生命体征<br>□ 常规补液治疗<br>□ 预防血管痉挛治疗<br>□ 必要时给予抑酸<br>□ 必要时给予预防癫痫治疗<br>□ 必要时降颅压治疗<br>□ 必要时给予预防深静脉血栓、肺炎等并发症<br>□ 酌情使用激素<br>**临时医嘱**<br>□ 换药<br>□ 血常规<br>□ 肝肾功能及血电解质<br>□ 头CT | **长期医嘱**<br>□ 一级护理<br>□ 半流食/普食<br>□ 观察记录患者神志、瞳孔、生命体征<br>□ 常规补液治疗<br>□ 预防癫痫治疗<br>□ 预防血管痉挛治疗<br>□ 必要时给予抑酸药物<br>□ 必要时给予降颅压治疗<br>□ 必要时给予预防深静脉血栓、肺炎等并发症<br>**临时医嘱**<br>□ 必要时血常规<br>□ 必要时肾功能及血电解质<br>□ 预约全脑DSA或CTA<br>□ 若行DSA检查术前备皮及禁食、禁水<br>□ 发热时行腰穿检查<br>□ 必要时行CT检查 |
| 病情变异记录 | □ 无 □ 有，原因：<br>1.<br>2. | □ 无 □ 有，原因：<br>1.<br>2. | □ 无 □ 有，原因：<br>1.<br>2. |
| 医师签名 | | | |

| 时间 | 住院第 12 天<br>（术后第 7 天） | 住院第 13 天<br>（术后第 8 天） |
|---|---|---|
| 主要诊疗工作 | □ 切口拆线<br>□ 切口换药<br>□ 复查血常规、肝肾功能及血电解质<br>□ 神经系统查体，对比手术前后症状、体征变化<br>□ 汇总术后辅助检查结果<br>□ 评估手术效果 | □ 确定患者可以出院<br>□ 向患者交代出院注意事项、复查日期<br>□ 通知出院处<br>□ 开出院诊断书<br>□ 完成出院记录 |
| 重点医嘱 | **长期医嘱**<br>□ 二级护理<br>□ 普食<br>□ 预防癫痫治疗<br>□ 预防血管痉挛治疗<br>**临时医嘱**<br>□ 拆线<br>□ 血常规<br>□ 肝肾功能及血电解质<br>□ 必要时行 CT 检查 | □ 出院通知<br>□ 出院带药 |
| 病情变异记录 | □ 无　□ 有，原因：<br>1.<br>2. | □ 无　□ 有，原因：<br>1.<br>2. |
| 医师签名 | | |

## （二）护士表单

### 颈内动脉动脉瘤临床路径护士表单

适用对象：第一诊断为颈内动脉动脉瘤（ICD-10：I72.0/Q28.1）
行额颞开颅翼点入路动脉瘤夹闭术（ICD-9-CM-3：39.51）

| 患者姓名： | 性别：　　年龄：　　门诊号： | 住院号： |
|---|---|---|
| 住院日期：　　年　月　日 | 出院日期：　　年　月　日 | 标准住院日：≤13 天 |

| 时间 | 住院第 1 天 | 住院第 2～3 天 | 住院第 4 天 |
|---|---|---|---|
| 健康宣教 | **入院宣教**<br>□ 介绍主管医师、护士<br>□ 介绍环境、设施<br>□ 介绍住院注意事项 | **健康宣教**<br>□ 建立战胜疾病的信心，正确认识动脉瘤及其风险<br>□ 造影前宣教<br>□ 说明造影前准备及术后注意事项 | **术前宣教**<br>□ 宣教疾病知识、术前准备及手术过程<br>□ 告知准备物品、沐浴<br>□ 告知术后饮食、活动及探视注意事项<br>□ 告知术后可能出现的情况及应对方式<br>□ 主管护士与患者沟通，了解并指导心理应对<br>□ 告知家属等候区位置 |
| 护理处置 | □ 核对患者，佩戴腕带<br>□ 建立入院护理病历<br>□ 卫生处置：剪指（趾）甲、沐浴，更换病号服 | □ 协助医师完成术前检查化验<br>□ 完成造影检查的准备：备皮、禁食、禁水 | □ 术前准备<br>□ 配血、抗菌药物皮试<br>□ 备皮剃头、禁食禁水 |
| 基础护理 | □ 一级护理<br>□ 晨晚间护理<br>□ 患者安全管理 | □ 一级护理<br>□ 晨晚间护理<br>□ 患者安全管理 | □ 一级护理<br>□ 晨晚间护理<br>□ 患者安全管理 |
| 专科护理 | □ 入院评估，完成首次护理记录及护理安全告知书签字<br>□ 遵医嘱给药<br>□ 观察患者一般状况<br>□ 观察神经系统状况<br>□ 协助完成手术前检查 | □ 观察患者一般状况<br>□ 观察神经系统状况<br>□ 遵医嘱给药<br>□ 遵医嘱完成手术前化验标本留取<br>□ 协助完成手术前检查<br>□ 心理护理及基础护理<br>□ 协助完成手术前检查<br>□ 造影术后足背动脉及穿刺处的护理 | □ 观察患者一般状况<br>□ 观察神经系统状况<br>□ 遵医嘱给药<br>□ 遵医嘱完成手术前化验标本留取<br>□ 协助完成手术前检查<br>□ 心理护理及基础护理<br>□ 协助完成手术前检查 |
| 重点医嘱 | □ 详见医嘱执行单 | □ 详见医嘱执行单 | □ 详见医嘱执行单 |
| 病情变异记录 | □ 无　□ 有，原因：<br>1.<br>2. | □ 无　□ 有，原因：<br>1.<br>2. | □ 无　□ 有，原因：<br>1.<br>2. |
| 护士签名 | | | |

| 时间 | 住院第 5 天<br>（手术当天） | 住院第 6~7 天<br>（术后第 1~2 天） | 住院第 8~11 天<br>（术后 3~6 天） |
|---|---|---|---|
| 健康宣教 | □ 术后当日宣教<br>□ 告知监护设备、管路功能及注意事项<br>□ 告知饮食、体位要求<br>□ 告知疼痛注意事项<br>□ 告知术后可能出现情况及应对方式<br>□ 告知用药情况<br>□ 给予患者及家属心理支持<br>□ 明确探视陪伴须知 | □ 术后宣教<br>□ 告知监护设备、管路功能及注意事项<br>□ 告知饮食、体位要求<br>□ 告知疼痛注意事项<br>□ 告知术后可能出现情况及应对方式<br>□ 告知用药情况<br>□ 给予患者及家属心理支持<br>□ 明确探视陪伴须知 | □ 术后宣教<br>□ 药物作用及频率<br>□ 饮食、活动指导<br>□ 复查患者对术前宣教内容的掌握程度<br>□ 伤口的注意事项<br>□ 疾病恢复期注意事项、拔尿管后注意事项<br>□ 腰椎穿刺后注意事项<br>□ 下床活动注意事项<br>□ 术后 DSA 或 CTA 检查的注意事项 |
| 护理处置 | □ 送手术<br>□ 摘除患者各种活动物品<br>□ 核对患者资料及带药<br>□ 填写手术交接单，签字确认<br>□ 接手术<br>□ 核对患者及资料，签字确认 | □ 遵医嘱完成相关检查 | □ 遵医嘱完成相关检查 |
| 基础护理 | □ 一级护理<br>□ 卧位护理：协助翻身、床上移动、预防压疮<br>□ 排泄护理<br>□ 患者安全管理 | □ 一级护理<br>□ 卧位护理：协助翻身、床上移动、预防压疮<br>□ 排泄护理<br>□ 患者安全管理 | □ 一级护理<br>□ 卧位护理：协助翻身、床上移动、预防压疮。能下床活动的患者需防止摔倒<br>□ 患者安全管理 |
| 专科护理 | □ 观察患者一般状况<br>□ 观察神经系统状况<br>□ 观察记录患者神志、瞳孔、生命体征及手术切口敷料情况<br>□ 遵医嘱给药，并观察用药后反应<br>□ 遵医嘱完成化验检查<br>□ 预防并发症护理<br>□ 心理护理及基础护理<br>□ 完成护理记录 | □ 观察患者一般状况<br>□ 观察神经系统状况<br>□ 观察记录患者神志、瞳孔、生命体征及手术切口敷料情况<br>□ 遵医嘱给药，并观察用药后反应<br>□ 遵医嘱完成化验检查<br>□ 预防并发症护理<br>□ 进行心理护理及基础护理<br>□ 协助患者功能锻炼<br>□ 完成护理记录 | □ 观察患者一般状况<br>□ 观察神经系统状况<br>□ 观察记录患者神志、瞳孔、生命体征及手术切口敷料情况<br>□ 遵医嘱给药，并观察用药后反应<br>□ 遵医嘱完成化验检查<br>□ 完成术后 DSA 或 CTA 检查的准备<br>□ 预防并发症护理<br>□ 进行心理护理及基础护理<br>□ 协助患者功能锻炼<br>□ 完成护理记录 |
| 重点医嘱 | □ 详见医嘱执行单 | □ 详见医嘱执行单 | □ 详见医嘱执行单 |
| 病情变异记录 | □ 无 □ 有，原因：<br>1.<br>2. | □ 无 □ 有，原因：<br>1.<br>2. | □ 无 □ 有，原因：<br>1.<br>2. |
| 护士签名 | | | |

| 时间 | 住院第 12 天<br>（术后第 7 天） | 住院第 13 天<br>（术后第 8 天） |
|---|---|---|
| 健康宣教 | □ 术后宣教<br>□ 伤口的注意事项<br>□ 服药方法<br>□ 饮食指导<br>□ 康复训练方法 | □ 出院宣教<br>□ 复查时间<br>□ 服药方法<br>□ 活动休息<br>□ 饮食指导<br>□ 康复训练方法<br>□ 指导办理出院手续 |
| 护理处置 | □ 遵医嘱完成相关检查及治疗 | □ 办理出院手续<br>□ 书写出院小结 |
| 基础护理 | □ 二级护理<br>□ 患者安全管理 | □ 二级护理<br>□ 患者安全管理 |
| 专科护理 | □ 观察患者一般状况<br>□ 观察神经系统状况<br>□ 观察拆线后切口情况<br>□ 遵医嘱给药，并观察用药后反应<br>□ 遵医嘱完成化验检查<br>□ 预防并发症护理<br>□ 指导患者功能锻炼<br>□ 完成护理记录 | □ 完成出院指导<br>□ 帮助患者办理出院手续<br>□ 完成护理记录 |
| 重点医嘱 | □ 详见医嘱执行单 | □ 详见医嘱执行单 |
| 病情变异记录 | □ 无　□ 有，原因：<br>1.<br>2. | □ 无　□ 有，原因：<br>1.<br>2. |

## （三）患者表单

### 颈内动脉动脉瘤临床路径患者表单

适用对象：第一诊断为颈内动脉动脉瘤（ICD-10：I72.0/Q28.1）
　　　　　行额颞开颅翼点入路动脉瘤夹闭术（ICD-9-CM-3：39.51）

| 患者姓名： | 性别：　　年龄：　　门诊号： | 住院号： |
| --- | --- | --- |
| 住院日期：　　年　月　日 | 出院日期：　　年　月　日 | 标准住院日：≤13 天 |

| 时间 | 住院第 1 天 | 住院第 2~3 天 | 住院第 4 天 |
| --- | --- | --- | --- |
| 监测 | □ 监测生命体征、体重 | □ 每日监测生命体征、询问排便情况 | □ 每日监测生命体征、询问排便情况，手术前一天晚测量生命体征 |
| 医患配合 | □ 护士行入院护理评估（简单询问病史）<br>□ 接受入院宣教<br>□ 医师询问病史、既往病史、用药情况，收集资料<br>□ 进行体格检查 | □ 配合完善术前相关化验、检查 | □ 术前宣教<br>动脉瘤疾病知识、临床表现、治疗方法<br>术前用物准备：奶瓶、湿巾等<br>医师与患者及家属介绍病情及手术谈话<br>探视及陪伴制度 |
| 重点诊疗及检查 | **重点诊疗**<br>□ 一级护理<br>□ 既往基础用药 | **重点诊疗**<br>□ 一级护理<br>□ 重要检查<br>DSA 或 CTA 检查 | **重点诊疗**<br>□ 术前准备<br>备皮剃头<br>配血<br>术前签字 |
| 饮食及活动 | □ 正常普食<br>□ 正常活动 | □ 正常普食<br>□ 正常活动 | □ 术前 12 小时禁食、禁水<br>□ 正常活动 |

| 时间 | 住院第5天<br>（手术当天） | 住院第6~7天<br>（手术后1~2天） | 住院第8~11天<br>（术后第3~6天） |
|---|---|---|---|
| 监测 | □ 手术清晨监测生命体征、血压一次 | □ 定时监测生命体征，每日询问排便情况 | □ 定时监测生命体征，每日询问排便情况 |
| 医患配合 | □ 手术室接患者，配合核对<br>□ 术后宣教<br>□ 术后体位：麻醉未醒时平卧；清醒后，4~6小时无不适反应可垫枕或根据医嘱予监护设备、吸氧<br>□ 配合护士定时监测生命体征、瞳孔、肢体活动、伤口敷料等<br>□ 不要随意动引流管<br>□ 疼痛的注意事项及处理<br>□ 告知医护不适及异常感受<br>□ 配合评估手术效果 | □ 医师巡视，了解病情<br>□ 配合护士定时监测生命体征、瞳孔、肢体活动、伤口敷料等<br>□ 疼痛的注意事项及处理<br>□ 告知医护不适及异常感受<br>□ 配合评估手术效果 | □ 医师巡视，了解病情<br>□ 配合护士定时监测生命体征、瞳孔、肢体活动、伤口敷料等<br>□ 疼痛的注意事项及处理<br>□ 告知医护不适及异常感受<br>□ 配合评估手术效果<br>□ 配合术后的影像学检查<br>□ 配合功能恢复训练（必要时） |
| 重点诊疗及检查 | **重点诊疗**<br>□ 一级护理<br>□ 予监护设备、吸氧<br>□ 注意留置管路安全与通畅<br>□ 护士协助记录出入量 | **重点诊疗**<br>□ 一级护理<br>□ 予监护设备、吸氧<br>□ 注意留置管路安全与通畅<br>□ 护士协助记录出入量 | **重点诊疗**<br>□ 一级护理<br>□ 予监护设备、吸氧<br>□ 注意留置管路安全与通畅<br>□ 护士协助记录出入量<br>□ 术后影像学检查的准备（如DSA、CT或CTA） |
| 饮食及活动 | □ 禁食、禁水<br>□ 卧床休息，自主体位 | □ 根据病情半流食或鼻饲<br>□ 卧床休息，自主体位，正常活动 | □ 根据病情流食或普食<br>□ 适当下床活动 |

| 时间 | 住院第 12 天<br>（术后第 7 天） | 住院第 13 天<br>（术后第 8 天） |
|---|---|---|
| 监测 | □ 每日监测生命体征、询问排便情况 | □ 手术清晨监测生命体征、血压一次 |
| 医患配合 | □ 医师巡视，了解病情<br>□ 配合护士定时监测生命体征、瞳孔、肢体活动、<br>　伤口敷料等<br>□ 告知医护不适及异常感受<br>□ 配合评估手术效果<br>□ 配合术后的影像学检查<br>□ 配合功能恢复训练（必要时） | □ 护士行晨晚间护理<br>□ 医师拆线<br>□ 伤口注意事项<br>□ 配合功能恢复训练（必要时）<br>**出院宣教**<br>□ 接受出院前康复宣教<br>□ 学习出院注意事项<br>□ 了解复查程序<br>□ 办理出院手续，取出院带药 |
| 重点诊疗及检查 | **重点诊疗**<br>□ 二级护理<br>□ 静脉用药逐渐过渡至口服药<br>□ 医师定时予伤口换药<br>□ 医师行腰椎穿刺（必要时）<br>**重要检查**<br>□ 定期抽血化验<br>□ 复查 CT 及 MRI | **重点诊疗**<br>□ 出院通知<br>□ 出院带药 |
| 饮食及活动 | □ 根据病情流食或普食<br>□ 适当下床活动 | □ 根据病情流食或普食<br>□ 适当下床活动 |

附：原表单（2010 年版）

## 颈内动脉动脉瘤临床路径表单

适用对象：第一诊断为颈内动脉动脉瘤（ICD-10：I72.0/Q28.1）
行额颞开颅翼点入路动脉瘤夹闭术（ICD-9-CM-3：39.51）

| 患者姓名： | 性别：　年龄：　门诊号： | 住院号： |
|---|---|---|
| 住院日期：　　年　月　日 | 出院日期：　　年　月　日 | 标准住院日：≤13 天 |

| 时间 | 住院第 1 天 | 住院第 2 天 | 住院第 3 天 |
|---|---|---|---|
| 主要诊疗工作 | □ 病史采集，体格检查<br>□ 完成病历书写<br>□ 完善检查<br>□ 预约术前检查<br>□ 向患者家属交代手术可能达到的效果及手术风险 | □ 待术前检查回报<br>□ 上级医师查房，对患者病情及术前检查准备情况进行评估，必要时请相关科室会诊<br>□ 完成病程记录 | □ 待术前检查回报<br>□ 完成病程记录 |
| 重点医嘱 | **长期医嘱**<br>□ 一级护理<br>□ 饮食<br>□ 监测血压<br>□ 必要时给予通便药物<br>□ 必要时保证睡眠药物<br>**临时医嘱**<br>□ 血常规、血型、尿常规<br>□ 凝血功能<br>□ 肝肾功能、血电解质、血糖<br>□ 感染性疾病筛查<br>□ 胸部 X 线平片，心电图<br>□ 预约 DSA 检查、头颅 CT<br>□ 复杂动脉瘤行 CTA 或 3D-DSA 检查<br>□ 必要时查心肺功能、神经电生理检查和认知功能评定 | **长期医嘱**<br>□ 一级护理<br>□ 饮食<br>□ 必要时给予通便药物<br>□ 必要时给予保证睡眠药物 | **长期医嘱**<br>□ 一级护理<br>□ 饮食<br>□ 必要时给予通便药物<br>□ 必要时给予保证睡眠药物 |
| 主要护理工作 | □ 入院评估，完成首次护理记录及护理安全告知书签字<br>□ 遵医嘱给药<br>□ 观察患者一般状况<br>□ 观察神经系统状况<br>□ 协助完成手术前检查<br>□ 完成入院宣教及特殊检查前宣教工作 | □ 观察患者一般状况<br>□ 观察神经系统状况<br>□ 遵医嘱给药<br>□ 遵医嘱完成手术前化验标本留取<br>□ 协助完成手术前检查<br>□ 心理护理及基础护理 | □ 观察患者一般状况<br>□ 观察神经系统状况<br>□ 遵医嘱给药<br>□ 遵医嘱完成手术前化验标本留取<br>□ 协助完成手术前检查<br>□ 心理护理及基础护理 |
| 病情变异记录 | □ 无　□ 有，原因：<br>1.<br>2. | □ 无　□ 有，原因：<br>1.<br>2. | □ 无　□ 有，原因：<br>1.<br>2. |
| 护士签名 | | | |
| 医师签名 | | | |

| 时间 | 住院第 4 天 | 住院第 5 天<br>（手术当天） | 住院第 6 天<br>（术后第 1 天） |
|---|---|---|---|
| 主要诊疗工作 | □ 汇总辅助检查结果<br>□ 术者查房<br>□ 根据术前检查结果进行术前讨论，明确诊断，决定术式，制订治疗方案<br>□ 向患者和（或）家属交代病情，并签署手术知情同意书、麻醉知情同意书等<br>□ 完成相关病程记录 | □ 手术室内核对患者信息无误<br>□ 全身麻醉下额颞开颅翼点或眶上眉弓入路动脉瘤夹闭术<br>□ 完成手术记录和术后记录<br>□ 观察患者生命体征<br>□ 观察神经系统症状与体征 | □ 完成病程记录<br>□ 切口换药<br>□ 复查血常规、肝肾功能及血电解质 |
| 重点医嘱 | **长期医嘱**<br>□ 一级护理<br>□ 术前禁食、禁水<br>□ 通知家属<br>□ 必要时给予通便药物<br>□ 必要时给予保证睡眠药物<br>**临时医嘱**<br>□ 备皮、剃头<br>□ 麻醉科会诊<br>□ 抗菌药物皮试<br>□ 根据手术情况备血 | **长期医嘱**<br>□ 一级护理<br>□ 禁食、禁水<br>□ 观察记录患者神志、瞳孔、生命体征<br>□ 多参数心电监护<br>□ 吸氧<br>□ 常规补液治疗<br>□ 预防血管痉挛治疗<br>□ 必要时给予抑酸药物<br>□ 必要时给予预防癫痫<br>□ 预防感染<br>□ 必要时降颅压治疗<br>□ 必要时预防深静脉血栓、肺炎等并发症<br>□ 酌情使用激素<br>**临时医嘱**<br>□ 血常规<br>□ 血气分析<br>□ 肾功能及血电解质 | **长期医嘱**<br>□ 一级护理<br>□ 流食<br>□ 观察记录患者神志、瞳孔、生命体征<br>□ 常规补液治疗<br>□ 预防血管痉挛治疗<br>□ 必要时给予抑酸药物<br>□ 必要时给予预防癫痫治疗<br>□ 必要时降颅压治疗<br>□ 必要时给予预防深静脉血栓、肺炎等并发症<br>□ 酌情使用激素<br>**临时医嘱**<br>□ 换药<br>□ 血常规<br>□ 肝肾功能及血电解质 |
| 主要护理工作 | □ 观察患者一般状况<br>□ 观察神经系统状况<br>□ 术前宣教<br>□ 完成术前准备<br>□ 遵医嘱给药，并观察用药后反应<br>□ 心理护理及基础护理<br>□ 完成护理记录 | □ 观察患者一般状况<br>□ 观察神经系统状况<br>□ 观察记录患者神志、瞳孔、生命体征及手术切口敷料情况<br>□ 遵医嘱给药，并观察用药后反应<br>□ 遵医嘱完成化验检查<br>□ 预防并发症护理<br>□ 心理护理及基础护理<br>□ 完成护理记录 | □ 观察患者一般状况<br>□ 观察神经系统状况<br>□ 观察记录患者神志、瞳孔、生命体征及手术切口敷料情况<br>□ 遵医嘱给药，并观察用药后反应<br>□ 遵医嘱完成化验检查<br>□ 预防并发症护理<br>□ 进行心理护理及基础护理<br>□ 协助患者功能锻炼<br>□ 完成护理记录 |

| 时间 | 住院第 4 天 | 住院第 5 天<br>（手术当天） | 住院第 6 天<br>（术后第 1 天） |
|---|---|---|---|
| 病情<br>变异<br>记录 | □ 无 □ 有，原因：<br>1.<br>2. | □ 无 □ 有，原因：<br>1.<br>2. | □ 无 □ 有，原因：<br>1.<br>2. |
| 护士<br>签名 | | | |
| 医师<br>签名 | | | |

| 时间 | 住院第7天<br>（术后第2天） | 住院第8天<br>（术后第3天） | 住院第9天<br>（术后第4天） | 住院第10天<br>（术后第5天） |
|---|---|---|---|---|
| 主要诊疗工作 | □ 复查头颅CT，评价检查结果<br>□ 完成病程记录 | □ 完成病程记录 | □ 嘱患者在床上坐起锻炼 | □ 嘱患者离床活动<br>□ 预约全脑DSA或CTA |
| 重点医嘱 | **长期医嘱**<br>□ 一级护理<br>□ 半流食<br>□ 观察记录患者神志、瞳孔、生命体征<br>□ 常规补液治疗<br>□ 预防血管痉挛治疗<br>□ 必要时给予抑酸药物<br>□ 必要时给予预防癫痫治疗<br>□ 必要时给予必要时降颅压治疗<br>□ 必要时给予预防深静脉血栓、肺炎等并发症<br>**临时医嘱**<br>□ 头颅CT<br>□ 必要时肝肾功能及血电解质 | **长期医嘱**<br>□ 一级护理<br>□ 半流食<br>□ 观察记录患者神志、瞳孔、生命体征<br>□ 常规补液治疗<br>□ 预防血管痉挛治疗<br>□ 必要时给予抑酸药物<br>□ 必要时给予预防癫痫治疗<br>□ 必要时给予降颅压治疗<br>□ 必要时给予预防深静脉血栓、肺炎等并发症<br>**临时医嘱**<br>□ 必要时血常规<br>□ 必要时肾功能及血电解质 | **长期医嘱**<br>□ 一级护理<br>□ 普食<br>□ 常规补液治疗<br>□ 预防血管痉挛治疗<br>□ 必要时给予抑酸药物<br>□ 必要时给予预防癫痫治疗<br>□ 必要时给予必要时降颅压治疗<br>□ 必要时给予预防深静脉血栓、肺炎等并发症<br>**临时医嘱**<br>□ 必要时血常规<br>□ 必要时肾功能及血电解质 | **长期医嘱**<br>□ 一级护理<br>□ 普食<br>□ 预防血管痉挛治疗<br>□ 必要时给予预防癫痫治疗<br>□ 必要时给予必要时降颅压治疗<br>**临时医嘱**<br>□ 预约全脑DSA或CTA<br>□ 禁食、禁水 |
| 主要护理工作 | □ 观察患者一般状况<br>□ 观察神经系统状况<br>□ 观察记录患者神志、瞳孔、生命体征及手术切口敷料情况<br>□ 遵医嘱给药，并观察用药后反应<br>□ 遵医嘱完成化验检查<br>□ 预防并发症护理<br>□ 进行心理护理及基础护理<br>□ 协助患者功能锻炼<br>□ 完成护理记录 | □ 观察患者一般状况<br>□ 观察神经系统状况<br>□ 观察记录患者神志、瞳孔、生命体征及手术切口敷料情况<br>□ 遵医嘱给药，并观察用药后反应<br>□ 遵医嘱完成化验检查<br>□ 预防并发症护理<br>□ 进行心理护理及基础护理<br>□ 术后宣教及用药指导<br>□ 协助患者功能锻炼<br>□ 完成护理记录 | □ 观察患者一般状况<br>□ 观察神经系统状况<br>□ 观察记录患者神志、瞳孔、手术切口情况<br>□ 遵医嘱给药，并观察用药后反应<br>□ 遵医嘱完成化验检查<br>□ 预防并发症护理<br>□ 进行心理护理及基础护理<br>□ 指导患者功能锻炼 | □ 观察患者一般状况<br>□ 观察神经系统状况<br>□ 观察记录患者神志、瞳孔及手术切口敷料情况<br>□ 遵医嘱给药，并观察用药后反应<br>□ 预防并发症护理<br>□ 进行心理护理及基础护理<br>□ 协助患者功能锻炼<br>□ DSA术前准备及指导<br>□ 完成护理记录 |
| 病情变异记录 | □ 无　□ 有，原因：<br>1.<br>2. | □ 无　□ 有，原因：<br>1.<br>2. | □ 无　□ 有，原因：<br>1.<br>2. | □ 无　□ 有，原因：<br>1.<br>2. |
| 护士签名 | | | | |
| 医师签名 | | | | |

| 时间 | 住院第 11 天<br>（术后第 6 天） | 住院第 12 天<br>（术后第 7 天） | 住院第 13 天<br>（术后第 8 天） |
|---|---|---|---|
| 主要诊疗工作 | □ DSA 或 CTA 检查<br>□ 观察切口情况<br>□ 神经系统查体<br>□ 记录术后症状和体征变化<br>□ 完成病程记录 | □ 切口拆线<br>□ 切口换药<br>□ 复查血常规、肝肾功能及血电解质<br>□ 神经系统查体，对比手术前后症状、体征变化<br>□ 汇总术后辅助检查结果<br>□ 评估手术效果 | □ 确定患者可以出院<br>□ 向患者交代出院注意事项、复查日期<br>□ 通知出院处<br>□ 开出院诊断书<br>□ 完成出院记录 |
| 重点医嘱 | **长期医嘱**<br>□ 一级护理<br>□ 普食<br>□ 预防血管痉挛治疗<br>□ 必要时给予预防癫痫治疗 | **长期医嘱**<br>□ 二级护理<br>□ 普食<br>□ 预防血管痉挛治疗<br>□ 必要时给予预防癫痫治疗<br>**临时医嘱**<br>□ 拆线<br>□ 血常规<br>□ 肝肾功能及血电解质<br>□ 必要时行 CT 检查 | □ 出院通知<br>□ 出院带药 |
| 主要护理工作 | □ 观察患者一般状况<br>□ 观察神经系统状况<br>□ 观察记录患者神志、瞳孔及手术切口敷料情况<br>□ 遵医嘱给药，并观察用药后反应<br>□ 预防并发症护理<br>□ 进行心理护理及基础护理<br>□ 完成护理记录 | □ 观察患者一般状况<br>□ 观察神经系统状况<br>□ 手术切口敷料情况<br>□ 遵医嘱给药，并观察用药后反应<br>□ 遵医嘱完成化验检查<br>□ 预防并发症护理<br>□ 进行心理护理及基础护理<br>□ 指导患者功能锻炼<br>□ 进行出院指导<br>□ 完成护理记录 | □ 完成出院指导<br>□ 帮助患者办理出院手续<br>□ 完成护理记录 |
| 病情变异记录 | □ 无　□ 有，原因：<br>1.<br>2. | □ 无　□ 有，原因：<br>1.<br>2. | □ 无　□ 有，原因：<br>1.<br>2. |
| 护士签名 | | | |
| 医师签名 | | | |

# 第十七章

# 颈部动脉狭窄临床路径释义

## 一、颈部动脉狭窄编码

疾病名称及编码：颈动脉狭窄（ICD-10：I65.2）

## 二、临床路径检索方法

I65.2（不包括颈动脉颅内段狭窄和闭塞 I65.209-I65.212）

## 三、颈部动脉狭窄临床路径标准住院流程

### （一）适用对象

主要诊断为颈部动脉狭窄。

> **释义**
>
> ■ 本路径之颈部动脉狭窄系指颅外段颈动脉狭窄，颈动脉颅内段狭窄和闭塞不在本路径。

### （二）诊断依据

根据《临床诊疗指南·外科学分册》（中华医学会编著，人民卫生出版社）。
1. 临床症状：TIA 发作，脑梗死，与脑缺血相关的头晕、视物模糊、黑矇等。
2. 体征：颈动脉听诊区杂音及震颤等。
3. 血管彩色多普勒超声检查或 CTA/MRA 检查明确病变存在。

> **释义**
>
> ■ 临床表现：定位表现包括对侧肢体肌力弱、感觉异常或丧失，同侧单眼盲或视觉-空间能力异常以及同侧同向偏盲等，具有这些定位症状的患者可以称之为症状性颈动脉狭窄；其他临床表现包括头晕或反应迟钝、记忆力降低，甚至认知功能障碍等，仅有这些非定位体征的患者被视作无症状性颈动脉狭窄。
>
> ■ 辅助检查：确定诊断有赖于有效的辅助检查。全脑血管造影仍是诊断的金标准；CT 血管成像（CTA）也具备相似的优势；颈动脉超声在有经验的医院可以获得很好的结果，但需要严格的质控评价；磁共振血管成像（MRA）虽然也可以获得较好的图像质量，但非强化的 MRA 特异性相对较差。狭窄程度推荐按照 NASCET 方法测量。

### （三）治疗方案的选择

根据《临床诊疗指南·外科学分册》（中华医学会编著，人民卫生出版社）。

1. 手术：开放手术或介入腔内治疗。
2. 手术方式：颈动脉腔内成形、支架植入术；颈动脉内膜剥脱成形术。

> **释义**
>
> ■ 颈动脉内膜剥脱成形术（CEA）的手术适应证：
>
> 1. 症状性患者：6 个月内有过非致残性缺血性卒中或一过性大脑缺血症状（包括大脑半球时间或一过性黑矇），具有低中危外科手术风险；无创性成像证实颈动脉狭窄超过 70%，或血管造影发现狭窄超过 50%；且预期围术期卒中或死亡率应<6%。
>
> 2. 无症状性患者：颈动脉狭窄程度>70% 的无症状性患者，且预期围术期卒中或死亡率应<3%。
>
> ■ 颈动脉腔内成形、支架植入术（CAS）的手术适应证：
>
> 1. 症状性患者：6 个月内有过非致残性缺血性卒中或一过性大脑缺血症状（包括大脑半球时间或一过性黑矇），具有低中危外科手术风险；无创性成像证实颈动脉狭窄超过 70%，或血管造影发现狭窄超过 50%；且预期围术期卒中或死亡率应<6%。
>
> 2. 无症状性患者：颈动脉狭窄程度>70% 的无症状性患者，且预期围术期卒中或死亡率应<3%。
>
> 3. 对于颈部解剖不利于 CEA 外科手术的患者应选择 CAS，而不使用 CEA。
>
> 4. 对于 TIA 或轻微卒中患者，如果没有早期血管重建术的禁忌证，可以在事件出现 2 周内进行干预。对于大面积脑梗死保留部分神经功能患者，应在梗死至少 2 周后再进行 CAS 治疗。
>
> 5. CEA 术后再狭窄，症状性或无症状性狭窄>70%。
>
> 6. CEA 高危患者：年龄>80 岁；心排血量低（EF<30%）；未治疗或控制不良的心率失常；心功能不全；近期心梗病史；不稳定心绞痛；严重 COPD；对侧颈动脉闭塞；串联病变；颈动脉夹层；假性动脉瘤等。
>
> 7. 急诊患者，如假性动脉瘤、急性颈动脉夹层、外伤性颈动脉出血。

## （四）标准住院日为≤14 天

## （五）进入路径标准

1. 诊断符合颈部动脉狭窄。
2. 当患者同时具有其他疾病诊断，但在住院期间以主要诊断为治疗目的，其他疾病的处理不影响主要诊断的临床路径流程实施时，可以进入路径。

> **释义**
>
> ■ 本路径适用对象为诊断为颅外段颈动脉狭窄的患者。颅内段颈动脉狭窄和颈动脉闭塞患者，不进入本路径。合并全身疾病但住院期间不需要特殊处理，而且可耐受手术的患者，可以进入本路径。

**（六）入院检查（1~3天）**

1. 必需检查的项目

（1）血常规、尿常规。

（2）肝肾功能、电解质、凝血功能、感染性疾病筛查（乙型肝炎、丙型肝炎、艾滋病、梅毒等）。

（3）胸片、心电图、颈动脉彩超、心脏彩超。

2. 根据患者病情选择：经颅多普勒（TCD）、CTA、MRA、全脑血管造影。

> **释义**
>
> ■ 部分检查可以在门诊完成。

**（七）选择用药**

抗菌药物：按照《抗菌药物临床应用指导原则（2015年版）》（国卫办医发〔2015〕43号）执行。

> **释义**
>
> ■ 根据《抗菌药物临床应用指导原则（2015年版）》（国卫办医发〔2015〕43号），CEA手术比照头颈部手术（恶性肿瘤，不经口咽部黏膜），Ⅰ类切口，可能的污染菌为金黄色葡萄球菌和凝固酶阴性葡萄球菌，抗菌药物选择第一、第二代头孢菌素，术前给药一次即可。CAS不推荐常规预防使用抗菌药物。

**（八）术前准备（2~6天）**

1. 麻醉方式：局部麻醉、全身麻醉。

2. 术中用药：麻醉常规用药、术后镇痛用药。

3. 术前3天，口服抗血小板药物。

4. 术前充分评估心、肺、肾、脑功能，必要时请相关科室会诊。

> **释义**
>
> ■ CEA术前用药无特殊。
>
> ■ CAS术前用药：建议使用阿司匹林（100~300mg/d）加氯吡格雷（75mg/d）进行双抗血小板聚集治疗，术前至少3~5天。对于不能耐受氯吡格雷的患者，可以使用其他药物替代。
>
> ■ CEA和CAS术中应该通过给予普通肝素达到适当的抗凝，并建议监测凝血功能状态。

**（九）术后处理（3~10天）**

1. 必须复查的检查项目：根据患者具体情况而定。

2. 术后用药：抗菌药物按照《抗菌药物临床应用指导原则（2015年版）》（国卫办医发

〔2015〕43 号）执行。

3. 继续抗血小板治疗。

4. 对症治疗。

> **释义**
>
> ■ CAS 术后建议除了阿司匹林（100～300mg/d）外，还应该使用氯吡格雷（75mg/d）至少4周。
> ■ CEA 术后建议阿司匹林（300mg/d）一周，一周后改为阿司匹林（100mg/d）。
> ■ 手术后严格监测控制血压。

## （十）出院（7～10 天）

1. 患者生命体征稳定，切口无感染迹象。

2. 没有需要住院处理的并发症。

## （十一）变异及原因分析

1. 严重基础疾病可能对手术造成影响者，术前准备时间会延长。

2. 术后出现低血压、切口感染、脑梗死、脑过度灌注等并发症时，住院恢复时间相应延长。

## 四、颈部动脉狭窄临床路径给药方案

【用药选择】

1. 本路径适用于颈部动脉狭窄的开放手术（CEA）或腔内介入治疗（CAS）。

2. 虽然治疗方式不同，但是最终结果是使狭窄的血管得以解除狭窄，恢复血流。

3. 术前用药：CEA 没有特殊用药；CAS 建议使用阿司匹林（100～300mg/d）加氯吡格雷（75mg/d）进行双抗血小板聚集治疗，术前至少3～5 天。对于不能耐受氯吡格雷的患者，可以使用其他药物替代。

4. 术中除麻醉用药以外，CEA 和 CAS 应该通过给予普通肝素达到适当的抗凝，并建议监测凝血功能状态。

5. 术后继续基础疾病的药物治疗。

6. 控制血压防止高灌注综合征的颅内出血转化。

7. 常规他汀类药物治疗。

8. CEA 建议术后第二天开始口服阿司匹林（推荐 300mg/d，一周后改为 100mg/d）；CAS 术后建议除了阿司匹林（100～300mg/d）外，还应该使用氯吡格雷（75mg/d）至少4 周。

9. 其他治疗：根据患者情况，给予补液、预防应激性溃疡、激素、神经营养等治疗。

【药学提示】

CEA 和 CAS 术中因使用肝素抗凝和术后服用阿司匹林和氯吡格雷建议监测凝血功能状态。

## 五、推荐表单

### （一）医师表单

**颈部动脉狭窄临床路径医师表单**

适用对象：主要诊断为颈部动脉狭窄

| 患者姓名： | 性别： 年龄： 门诊号： | 住院号： |
|---|---|---|
| 住院日期： 年 月 日 | 出院日期： 年 月 日 | 标准住院日：10～14 天 |

| 时间 | 住院第 1～3 天<br>（入院检查） | 住院第 2～6 天<br>（术前准备） |
|---|---|---|
| 主要诊疗工作 | □ 询问病史、体格检查<br>□ 病历书写<br>□ 开具化验和检查单<br>□ 上级医师查房及术前评估<br>□ 安排血管造影检查时间 | □ 上级医师查房<br>□ 完成术前准备及评估<br>□ 完成术前小结、上级医师查房记录等书写<br>□ 根据体检以及辅助检查结果讨论制订手术方案<br>□ 必要的相关科室会诊<br>□ 签署手术同意书、自费用品同意书等文件<br>□ 向患者及家属交代围术期注意事项 |
| 重点医嘱 | **长期医嘱**<br>□ 二级护理<br>□ 饮食<br>□ 抗血小板治疗<br>□ 扩血管对症治疗<br>**临时医嘱**<br>□ 血常规、尿常规<br>□ 肝肾功能、电解质、凝血功能、感染性疾病筛查<br>□ 胸片、心电图、颈动脉彩超、心脏彩超<br>□ 根据患者病情选择 TCD、CTA、MRA、全脑血管造影检查 | **长期医嘱**<br>□ 患者既往基础用药<br>**临时医嘱**<br>□ 必要的会诊意见及处理<br>□ 术前禁食、禁水<br>□ 备皮、必要时导尿<br>□ 术前用药<br>□ 预防使用抗菌药物 |
| 病情变异记录 | □ 无　□ 有，原因：<br>1.<br>2. | □ 无　□ 有，原因：<br>1.<br>2. |
| 医师签名 | | |

| 时间 | 住院第 3~10 天<br>（术后处理） | 住院第 10~14 天<br>（视情况出院） |
|---|---|---|
| 主要诊疗工作 | □ 完成手术记录书写<br>□ 术后病程记录书写<br>□ 上级医师查房 | □ 上级医师查房，进行伤口评估，决定是否可以出院<br>□ 完成出院记录、病案首页、出院证明等文件<br>□ 交代出院后注意事项如复查时间、出现手术相关意外情况时的处理等 |
| 重点医嘱 | **长期医嘱**<br>□ 一级护理<br>□ 心电血氧监护<br>□ 他汀类药物治疗<br>□ 抗血小板聚集药物治疗<br>□ 预防高灌注治疗<br>□ 伤口或穿刺处有无出血、血肿<br>**临时医嘱**<br>□ 吸氧<br>□ 补液（视情况而定）<br>□ 抗菌药物（视情况而定） | **长期医嘱**<br>□ 低盐、低脂饮食<br>□ 二级护理<br>**临时医嘱**<br>□ 抗血小板聚集治疗<br>□ 出院带药 |
| 病情变异记录 | □ 无 □ 有，原因：<br>1.<br>2. | □ 无 □ 有，原因：<br>1.<br>2. |
| 医师签名 | | |

## （二）护士表单

### 颈部动脉狭窄临床路径护士表单

适用对象：主要诊断为颈部动脉狭窄

| 患者姓名： | | 性别： 年龄： 门诊号： | | 住院号： |
|---|---|---|---|---|
| 住院日期： 年 月 日 | | 出院日期： 年 月 日 | | 标准住院日：10 ~ 14 天 |

| 时间 | 住院第 1 天<br>（入院检查） | 住院第 1 ~ 2 天<br>（术前准备） | 住院第 2 ~ 3 天<br>（手术当天） |
|---|---|---|---|
| 健康宣教 | **入院宣教**<br>□ 介绍主管医师、护士<br>□ 介绍环境、设施<br>□ 介绍住院注意事项 | **术前宣教**<br>□ 宣教疾病知识、术前准备及手术过程<br>□ 告知准备的物品、洗澡<br>□ 告知术后饮食、活动及探视注意事项<br>□ 告知术后可能出现的情况及应对方式<br>□ 主管护士与患者沟通，了解并指导心理应对<br>□ 告知患者家属等候区位置 | **手术当日宣教**<br>□ 告知术后注意事项<br>□ 告知术后饮食、活动及探视注意事项<br>□ 告知术后出现情况及应对方式<br>□ 给予患者及家属心理支持<br>□ 再次明确探视陪护须知 |
| 护理处置 | □ 核对患者，佩戴腕带<br>□ 建立入院护理病历<br>□ 卫生处置：剪指（趾）甲、洗澡，更换病号服<br>□ 未成年人需陪住一人 | □ 协助医师完成术前检查化验<br>**术前准备**<br>□ 禁食、禁水<br>□ 卫生处置：洗头、洗澡 | □ 送手术<br>□ 摘除患者各种活动物品；核对患者资料及带药；填写手术接交单，签字确认<br>□ 接手术<br>□ 核对患者及资料，签字确认 |
| 基础护理 | □ 二级护理<br>□ 晨晚间护理<br>□ 患者安全护理 | □ 二级护理<br>□ 晨晚间护理<br>□ 患者安全护理 | □ 一级护理<br>□ 晨晚间护理<br>□ 患者安全护理 |
| 专科护理 | □ 护理查体<br>□ 需要时，填写跌倒及压疮防范表<br>□ 需要时，请家属陪伴<br>□ 心理护理 | □ 协助完善相关检查<br>□ 心理护理 | □ 病情观察，观察术后切口情况<br>□ 全身麻醉患者遵医嘱予静脉补液<br>□ 心理护理 |
| 重点医嘱 | □ 详见医嘱执行单 | □ 详见医嘱执行单 | □ 详见医嘱执行单 |
| 病情变异记录 | □ 无 □ 有，原因：<br>1.<br>2. | □ 无 □ 有，原因：<br>1.<br>2. | □ 无 □ 有，原因：<br>1.<br>2. |
| 护士签名 | | | |

| 时间 | 住院第 3~4 天<br>（术后第 1~2 天） | 住院第 5~9 天<br>（术后第 3~7 天） | 住院第 10~14 天<br>（出院） |
|---|---|---|---|
| 健康宣教 | □ 术后宣教<br>　饮食、活动指导<br>　复查患者对术前宣教内容的<br>　掌握程度 | □ 饮食、活动指导<br>□ 复查患者对术前宣教内容的<br>　掌握程度 | □ 出院宣教<br>　复查时间<br>　口服药物使用方法及频率<br>　指导饮食<br>　指导办理出院手续 |
| 护理处置 | □ 协助完成相关检查 | □ 协助完成相关检查 | □ 办理出院手续 |
| 基础护理 | □ 一级护理<br>　晨晚间护理<br>　患者安全护理 | □ 二级护理<br>　晨晚间护理<br>　患者安全护理 | □ 二级护理<br>　晨晚间护理<br>　患者安全护理 |
| 专科护理 | □ 病情观察，观察术后切口情况<br>□ 全身麻醉患者遵医嘱予静脉<br>　补液<br>□ 心理护理 | □ 病情观察，观察术后切口情况<br>□ 遵医嘱予静脉输液<br>□ 心理护理 | □ 观察术后切口情况<br>□ 心理护理 |
| 重点医嘱 | □ 详见医嘱执行单 | □ 详见医嘱执行单 | □ 详见医嘱执行单 |
| 病情变异记录 | □ 无　□ 有，原因：<br>1.<br>2. | □ 无　□ 有，原因：<br>1.<br>2. | □ 无　□ 有，原因：<br>1.<br>2. |
| 护士签名 | | | |

### （三）患者表单

**颈部动脉狭窄临床路径患者表单**

适用对象：主要诊断为颈部动脉狭窄

| 患者姓名： | 性别： | 年龄： | 门诊号： | 住院号： |
|---|---|---|---|---|
| 住院日期： 年 月 日 | 出院日期： 年 月 日 | | | 标准住院日：10~14 天 |

| 时间 | 入院 | 手术前 | 手术当天 |
|---|---|---|---|
| 医患配合 | □ 配合询问病史，收集资料，请务必详细告知既往史、用药史、过敏史<br>□ 如服用抗凝药物，请明确告知<br>□ 配合进行体格检查<br>□ 有任何不适请告知医师 | □ 配合完成手术前相关检查、化验如采血、留尿、心电图、胸片、心脏超声。颈动脉狭窄特殊检查：颈动脉彩超、头颅 CT、CTA、MRA、DSA、TCD 等<br>□ 医师与患者及家属介绍病情及手术谈话、术前签字<br>□ 麻醉师与患者进行术前访谈 | □ 配合评估手术效果<br>□ 有任何不适请告知医师 |
| 护患配合 | □ 配合测量体温、脉搏、呼吸、血压、体重 1 次<br>□ 配合完成入院护理评估（简单询问病史、过敏史、用药史）<br>□ 接受入院宣教（环境介绍、病室规定、订餐制度、贵重物品保管等）<br>□ 有任何不适请告知护士 | □ 配合测量体温、脉搏、呼吸、血压，询问排便 1 次<br>□ 接受术前宣教<br>□ 自行沐浴，加强颈部和会阴部清洗，剪指甲<br>□ 准备好必要物品<br>□ 取下义齿、饰品等，贵重物品交家属保管 | □ 清晨测量体温、脉搏、呼吸、血压，送手术室，协助完成核对，带齐影像学资料和术中带药<br>□ 返回病房后，协助完成核对，配合过病床，配合心电监护<br>□ 配合意识检查<br>□ 配合术后输液<br>□ 遵医嘱采取正确体位<br>□ 配合沙袋压迫手术切口<br>□ 有任何不适请告知护士 |
| 饮食 | □ 正常饮食 | □ 术前禁食、禁水 | □ 麻醉完全清醒前禁食、禁水 |
| 排泄 | □ 正常排便 | □ 正常排便 | □ 留置导尿，协助排便 |
| 活动 | □ 正常活动 | □ 正常活动 | □ 床上活动 |

| 时间 | 手术后 | 出院 |
|---|---|---|
| 医患配合 | □ 配合检查肢体活动<br>□ 配合手术部位切口换药及引流管拔除 | □ 接受出院前指导<br>□ 获知复查程序<br>□ 获取出院诊断书<br>□ 预约复诊日期 |
| 护患配合 | □ 配合定时测量生命体征，每日询问排便情况<br>□ 注意活动安全，避免坠床或跌倒<br>□ 配合执行探视及陪伴 | □ 接受出院宣教<br>□ 办理出院手续<br>□ 获取出院带药<br>□ 获知口服药物使用频率、方法和复查血生化检查注意事项<br>□ 获知病历复印方法 |
| 饮食 | □ 流食过渡至正常饮食 | □ 正常饮食 |
| 排泄 | □ 膀胱训练，拔除尿管<br>□ 避免便秘 | □ 正常排泄 |
| 活动 | □ 正常活动 | □ 正常活动 |

## 附：原表单（2016 年版）

### 颈部动脉狭窄临床路径表单

适用对象：主要诊断为颈动脉狭窄

| 患者姓名： | 性别： | 年龄： | 门诊号： | 住院号： |
|---|---|---|---|---|
| 住院日期： 年 月 日 | 出院日期： 年 月 日 | | | 标准住院日：7～10 天 |

| 时间 | 住院第 1～3 天<br>（入院检查） | 住院第 2～6 天<br>（术前准备） |
|---|---|---|
| 主要诊疗工作 | □ 询问病史、体格检查<br>□ 病历书写<br>□ 开具化验和检查单<br>□ 上级医师查房及术前评估<br>□ 安排全脑血管造影时间 | □ 上级医师查房<br>□ 完成术前准备及评估<br>□ 完成术前小结、上级医师查房记录等书写<br>□ 根据体检以及辅助检查结果讨论制订手术方案<br>□ 必要的相关科室会诊<br>□ 签署手术同意书、自费用品同意书等文件<br>□ 向患者及家属交代围术期注意事项 |
| 重点医嘱 | **长期医嘱**<br>□ 二级护理<br>□ 饮食<br>□ 抗血小板治疗<br>□ 扩血管对症治疗<br>**临时医嘱**<br>□ 血常规、尿常规<br>□ 肝肾功能、电解质、凝血功能、感染性疾病筛查<br>□ 胸片、心电图、颈动脉彩超<br>□ 必要时 CTA、MRA、全脑血管造影 | **长期医嘱**<br>□ 患者既往基础用药<br>**临时医嘱**<br>□ 必要的会诊意见及处理<br>□ 术前禁食、禁水<br>□ 备皮，灌肠，必要时导尿<br>□ 术前用药<br>□ 预防用抗菌药物 |
| 主要护理工作 | □ 介绍病房环境及设施<br>□ 告知手术相关注意事项<br>□ 告知医院规章制度<br>□ 入院护理评估 | □ 宣传教育及心理护理<br>□ 执行术前医嘱<br>□ 心理护理 |
| 病情变异记录 | □ 无 □ 有，原因：<br>1.<br>2. | □ 无 □ 有，原因：<br>1.<br>2. |
| 护士签名 | | |
| 医师签名 | | |

| 时间 | 住院第 3 ~ 10 天<br>（术后处理） | 住院第 7 ~ 10 天<br>（出院） |
|---|---|---|
| 主要诊疗工作 | □ 完成手术记录书写<br>□ 术后病程记录书写<br>□ 上级医师查房 | □ 上级医师查房，进行伤口评估，决定是否可以出院<br>□ 完成出院记录、病案首页、出院证明等文件<br>□ 交代出院后注意事项，如复查时间、出现手术相关意外情况时的处理等 |
| 重点医嘱 | **长期医嘱**<br>□ 一级护理<br>□ 预防感染<br>□ 扩血管、活血治疗<br>□ 抗血小板治疗<br>□ 伤口或穿刺处有无出血、血肿<br>**临时医嘱**<br>□ 吸氧<br>□ 补液（视情况而定）<br>□ 抗菌药物 | **长期医嘱**<br>□ 低盐、低脂饮食<br>□ 二级护理<br>**临时医嘱**<br>□ 抗血小板治疗<br>□ 出院带药 |
| 主要护理工作 | □ 观察生命体征，四肢肌力、感觉及麻醉副作用<br>□ 观察患肢情况<br>□ 伤口渗出情况<br>□ 心理和生活护理 | □ 指导患者术后功能锻炼<br>□ 指导办理出院手续 |
| 病情变异记录 | □ 无  □ 有，原因：<br>1.<br>2. | □ 无  □ 有，原因：<br>1.<br>2. |
| 护士签名 | | |
| 医师签名 | | |

# 第十八章

# 锁骨下动脉或椎动脉起始端狭窄支架血管成形术临床路径释义

**一、锁骨下动脉或椎动脉起始端狭窄支架血管成形术编码**

1. 卫计委原编码

疾病名称及编码：锁骨下动脉或椎动脉起始端狭窄（ICD-10：I77.107，I77.131，I65.007，I65.008）：主要包括锁骨下动脉狭窄、椎动脉 V1 或 V2 段狭窄

手术操作名称及编码：锁骨下动脉支架血管成形术或椎动脉支架血管成形术（ICD-9-CM-3：00.6401，00.6408，00.6402，00.6403）

2. 修改编码

疾病名称及编码：锁骨下动脉狭窄（ICD-10：I77.102）

椎动脉颅外段狭窄（ICD-10：I65.004）

手术操作名称及编码：锁骨下动脉支架血管成形术（ICD-9-CM-3：00.5501/39.9008）

椎动脉支架血管成形术（ICD-9-CM-3：00.6401）

**二、临床路径检索方法**

（I77.102/I65.001）伴（00.5501/39.9008/00.6401）

**三、锁骨下动脉或椎动脉起始端支架血管成形术临床路径标准住院流程**

**（一）适用对象**

第一诊断为症状性锁骨下动脉或椎动脉起始端狭窄（ICD-10：I77.107，I77.131，I65.007，I65.008）：主要包括锁骨下动脉狭窄、椎动脉 V1 或 V2 段狭窄。

锁骨下动脉支架血管成形术或椎动脉支架血管成形术（ICD-9-CM-3：00.6401，00.6408，00.6402，00.6403）。

> **释义**
>
> ■ 本路径之锁骨下或椎动脉起始段狭窄系指锁骨下起始段狭窄、椎动脉颅外段狭窄。椎动脉颅内段狭窄和锁骨下动脉远端狭窄及锁骨下、椎动脉起始段闭塞不在本路径。

**（二）诊断依据**

根据《神经内科学》（人民卫生出版社）、《神经外科学》（人民卫生出版社）。

通过临床表现和（或）辅助检查可诊断锁骨下动脉或椎动脉起始端狭窄。依其临床症状的有无可分为症状性狭窄与无症状性动脉狭窄。

1. 临床症状：短暂性脑缺血发作（TIA），脑梗死，与脑缺血相关的头晕、视物模糊、黑矇等，与锁骨下动脉缺血相关的上肢麻木、无力、苍白等缺血症状。

2. 体征：锁骨下及椎动脉听诊区有杂音，双侧上肢血压存在超过 20mmHg 以上的压差（锁骨下动脉狭窄）。

3. 辅助检查：颈部血管超声经颅多普勒超声（TCD）证实锁骨下动脉或椎动脉起始端狭窄；并可提示是否有"盗血现象"存在。CT 血管成像（CTA）或磁共振血管成像（MRA）显示动脉狭窄、管腔内充盈缺损。

> **释义**
>
> ■ 影像学提示锁骨下动脉狭窄、椎动脉起始端狭窄，但患者无相关缺血症状的为非症状性狭窄。影像学提示狭窄，同时存在后循环或上肢缺血症状的为症状性狭窄。
>
> ■ 辅助检查：确定诊断有赖于有效的辅助检查。全脑血管造影（DSA）仍是诊断的金标准，但存在有创性和具备一定风险等缺点。CT 血管成像（CTA）和磁共振血管成像（MRA）虽然也可以获得较好的图像质量，敏感度和特异度为 70%～100%，但非强化的 MRA 特异性相对较差。颈动脉超声在有经验的医院敏感度很高，同时能明确有无盗血现象，是诊断的有效手段，但需要严格的质控评价；狭窄程度推荐按照 NASCET 方法测量。

## （三）选择治疗方案的依据

根据《神经内科学》（人民卫生出版社）、《神经外科学》（人民卫生出版社）、《缺血性脑血管病介入治疗技术与临床应用》（人民卫生出版社）。

1. 拟诊断为锁骨下动脉或椎动脉起始端动脉粥样硬化斑块狭窄的患者，外科介入治疗方案的选择是依据患者是否存在与相应狭窄部位以及动脉狭窄的严重程度相关的临床症状。

症状性锁骨下动脉或椎动脉起始端狭窄患者，DSA 显示局部狭窄程度在 70% 以上者进入外科治疗临床路径。

无症状锁骨下动脉或椎动脉起始端狭窄患者，即使 DSA 显示局部狭窄程度在 70% 以上者，不进入外科治疗临床路径。

症状性锁骨下动脉或椎动脉起始端狭窄患者，DSA 显示局部狭窄程度<70% 者，不进入外科治疗临床路径。

其余患者进入锁骨下动脉或椎动脉起始端狭窄内科治疗临床路径。

DSA 显示有椎动脉"盗血"者进入外科治疗临床路径。

DSA 显示锁骨下动脉或椎动脉起始端狭窄程度<70%、但斑块有溃疡者，进入外科治疗临床路径。

2. 外科治疗临床路径为锁骨下动脉或椎动脉起始端狭窄支架血管成形术治疗方式；外科治疗方式的选择是依据外科医师的临床判断及患者及家属的意愿。

患者高龄、合并较复杂内科疾病者，不进入锁骨下动脉或椎动脉起始端狭窄支架血管成形术临床路径。

其余患者依据外科医师的临床判断及患者及家属的意愿决定进入锁骨下动脉或椎动脉起始端狭窄支架血管成形术临床路径。

3. 对于手术风险较大者（高龄、妊娠期、合并较严重的内科疾病者），要向患者或家属仔细交代病情，如不同意手术治疗，应履行签字手续，并予以严密观察。

4. 对于内科保守治疗患者，应定期随访颅内动脉狭窄的进展情况，一旦出现临床症状或狭窄程度进展达到外科手术治疗指征时，应给予外科治疗干预。

> **释义**
>
> ■ 症状性动脉粥样硬化性椎动脉起始段狭窄（VAOS）的介入治疗手术适应证：
>
> 1. ①一侧 VAOS≥50%，伴有：a. 对侧椎动脉狭窄闭塞或发育不良，或对侧椎动脉没有延续为基底动脉；b. 有前循环的血管病变（狭窄或闭塞），后循环通过 Willis 环对前循环有重要的代偿作用；②双侧 VAOS≥50%，伴有后循环缺血性卒中/TIA；或前循环的血管病变（狭窄或闭塞），后循环通过 Willis 环对前循环有重要代偿作用。
>
> 2. 症状性动脉粥样硬化性 VAOS 血管内治疗围术期药物使用同颈动脉狭窄血管内治疗。
>
> 3. 药物涂层支架可能比裸支架能更好地预防支架内再狭窄的发生。
>
> 4. 在行 VAOS 血管内治疗时，如远端椎动脉≥3.0mm，病变为溃疡斑块有高栓塞风险且远端椎动脉无明显的成角时，可以使用远端保护装置辅助血管内治疗。
>
> ■ 症状性动脉粥样硬化性锁骨下动脉起始段狭窄的介入治疗手术适应证：
>
> 1. 狭窄程度≥70%的症状性锁骨下动脉狭窄，症状为椎基底动脉供血不足或患侧上肢缺血所致。
>
> 2. 血管造影、颈部血管超声或者 TCD 提示患侧椎动脉存在"盗血现象"。
>
> 3. 双上肢血压收缩期血压相差 20mmHg 以上。

## （四）标准住院日

不同锁骨下动脉或椎动脉起始端动脉粥样硬化性斑块性狭窄患者根据采用的治疗方式不同，标准住院日也不相同。

内科治疗患者标准住院日为 3 日。

锁骨下动脉或椎动脉起始端狭窄支架血管成形术患者标准住院日为 5 日。

## （五）进入路径标准

1. 第一诊断必须符合 ICD-10：I77.107，I77.131，I65.007，I65.008 锁骨下动脉或椎动脉起始端狭窄疾病编码。

锁骨下动脉支架血管成形术或椎动脉支架血管成形术（ICD-9-CM-3：00.6401，00.6408，00.6402，00.6403）。

2. 当患者合并其他疾病，但住院期间不需特殊处理，也不影响第一诊断的临床路径实施时，可以进入路径。

> **释义**
>
> ■ 本路径适用对象为诊断为锁骨下或颅外段椎动脉狭窄的患者。颅内段椎动脉狭窄和锁骨下动脉闭塞患者，不进入本路径。合并全身疾病但住院期间不需要特殊处理，而且可耐受手术的患者，可以进入本路径。
>
> ■ 存在下列情况的，不能进入路径：
>
> 1. 锁骨下动脉慢性闭塞且 DSA 示锁骨下动脉近心端未见血管"残端"。
>
> 2. 3 个月内有颅内出血、不能控制的高血压、颅内动脉瘤，且不能提前或同时处理。
>
> 3. 脑梗死后 2 周内，且新近梗死面积大于治疗靶血管供血区域 2/3。
>
> 4. 2 周内曾发生心肌梗死、慢性或阵发性房颤、二尖瓣狭窄、机械瓣膜、心内膜炎、心内血凝块或赘生物、扩张性心肌病、左心功能能不全（EF 值<30%）。

5. 对比剂、阿司匹林、氯吡格雷、肝素、镍钛合金、局部或全身麻醉药过敏或有禁忌证

6. 严重全身系统性病变，包括活动性消化性溃疡、30 天内系统性大出血、活动性出血素质、血小板 $<100\times10^9$/L、血细胞比容 $<30\%$、INR > 1.5、凝血因子异常并增加出血风险、目前有酒精或药物滥用、未控制的严重高血压（SBP >180mmHg 或 DBP > 115mmHg），严重的肝功能异常（AST 或 ALT>3 倍正常高限或肝硬化）、肾功能不全（或是正在透析）。

7. 预计生命存活 $<2$ 年。

8. 妊娠期妇女。

9. 年龄 $<18$ 岁。

### （六）锁骨下动脉或椎动脉起始端狭窄入院后检查项目及时间

1. 必需检查的项目
（1）血常规、尿常规。
（2）肝肾功能、电解质、凝血功能、感染性疾病筛查（乙型肝炎、丙型肝炎、艾滋病、梅毒等）。
（3）X 线胸片、心电图、颈动脉彩超。
（4）头颅 MRI+DWI、MR 检查，有禁忌者行头 CT 检查。
2. 根据具体情况可选择的检查项目：可行 CT 血管成像（CTA）或磁共振血管成像检查（MRA）、脑血管造影（DSA）、血小板聚集率；超声心动检查、动态长程心电图检查，肺功能检查、脑血流评价方法（包括 CTP、PWI 等）。
以上检查项目于入院后 3 天内完成。
内科治疗临床路径：阿司匹林 100mg qd 或氯吡格雷 75mg qd，同时监测 LDL 水平，严格控制危险因素和合并症。

> **释义**
>
> ■ 部分检查可以在门诊完成。术前用药：建议使用阿司匹林（100～300mg/d）加氯吡格雷（75mg/d）进行双联抗血小板聚集治疗，术前至少 3～5 天。对于不能耐受氯吡格雷的患者，可以使用其他药物替代。有证据联合双嘧达莫与阿司匹林能减低后循环缺血的风险。不推荐症状性动脉粥样硬化性椎动脉起始端狭窄及锁骨下动脉狭窄的患者采用抗凝治疗。
>
> ■ 锁骨下及椎动脉起始端术中应该通过给予普通肝素达到适当的抗凝，并建议术后监测凝血功能状态。

### （七）外科治疗临床路径

1. 锁骨下动脉或椎动脉起始端狭窄支架血管成形术临床路径相关药物治疗
术前抗血小板治疗：阿司匹林 300mg 加氯吡格雷 75mg，每日 1 次，至少 3 天。
强化调脂治疗：他汀类降血脂药物，调整目标 LDL-C<1.82 mmol/L（70mg/dl）。
糖尿病患者调整血糖用药，空腹及餐后血糖达标。

调整血压用药：依据《中国高血压防治指南》控制血压。

2. 手术日为入院后第 3 天

（1）麻醉方式：局部麻醉。

（2）手术方式：锁骨下动脉或椎动脉起始端狭窄支架血管成形术。

（3）手术耗材：导引导管、微导丝、泥鳅导丝、支架、球囊、缝合器等。

（4）术中用药：抗凝药物、抗血管痉挛药物，局部麻醉常规用药，常规情况不需预防应用抗菌药物。

3. 术后住院恢复 1~2 天

必须复查的检查项目：血常规、肝肾功能、血电解质、血脂、血糖、凝血功能。

建议复查的检查项目：头部 CT（术后 3 天内）。

术后用药：抗血小板药物阿司匹林 300mg 加氯吡格雷 75mg，每日 1 次，调整血脂、血糖、血压药物使用同术前。

4. 出院标准

（1）患者生命体征稳定，一般状态良好。

（2）没有需要住院处理的并发症。

## （八）变异及原因分析

1. 严重基础疾病可能对手术造成影响者，术前准备时间会延长。

2. 术中或术后继发手术部位、穿刺部位血肿，严重脑水肿、脑梗死或脑出血等并发症，严重者需要二次手术，导致住院时间延长、费用增加。

3. 术后出现心血管或肢体血管缺血事件，导致住院时间延长、费用增加。

---

**释义**

■ 常见并发症的发生及处理原则：

1. 血栓形成：在确定没有颅内出血或出血倾向时可以做动脉内溶栓；急性血栓形成可考虑使用 Ⅱb/Ⅲa 受体拮抗剂，使用过程中可监测 ACT（建议<220 秒，以最小化出血风险）。

2. 高灌注综合征：严格控制血压。

3. 脑出血或蛛网膜下腔出血：鱼精蛋白中和肝素（1mg 中和 100U），酌情给予外科处理。

---

## 四、锁骨下动脉或椎动脉起始端狭窄支架血管成形术临床路径给药方案

【用药选择】

1. 本路径适用于锁骨下及椎动脉颅外段腔内介入治疗。

2. 最终结果是使血管狭窄得以解除，恢复血流，脑灌注增加，预防脑卒中。

3. 术前用药：介入治疗建议使用阿司匹林（100~300mg/d）加氯吡格雷（75mg/d）进行双抗血小板聚集治疗，术前至少 3~5 天。对于不能耐受氯吡格雷的患者，可以使用其他药物替代。

4. 手术一般采取局部穿刺点皮肤浸润麻醉，特殊情况下采用全身麻醉，术中除麻醉用药以外，锁骨下及椎动脉起始端介入治疗中应该通过给予普通肝素达到适当的抗凝，并建议监测凝血功能状态。

5. 术后继续基础病的药物治疗。

6. 控制血压防止高灌注综合征的颅内出血转化。

7. 常规他汀类药物治疗。

8. 介入治疗术后建议除了阿司匹林（100~300mg/d）外，还应该使用氯吡格雷（75mg/d）至少4周。

9. 其他治疗：根据患者情况，给予补液、预防应激性溃疡、激素、神经营养等治疗。

**【药学提示】**

锁骨下及椎动脉颅外段介入治疗术中因使用肝素抗凝和术后服用阿司匹林和氯吡格雷建议监测凝血功能状态。

## 五、推荐表单

### (一) 医师表单

**锁骨下动脉或椎动脉起始端狭窄支架血管成形术临床路径医师表单**

适用对象：第一诊断为症状性锁骨下动脉或椎动脉起始端重度狭窄（ICD-10：I77.107，I77.131，I65.007，I65.008）

行锁骨下动脉或椎动脉起始端狭窄支架血管成形术（ICD-9-CM-3：00.6401，00.6408，00.6402，00.6403）

| 患者姓名： | 性别： 年龄： 门诊号： | 住院号： |
|---|---|---|
| 住院日期： 年 月 日 | 出院日期： 年 月 日 | 标准住院日：5 天 |

| 时间 | 住院第 1 天 | 住院第 2 天 |
|---|---|---|
| 主要诊疗工作 | □ 询问病史及体格检查<br>□ 完成病历书写<br>□ 开化验单<br>□ 上级医师查房与术前评估<br>□ 初步确定手术方式和日期 | □ 依据体检，进行相关的术前检查<br>□ 完成必要的相关科室会诊<br>□ 上级医师查房，术前讨论<br>□ 完成术前准备与术前评估<br>□ 完成术前小结、术前讨论记录<br>□ 向患者和家属交代围术期注意事项，签署手术同意书、自费协议书、委托书 |
| 重点医嘱 | **长期医嘱**<br>□ 二级护理<br>□ 饮食<br>□ 阿司匹林<br>□ 氯吡格雷<br>□ 他汀<br>□ 患者既往用药<br>**临时医嘱**<br>□ 神经系统专科查体（四肢肌力检查、眼底检查、步态检查等）<br>□ 化验检查（血尿常规、血型、肝肾功能及血电解质、感染性疾病筛查、凝血功能），心电图，X 线胸片<br>□ MRI 平扫或 CT 扫描<br>□ 心、肺功能（视患者情况而定） | **长期医嘱**<br>□ 二级护理<br>□ 饮食<br>□ 阿司匹林<br>□ 氯吡格雷<br>□ 他汀<br>□ 患者既往基础用药<br>**临时医嘱**<br>□ 在局部麻醉下行全脑 DSA 造影及锁骨下或椎动脉起始端狭窄介入治疗术<br>□ 术前医嘱：明日局部麻醉下行全脑 DSA 造影及锁骨下或椎动脉起始端狭窄介入治疗术<br>□ 术前备皮、禁食、禁水<br>□ 其他特殊医嘱 |
| 病情变异记录 | □ 无 □ 有，原因：<br>1.<br>2. | □ 无 □ 有，原因：<br>1.<br>2. |
| 医师签名 | | |

| 时间 | 住院第 3 天（手术日） | 住院第 4~5 天<br>（术后第 1~2 天） |
|---|---|---|
| 主要诊疗工作 | □ 安排手术<br>□ 术者完成手术记录<br>□ 完成术后病程<br>□ 上级医师查房<br>□ 向患者及家属交代手术情况，交代注意事项<br>□ 观察术后病情变化 | □ 确定患者可以出院，通知患者及其家属出院<br>□ 向患者或家属交代出院后注意事项及复查日期<br>□ 完成出院记录<br>□ 开具出院诊断书 |
| 重点医嘱 | **长期医嘱**<br>□ 生命体征监测（每 2 小时 1 次）<br>□ 补液<br>□ 阿司匹林<br>□ 氯吡格雷<br>□ 他汀<br>□ 神经营养药（必要时）<br>□ 控制血压和血糖等内科用药<br>**临时医嘱**<br>□ 监测穿刺点及足背动脉搏动情况，（或桡动脉搏动情况）<br>□ 复查血常规、肝肾功能及血电解质、凝血功能，酌情对症处理<br>□ 必要时复查头颅 CT | **长期医嘱**<br>□ 二级护理<br>□ 普食<br>**临时医嘱**<br>□ 拆除穿刺点处绷带<br>□ 抗血小板聚集治疗<br>□ 出院带药 |
| 病情变异记录 | □ 无　□ 有，原因：<br>1.<br>2. | □ 无　□ 有，原因：<br>1.<br>2. |
| 医师签名 | | |

## （二）护士表单

**锁骨下动脉或椎动脉起始端狭窄支架血管成形术临床路径护士表单**

适用对象：第一诊断为症状性锁骨下动脉或椎动脉起始端重度狭窄（ICD-10：I77.107，
I77.131，I65.007，I65.008）

行锁骨下动脉或椎动脉起始端狭窄支架血管成形术（ICD-9-CM-3：00.6401，
00.6408，00.6402，00.6403）

| 患者姓名： | | 性别： | 年龄： | 门诊号： | 住院号： |
|---|---|---|---|---|---|
| 住院日期： | 年 月 日 | 出院日期： | 年 月 日 | | 标准住院日：5 天 |

| 时间 | 住院第 1 天 | 住院第 2 天 |
|---|---|---|
| 健康宣教 | □ 入院宣教<br>　　介绍主管医师、护士<br>　　介绍环境、设施<br>　　介绍住院注意事项 | □ 术前宣教<br>　　宣教疾病知识、术前准备及手术过程<br>　　告知准备物品、沐浴<br>　　告知术后饮食、活动及探视注意事项<br>　　告知术后可能出现的情况及应对方式<br>　　主管护士与患者沟通，了解并指导心理<br>　　应对<br>　　告知家属等候区位置 |
| 护理处置 | □ 核对患者，佩戴腕带<br>□ 建立入院护理病历<br>□ 卫生处置：剪指（趾）甲、沐浴，更换病号服 | □ 协助医师完成术前检查化验<br>□ 术前准备<br>　　备皮<br>　　禁食、禁水 |
| 基础护理 | □ 三级护理<br>　　晨晚间护理<br>　　患者安全管理 | □ 三级护理<br>　　晨晚间护理<br>　　患者安全管理 |
| 专科护理 | □ 护理查体<br>□ 瞳孔、意识监测<br>□ 需要时，填写跌倒及压疮防范表<br>□ 需要时，请家属陪伴 | □ 协助医师完成术前检查化验<br>□ 若行 DSA<br>　　术前禁食、禁水、备皮<br>　　术后观察意识、生命体征、患肢皮温、足<br>　　背动脉搏动，嘱患者多饮水、按医嘱制动<br>　　患肢 6~24 小时 |
| 重点医嘱 | □ 详见医嘱执行单 | □ 详见医嘱执行单 |
| 病情变异记录 | □ 无　□ 有，原因：<br>1.<br>2. | □ 无　□ 有，原因：<br>1.<br>2. |
| 护士签名 | | |

| 时间 | 住院第3天<br>（手术日） | 住院第4~5天<br>（术后第1~2天）出院 |
|---|---|---|
| 健康宣教 | □ 术后当日宣教<br>　告知监护设备、管路功能及注意事项<br>　告知饮食、体位要求<br>　告知疼痛注意事项<br>　告知术后可能出现情况及应对方式<br>　告知用药情况<br>　给予患者及家属心理支持<br>□ 再次明确探视陪伴须知 | □ 术后宣教<br>　饮食、活动指导<br>□ 出院宣教<br>　复查时间<br>　口服药物使用方法及频率<br>　指导饮食<br>　指导办理出院手续 |
| 护理处置 | □ 送手术<br>　摘除患者各种活动物品<br>　核对患者资料及带药<br>　填写手术交接单，签字确认<br>□ 接手术<br>　核对患者及资料，签字确认 | □ 协助完成相关检查<br>□ 办理出院手续 |
| 基础护理 | □ 特级护理<br>　卧位护理：协助翻身、床上移动、预防压疮<br>　排泄护理<br>　患者安全管理 | □ 二级护理<br>　晨晚间护理<br>　患者安全护理 |
| 专科护理 | □ 病情观察，写特护记录<br>　q2h评估生命体征、瞳孔、意识、体征、肢体活动、皮肤情况、伤口敷料、出入量、有无脑神经功能障碍<br>□ 锁骨下动脉狭窄患者术后应测量双上肢血压，观察双上肢血压差别<br>□ 遵医嘱予抗感染、抑酸、激素、控制血糖等治疗 | □ 观察术后穿刺点情况<br>□ 心理护理 |
| 重点医嘱 | □ 详见医嘱执行单 | □ 详见医嘱执行单 |
| 病情变异记录 | □ 无　□ 有，原因：<br>1.<br>2. | □ 无　□ 有，原因：<br>1.<br>2. |
| 护士签名 | | |

### （三）患者表单

**锁骨下动脉或椎动脉起始端狭窄支架血管成形术临床路径患者表单**

适用对象：第一诊断为症状性锁骨下动脉或椎动脉起始端重度狭窄（ICD-10：I77.107，I77.131，I65.007，I65.008）

行锁骨下动脉或椎动脉起始端支架血管成形术（ICD-9-CM-3：00.6401，00.6408，00.6402，00.6403）

| 患者姓名： | 性别： 年龄： 门诊号： | 住院号： |
| --- | --- | --- |
| 住院日期： 年 月 日 | 出院日期： 年 月 日 | 标准住院日：5 天 |

| 时间 | 入院 | 手术前 | 手术当天 |
| --- | --- | --- | --- |
| 医患配合 | □ 配合询问病史、收集资料，请务必详细告知既往史、用药史、过敏史<br>□ 如服用抗血小板药物，请明确告知<br>□ 配合进行体格检查<br>□ 有任何不适请告知医师 | □ 配合完成手术前相关检查、化验，如采血、留尿、心电图、胸片、心脏超声。颈动脉狭窄特殊检查：颈动脉彩超、头颅 CT、CTA、MRA、DSA、TCD 等<br>□ 医师与患者及家属介绍病情及手术谈话、术前签字<br>□ 麻醉师与患者进行术前访谈 | □ 配合评估手术效果<br>□ 有任何不适请告知医师 |
| 护患配合 | □ 配合测量体温、脉搏、呼吸、血压、体重 1 次<br>□ 配合完成入院护理评估（简单询问病史、过敏史、用药史）<br>□ 接受入院宣教（环境介绍、病室规定、订餐制度、贵重物品保管等）<br>□ 有任何不适请告知护士 | □ 配合测量体温、脉搏、呼吸、血压，询问排便 1 次<br>□ 接受术前宣教<br>□ 自行沐浴，加强会阴部清洗，剪指甲<br>□ 准备好必要物品<br>□ 取下义齿、饰品等，贵重物品交家属保管 | □ 清晨测量体温、脉搏、呼吸、血压，送手术室协助完成核对，带齐影像学资料和术中带药<br>□ 返回病房后协助完成核对，配合过病床，配合心电监护<br>□ 配合意识检查<br>□ 配合术后输液<br>□ 遵医嘱采取正确体位<br>□ 配合沙袋压迫手术切口部位<br>□ 有任何不适请告知护士 |
| 饮食 | □ 正常饮食 | □ 术前禁食、禁水 | □ 术后可进流质及半流质饮食 |
| 排泄 | □ 正常排便 | □ 正常排便 | □ 正常排便，如留置导尿，协助排便 |
| 活动 | □ 正常活动 | □ 正常活动 | □ 床上活动 |

| 时间 | 手术后 | 出院 |
|---|---|---|
| 医患配合 | □ 配合检查肢体活动<br>□ 配合手术穿刺点的压迫止血及拆除绷带 | □ 接受出院前指导<br>□ 获知复查程序<br>□ 获取出院诊断书<br>□ 预约复诊日期 |
| 护患配合 | □ 配合定时测量生命体征，每日询问排便情况<br>□ 注意活动安全，避免坠床或跌倒<br>□ 配合执行探视及陪伴 | □ 接受出院宣教<br>□ 办理出院手续<br>□ 获取出院带药<br>□ 获知口服药物使用频率、方法和复查血生化检查注意事项<br>□ 获知病历复印方法 |
| 饮食 | □ 流食至正常饮食过渡 | □ 正常饮食 |
| 排泄 | □ 如留置导尿则膀胱训练，拔除尿管<br>□ 避免便秘 | □ 正常排泄 |
| 活动 | □ 正常活动 | □ 正常活动 |

附：原表单（2016 年版）

## 锁骨下动脉或椎动脉起始端狭窄支架血管成形术临床路径表单

适用对象：第一诊断为症状性锁骨下动脉或椎动脉起始端重度狭窄（ICD－10：I77.107，I77.131，I65.007，I65.008）

行锁骨下动脉或椎动脉起始端狭窄支架血管成形术（ICD－9－CM－3：00.6401，00.6408，00.6402，00.6403）

| 患者姓名： | | 性别： | 年龄： | 门诊号： | 住院号： |
|---|---|---|---|---|---|
| 住院日期： | 年　月　日 | 出院日期： | 年　月　日 | | 标准住院日：5 天 |

| 时间 | 住院第 1 天 | 住院第 2 天 |
|---|---|---|
| 主要诊疗工作 | □ 询问病史与体格检查<br>□ 完成病历书写<br>□ 开具各项化验检查申请单<br>□ 行全脑血管造影术前准备<br>□ 与家属签署全脑动脉造影知情同意书<br>□ 上级医师查房，分析患者病情及相关高危因素<br>□ 完成必要的相关科室会诊 | □ 术者查房，结合患者 MRI 及颈部超声、TCD 结果，分析可能的责任血管及治疗方案<br>□ 记录术者查房病程<br>□ 继续行抗血小板治疗<br>□ 与患者及家属沟通，拟行全脑血管造影＋锁骨下动脉或椎动脉起始端狭窄血管成形术，签署知情同意书 |
| 重点医嘱 | **长期医嘱**<br>□ 二级护理<br>□ 饮食<br>□ 抗血小板药物<br>**临时医嘱**<br>□ 血常规、尿常规、血型、肝肾功能、电解质、血糖、凝血功能、感染性疾病筛查<br>□ 心电图、胸部 X 线平片<br>□ 颅脑 MRI＋DWI、CTP 或 CT 平扫<br>□ 颈部血管超声＋TCD | **长期医嘱**<br>□ 一级护理<br>□ 抗血小板药物<br>□ 其他必要的治疗药物：调节血压、血脂、血糖等<br>**临时医嘱**<br>□ 局部麻醉下行全脑血管造影＋锁骨下动脉或椎动脉起始端狭窄血管成形术<br>□ 备皮、禁食不禁药<br>□ 术前用药：戊巴比妥钠 0.1g im 或地塞米松磷酸钠注射液 5mg，肌内注射 |
| 主要护理工作 | □ 入院宣教<br>□ 观察患者一般状况<br>□ 观察血压、体温<br>□ 造影宣教及心理护理<br>□ 造影前准备 | □ 术前宣教及心理护理<br>□ 术前准备 |
| 病情变异记录 | □ 无　□ 有，原因：<br>1.<br>2. | □ 无　□ 有，原因：<br>1.<br>2. |
| 护士签名 | | |
| 医师签名 | | |

| 时间 | 住院第 3 天<br>（手术日） | 住院第 4 天 | 住院第 5 天 |
|---|---|---|---|
| 主要诊疗工作 | □ 手术前再次确认患者姓名、<br>性别、年龄和手术侧别<br>□ 手术<br>□ 完成术后病程记录和手术记录<br>□ 向患者及其家属交代手术情<br>况及术后注意事项<br>□ 术者查房 | □ 术者查房<br>□ 注意病情变化<br>□ 完成病程记录<br>□ 安排复查颈动脉超声及 TCD | □ 上级医师查房<br>□ 出院医嘱：二级预防，定<br>期随诊、复查 |
| 重点医嘱 | **长期医嘱**<br>□ 一级护理<br>□ 吸氧<br>□ 饮食<br>□ 心电监护<br>□ 抗血小板药物<br>□ 其他必要的治疗药物：调节<br>血压、血脂、血糖等<br>**临时医嘱**<br>□ 穿刺点伤口观察<br>□ 测足背动脉 | **长期医嘱**<br>□ 一级护理<br>□ 饮食<br>□ 抗血小板药物<br>□ 其他必要的治疗药物：调节<br>血压、血脂、血糖等<br>**临时医嘱**<br>□ 穿刺点拆除绷带<br>□ 颈动脉超声+TCD | **临时医嘱**<br>□ 出院<br>□ 带药<br>□ 阿司匹林 300mg，口服，1<br>次／日<br>□ 氯吡格雷 75mg，口服，1<br>次／日 |
| 主要护理工作 | □ 观察穿刺点情况<br>□ 严密监测患者颅脑生命体征<br>□ 支架血管成形术后心理护理<br>及生活护理<br>□ 卒中二级预防宣教 | □ 卒中二级预防宣教<br>□ 支架血管成形术后随访复查<br>的宣教 | □ 卒中二级预防宣教 |
| 病情变异记录 | □ 无　□ 有，原因：<br>1.<br>2. | □ 无　□ 有，原因：<br>1.<br>2. | □ 无　□ 有，原因：<br>1.<br>2. |
| 护士签名 | | | |
| 医师签名 | | | |

# 第十九章

# 高血压脑出血外科治疗临床路径释义

## 一、高血压脑出血外科治疗编码

1. 卫计委原编码

疾病名称及编码：高血压脑出血（ICD-10：I61.902）

手术操作名称及编码：开颅血肿清除术（ICD-9-CM-3：01.24）

2. 修改编码

疾病名称及编码：高血压脑出血（ICD-10：I61.902）

手术操作名称及编码：开颅血肿清除术（ICD-9-CM-3：01.39）

## 二、临床路径检索方法

I61.902 伴 01.39

## 三、高血压脑出血外科治疗临床路径标准住院流程

### （一）适用对象

第一诊断为高血压脑出血（ICD-10：I61.902）。

行开颅血肿清除术（ICD-9-CM-3：01.24）。

> 释义
>
> ■ 适用对象编码参见第一部分。
>
> ■ 本路径适用对象为明确高血压病史所致的原发性脑出血，包括基底节出血、丘脑出血、脑叶出血、小脑出血、脑干出血。不包括脑动脉瘤、脑血管畸形、海绵状血管瘤、口服抗凝药物治疗、溶栓治疗、抗血小板治疗、凝血功能障碍、脑肿瘤、脑血管炎、烟雾病、静脉窦血栓形成、缺血性卒中出血转化等所致脑出血。
>
> ■ 根据高血压脑出血部位的不同，脑出血的手术入路也各不相同，包括颞中回入路、颞下入路、翼点入路、三角区入路、顶间沟入路、枕下后正中入路、枕下旁正中入路。各临床单位可根据本单位所熟悉的手术入路，结合出血部位，做出不同部位出血行不同手术入路的临床路径。
>
> ■ 立体定位、机器人定位、导航定位、CT 或 B 超引导、手机及其他定位软件等引导的血肿钻孔抽吸或内镜下清除手术，作为开颅血肿清除术的新兴微创补充手段，各临床单位可根据本单位条件，选择适当的临床路径。

### （二）诊断依据

根据《临床诊疗指南·神经外科学分册》（中华医学会编著，人民卫生出版社）、《临床技术操作规范·神经外科分册》（中华医学会编著，人民军医出版社）、《王忠诚神经外科学》（王忠诚主编，湖北科学技术出版社）、《神经外科学》（赵继宗主编，人民卫生出版社）。

1. 临床表现

（1）明确的高血压病史。

（2）急性颅内压增高症状：常出现剧烈头痛、头晕及呕吐，严重患者可出现意识障碍。

（3）神经系统症状：根据不同的出血部位，可以出现一些相应部位的对应症状，出现不同程度的偏瘫、偏身感觉障碍、偏盲、瞳孔改变等。

1）壳核出血：高血压脑出血最好发部位，先出现对侧肢体偏瘫，严重时可进展为昏迷甚至死亡。

2）丘脑出血：一般出现对侧半身感觉障碍，当内囊出血时也出现偏瘫症状。

3）小脑出血：由于出血对脑干的直接压迫，患者先出现昏迷而非先出现偏瘫。

4）脑叶出血：症状因血肿所在脑叶不同而有所差异，如额叶可出现对侧偏瘫，多发生于上肢，下肢和面部较轻；顶叶可出现对侧半身感觉障碍；枕叶可出现同侧眼痛和对侧同向偏盲；颞叶出血如发生在优势半球，可出现语言不流利和听力障碍。

2. 辅助检查

（1）头颅 CT 扫描：是高血压脑出血的首选检查，明确出血部位和体积，血肿呈高密度影。

（2）头颅 MRI 扫描：不作为首选检查，有助于鉴别诊断。

> **释义**
>
> ■高血压脑出血大多有明确的高血压病史。由于出血部位、血肿的大小以及出血部位的不同，高血压脑出血的临床表现各异。主要为急性颅内压增高症状，如头痛、呕吐等，严重时出现意识障碍及局灶体征，如偏瘫、偏身感觉障碍、失语、偏盲、瞳孔改变等
>
> ■头颅 CT 平扫简便快速，可以明确出血的位置、大小以及血肿周围组织如神经、血管、丘脑、脑干、小脑等重要结构的关系及受压情况。头颅 MRI 检查时间长，对急性期出血诊断敏感性不高，非血管畸形等需要鉴别诊断病例，不建议选用。
>
> ■头颅血管病变检查：有助于了解脑出血病因，排除其他原因所致脑出血。常用检查包括 CTA、MRA、CTV、MRV、DSA 等。

**（三）选择治疗方案的依据**

根据《临床诊疗指南·神经外科学分册》（中华医学会编著，人民卫生出版社）、《临床技术操作规范·神经外科分册》（中华医学会编著，人民军医出版社）、《王忠诚神经外科学》（王忠诚主编，湖北科学技术出版社）、《神经外科学》（赵继宗主编，人民卫生出版社）。

1. 开颅血肿清除术手术适应证

（1）患者出现意识障碍，双侧瞳孔不等大等脑疝表现。

（2）幕上血肿量>30ml，中线结构移位>5mm，侧脑室受压明显。

（3）幕下血肿量>10ml，脑干或第四脑室受压明显。

（4）经内科保守治疗无效，血肿量逐渐增加，无手术绝对禁忌证。

2. 禁忌证

（1）有严重心脏病或严重肝肾功能不全等，全身情况差，不能耐受手术者。

（2）脑疝晚期。

3. 手术风险较大者（高龄、妊娠期、合并较严重内科疾病），需向患者或家属交代病情；如不同意手术，应当充分告知风险，履行签字手续，并予严密观察。

> **释义**
>
> ■ 临床突发脑出血幕上血肿量>30ml，中线结构移位>5mm，侧脑室受压明显，幕下血肿量>10ml，脑干或第四脑室受压明显，或保守治疗血肿增加，并出现颅内压升高表现的患者，可以行开颅血肿清除手术治疗，并应向患者解释各种治疗方法的利弊以共同制订治疗方案。对于脑出血后出现意识障碍、双侧瞳孔不等大等脑疝患者，应立即行开颅手术治疗，争分夺秒清除血肿降低颅内压。根据出血部位的不同，手术入路也各不相同，各临床单位可根据本单位所熟悉的手术入路，结合出血部位，做出不同部位出血行不同手术入路的临床路径。
>
> ■ 因病情危重，或患者本身的原因，亦或医疗条件的限制不适合采用高难度的手术治疗的患者，要向患者提供其他治疗方式的选择，履行医师的告知义务和患者对该病的知情权。
>
> ■ 本病是神经外科急症，对于出现急性高颅压症状的患者都应行急诊手术。
>
> ■ 对于有凝血功能障碍、严重心功能、肺功能、肝肾功能不全等，全身情况差，不能耐受手术者、晚期脑疝患者不宜手术。
>
> ■ 对于高龄患者>80岁、心肺功能不全、妊娠、糖尿病等合并症患者，手术风险极大，需向患者家属告知并签字。

## （四）标准住院日为≤21天

> **释义**
>
> ■ 高血压脑出血患者入院后，急诊完成常规检查后立即急诊手术治疗，术后7天防治颅内并发症，术后7~14天防治机体其他并发症，术后14~21天为功能恢复期，总住院时间<21天的均符合本路径要求。

## （五）进入路径标准

1. 第一诊断必须符合 ICD-10：I61.902 高血压脑出血疾病编码。
2. 当患者同时具有其他疾病诊断，但在住院期间不需特殊处理、不影响第一诊断的临床路径流程实施时，可以进入路径。脑疝晚期患者不进入路径。

> **释义**
>
> ■ 本路径适用于高血压脑出血、包括基底节区出血、丘脑出血、脑叶出血、小脑出血、脑干出血、脑室出血。不包括动脉瘤、血管畸形等血管性病变引起的脑出血。
>
> ■ 患者如果合并糖尿病、冠心病、慢性阻塞性肺疾病、慢性肾病等其他慢性疾病，需要术前对症治疗时，如果不影响急诊麻醉和手术，不影响术前准备的时间，可进入本路径。上述慢性疾病如果需要经治疗稳定后才能手术或抗凝、抗血小板治疗等，术前需特殊准备的，先进入其他相应内科疾病的诊疗路径。

## （六）术前准备（入院当天）

1. 必需的检查项目

（1）血常规、尿常规，血型。

（2）凝血功能、肝肾功能、血电解质、血糖、感染性疾病筛查（乙型肝炎、丙型肝炎、艾滋病、梅毒等）。

（3）心电图、胸部 X 线平片。

（4）头颅 CT 扫描。

2. 根据患者病情，必要时 DSA、MRI 进行鉴别诊断。

> **释义**
>
> ■ 必查项目是确保手术治疗安全、有效、迅速开展的基础，术前必须完成。头颅 CT 的检查是为了明确出血大小、部位、周围组织受压情况、确定手术入路及范围。根据病情需要，可选择性完成脑血管造影、CTA 及 MRI 等检查。
>
> ■ 为缩短患者术前等待时间，检查项目应于急诊完成。
>
> ■ 高龄患者或有心肺功能异常者，术前根据病情增加心脏彩超、肺功能、血气分析等检查。

## （七）预防性抗菌药物选择与使用时机

1. 按照《抗菌药物临床应用指导原则》（卫医发〔2004〕285 号）选择用药。建议使用第一、第二代头孢菌素，头孢曲松等；明确感染患者，可根据药敏试验结果调整抗菌药物。

2. 预防性用抗菌药物，时间为术前 30 分钟。

> **释义**
>
> ■ 高血压脑出血手术属于Ⅰ类切口，但由于术中可能用到人工止血材料、颅骨固定装置，且开颅手术对手术室层流的无菌环境要求较高，一旦感染可导致严重后果。因此可按规定适当预防性和术后应用抗菌药物，通常选用第一、第二代头孢菌素。
>
> ■ 对手术时间较长的患者，术中可加用一次抗菌药物。

## （八）手术日为入院当天

1. 麻醉方式：全身麻醉。

2. 手术方式：开颅血肿清除术。

3. 手术置入物：硬脑膜修复材料、颅骨固定材料、引流管系统。

4. 术中用药：脱水药、降压药、抗菌药物，酌情使用抗癫痫药物及激素。

5. 输血：根据手术失血情况决定。

> **释义**
>
> ■ 本路径规定的手术入路均是在全身麻醉下实施。
>
> ■ 严密缝合硬脑膜，对于缺损的硬膜，可根据情况用人工硬脑膜或自身骨膜修补。

颅骨固定可采用颅骨锁或其他固定材料。术后可以安放颅内引流管。术前用抗菌药物参考《抗菌药物临床应用指导原则》执行。对手术时间较长的患者，术中可加用一次抗菌药物。对手术时间较长的患者，术中可加用一次抗菌药物。

■ 手术是否输血依照术中出血量而定，可根据医院条件采用自体血回输系统，必要时输异体血。

■ 若术中发现脑出血系脑动脉瘤、脑血管畸形及海绵状血管瘤等所致，退出本临床路径。

### (九) 术后住院恢复≤20 天

1. 必须复查的检查项目：术后 24 小时之内及出院前根据具体情况复查头颅 CT，了解颅内情况；化验室检查包括血常规、肝肾功能、血电解质、血糖等。
2. 根据患者病情，可行血气分析、胸部 X 线平片、B 超等检查。
3. 每 2~3 天手术切口换药 1 次。
4. 术后 7 天拆除手术切口缝线，或根据病情酌情延长拆线时间。
5. 术后根据患者病情，行气管切开术。

> **释义**
>
> ■ 术后可根据患者恢复情况做必须复查的检查项目，并根据病情变化增加检查的频次。复查项目并不仅局限于路径中的项目，建议术后即刻或次日复查颅脑 CT 了解术后有无再出血、残留血肿、脑梗死和脑水肿情况，出院前可查头颅 CTA 或 MRI。根据术前患者的病情安排血气分析、胸部 X 线平片、B 超、血液生化等检查。
>
> ■ 术后短期使用激素可以帮助减轻脑水肿，但长期使用激素会增加感染、切口愈合不良的并发症。根据情况考虑局部使用胰蛋白酶等清创消炎，促进切口愈合。
>
> ■ 术后可尽早启用神经保护治疗以促进脑细胞代谢、改善脑血循环、促进脑细胞功能恢复，可选用脑苷肌肽、曲克芦丁脑蛋白水解物、小牛血清去蛋白等。
>
> ■ 术后患者昏迷，排痰不畅，合并肺部感染，应尽早行气管切开。

### (十) 出院标准

1. 患者病情稳定，生命体征平稳。
2. 体温正常，与手术相关各项化验无明显异常。
3. 手术切口愈合良好。
4. 仍处于昏迷状态的患者，如生命体征平稳、经评估不能短时间恢复者，没有需要住院处理的并发症和（或）合并症，可以转院继续康复治疗。

> **释义**
>
> ■ 主治医师应在患者出院前，通过复查的各项检查并结合患者恢复情况决定其是否能出院。如果出现术后再出血、脑水肿、脑梗死、颅内感染或肺部感染等需要继

续留院治疗的情况，或患者持续昏迷状态，超出了路径所规定的时间，应先处理并发症并符合出院条件后再准许患者出院。

## （十一）变异及原因分析

1. 术中或术后继发手术部位或其他部位的颅内血肿、脑水肿、脑梗死等并发症，严重者需要二次手术，导致住院时间延长、费用增加。

2. 术后切口、颅内感染，出现严重神经系统并发症，导致住院时间延长、费用增加。

3. 术后继发其他内、外科疾病，如肺部感染、下肢深静脉血栓、应激性溃疡等，需进一步诊治，导致住院时间延长。

**释义**

■对于术后再出血、脑梗死、脑水肿、脑积水等患者，如果出现颅内高压，需要二次手术治疗者，或术后合并症和并发症较多者，住院时间可酌情延长。

■术后出现颅内感染、肺部感染，且患者持续昏迷，一般情况较差，感染控制困难，导致患者住院时间延长。

■同时出现变异的原因很多，除了包括路径中所描述的各种术后并发症，还包括医疗、护理、患者、环境等多方面的变异原因，为便于总结和在工作中不断完善和修订路径，应将变异原因归纳、总结，以便重新修订路径时作为参考。

#### 四、高血压脑出血外科治疗给药方案

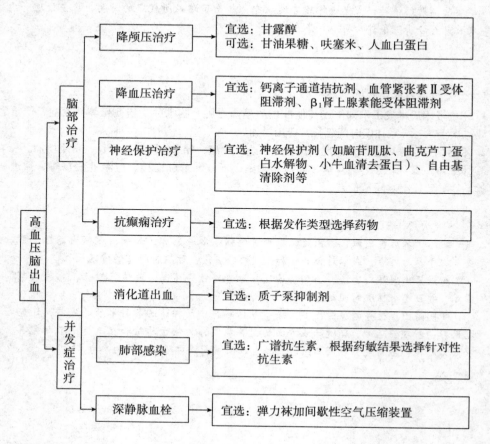

【用药选择】

1. 降颅压治疗首选甘露醇，若患者存在肾功能异常等禁忌证，则可选择甘油果糖、呋塞米、人血白蛋白等治疗。

2. 降压治疗急性期可先选择静脉给予短效降压药，迅速控制高血压，再逐步过渡到口服降压药，如钙拮抗剂、血管紧张素酶转化酶抑制剂等，或服用两者的复方制剂如氨氯地平贝那普利片（Ⅱ），可提高患者依从性，降低脑卒中复发风险，有效保护靶细胞。根据患者血压情况调整给药剂量与给药速度。

【药学提示】

1. 甘露醇易导致肾功能异常，治疗过程中应监测肾脏功能。

2. 脱水降颅压治疗易导致电解质紊乱，应监测电解质。

3. 神经保护治疗可选用脑苷肌肽、曲克芦丁脑蛋白水解物、小牛血清去蛋白，以改善脑细胞代谢、改善脑血循环。促进脑细胞功能恢复，有助于改善患者预后。

【注意事项】

高血压脑出血术后昏迷时间较长，并发症较多，治疗中应注意全身情况。

## 五、推荐表单

### （一）医师表单

**高血压脑出血临床路径医师表单**

适用对象：第一诊断为高血压脑出血（ICD-10：I61.902）

行开颅血肿清除术（ICD-9-CM-3：01.24）

| 患者姓名： | 性别： | 年龄： | 门诊号： | 住院号： |
|---|---|---|---|---|

| 住院日期： 年 月 日 | 出院日期： 年 月 日 | 标准住院日：≤21天 |
|---|---|---|

| 时间 | 住院第1日（手术当天） | 住院第2日（术后第1天） | 住院第3日（术后第2天） | 住院第4日（术后第3天） |
|---|---|---|---|---|
| 主要诊疗工作 | □ 病史采集，体格检查<br>□ 完成病历书写、相关检查<br>□ 制订治疗方案<br>□ 术前准备<br>□ 向患者和（或）家属交代病情，签手术知情同意书<br>□ 准备急诊手术<br>□ 临床观察神经系统功能情况 | □ 临床观察生命体征变化及神经功能恢复情况<br>□ 复查头CT，评价结果并行相应措施<br>□ 复查血生化及血常规<br>□ 根据病情考虑是否需要气管切开<br>□ 观察切口敷料情况，伤口换药<br>□ 完成病程记录 | □ 临床观察生命体征变化及神经功能恢复情况<br>□ 观察切口敷料情况，手术切口换药<br>□ 如果有引流，观察引流液性状及引流量，若引流量不多，应予以拔除引流管<br>□ 完成病程记录 | □ 临床观察生命体征变化及神经功能恢复情况<br>□ 观察切口敷料情况<br>□ 完成病程记录<br>□ 根据患者病情，考虑停用抗菌药物；有感染征象患者，根据药敏试验结果调整药物 |
| 重点医嘱 | **长期医嘱**<br>□ 一级护理<br>□ 术前禁食、禁水<br>□ 监测血压<br>**临时医嘱**<br>□ 血常规、血型、尿常规<br>□ 凝血功能、肝肾功能、血电解质、血糖、感染性疾病筛查<br>□ 胸部X线平片，心电图<br>□ 头颅CT<br>□ 心、肺功能检查（酌情） | **长期医嘱**<br>□ 一级护理<br>□ 术后流食或鼻饲肠道内营养<br>□ 监测生命体征<br>□ 脱水等对症支持治疗<br>**临时医嘱**<br>□ 头颅CT<br>□ 血常规及血生化 | **长期医嘱**<br>□ 一级护理<br>□ 术后流食或鼻饲肠道内营养<br>□ 监测生命体征<br>□ 脱水等对症支持治疗 | **长期医嘱**<br>□ 一级护理<br>□ 根据病情更改饮食及增加肠道内营养<br>□ 监测生命体征<br>□ 脱水等对症支持治疗 |
| 病情变异记录 | □ 无 □ 有，原因：<br>1.<br>2. | □ 无 □ 有，原因：<br>1.<br>2. | □ 无 □ 有，原因：<br>1.<br>2. | □ 无 □ 有，原因：<br>1.<br>2. |
| 医师签名 | | | | |

| 时间 | 住院第5日<br>（术后第4天） | 住院第6日<br>（术后第5天） | 住院第7日<br>（术后第6天） | 住院第8日<br>（术后第7天） |
|---|---|---|---|---|
| 主要诊疗工作 | □ 临床观察生命体征变化及神经功能恢复情况<br>□ 观察切口敷料情况，手术切口换药<br>□ 完成病程记录 | □ 临床观察生命体征变化及神经功能恢复情况<br>□ 观察切口敷料情况<br>□ 完成病程记录 | □ 临床观察生命体征变化及神经功能恢复情况<br>□ 观察切口敷料情况<br>□ 完成病程记录 | □ 根据切口情况予以拆线<br>□ 临床观察神经功能恢复情况<br>□ 复查头部CT<br>□ 完成病程记录 |
| 重点医嘱 | 长期医嘱<br>□ 一级护理<br>□ 根据病情更改饮食及增加肠道内营养<br>□ 监测生命体征<br>□ 脱水对症支持治疗 | 长期医嘱<br>□ 一级护理<br>□ 根据病情更改饮食及增加肠道内营养<br>□ 监测生命体征<br>□ 脱水对症支持治疗 | 长期医嘱<br>□ 一级护理<br>□ 根据病情更改饮食及增加肠道内营养<br>□ 监测生命体征<br>□ 脱水对症支持治疗 | 长期医嘱<br>□ 一级/二级护理<br>□ 术后普食或继续肠道内营养<br>临时医嘱<br>□ 血常规、肝肾功能、凝血功能<br>□ 头颅CT |
| 病情变异记录 | □ 无　□ 有，原因：<br>1.<br>2. | □ 无　□ 有，原因：<br>1.<br>2. | □ 无　□ 有，原因：<br>1.<br>2. | □ 无　□ 有，原因：<br>1.<br>2. |
| 医师签名 | | | | |

| 时间 | 住院第9日<br>（术后第8天） | 住院第10日<br>（术后第9天） | 住院第11日<br>（术后第10天） | 住院第12日<br>（术后第11天） |
|---|---|---|---|---|
| 主要<br>诊疗<br>工作 | □ 临床观察神经功能<br>　恢复情况<br>□ 完成病程记录<br>□ 查看化验结果 | □ 临床观察神经功能<br>　恢复情况<br>□ 观察切口情况<br>□ 完成病程记录 | □ 临床观察神经功能<br>　恢复情况<br>□ 完成病程记录 | □ 临床观察神经功<br>　能恢复情况<br>□ 完成病程记录 |
| 重<br>点<br>医<br>嘱 | **长期医嘱**<br>□ 一级/二级护理<br>□ 术后普食或继续肠<br>　道内营养 | **长期医嘱**<br>□ 一级/二级护理<br>□ 术后普食或继续肠<br>　道内营养 | **长期医嘱**<br>□ 一级/二级护理<br>□ 术后普食或继续肠<br>　道内营养 | **长期医嘱**<br>□ 一级/二级护理<br>□ 术后普食或继续<br>　肠道内营养 |
| 病情<br>变异<br>记录 | □ 无　□ 有，原因：<br>1.<br>2. | □ 无　□ 有，原因：<br>1.<br>2. | □ 无　□ 有，原因：<br>1.<br>2. | □ 无　□ 有，原因：<br>1.<br>2. |
| 医师<br>签名 | | | | |

| 时间 | 住院第 13 日<br>（术后第 12 天） | 住院第 14 日<br>（术后第 13 天） | 住院第 15 日<br>（术后第 14 天） | 住院第 16 日<br>（术后第 15 天） |
|---|---|---|---|---|
| 主要诊疗工作 | □ 临床观察神经功能恢复情况<br>□ 完成病程记录 | □ 临床观察神经功能恢复情况<br>□ 完成病程记录 | □ 临床观察神经功能恢复情况<br>□ 复查头颅 CT<br>□ 复查实验室检查，如血常规、血生化、肝肾功能<br>□ 完成病程记录 | □ 临床观察神经功能恢复情况<br>□ 评估头颅 CT 结果<br>□ 查看实验室检查结果<br>□ 完成病程记录 |
| 重点医嘱 | **长期医嘱**<br>□ 一级/二级护理<br>□ 术后普食或继续肠道内营养 | **长期医嘱**<br>□ 一级/二级护理<br>□ 术后普食或继续肠道内营养 | **长期医嘱**<br>□ 一级/二级护理<br>□ 术后普食或继续肠道内营养<br>**短期医嘱**<br>□ 头颅 CT<br>□ 血常规<br>□ 血生化、肝肾功能 | **长期医嘱**<br>□ 一级/二级护理<br>□ 术后普食或继续肠道内营养 |
| 病情变异记录 | □ 无 □ 有，原因：<br>1.<br>2. | □ 无 □ 有，原因：<br>1.<br>2. | □ 无 □ 有，原因：<br>1.<br>2. | □ 无 □ 有，原因：<br>1.<br>2. |
| 医师签名 | | | | |

| 时间 | 住院第 17 日<br>（术后第 16 天） | 住院第 18 日<br>（术后第 17 天） | 住院第 19 日<br>（术后第 18 天） | 住院第 20 日<br>（术后第 19 天） | 住院第 21 日<br>（术后第 20 天） |
|---|---|---|---|---|---|
| 主要诊疗工作 | □ 临床观察神经功能恢复情况<br>□ 完成病程记录 | □ 临床观察神经功能恢复情况<br>□ 完成病程记录 | □ 临床观察神经功能恢复情况<br>□ 完成病程记录 | □ 临床观察神经功能恢复情况<br>□ 完成病程记录 | □ 确定患者能否出院<br>□ 向患者交代出院注意事项、复查日期<br>□ 通知出院处<br>□ 开出院诊断书<br>□ 完成出院记录 |
| 重点医嘱 | 长期医嘱<br>□ 一级/二级护理<br>□ 术后普食或继续肠道内营养 | 长期医嘱<br>□ 一级/二级护理<br>□ 术后普食或继续肠道内营养 | 长期医嘱<br>□ 一级/二级护理<br>□ 术后普食或继续肠道内营养 | 长期医嘱<br>□ 一级/二级护理<br>□ 术后普食或继续肠道内营养 | □ 通知出院 |
| 病情变异记录 | □ 无　□ 有，<br>原因：<br>1.<br>2. | □ 无　□ 有，<br>原因：<br>1.<br>2. | □ 无　□ 有，<br>原因：<br>1.<br>2. | □ 无　□ 有，<br>原因：<br>1.<br>2. | □ 无　□ 有，原因：<br>1.<br>2. |
| 医师签名 | | | | | |

## （二）护士表单

### 高血压脑出血临床路径护士表单

适用对象：第一诊断为高血压脑出血（ICD-10：I61.902）
行开颅血肿清除术（ICD-9-CM-3：01.24）

| 患者姓名： | | 性别： 年龄： 门诊号： | | 住院号： |
|---|---|---|---|---|
| 住院日期： 年 月 日 | | 出院日期： 年 月 日 | | 标准住院日：≤21天 |

| 时间 | 住院第1日<br>（手术当天） | 住院第2日<br>（术后第1天） | 住院第3日<br>（术后第2天） | 住院第4日<br>（术后第3天） |
|---|---|---|---|---|
| 健康宣教 | □ 术后当日宣教<br>　告知术后注意事项<br>　告知术后饮食、活<br>　动及探视注意事项<br>　告知术后可能出现<br>　情况的应对方式<br>　给予患者及家属心<br>　理支持<br>　再次明确探视陪床<br>　须知 | □ 术后宣教<br>　饮食、活动指导 | □ 术后宣教<br>　饮食、活动指导 | □ 术后宣教<br>　饮食、活动指导 |
| 护理处置 | □ 送手术<br>　摘除患者各种活动<br>　物品<br>　核对患者资料及带药<br>　填写手术交接单，<br>　签字确认<br>□ 接手术<br>　核对患者及资料，<br>　签字确认 | □ 一级护理 | □ 一级护理 | □ 一级护理 |
| 护理工作 | □ 观察记录患者神志、<br>　瞳孔、生命体征、<br>　肢体活动<br>□ 观察切口敷料情况<br>□ 观察引流液性状并<br>　记录引流液的量 | □ 观察记录患者神志、<br>　瞳孔、生命体征、<br>　肢体活动<br>□ 观察切口敷料情况<br>□ 观察引流液性状并<br>　记录引流液的量 | □ 观察记录患者神志、<br>　瞳孔、生命体征、<br>　肢体活动<br>□ 观察切口敷料情况<br>□ 观察引流液性状并<br>　记录引流液的量 | □ 观察记录患者神<br>　志、瞳孔、生命<br>　体征、肢体活动<br>□ 观察切口敷料情况 |
| 重点医嘱 | □ 详见医嘱执行单 | □ 详见医嘱执行单 | □ 详见医嘱执行单 | □ 详见医嘱执行单 |
| 病情变异记录 | □ 无 □ 有，原因：<br>1.<br>2. | □ 无 □ 有，原因：<br>1.<br>2. | □ 无 □ 有，原因：<br>1.<br>2. | □ 无 □ 有，原因：<br>1.<br>2. |
| 护士签名 | | | | |

| 时间 | 住院第5日<br>（术后第4天） | 住院第6日<br>（术后第5天） | 住院第7日<br>（术后第6天） | 住院第8日<br>（术后第7天） |
|---|---|---|---|---|
| 健康<br>宣教 | □ 术后宣教<br>　饮食、活动指导 | □ 术后宣教<br>　饮食、活动指导 | □ 术后宣教<br>　饮食、活动指导 | □ 术后宣教<br>　饮食、活动指导 |
| 护理<br>处置 | □ 二级护理 | □ 二级护理 | □ 二级护理 | □ 二级护理 |
| 护理<br>工作 | □ 观察记录患者神志、<br>　瞳孔、生命体征、<br>　肢体活动<br>□ 观察切口敷料情况 | □ 观察记录患者神志、<br>　瞳孔、生命体征、<br>　肢体活动<br>□ 观察切口敷料情况 | □ 观察记录患者神志、<br>　瞳孔、生命体征、<br>　肢体活动<br>□ 观察切口敷料情况 | □ 观察记录患者神志、瞳孔、生命体征、肢体活动<br>□ 观察切口敷料情况 |
| 重点<br>医嘱 | □ 详见医嘱执行单 | □ 详见医嘱执行单 | □ 详见医嘱执行单 | □ 详见医嘱执行单 |
| 病情<br>变异<br>记录 | □ 无　□ 有，原因：<br>1.<br>2. | □ 无　□ 有，原因：<br>1.<br>2. | □ 无　□ 有，原因：<br>1.<br>2. | □ 无　□ 有，原因：<br>1.<br>2. |
| 护士<br>签名 | | | | |

| 时间 | 住院第 9 日<br>（术后第 8 天） | 住院第 10 日<br>（术后第 9 天） | 住院第 11 日<br>（术后第 10 天） | 住院第 12 日<br>（术后第 11 天） |
|---|---|---|---|---|
| 健康<br>宣教 | □ 术后宣教<br>　饮食、活动指导 | □ 术后宣教<br>　饮食、活动指导 | □ 术后宣教<br>　饮食、活动指导 | □ 术后宣教<br>　饮食、活动指导 |
| 护理<br>处置 | □ 二级护理 | □ 二级护理 | □ 二级护理 | □ 二级护理 |
| 护理<br>工作 | □ 观察记录患者神志、<br>　瞳孔、生命体征、<br>　肢体活动<br>□ 观察切口情况<br>□ 如果病情允许患者<br>　可下床活动 | □ 观察记录患者神志、<br>　瞳孔、生命体征、<br>　肢体活动<br>□ 观察切口情况<br>□ 如果病情允许患者<br>　可下床活动 | □ 观察记录患者神志、<br>　瞳孔、生命体征、<br>　肢体活动<br>□ 观察切口情况<br>□ 如果病情允许患者<br>　可下床活动 | □ 观察记录患者神<br>　志、瞳孔、生命<br>　体征、肢体活动<br>□ 观察切口情况<br>□ 如果病情允许患<br>　者可下床活动 |
| 重点<br>医嘱 | □ 详见医嘱执行单 | □ 详见医嘱执行单 | □ 详见医嘱执行单 | □ 详见医嘱执行单 |
| 病情<br>变异<br>记录 | □ 无　□ 有，原因：<br>1.<br>2. | □ 无　□ 有，原因：<br>1.<br>2. | □ 无　□ 有，原因：<br>1.<br>2. | □ 无　□ 有，原因：<br>1.<br>2. |
| 护士<br>签名 | | | | |

| 时间 | 住院第 13 日<br>（术后第 12 天） | 住院第 14 日<br>（术后第 13 天） | 住院第 15 日<br>（术后第 14 天） | 住院第 16 日<br>（术后第 15 天） |
|---|---|---|---|---|
| 健康<br>宣教 | □ 术后宣教<br>　饮食、活动指导 | □ 术后宣教<br>　饮食、活动指导 | □ 术后宣教<br>　饮食、活动指导 | □ 术后宣教<br>　饮食、活动指导 |
| 护理<br>处置 | □ 二级护理 | □ 二级护理 | □ 二级护理 | □ 二级护理 |
| 护理<br>工作 | □ 观察记录患者神志、<br>　瞳孔、生命体征、<br>　肢体活动<br>□ 观察切口情况<br>□ 如果病情允许患者<br>　可下床活动 | □ 观察记录患者神志、<br>　瞳孔、生命体征、<br>　肢体活动<br>□ 观察切口情况<br>□ 如果病情允许患者<br>　可下床活动 | □ 观察记录患者神志、<br>　瞳孔、生命体征、<br>　肢体活动<br>□ 观察切口情况<br>□ 如果病情允许患者<br>　可下床活动 | □ 观察记录患者神<br>　志、瞳孔、生命<br>　体征、肢体活动<br>□ 观察切口情况<br>□ 如果病情允许患<br>　者可下床活动 |
| 重点<br>医嘱 | □ 详见医嘱执行单 | □ 详见医嘱执行单 | □ 详见医嘱执行单 | □ 详见医嘱执行单 |
| 病情<br>变异<br>记录 | □ 无　□ 有，原因：<br>1.<br>2. | □ 无　□ 有，原因：<br>1.<br>2. | □ 无　□ 有，原因：<br>1.<br>2. | □ 无　□ 有，原因：<br>1.<br>2. |
| 护士<br>签名 | | | | |

| 时间 | 住院第 17 日<br>（术后第 16 天） | 住院第 18 日<br>（术后第 17 天） | 住院第 19 日<br>（术后第 18 天） | 住院第 20 日<br>（术后第 19 天） | 住院第 21 日<br>（术后第 20 天） |
|---|---|---|---|---|---|
| 健康宣教 | □ 术后宣教<br>饮食、活动<br>指导 | □ 术后宣教<br>饮食、活动<br>指导 | □ 术后宣教<br>饮食、活动<br>指导 | □ 术后宣教<br>饮食、活动<br>指导 | □ 确定患者能否<br>出院<br>□ 向患者交代出院<br>注意事项、复查<br>日期<br>□ 通知出院处 |
| 护理处置 | □ 二级护理 | □ 二级护理 | □ 二级护理 | □ 二级护理 | □ 通知出院 |
| 护理工作 | □ 观察记录患者<br>神志、瞳孔、<br>生命体征、肢<br>体活动<br>□ 观察切口情况<br>□ 允许患者可<br>下床活动 | □ 观察记录患者<br>神志、瞳孔、<br>生命体征、肢<br>体活动<br>□ 观察切口情况<br>□ 允许患者可<br>下床活动 | □ 观察记录患者<br>神志、瞳孔、<br>生命体征、肢<br>体活动<br>□ 观察切口情况<br>□ 允许患者可<br>下床活动 | □ 观察记录患者<br>神志、瞳孔、<br>生命体征、肢<br>体活动<br>□ 观察切口情况<br>□ 允许患者可<br>下床活动 | □ 帮助患者办理出<br>院手续 |
| 重点医嘱 | □ 详见医嘱执<br>行单 | □ 详见医嘱执<br>行单 | □ 详见医嘱执<br>行单 | □ 详见医嘱执<br>行单 | □ 详见医嘱执行单 |
| 病情变异记录 | □ 无　□ 有，<br>原因：<br>1.<br>2. | □ 无　□ 有，<br>原因：<br>1.<br>2. | □ 无　□ 有，<br>原因：<br>1.<br>2. | □ 无　□ 有，<br>原因：<br>1.<br>2. | □ 无　□ 有，原因：<br>1.<br>2. |
| 护士签名 | | | | | |

**（二）患者表单**

## 高血压脑出血临床路径患者表单

适用对象：第一诊断为高血压脑出血（ICD-10：I61.902）

行开颅血肿清除术（ICD-9-CM-3：01.24）

| 患者姓名： | | 性别：　年龄：　门诊号： | 住院号： |
|---|---|---|---|
| 住院日期：　　年　月　日 | | 出院日期：　　年　月　日 | 标准住院日：≤21 天 |

| 时间 | 入院<br>（手术当天） | 术后 | 出院 |
|---|---|---|---|
| 医患配合 | □ 配合询问病史（详细告知既往史、用药史、过敏史等）<br>□ 配合进行体格检查、化验及影像学检查<br>□ 与医师了解病情，完善手术谈话并签字<br>□ 与麻醉师完成术前签字 | □ 配合医师治疗 | □ 接受出院前指导<br>□ 了解复查程序<br>□ 保留出院诊断书<br>□ 预约复诊日期 |
| 护患配合 | □ 配合监测生命体征<br>□ 配合完成入院护理评估<br>□ 接受入院宣教<br>□ 头部备皮<br>□ 取下义齿、饰品等贵重物品<br>□ 配合输液 | □ 配合术后护理<br>□ 配合执行探视及陪床 | □ 接受出院宣教<br>□ 办理出院手续<br>□ 获得出院带药<br>□ 了解康复注意事项<br>□ 了解复印病历流程 |
| 饮食 | □ 禁食、禁水 | □ 如可以进食水，遵照医嘱逐渐增加饮食量 | □ 正常饮食 |
| 排泄 | □ 导尿 | □ 导尿或正常排尿便<br>□ 避免便秘 | □ 正常排尿便<br>□ 避免便秘 |
| 活动 | □ 无 | □ 如可以下床，尽早下床活动 | □ 正常活动 |

## 附：原表单（2010 年版）

### 高血压脑出血临床路径表单

适用对象：第一诊断为高血压脑出血（ICD-10：I61.902）
行开颅血肿清除术（ICD-9-CM-3：01.24）

患者姓名： 性别： 年龄： 门诊号： 住院号：

住院日期： 年 月 日 出院日期： 年 月 日 标准住院日：≤21 天

| 时间 | 住院第1日<br>（手术当天） | 住院第2日<br>（术后第1天） | 住院第3日<br>（术后第2天） | 住院第4日<br>（术后第3天） |
|---|---|---|---|---|
| 主要诊疗工作 | □ 病史采集，体格检查<br>□ 完成病历书写、相关检查<br>□ 制订治疗方案<br>□ 术前准备<br>□ 向患者和（或）家属交代病情，签手术知情同意书<br>□ 准备急诊手术<br>□ 临床观察神经系统功能情况 | □ 临床观察生命体征变化及神经功能恢复情况<br>□ 复查头CT，评价结果并行相应措施<br>□ 复查血生化及血常规<br>□ 根据病情考虑是否需要气管切开<br>□ 观察切口敷料情况，伤口换药<br>□ 完成病程记录 | □ 临床观察生命体征变化及神经功能恢复情况<br>□ 观察切口敷料情况，手术切口换药<br>□ 如果有引流，观察引流液性状及引流量，若引流量不多，应予以拔除引流管<br>□ 完成病程记录 | □ 临床观察生命体征变化及神经功能恢复情况<br>□ 观察切口敷料情况<br>□ 完成病程记录<br>□ 根据患者病情，考虑停用抗菌药物；有感染征象患者，根据药敏试验结果调整药物 |
| 重点医嘱 | **长期医嘱**<br>□ 一级护理<br>□ 术前禁食、禁水<br>□ 监测血压<br>**临时医嘱**<br>□ 血常规、血型、尿常规<br>□ 凝血功能、肝肾功能、血电解质、血糖、感染性疾病筛查<br>□ 胸部X线平片、心电图<br>□ 头颅CT<br>□ 心、肺功能检查（酌情） | **长期医嘱**<br>□ 一级护理<br>□ 术后流食或鼻饲肠道内营养<br>□ 监测生命体征<br>□ 脱水等对症支持治疗<br>**临时医嘱**<br>□ 头颅CT<br>□ 血常规及血生化 | **长期医嘱**<br>□ 一级护理<br>□ 术后流食或鼻饲肠道内营养<br>□ 监测生命体征<br>□ 脱水等对症支持治疗 | **长期医嘱**<br>□ 一级护理<br>□ 根据病情更改饮食及增加肠道内营养<br>□ 监测生命体征<br>□ 脱水等对症支持治疗 |
| 主要护理工作 | □ 入院宣教<br>□ 观察患者一般状况及神经系统状况<br>□ 观察记录患者神志、瞳孔、生命体征<br>□ 完成术前准备 | □ 观察患者一般状况及神经系统状况<br>□ 观察记录患者神志、瞳孔、生命体征<br>□ 观察引流液性状并记录引流液的量 | □ 观察患者一般状况及神经系统功能恢复情况<br>□ 观察记录患者神志、瞳孔、生命体征<br>□ 观察引流液性状并记录引流液的量 | □ 观察患者一般状况及神经系统功能恢复情况<br>□ 观察记录患者神志、瞳孔、生命体征 |

| 时间 | 住院第1日<br>（手术当天） | 住院第2日<br>（术后第1天） | 住院第3日<br>（术后第2天） | 住院第4日<br>（术后第3天） |
|---|---|---|---|---|
| 病情<br>变异<br>记录 | □无 □有，原因：<br>1.<br>2. | □无 □有，原因：<br>1.<br>2. | □无 □有，原因：<br>1.<br>2. | □无 □有，原因：<br>1.<br>2. |
| 护士<br>签名 | | | | |
| 医师<br>签名 | | | | |

| 时间 | 住院第 5 日<br>（术后第 4 天） | 住院第 6 日<br>（术后第 5 天） | 住院第 7 日<br>（术后第 6 天） | 住院第 8 日<br>（术后第 7 天） |
|---|---|---|---|---|
| 主要诊疗工作 | □ 临床观察生命体征变化及神经功能恢复情况<br>□ 观察切口敷料情况，手术切口换药<br>□ 完成病程记录 | □ 临床观察生命体征变化及神经功能恢复情况<br>□ 观察切口敷料情况<br>□ 完成病程记录 | □ 临床观察生命体征变化及神经功能恢复情况<br>□ 观察切口敷料情况<br>□ 完成病程记录 | □ 根据切口情况予以拆线<br>□ 临床观察神经功能恢复情况<br>□ 复查头部 CT<br>□ 完成病程记录 |
| 重点医嘱 | **长期医嘱**<br>□ 一级护理<br>□ 根据病情更改饮食及增加肠道内营养<br>□ 监测生命体征<br>□ 脱水对症支持治疗 | **长期医嘱**<br>□ 一级护理<br>□ 根据病情更改饮食及增加肠道内营养<br>□ 监测生命体征<br>□ 脱水对症支持治疗 | **长期医嘱**<br>□ 一级护理<br>□ 根据病情更改饮食及增加肠道内营养<br>□ 监测生命体征<br>□ 脱水对症支持治疗 | **长期医嘱**<br>□ 一级/二级护理<br>□ 术后普食或继续肠道内营养<br>**临时医嘱**<br>□ 血常规、肝肾功能、凝血功能<br>□ 头颅 CT |
| 主要护理工作 | □ 观察患者一般状况及神经系统功能恢复情况<br>□ 观察记录患者神志、瞳孔、生命体征 | □ 观察患者一般状况及神经系统功能恢复情况<br>□ 观察记录患者神志、瞳孔、生命体征 | □ 观察患者一般状况及神经系统功能恢复情况<br>□ 观察记录患者神志、瞳孔、生命体征 | □ 观察患者一般状况及神经系统功能恢复情况<br>□ 观察记录患者神志、瞳孔、生命体征 |
| 病情变异记录 | □ 无 □ 有，原因：<br>1.<br>2. | □ 无 □ 有，原因：<br>1.<br>2. | □ 无 □ 有，原因：<br>1.<br>2. | □ 无 □ 有，原因：<br>1.<br>2. |
| 护士签名 | | | | |
| 医师签名 | | | | |

| 时间 | 住院第 9 日<br>（术后第 8 天） | 住院第 10 日<br>（术后第 9 天） | 住院第 11 日<br>（术后第 10 天） | 住院第 12 日<br>（术后第 11 天） |
|---|---|---|---|---|
| 主要<br>诊疗<br>工作 | □ 临床观察神经功能<br>　恢复情况<br>□ 完成病程记录<br>□ 查看化验结果 | □ 临床观察神经功能<br>　恢复情况<br>□ 观察切口情况<br>□ 完成病程记录 | □ 临床观察神经功能<br>　恢复情况<br>□ 完成病程记录 | □ 临床观察神经功<br>　能恢复情况<br>□ 完成病程记录 |
| 重<br>点<br>医<br>嘱 | **长期医嘱**<br>□ 一级/二级护理<br>□ 术后普食或继续肠<br>　道内营养 | **长期医嘱**<br>□ 一级/二级护理<br>□ 术后普食或继续肠<br>　道内营养 | **长期医嘱**<br>□ 一级/二级护理<br>□ 术后普食或继续肠<br>　道内营养 | **长期医嘱**<br>□ 一级/二级护理<br>□ 术后普食或继续<br>　肠道内营养 |
| 主<br>要<br>护<br>理<br>工<br>作 | □ 观察患者一般状况<br>□ 观察神经系统功能<br>　恢复情况<br>□ 如果病情允许患者<br>　可下床活动 | □ 观察患者一般状况<br>　及切口情况<br>□ 观察神经系统功能<br>　恢复情况<br>□ 如果病情允许患者<br>　可下床活动 | □ 观察患者一般状况<br>　及切口情况<br>□ 观察神经系统功能<br>　恢复情况<br>□ 如果病情允许患者<br>　可下床活动 | □ 观察患者一般状<br>　况及切口情况<br>□ 观察神经系统功<br>　能恢复情况<br>□ 如果病情允许患<br>　者可下床活动 |
| 病情<br>变异<br>记录 | □ 无　□ 有，原因：<br>1.<br>2. | □ 无　□ 有，原因：<br>1.<br>2. | □ 无　□ 有，原因：<br>1.<br>2. | □ 无　□ 有，原因：<br>1.<br>2. |
| 护士<br>签名 | | | | |
| 医师<br>签名 | | | | |

| 时间 | 住院第 13 日<br>（术后第 12 天） | 住院第 14 日<br>（术后第 13 天） | 住院第 15 日<br>（术后第 14 天） | 住院第 16 日<br>（术后第 15 天） |
|---|---|---|---|---|
| 主要诊疗工作 | □ 临床观察神经功能恢复情况<br>□ 完成病程记录 | □ 临床观察神经功能恢复情况<br>□ 完成病程记录 | □ 临床观察神经功能恢复情况<br>□ 复查头颅 CT<br>□ 复查实验室检查，如血常规、血生化、肝肾功能<br>□ 完成病程记录 | □ 临床观察神经功能恢复情况<br>□ 评估头颅 CT 结果<br>□ 查看实验室检查结果<br>□ 完成病程记录 |
| 重点医嘱 | **长期医嘱**<br>□ 一级/二级护理<br>□ 术后普食或继续肠道内营养 | **长期医嘱**<br>□ 一级/二级护理<br>□ 术后普食或继续肠道内营养 | **长期医嘱**<br>□ 一级/二级护理<br>□ 术后普食或继续肠道内营养<br>**短期医嘱**<br>□ 头颅 CT<br>□ 血常规<br>□ 血生化、肝肾功能 | **长期医嘱**<br>□ 一级/二级护理<br>□ 术后普食或继续肠道内营养 |
| 主要护理工作 | □ 观察患者一般状况及切口情况<br>□ 观察神经系统功能恢复情况<br>□ 如果病情允许患者可下床活动 | □ 观察患者一般状况及切口情况<br>□ 观察神经系统功能恢复情况<br>□ 如果病情允许患者可下床活动 | □ 观察患者一般状况及切口情况<br>□ 观察神经系统功能恢复情况<br>□ 如果病情允许患者可下床活动 | □ 观察患者一般状况及切口情况<br>□ 观察神经系统功能恢复情况<br>□ 如果病情允许患者可下床活动 |
| 病情变异记录 | □ 无　□ 有，原因：<br>1.<br>2. | □ 无　□ 有，原因：<br>1.<br>2. | □ 无　□ 有，原因：<br>1.<br>2. | □ 无　□ 有，原因：<br>1.<br>2. |
| 护士签名 | | | | |
| 医师签名 | | | | |

| 时间 | 住院第 17 日（术后第 16 天） | 住院第 18 日（术后第 17 天） | 住院第 19 日（术后第 18 天） | 住院第 20 日（术后第 19 天） | 住院第 21 日（术后第 20 天） |
|---|---|---|---|---|---|
| 主要诊疗工作 | □ 临床观察神经功能恢复情况<br>□ 完成病程记录 | □ 临床观察神经功能恢复情况<br>□ 完成病程记录 | □ 临床观察神经功能恢复情况<br>□ 完成病程记录 | □ 临床观察神经功能恢复情况<br>□ 完成病程记录 | □ 确定患者能否出院<br>□ 向患者交代出院注意事项、复查日期<br>□ 通知出院处<br>□ 开出院诊断书<br>□ 完成出院记录 |
| 重点医嘱 | 长期医嘱<br>□ 一级/二级护理<br>□ 术后普食或继续肠道内营养 | 长期医嘱<br>□ 一级/二级护理<br>□ 术后普食或继续肠道内营养 | 长期医嘱<br>□ 一级/二级护理<br>□ 术后普食或继续肠道内营养 | 长期医嘱<br>□ 一级/二级护理<br>□ 术后普食或继续肠道内营养 | □ 通知出院 |
| 主要护理工作 | □ 观察患者一般状况及切口情况<br>□ 观察神经系统功能恢复情况<br>□ 如果病情允许患者可下床活动 | □ 观察患者一般状况及切口情况<br>□ 观察神经系统功能恢复情况<br>□ 如果病情允许患者可下床活动 | □ 观察患者一般状况及切口情况<br>□ 观察神经系统功能恢复情况<br>□ 如果病情允许患者可下床活动 | □ 观察患者一般状况及切口情况<br>□ 观察神经系统功能恢复情况<br>□ 如果病情允许患者可下床活动 | □ 帮助患者办理出院手续 |
| 病情变异记录 | □ 无　□ 有，原因：<br>1.<br>2. | □ 无　□ 有，原因：<br>1.<br>2. | □ 无　□ 有，原因：<br>1.<br>2. | □ 无　□ 有，原因：<br>1.<br>2. | □ 无　□ 有，原因：<br>1.<br>2. |
| 护士签名 | | | | | |
| 医师签名 | | | | | |

# 第二十章

# 脊髓脊膜膨出临床路径释义

## 一、脊髓脊膜膨出编码

1. 卫计委原编码

疾病名称及编码：脊髓脊膜膨出（一般合并脊髓栓系综合征 ICD-10：Q06.803）

手术操作名称及编码：后正中入路脊髓脊膜膨出探查修补术（ICD-9-CM-3：03.6 04+00.9401）

2. 修改编码

疾病名称及编码：脊髓脊膜膨出（ICD-10：Q05）

手术操作名称及编码：脊髓脊膜膨出探查修补术（ICD-9-CM-3：03.52）

## 二、临床路径检索方法

Q05 伴 03.52

## 三、脊髓脊膜膨出临床路径准住院流程

### （一）适用对象

第一诊断为脊髓脊膜膨出（一般合并脊髓栓系综合征 ICD-10：Q06.803）。

行后正中入路脊髓脊膜膨出探查修补术（ICD-9-CM-3：03.6 04+00.9401）。

> **释义**
>
> ■ 本路径适用对象为诊断为脊髓脊膜膨出的患者，通常患者存在先天性脊柱裂和脊髓栓系，儿童患者多见，其包括各种单纯脊膜膨出和脊髓神经根一并疝出的患者。其症状可由于膨出的脊髓脊膜牵拉或嵌顿导致的局部症状，也可由脊髓栓系所导致的下肢功能障碍、大小便功能障碍、会阴部麻木，或者性功能障碍等。对于因为腰骶段椎管内脂肪瘤、皮样囊肿和畸胎瘤等导致的脊髓栓系，不适用此路径；隐性脊柱裂不伴有明显临床表现的患者无需手术，不适用于此路径。对于成年患者，且存在先天性脊柱裂和脊髓栓系，如果临床症状不明显，可密切观察病情，暂不予以手术，故也不适用于此路径。

### （二）诊断依据

1. 临床表现

（1）多为先天性疾病，为神经管发育不全，多发生在腰骶部，常合并其他畸形，如脊髓栓系，通常出生即有，进展相对缓慢，多呈进行性加重。

（2）脊柱部位皮肤异常：后正中部位出现异常皮肤隆起，皮下脂肪堆积，多表现为腰骶部皮肤出现小的凹陷、皮肤窦道，局部多毛或皮毛窦，腰部中线部位血管瘤，不对称臀裂等。

（3）疼痛：为成年人最常见的症状。特点是后背痛，并向单侧或双侧下肢放射，无皮肤节段分布的特点，范围可包括直肠肛门部、臀中部、会阴区、腰背部和下肢。下肢疼痛常分布广

泛，超过单一神经根支配区，也有单侧根性分布。

（4）感觉障碍：主要是皮肤麻木或感觉减退。患者少有明显的感觉障碍平面。此外，由于神经营养状况不佳，部分腰骶部脊髓脊膜膨出患者常合并难以愈合的足部或会阴部溃疡。

（5）运动功能障碍，常表现为单侧或下肢无力和步行困难。运动功能最常受累部位是踝部，而近端肌群一般不受累。

（6）膀胱和直肠功能障碍：膀胱功能障碍包括遗尿、尿频、尿急、尿失禁和尿潴留，常有频繁尿路感染。严重者可合并肾功能损害。直肠功能障碍多表现为便秘，少数可有大便失禁。

（7）肌肉骨骼畸形：足畸形是最常见的肌肉骨骼畸形，如双足不对称、高弓内翻足、鹰爪趾等。此外，脊柱侧弯和脊柱前凸畸形也较为常见。

2. 辅助检查

（1）腰骶部 MRI。

（2）腰骶部 CT。

（3）X 线平片。

（4）膀胱功能检测。

> **释义**
>
> ■ 先天性脊柱裂的判断：通常患者在腰骶部存在脊髓脊膜膨出的部位，其下方触摸无骨性结构，而脊柱裂上下方的骨性触摸感明显。腰骶部 CT 往往能清晰显示脊柱后方骨性结构缺损。
>
> ■ 脊髓脊膜膨出内容物的判断：往往通过术前 MRI，仔细分辨其内容物是否包含有脊髓或马尾神经根。
>
> ■ 膨出包块的局部判断：对膨出包块要仔细观察，分辨是否合并有藏毛窦，局部有无破溃和感染等。
>
> ■ 膀胱功能评估：术前进行膀胱残余尿的 B 超检查，必要时可以做尿动力学检测。

## （三）选择治疗方案的依据

1. 临床诊断为脊髓脊膜膨出，出现神经系统症状或病情进展者需手术治疗。根据病变的具体部位，行后正中入路脊髓脊膜膨出探查修补术。

2. 手术风险较大者（高危婴儿、妊娠期、合并较严重内科疾病），需向患者或家属交代病情；如不同意手术，应充分告知风险，履行签字手续，并予严密观察。

> **释义**
>
> ■ 如明确为脊髓脊膜膨出、先天性脊柱裂和并脊髓栓系，原则上应尽早手术，越早分离和去除瘢痕粘连及离断终丝，对栓系的脊髓圆锥进行彻底的松解，患者的神经功能恢复的越好。但如果成年患者，且患者临床症状不明显，考虑为阴性脊柱裂，由于患者身体高度再增长的可能性小，且无明显临床症状，此时虽然影像学提示有脊髓栓系，可予以保守治疗，并密切观察患者病情。

## （四）标准住院日为≤14天

> **释义**
>
> ■ 标准住院日是推荐的最低要求，提倡缩短住院日。需全身麻醉下手术，入院前做好各项影像学检查等，通常手术日为入院第2～3天，由于腰骶部伤口靠近肛门，且需打开硬膜进入蛛网膜下腔，故要严密防止伤口感染和脑脊液漏的发生，如手术无严重并发症，术后恢复7～9天可予出院。

## （五）进入路径标准

1. 第一诊断必须符合脊髓脊膜膨出。
2. 当患者同时具有其他疾病诊断，但在住院期间不需特殊处理、不影响第一诊断的临床路径流程实施时，可以进入路径。

> **释义**
>
> ■ 本路径适用对象为临床诊断为脊髓脊膜膨出造成的脊髓栓系患者。如脊髓栓系继发于其他椎管内疾病，如肿瘤和炎症等，建议先治疗原发病，不进入本路径。同时隐性脊柱裂，无明显临床表现的成年患者，不进入本路径。合并全身疾病但住院期间不需要特殊处理，且可耐受手术的患者，也可以进入本路径。

## （六）术前准备3天

1. 必需的检查项目
（1）血常规、尿常规，血型。
（2）凝血功能、肝肾功能、血电解质、血糖、感染性疾病筛查（乙型肝炎、丙型肝炎、艾滋病、梅毒等）。
（3）心电图、胸部X线平片。
（4）MRI检查，包括增强扫描。
（5）肌电图（含括约肌功能）、体感及运动诱发电位检查，进行神经功能评估。
2. 根据患者病情，行术前X线定位片检查，必要时行心、肺功能检查及脊柱CT检查。

> **释义**
>
> ■ 心电图、血常规、尿常规、凝血和生化检查、传染性疾病筛查等是常规检查，每个进入路径的患者均需完成，肝肾功能、血糖、凝血功能、心电图、X线胸片主要是评估有无基础疾病，关系到围术期的特殊处理，可能会影响到住院时间、费用以及治疗预后。传染性疾病的筛查主要用于排除可能的传染源，如乙型肝炎、丙型肝炎、艾滋病、梅毒等。这些患者的手术操作需要特殊处理。为缩短患者术前等待时间，检查项目可以在患者入院前于门诊完成。
>
> ■ 术前准备常规检查腰骶部CT和MRI，以明确先天性脊柱裂的范围和节段，同时明确患者膨出物的内容，且发现是否患有脂肪瘤等，造成圆锥马尾部神经根的粘连，同时可以确定患者的圆锥位置，发现是否合并有脊髓栓系。

■ 术前进行膀胱残余尿的检测，必要时还需做尿动力学检查，明确患者是否合并有神经源性膀胱，评估其术前膀胱功能。

### （七）预防性抗菌药物选择与使用时机

1. 按照《抗菌药物临床应用指导原则》（卫医发〔2004〕285 号）选择用药。建议使用第一、第二代头孢菌素，头孢曲松等；明确感染患者，可根据药敏试验结果调整抗菌药物。
2. 预防性用抗菌药物，时间为术前 30 分钟。

> 释义
>
> ■ 鉴于 2012 年 8 月 1 日起施行《抗菌药物临床应用管理办法》（卫生部第 84 号令），路径中抗菌药物使用应按照新的管理规范执行，路径均不再全身（口服、静脉注射或肌注）使用抗菌药物。对于由于局部脊髓脊膜膨出物破溃感染，甚至出现脑脊液漏和颅内感染的患者，需静脉使用抗菌药物，以控制感染。

### （八）手术日为入院第 4 天

1. 麻醉方式：全身麻醉。
2. 手术方式：后正中入路脊膜脊髓膨出探查修补术。通常需行终丝切断、神经根松解及切除合并的脂肪瘤等。
3. 手术置入物：脊柱及椎板固定材料，硬脊膜修复材料及脊柱膜防粘连（脊柱膜）材料。
4. 术中用药：激素、抗菌药物。
5. 输血：根据手术失血情况决定。
6. 建议术中行神经电生理监测，降低术中神经副损伤发生概率。

> 释义
>
> ■ 麻醉方式为全身麻醉，对于膨出物位置过于靠近肛门的患者，可以选择后方的横行弧形切口，皮下分离后，再从正中分离，使得切口线尽量远离肛门，避免术后切口感染的发生。术中需尽可能的严密修补硬膜，防止脑脊液漏的发生。
>
> ■ 术中电生理监测是强烈推荐的，对于合并有脂肪瘤的复杂型脊髓栓系则必须使用，能更好地保留功能神经根，减少副损伤。

### （九）术后住院恢复 10 天

1. 术后必须复查的检查项目：MRI、脊柱 CT、肌电图、体感及运动诱发电位、血常规、尿常规、肝肾功能、电解质、血糖。
2. 术后用药：根据病情选用激素、脱水药、抗菌药物。
3. 术后应用脊柱外固定支具（1~3 个月）。

> **释义**
>
> ■ 术后严密观察切口情况，如局部干洁、无脑脊液漏等，可尽早复查 MRI 等，明确脊髓脊膜膨出切除情况和栓系松解情况。
>
> ■ 如有切口脑脊液漏，要及时修补缝合，体位可尝试俯卧位，压沙袋，并用弹力绷带将两侧皮肤拉近，予以红外线照射，每日 2 次。
>
> ■ 术后推荐使用腰围 1~3 个月，如病变未累及腰椎，仅仅局限在骶椎，可佩戴腰围 1 个月。如腰椎受累，术中对脊柱后柱有破坏者，需佩戴腰围 3 个月。一般情况不需要做后部钉棒系统的内固定。
>
> ■ 术中可以予以激素 1 次，且术后早期可使用激素，同时需注意胃黏膜保护剂的使用。术后适当使用神经营养药物，促进神经功能康复。

## （十）出院标准

1. 患者病情稳定，体温正常，手术切口愈合良好，生命体征平稳。
2. 没有需要住院处理的并发症和（或）合并症。

> **释义**
>
> ■ 术后 MRI 提示脊髓脊膜膨出切除，脊髓栓系得到松解，且伤口愈合良好，无严重并发症或合并症的患者，可以考虑出院。出院后继续适量使用神经营养药物，术后 3 个月复查，且要定期随访。对于术前已经有严重的神经源性膀胱，或者术后排尿困难，难以拔除尿管的患者，可转康复科继续膀胱训练。

## （十一）变异及原因分析

1. 术后继发切口脑脊液漏等并发症，严重者需要二次手术，导致住院时间延长、费用增加。
2. 术后切口感染、中枢神经系统感染，术后渗液和神经功能障碍等，导致住院时间延长与费用增加。
3. 术后继发其他内、外科疾病需进一步诊治，导致住院时间延长。

> **释义**
>
> ■ 术前存在膨出物破溃感染等，可能需要控制局部感染后再行手术治疗。
>
> ■ 术后切口愈合不良、局部感染、脑脊液漏等，均会延长住院时间和费用。
>
> ■ 部分患者由于术前膀胱功能差，术后排尿困难而难以拔除尿管等，也可能会延长患者住院时间。
>
> ■ 合并严重的低蛋白血症或其他系统性疾病患者，也可能会延长住院时间。

## 四、脊髓脊膜膨出临床路径给药方案

1. 手术前用药：①抗菌药物：头孢呋辛钠（术前 30 分钟，3 小时后追加）；②其他常规药物（阿托品、苯巴比妥等）；③甲泼尼龙（术前 30 分钟）；④胃黏膜保护剂（术前第一针）。

手术中用药：①麻醉药物（全身麻醉）：宜选：吸入麻醉药（七氟烷），静脉麻醉药（丙泊酚、依托咪酯、咪达唑仑）阿片类麻醉镇痛药（舒芬太尼或瑞芬太尼）；可选：镇吐药（托烷司琼），术后镇痛药（高乌甲素）。②消毒药物：宜选：碘伏消毒剂、复合碘消毒剂、75%医用酒精；可选：聚维酮碘消毒剂。

2. 手术后用药：①胃黏膜保护剂（奥美拉唑、泮托拉唑等）；②神经营养药物；③止血药；④激素类药物，建议使用短效，仅在术后早期使用。

3. 其他：全身用药、退热镇痛药物、通便药等，根据患者局部及全身情况酌情使用。同时根据患者切口愈合情况、是否出现感染等，合理使用抗菌药物。

**【用药选择】**

1. 术前30分钟在胃黏膜保护的情况下使用激素，能更好地减少手术中脊髓和神经根受累引起的水肿，保护神经功能。

2. 手术均为全身麻醉，术中均需要使用电生理监测，故在肌松药的使用上需要和麻醉师密切配合。

3. 术前30分钟使用第二代头孢类抗菌药物预防感染，并在手术3小时后追加使用。术后不常规要求使用抗菌药物。

4. 手术后早期为防止全身麻醉应激后的胃肠道出血，需使用胃黏膜保护剂，并给予止血药。

**【药学提示】**

术后激素类药物不宜长期使用，尽可能使用短效激素，使用时间不超过1周。

**【注意事项】**

如果术前不存在脊髓脊膜膨出部位破溃和感染的情况，本手术为清洁手术，术后不常规使用抗菌药物。

## 五、推荐表单

### (一) 医师表单

**脊髓脊膜膨出临床路径医师表单**

适用对象：第一诊断为脊髓脊膜膨出（ICD-10：Q06.803）

行后正中入路脊髓脊膜膨出探查修补术（ICD-9-CM-3：03.6 04+00.9401）

| 患者姓名： | 性别： 年龄： 门诊号： | 住院号： |
|---|---|---|
| 住院日期： 年 月 日 | 出院日期： 年 月 日 | 标准住院日：≤16 天 |

| 时间 | 住院第 1 天 | 住院第 1~2 天 | 住院第 2~3 天 |
|---|---|---|---|
| 主要诊疗工作 | □ 询问病史及体格检查<br>□ 完成病历书写<br>□ 开化验单<br>□ 上级医师查房<br>□ 依据体检，进行相关的术前检查<br>□ 初步确定手术方式和日期 | □ 完成相关科室会诊<br>□ 上级医师查房<br>□ 完成术前准备与术前评估<br>□ 预约术中电生理监测 | □ 术前讨论<br>□ 完成术前准备与术前评估<br>□ 完成术前小结、术前讨论记录<br>□ 向患者和家属交代围术期注意事项，签署手术同意书、自费协议书、输血同意书、委托书<br>□ 完成术前定位标记 |
| 重点医嘱 | **长期医嘱**<br>□ 一级护理<br>□ 饮食<br>□ 患者既往基础用药<br>**临时医嘱**<br>□ 血常规、血型、尿常规<br>□ 肝肾功能、血电解质、血糖、凝血功能、感染性疾病筛查<br>□ 心电图、胸部 X 线平片<br>□ MRI、腰骶椎 CT 检查<br>□ 肌电图<br>□ 膀胱残余尿检测<br>□ 体感及运动诱发电位<br>□ 必要时查尿动力学、肺功能、超声心动图、血气分析等 | **长期医嘱**<br>□ 一级护理<br>□ 饮食<br>□ 患者既往基础用药<br>**临时医嘱**<br>□ 激素及脱水药（酌情）<br>□ 其他特殊医嘱 | **长期医嘱**<br>□ 一级护理<br>□ 饮食<br>□ 患者既往基础用药<br>**临时医嘱**<br>□ 备皮（颈部病变酌情剃头）<br>□ 抗菌药物皮试<br>□ 术前禁食、禁水<br>□ 激素及脱水药（酌情）<br>□ 其他特殊医嘱<br>□ 定位 X 线平片 |
| 病情变异记录 | □ 无 □ 有，原因：<br>1.<br>2. | □ 无 □ 有，原因：<br>1.<br>2. | □ 无 □ 有，原因：<br>1.<br>2. |
| 医师签名 | | | |

| 时间 | 住院第 3~4 天<br>（手术日） | 住院第 4~5 天<br>（术后第 1 天） | 住院第 5~6 天<br>（术后第 2 天） |
|---|---|---|---|
| 主要诊疗工作 | □ 行全身麻醉下病变探查修补术及终丝切断、神经根松解、脂肪瘤切除术等<br>□ 术中电生理监测<br>□ 术者完成手术记录<br>□ 完成术后病程<br>□ 上级医师查房<br>□ 向患者及家属交代手术情况，交代注意事项<br>□ 观察术后病情变化 | □ 上级医师查房，注意病情变化<br>□ 完成病程记录<br>□ 根据引流情况决定是否拔除引流管<br>□ 注意体温、血象及生化指标变化（对症处理）<br>□ 注意有无意识、呼吸、吞咽障碍，偏瘫、腹胀、大小便障碍等 | □ 上级医师查房，注意病情变化<br>□ 完成病程记录<br>□ 根据引流情况决定是否拔除引流管<br>□ 注意体温、血象及生化指标变化（对症处理）<br>□ 注意有无意识、呼吸、吞咽障碍，偏瘫、腹胀、大小便障碍等 |
| 重点医嘱 | **长期医嘱**<br>□ 一级护理<br>□ 禁食、禁水<br>□ 吸氧及生命体征监测<br>□ 保留导尿<br>□ 术中用抗菌药物<br>□ 补液治疗<br>□ 激素、脱水、抑酸药（酌情）<br>**临时医嘱**<br>□ 根据病情需要下相应医嘱<br>□ 镇痛、镇吐等<br>□ 血常规、肝肾功能及血电解质、凝血功能、血气等<br>□ 接引流（术中置放引流者） | **长期医嘱**<br>□ 一级护理<br>□ 流食<br>□ 激素<br>**临时医嘱**<br>□ 镇痛<br>□ 补液（酌情）<br>□ 拔除引流管（如术中置放） | **长期医嘱**<br>□ 一级护理<br>□ 流食/半流食<br>□ 激素<br>**临时医嘱**<br>□ 镇痛<br>□ 补液（酌情）<br>□ 拔除引流管（如术中置放） |
| 病情变异记录 | □ 无　□ 有，原因：<br>1.<br>2. | □ 无　□ 有，原因：<br>1.<br>2. | □ 无　□ 有，原因：<br>1.<br>2. |
| 医师签名 | | | |

| 时间 | 住院第 6~7 天<br>（术后第 3 天） | 住院第 7~8 天<br>（术后第 4 天） | 住院第 8~9 天<br>（术后第 5 天） | 住院第 9~10 天<br>（术后第 6 天） |
|---|---|---|---|---|
| 主要诊疗工作 | □ 上级医师查房，注意病情变化<br>□ 完成病程记录<br>□ 切口换药，注意有无皮下积液、切口渗液<br>□ 调整激素用量，逐渐减量<br>□ 根据情况停用抗菌药物 | □ 注意病情变化<br>□ 完成病程记录<br>□ 激素减量或停药 | □ 临床观察神经系统功能恢复情况<br>□ 完成病程记录<br>□ 停用激素 | □ 上级医师查房，注意病情变化<br>□ 完成病程记录<br>□ 注意是否有发热 |
| 重点医嘱 | **长期医嘱**<br>□ 一级护理<br>□ 半流食/普食<br>**临时医嘱**<br>□ 换药<br>□ 根据病情需要下相应医嘱 | **长期医嘱**<br>□ 一级护理<br>□ 普食<br>**临时医嘱**<br>□ 根据病情需要下相应医嘱 | **长期医嘱**<br>□ 一级护理<br>□ 普食<br>**临时医嘱**<br>□ 根据病情需要下相应医嘱 | **长期医嘱**<br>□ 一级护理<br>□ 普食<br>**临时医嘱**<br>□ 酌情行腰椎穿刺采集脑脊液并检查 |
| 病情变异记录 | □ 无 □ 有，原因：<br>1.<br>2. | □ 无 □ 有，原因：<br>1.<br>2. | □ 无 □ 有，原因：<br>1.<br>2. | □ 无 □ 有，原因：<br>1.<br>2. |
| 医师签名 | | | | |

| 时间 | 住院第 10~11 天<br>（术后第 7 天） | 住院第 11~12 天<br>（术后第 8 天） | 住院第 12~13 天<br>（术后第 9 天） | 住院第 13~14 天<br>（术后第 10 天） |
|---|---|---|---|---|
| 主要诊疗工作 | □ 注意病情变化<br>□ 完成病程记录<br>□ 切口换药，注意有无皮下积液、切口渗液<br>□ 注意体温、血象及生化指标变化（对症处理） | □ 上级医师查房，注意病情变化<br>□ 完成病程记录<br>□ 复查术后 MRI | □ 临床观察神经功能恢复情况<br>□ 完成病程记录<br>□ 复查术后体感及运动诱发电位等电生理检查，并评价结果 | □ 根据切口情况予以拆线或延期门诊拆线<br>□ 确定患者能否出院<br>□ 向患者交代出院注意事项、复查日期<br>□ 开出院诊断书<br>□ 完成出院记录 |
| 重点医嘱 | **长期医嘱**<br>□ 一级护理<br>□ 普食<br>**临时医嘱**<br>□ 换药<br>□ 血常规、肝肾功能、血电解质<br>□ 酌情行腰椎穿刺采集脑脊液并检查 | **长期医嘱**<br>□ 二级护理<br>□ 普食<br>**临时医嘱**<br>□ MRI<br>□ 根据病情需要下相应医嘱 | **长期医嘱**<br>□ 三级护理<br>□ 普食<br>**临时医嘱**<br>□ 可行电生理检查<br>□ 根据病情需要下相应医嘱 | **出院医嘱**<br>□ 出院带药<br>□ 康复治疗（酌情）<br>□ 残余肿瘤放射治疗（酌情） |
| 病情变异记录 | □ 无 □ 有，原因：<br>1.<br>2. | □ 无 □ 有，原因：<br>1.<br>2. | □ 无 □ 有，原因：<br>1.<br>2. | □ 无 □ 有，原因：<br>1.<br>2. |
| 医师签名 | | | | |

### （二）护士表单

**脊髓脊膜膨出临床路径护士表单**

适用对象：第一诊断为脊髓脊膜膨出（ICD-10：Q06.803）
行后正中入路脊髓脊膜膨出探查修补术（ICD-9-CM-3：03.6 04+00.9401）

| 患者姓名： | 性别： 年龄： 门诊号： | 住院号： |
|---|---|---|
| 住院日期： 年 月 日 | 出院日期： 年 月 日 | 标准住院日：≤16 天 |

| 时间 | 住院第 1 天 | 住院第 1~2 天 | 住院第 2~3 天 |
|---|---|---|---|
| 健康宣教 | □ 入院宣教<br>□ 介绍主管护师、护士<br>□ 介绍环境、设施<br>□ 介绍住院注意事项 | □ 介绍疾病基本情况<br>□ 医护一起查房，讲解手术的相关情况 | □ 术前宣教<br>□ 宣教疾病知识、术前准备及手术过程<br>□ 告知准备物品、洗澡<br>□ 告知术后饮食、活动及探视注意事项<br>□ 告知术后可能出现的情况及应对方式<br>□ 主管护士与患者沟通，了解并指导心理应对<br>□ 告知家属等候区位置 |
| 护理处置 | □ 核对患者，佩戴腕带<br>□ 完成首次护理文件记录及护理安全告知书签字<br>□ 卫生处置：剪指（趾）甲、洗澡、更换病号服<br>□ 未成年人需陪护 1 人 | □ 协助医师完成手术前化验标本留取<br>□ 协助完成手术前检查<br>□ 完成护理记录 | □ 观察患者一般状况<br>□ 完成术前准备<br>□ 未成年人禁食、禁水<br>□ 遵医嘱给药，并观察用药后反应<br>□ 完成护理记录 |
| 基础护理 | □ 一级护理<br>□ 患者安全管理 | □ 一级护理<br>□ 患者安全管理 | □ 一级护理<br>□ 患者安全管理 |
| 专科护理 | □ 观察神经系统状况<br>□ 协助完成手术前检查 | □ 观察神经系统状况<br>□ 协助医师进行神经系统查体<br>□ 心理护理 | □ 观察神经系统状况<br>□ 协助完成手术前检查<br>□ 心理护理 |
| 重点医嘱 | □ 详见医嘱执行单 | □ 详见医嘱执行单 | □ 详见医嘱执行单 |
| 病情变异记录 | □ 无 □ 有，原因：<br>1.<br>2. | □ 无 □ 有，原因：<br>1.<br>2. | □ 无 □ 有，原因：<br>1.<br>2. |
| 护士签名 | | | |

| 时间 | 住院第 3~4 天<br>（手术日） | 住院第 4~5 天<br>（术后第 1 天） | 住院第 5~6 天<br>（术后第 2 天） |
|---|---|---|---|
| 健康<br>宣教 | □ 术后当日宣教<br>□ 告知术后注意事项<br>□ 告知术后饮食、活动及探视<br>　注意事项<br>□ 告知术后可能出现情况的应<br>　对方式<br>□ 给予患者及家属心理支持<br>□ 再次明确探视陪伴须知 | □ 术后宣教<br>□ 饮食和伤口护理指导<br>□ 药物反应的宣教 | □ 术后宣教<br>□ 饮食和伤口护理指导<br>□ 药物反应的宣教 |
| 护理<br>处置 | □ 送手术<br>□ 摘除患者各种活动物品<br>□ 核对患者资料及带药<br>□ 填写手术交接单、签字确认<br>□ 接手术<br>□ 核对患者及资料，签字确认<br>□ 完成护理记录 | □ 协助完成相关化验和检查<br>□ 停用心电监护等<br>□ 遵医嘱给药，并观察用药后<br>　反应<br>□ 完成护理记录 | □ 协助完成相关化验和检查<br>□ 遵医嘱给药，并观察用药<br>　后反应<br>□ 完成护理记录 |
| 基础<br>护理 | □ 一级护理<br>□ 患者安全管理 | □ 一级护理<br>□ 患者安全管理 | □ 一级护理<br>□ 患者安全管理 |
| 专科<br>护理 | □ 观察患者一般状况，脑科观察<br>□ 观察患者神经系统功能恢复<br>　情况<br>□ 观察记录患者生命体征、手<br>　术切口敷料情况<br>□ 有引流者观察引流性质、引<br>　流量<br>□ 遵医嘱给药，并观察用药后<br>　反应<br>□ 遵医嘱完成化验检查<br>□ 预防并发症护理 | □ 观察患者神经系统功能恢复<br>　情况<br>□ 观察记录患者生命体征、手<br>　术切口敷料情况<br>□ 有引流者观察引流性质、引<br>　流量<br>□ 预防并发症护理<br>□ 术后心理护理及基础护理 | □ 观察患者一般状况<br>□ 观察患者神经系统功能恢<br>　复情况<br>□ 遵医嘱给药，并观察用药<br>　后反应<br>□ 遵医嘱完成化验检查<br>□ 预防并发症护理<br>□ 术后心理护理及基础护理 |
| 重点<br>医嘱 | □ 详见医嘱执行单 | □ 详见医嘱执行单 | □ 详见医嘱执行单 |
| 病情<br>变异<br>记录 | □ 无　□ 有，原因：<br>1.<br>2. | □ 无　□ 有，原因：<br>1.<br>2. | □ 无　□ 有，原因：<br>1.<br>2. |
| 护士<br>签名 | | | |

| 时间 | 住院第 6~7 天<br>（术后第 3 天） | 住院第 7~8 天<br>（术后第 4 天） | 住院第 8~9 天<br>（术后第 5 天） | 住院第 9~10 天<br>（术后第 6 天） |
|---|---|---|---|---|
| 健康宣教 | □ 饮食和伤口护理指导<br>□ 药物反应的宣教<br>□ 外支具使用相关宣教 | □ 饮食和伤口护理指导<br>□ 药物反应的宣教<br>□ 外支具使用相关宣教 | □ 饮食和伤口护理指导<br>□ 药物反应的宣教<br>□ 外支具使用相关宣教 | □ 饮食和伤口护理指导<br>□ 药物反应的宣教<br>□ 外支具使用相关宣教 |
| 护理处置 | □ 协助完成相关化验和检查<br>□ 遵医嘱给药，并观察用药后反应<br>□ 完成护理记录<br>□ 指导患者佩戴外支具<br>□ 夹闭尿管，并观察患者反应 | □ 协助完成相关化验和检查<br>□ 遵医嘱给药，并观察用药后反应<br>□ 完成护理记录<br>□ 指导患者佩戴外支具<br>□ 夹闭尿管，并观察患者反应<br>□ 指导患者下床活动 | □ 协助完成相关化验和检查<br>□ 遵医嘱给药，并观察用药后反应<br>□ 完成护理记录<br>□ 指导患者佩戴外支具<br>□ 夹闭尿管，并观察患者反应，如反应良好予以拔除尿管 | □ 协助完成相关化验和检查<br>□ 遵医嘱给药，并观察用药后反应<br>□ 完成护理记录<br>□ 指导患者佩戴外支具<br>□ 观察患者大小便排除情况 |
| 基础护理 | □ 一级护理<br>□ 患者安全管理 | □ 一级护理<br>□ 患者安全管理 | □ 一级护理<br>□ 患者安全管理 | □ 一级护理<br>□ 患者安全管理 |
| 专科护理 | □ 观察患者神经系统功能恢复情况<br>□ 观察记录患者生命体征、手术切口敷料情况<br>□ 预防并发症护理<br>□ 术后心理护理及基础护理<br>□ 完成术后宣教及用药指导<br>□ 指导术后功能锻炼 | □ 观察患者神经系统功能恢复情况<br>□ 观察手术切口敷料情况<br>□ 预防并发症护理<br>□ 术后心理护理及基础护理<br>□ 指导术后功能锻炼 | □ 观察患者神经系统功能恢复情况<br>□ 观察手术切口敷料情况<br>□ 预防并发症护理<br>□ 术后心理护理及基础护理<br>□ 指导术后功能锻炼 | □ 观察患者神经系统功能恢复情况<br>□ 观察手术切口敷料情况<br>□ 预防并发症护理<br>□ 术后心理护理及基础护理<br>□ 指导术后功能锻炼 |
| 重点医嘱 | □ 无　□ 有，原因：<br>1.<br>2. | □ 无　□ 有，原因：<br>1.<br>2. | □ 无　□ 有，原因：<br>1.<br>2. | □ 无　□ 有，原因：<br>1.<br>2. |
| 病情变异记录 | | | | |
| 护士签名 | | | | |

## （三）患者表单

### 脊髓脊膜膨出临床路径患者表单

适用对象：第一诊断为脊髓脊膜膨出（ICD-10：Q06.803）
　　　　　行后正中入路脊髓炭膜膨出探查修补术（ICD-9-CM-3：03.6 04+00.9401）

| 患者姓名： | | 性别：　　年龄：　　门诊号： | 住院号： |
|---|---|---|---|
| 住院日期：　　年　月　日 | | 出院日期：　　年　月　日 | 标准住院日：≤16 天 |

| 时间 | 入院 | 手术前 | 手术当天 |
|---|---|---|---|
| 医患配合 | □ 配合询问病史、收集资料，请务必详细告知既往史、用药史、过敏史<br>□ 如服用抗凝剂，请明确告知<br>□ 配合进行体格检查<br>□ 有任何不适请告知医师 | □ 配合完善术前相关检查、化验，如采血、留尿、心电图、X 线胸片、MRI、CT 和膀胱残余尿检测等<br>□ 医师与患者及家属介绍病情及手术谈话、术前签字<br>□ 麻醉师与患者进行术前访视 | □ 配合评估手术效果<br>□ 有任何不适请告知医师 |
| 护患配合 | □ 配合测量体温、脉搏、呼吸、血压、体重 1 次<br>□ 配合完成入院护理评估（简单询问病史、过敏史、用药史）<br>□ 接受入院宣教（环境介绍、病室规定、订餐制度、贵重物品保管等）<br>□ 有任何不适请告知护士 | □ 配合测量体温、脉搏、呼吸、询问排便 1 次<br>□ 接受术前宣教<br>□ 自行沐浴，加强头部清洁，剪指甲<br>□ 准备好必要用物，如吸水管<br>□ 取下义齿、饰品等，贵重物品交家属保管 | □ 清晨测量体温、脉搏、呼吸、送手术室前，协助完成核对，带齐影像资料和术中带药<br>□ 返回病房后，协助完成核对，配合过病床，配合血压测量<br>□ 配合检查意识<br>□ 配合术后输液<br>□ 遵医嘱采取正确体位<br>□ 配合缓解疼痛<br>□ 有任何不适请告知护士 |
| 饮食 | □ 正常普食 | □ 全身麻醉者术前 12 小时禁食、禁水 | □ 全身麻醉者麻醉清醒前禁食、禁水<br>□ 全身麻醉者麻醉清醒后，根据医嘱试饮水，无恶心、呕吐可进少量流食 |
| 排泄 | □ 正常排尿便 | □ 正常排尿便 | □ 尿管引流、正常排便 |
| 活动 | □ 正常活动 | □ 正常活动 | □ 卧床 |

| 时间 | 手术后早期 | 手术后晚期 | 出院 |
|---|---|---|---|
| 医患配合 | □ 配合检查伤口愈合情况<br>□ 配合进行相关化验和检查<br>□ 有任何不适请告知医师<br>□ 配合服药和相关治疗 | □ 配合检查伤口愈合情况<br>□ 配合进行相关化验和检查<br>□ 有任何不适请告知医师<br>□ 配合医师指导下进行功能康复训练 | □ 接受出院前指导<br>□ 知道复查程序<br>□ 获取出院小结和疾病诊断书<br>□ 预约复诊日期 |
| 护患配合 | □ 配合定时测量体温、脉搏、呼吸，每日询问排便情况<br>□ 配合进行外支具的佩戴<br>□ 配合执行探视及陪伴<br>□ 有任何不适请告知护士<br>□ 配合膀胱训练和尿管拔除 | □ 配合定时测量体温、脉搏、呼吸，每日询问排便情况<br>□ 配合进行外支具的佩戴<br>□ 配合执行探视及陪伴<br>□ 有任何不适请告知护士 | □ 接受出院宣教<br>□ 办理出院手续<br>□ 获取出院带药<br>□ 知道药物使用方法和保存注意事项<br>□ 知道复印病历方法 |
| 饮食 | □ 正常普食 | □ 正常普食 | □ 正常普食 |
| 排泄 | □ 尿管引流、正常排便 | □ 正常排尿便 | □ 正常排尿便 |
| 活动 | □ 如伤口愈合良好，早期下床训练<br>□ 如伤口愈合不佳伴脑脊液漏，继续卧床 | □ 正常活动 | □ 正常活动 |

附：原表单（2016 年版）

## 脊髓脊膜膨出临床路径表单

适用对象：第一诊断为脊髓脊膜膨出（ICD-10：Q06.803）
　　　　　行后正中入路脊髓脊膜膨出探查修补术（ICD-9-CM-3：03.6 04+00.9401）

| 患者姓名： | 性别：　年龄：　门诊号： | 住院号： |
|---|---|---|
| 住院日期：　　年　月　日 | 出院日期：　　年　月　日 | 标准住院日：≤16 天 |

| 时间 | 住院第 1 天 | 住院第 2 天 | 住院第 3 天 |
|---|---|---|---|
| 主要诊疗工作 | □ 询问病史及体格检查<br>□ 完成病历书写<br>□ 上级医师查房与术前评估<br>□ 依据体检，进行相关的术前检查<br>□ 初步确定手术方式和日期 | □ 完成相关科室会诊<br>□ 上级医师查房<br>□ 完成术前准备与术前评估<br>□ 预约术中电生理监测 | □ 术前讨论<br>□ 完成术前准备与术前评估<br>□ 完成术前小结，术前讨论记录<br>□ 向患者和家属交代围术期注意事项，签署手术同意书、自费协议书、输血同意书、委托书<br>□ 完成术前定位标记 |
| 重点医嘱 | **长期医嘱**<br>□ 一级护理<br>□ 饮食<br>□ 患者既往基础用药<br>**临时医嘱**<br>□ 血常规、血型、尿常规<br>□ 肝肾功能、血电解质、血糖、凝血功能、感染性疾病筛查<br>□ 心电图，胸部 X 线平片<br>□ MRI 检查<br>□ 肌电图<br>□ 体感及运动诱发电位<br>□ 必要时查肺功能、超声心动图、血气分析等 | **长期医嘱**<br>□ 一级护理<br>□ 饮食<br>□ 患者既往基础用药<br>**临时医嘱**<br>□ 激素及脱水药（酌情）<br>□ 其他特殊医嘱 | **长期医嘱**<br>□ 一级护理<br>□ 饮食<br>□ 患者既往基础用药<br>**临时医嘱**<br>□ 备皮（颈部病变酌情剃头）<br>□ 抗菌药物皮试<br>□ 术前禁食、禁水<br>□ 激素及脱水药（酌情）<br>□ 其他特殊医嘱<br>□ 定位 X 线平片 |
| 主要护理工作 | □ 入院评估，完成首次护理文件记录及护理安全告知书签字<br>□ 遵医嘱给药<br>□ 观察患者一般状况<br>□ 观察神经系统状况<br>□ 协助完成手术前检查<br>□ 完成入院宣教及特殊检查前宣教工作 | □ 观察患者一般状况<br>□ 观察神经系统状况<br>□ 遵医嘱给药<br>□ 遵医嘱完成手术前化验标本留取<br>□ 协助完成手术前检查<br>□ 心理护理及基础护理 | □ 观察患者一般状况<br>□ 观察神经系统状况<br>□ 术前宣教<br>□ 完成术前准备<br>□ 遵医嘱给药，并观察用药后反应<br>□ 协助完成手术前检查<br>□ 心理护理及基础护理<br>□ 完成护理记录 |
| 病情变异记录 | □ 无　□ 有，原因：<br>1.<br>2. | □ 无　□ 有，原因：<br>1.<br>2. | □ 无　□ 有，原因：<br>1.<br>2. |
| 护士签名 | | | |
| 医师签名 | | | |

| 时间 | 住院第 4 天<br>（手术日） | 住院第 5 天<br>（术后第 1 天） | 住院第 6 天<br>（术后第 2 天） |
|---|---|---|---|
| 主要诊疗工作 | □ 行全身麻醉下病变探查修补术及终丝切断、神经根松解、脂肪瘤切除术等<br>□ 术中电生理监测<br>□ 术者完成手术记录<br>□ 完成术后病程记录<br>□ 上级医师查房<br>□ 向患者及家属交代手术情况及注意事项<br>□ 观察术后病情变化 | □ 上级医师查房，注意病情变化<br>□ 完成病程记录<br>□ 根据引流情况决定是否拔除引流<br>□ 注意体温、血象及生化指标变化（对症处理）<br>□ 注意有无意识障碍、呼吸、吞咽障碍、偏瘫、腹胀、大小便障碍等 | □ 上级医师查房，注意病情变化<br>□ 完成病程记录<br>□ 根据引流情况决定是否拔除引流<br>□ 注意体温、血象及生化指标变化（对症处理）<br>□ 注意有无意识障碍、呼吸、吞咽障碍、偏瘫、腹胀、大小便障碍等 |
| 重点医嘱 | **长期医嘱**<br>□ 一级护理<br>□ 禁食、禁水<br>□ 吸氧及生命体征监测<br>□ 保留导尿管<br>□ 术中用抗菌药物<br>□ 补液治疗<br>□ 激素、脱水、抑酸药（酌情）<br>**临时医嘱**<br>□ 根据病情需要下相应医嘱<br>□ 镇痛、镇吐等<br>□ 血常规、肝肾功能及血电解质、凝血功能、血气分析等<br>□ 接引流（术中置放引流者） | **长期医嘱**<br>□ 一级护理<br>□ 流食<br>□ 激素、抗菌药物<br>**临时医嘱**<br>□ 镇痛<br>□ 补液（酌情）<br>□ 拔除引流管（如术中置放） | **长期医嘱**<br>□ 一级护理<br>□ 流食/半流食<br>□ 激素、抗菌药物<br>**临时医嘱**<br>□ 镇痛<br>□ 补液（酌情）<br>□ 拔除引流管（如术中置放） |
| 主要护理工作 | □ 观察患者一般状况<br>□ 观察患者神经系统功能恢复情况<br>□ 观察记录患者生命体征、手术切口敷料情况<br>□ 有引流者观察引流性质、引流量<br>□ 遵医嘱给药，并观察用药后反应<br>□ 遵医嘱完成化验检查<br>□ 预防并发症护理<br>□ 完成护理记录 | □ 观察患者一般状况<br>□ 观察患者神经系统功能恢复情况<br>□ 观察记录患者生命体征、手术切口敷料情况<br>□ 有引流者观察引流性质、引流量<br>□ 遵医嘱给药，并观察用药后反应<br>□ 遵医嘱完成化验检查<br>□ 预防并发症护理<br>□ 术后心理护理及基础护理<br>□ 完成护理记录 | □ 观察患者一般状况<br>□ 观察患者神经系统功能恢复情况<br>□ 观察记录患者生命体征、手术切口敷料情况<br>□ 遵医嘱给药，并观察用药后反应<br>□ 遵医嘱完成化验检查<br>□ 预防并发症护理<br>□ 术后心理护理及基础护理<br>□ 完成护理记录 |
| 病情变异记录 | □ 无 □ 有，原因：<br>1.<br>2. | □ 无 □ 有，原因：<br>1.<br>2. | □ 无 □ 有，原因：<br>1.<br>2. |
| 护士签名 | | | |
| 医师签名 | | | |

| 时间 | 住院第 7 天<br>（术后第 3 天） | 住院第 8 天<br>（术后第 4 天） | 住院第 9 天<br>（术后第 5 天） | 住院第 10 天<br>（术后第 6 天） |
|---|---|---|---|---|
| 主要诊疗工作 | □ 上级医师查房，注意病情变化<br>□ 完成病程记录<br>□ 切口换药，注意有无皮下积液、切口渗液<br>□ 调整激素用量，逐渐减量<br>□ 根据情况停用抗菌药物 | □ 注意病情变化<br>□ 完成病程记录<br>□ 激素减量或停药 | □ 临床观察神经系统功能恢复情况<br>□ 完成病程记录<br>□ 停用激素 | □ 上级医师查房，注意病情变化<br>□ 完成病程记录<br>□ 注意是否有发热 |
| 重点医嘱 | **长期医嘱**<br>□ 一级护理<br>□ 半流食/普食<br>**临时医嘱**<br>□ 换药<br>□ 根据病情需要下相应医嘱 | **长期医嘱**<br>□ 一级护理<br>□ 普食<br>**临时医嘱**<br>□ 根据病情需要下相应医嘱 | **长期医嘱**<br>□ 一级护理<br>□ 普食<br>**临时医嘱**<br>□ 根据病情需要下相应医嘱 | **长期医嘱**<br>□ 一级护理<br>□ 普食<br>**临时医嘱**<br>□ 酌情行腰椎穿刺采集脑脊液并检查 |
| 主要护理工作 | □ 观察患者一般状况<br>□ 观察患者神经系统功能恢复情况<br>□ 观察记录患者生命体征、手术切口敷料情况<br>□ 遵医嘱给药，并观察用药后反应<br>□ 预防并发症护理<br>□ 术后心理护理及基础护理<br>□ 完成术后宣教及用药指导<br>□ 完成护理记录<br>□ 指导术后功能锻炼 | □ 观察患者一般状况<br>□ 观察患者神经系统功能恢复情况<br>□ 观察手术切口敷料情况<br>□ 遵医嘱给药，并观察用药后反应<br>□ 预防并发症护理<br>□ 术后心理护理及基础护理<br>□ 指导术后功能锻炼 | □ 观察患者一般状况<br>□ 观察患者神经系统功能恢复情况<br>□ 观察手术切口敷料情况<br>□ 预防并发症护理<br>□ 术后心理护理及基础护理<br>□ 指导术后功能锻炼 | □ 观察患者一般状况<br>□ 观察患者神经系统功能恢复情况<br>□ 观察手术切口敷料情况<br>□ 预防并发症护理<br>□ 术后心理护理及基础护理<br>□ 指导术后功能锻炼 |
| 病情变异记录 | □ 无 □ 有，原因：<br>1.<br>2. | □ 无 □ 有，原因：<br>1.<br>2. | □ 无 □ 有，原因：<br>1.<br>2. | □ 无 □ 有，原因：<br>1.<br>2. |
| 护士签名 | | | | |
| 医师签名 | | | | |

| 时间 | 住院第 11 天<br>（术后第 7 天） | 住院第 12 天<br>（术后第 8 天） | 住院第 13 天<br>（术后第 9 天） | 住院第 14 天<br>（术后第 10 天） |
|---|---|---|---|---|
| 主要诊疗工作 | □ 注意病情变化<br>□ 完成病程记录<br>□ 切口换药，注意有无皮下积液、切口渗液<br>□ 注意体温、血象及生化指标变化（对症处理） | □ 上级医师查房，注意病情变化<br>□ 完成病程记录<br>□ 复查术后 MRI | □ 临床观察神经功能恢复情况<br>□ 完成病程记录<br>□ 复查术后体感及运动诱发电位等电生理检查，并评估结果 | □ 根据切口情况予以拆线或延期门诊拆线<br>□ 确定患者能否出院<br>□ 向患者交代出院注意事项、复查日期<br>□ 开出院诊断书<br>□ 完成出院记录 |
| 重点医嘱 | **长期医嘱**<br>□ 一级护理<br>□ 普食<br>**临时医嘱**<br>□ 换药<br>□ 血常规、肝肾功能、血电解质<br>□ 酌情行腰椎穿刺采集脑脊液并检查 | **长期医嘱**<br>□ 二级护理<br>□ 普食<br>**临时医嘱**<br>□ MRI<br>□ 根据病情需要下相应医嘱 | **长期医嘱**<br>□ 三级护理<br>□ 普食<br>**临时医嘱**<br>□ 可行电生理检查<br>□ 根据病情需要下相应医嘱 | **出院医嘱**<br>□ 出院带药<br>□ 康复治疗（酌情）<br>□ 残余肿瘤放射治疗（酌情） |
| 主要护理工作 | □ 观察患者一般状况<br>□ 观察患者神经系统功能恢复情况<br>□ 观察手术切口敷料情况<br>□ 遵医嘱协助完成化验检查<br>□ 预防并发症护理<br>□ 术后心理护理及基础护理<br>□ 指导术后功能锻炼 | □ 观察患者一般状况<br>□ 观察患者神经系统功能恢复情况<br>□ 观察手术切口敷料情况<br>□ 预防并发症护理<br>□ 术后心理护理及基础护理<br>□ 指导术后功能锻炼 | □ 观察患者一般状况<br>□ 观察患者神经系统功能恢复情况<br>□ 观察手术切口敷料情况<br>□ 预防并发症护理<br>□ 术后心理护理及基础护理<br>□ 进行出院指导<br>□ 指导术后功能锻炼 | □ 完成出院指导<br>□ 指导患者办理出院手续<br>□ 完成护理记录 |
| 病情变异记录 | □ 无 □ 有，原因：<br>1.<br>2. | □ 无 □ 有，原因：<br>1.<br>2. | □ 无 □ 有，原因：<br>1.<br>2. | □ 无 □ 有，原因：<br>1.<br>2. |
| 护士签名 | | | | |
| 医师签名 | | | | |

# 第二十一章

# 三叉神经良性肿瘤临床路径释义

## 一、三叉神经良性肿瘤编码

1. 卫计委原编码

疾病名称及编码：三叉神经良性肿瘤（ICD-10：D33）

手术操作名称及编码：三叉神经肿瘤切除术（ICD-9-CM-3：04.07）

2. 修改编码

疾病名称及编码：三叉神经良性肿瘤（ICD-10：D33.305）

手术操作名称及编码：三叉神经肿瘤切除术（ICD-9-CM-3：04.07）

## 二、临床路径检索方法

D33.305 伴 04.07

## 三、三叉神经良性肿瘤临床路径标准住院流程

### （一）适用对象

第一诊断为三叉神经良性肿瘤（ICD-10：D33）。

行开颅三叉神经肿瘤切除术（ICD-9-CM-3：04.07）。

> **释义**
>
> ■ 适用对象编码参见第一部分。
>
> ■ 本路径适用对象为三叉神经良性肿瘤，主要指三叉神经鞘瘤，包括颅眶型、海绵窦型、颞下窝型、后颅窝型、岩尖骑跨型。
>
> ■ 根据三叉神经良性肿瘤解剖部位的不同，三叉神经良性肿瘤的手术入路也各不相同，包括额眶颧入路、额颞入路、额颞断颧弓入路、颞下窝入路、颞下经小脑幕入路、扩大中颅窝底入路、枕下乙状窦后入路以及乙状窦前联合入路。各临床单位可根据本单位所熟悉的手术入路结合肿瘤部位做出不同部位肿瘤行不同手术入路的临床路径。

### （二）诊断依据

根据《临床诊疗指南·神经外科学分册》（中华医学会编著，人民卫生出版社，2006），《临床技术操作规范·神经外科分册》（中华医学会编著，人民军医出版社，2007），《王忠诚神经外科学》（王忠诚主编，湖北科学技术出版社，2005），《神经外科学》（人民卫生出版社，2007）。

1. 临床表现

（1）三叉神经症状：最多见，多为首发症状，表现为患侧面部及口腔麻木感、痛觉减退、角膜反射迟钝或消失；其次出现阵发性疼痛（三叉神经痛），疼痛常局限于三叉神经感觉根分布区，多以单侧牙痛或颜面、下颌、鼻旁疼痛起病，以后可逐渐出现咀嚼肌、颞肌无力或

萎缩。

（2）邻近结构受侵犯表现：包括脑神经、脑干、小脑受压迫产生的症状，如肿瘤位于颅后窝者可逐渐出现复视、周围性面肌麻痹和进行性耳聋，晚期可有小脑症状、颅内压增高和后组颅神经症状；位于颅中窝者可逐渐出现视力障碍、动眼神经麻痹、同侧眼球突出等症状；肿瘤骑跨于颅中、后窝者可引起对侧轻偏瘫及小脑症状。

（3）颅内压增高症状：头痛、呕吐等，由肿瘤体积增大引起。

2. 辅助检查：头颅 MRI、CT、DSA 提示病变。

3. 术中病理证实。

### 释义

■ 由于解剖部位、肿瘤大小以及主要生长方向的不同，三叉神经良性肿瘤的临床表现各异。从偶然发现，单纯有头痛、面部及口腔麻木感、痛觉减退、角膜反射迟钝或消失，颅高压；慢性枕大孔疝，到局灶体征，如颅神经症状、小脑症状和脑干功能障碍等。

■ 头颅 MRI 平扫和增强可明确肿瘤的位置、大小以及和周围组织如脑神经、脑干、小脑等重要结构的关系。脑血管造影可帮助诊断，了解肿瘤的血供情况、肿瘤累及的静脉窦的通畅情况；对血供丰富的肿瘤，术前可做选择性肿瘤供血血管的栓塞。

■ 对于 CPA 区的三叉神经良性肿瘤，有时会与听神经瘤相混淆，需要手术的证实。如果术后病理证实为其他肿瘤，可进入相对应的肿瘤的临床路径。

### （三）治疗方案的选择

根据《临床诊疗指南·神经外科学分册》（中华医学会编著，人民卫生出版社，2006），《临床技术操作规范·神经外科分册》（中华医学会编著，人民军医出版社），2007，《王忠诚神经外科学》（王忠诚主编，湖北科学技术出版社，2005），《神经外科学》（人民卫生出版社，2007）。

1. 临床诊断为三叉神经良性肿瘤，有颅内压增高症状或局灶性症状者需手术治疗，手术方法是开颅三叉神经肿瘤切除术。

2. 手术风险较大者（高龄、妊娠期、合并较严重内科疾病），需向患者或家属交代病情；如不同意手术，应当充分告知风险，履行签字手续，并予严密观察。

### 释义

■ 临床偶然发现的三叉神经良性肿瘤特别是瘤体较小的患者，还没有出现颅内压升高的表现，可以行立体定向放疗或手术治疗，应向患者解释各种治疗方法的利弊以共同制订治疗方案。对于已经出现局灶性神经功能障碍或颅内压升高的患者，应首选手术治疗。三叉神经良性肿瘤解剖部位的不同，其手术入路也各不相同，包括额眶颧入路、额颞入路、额颞断颧弓入路、颞下窝入路、颞下经小脑幕入路、扩大中颅窝底入路、枕下乙状窦后入路以及乙状窦前联合入路。各医疗单位执行三叉神经良性肿瘤临床路径时，可根据肿瘤的具体部位结合不同入路制订更为具体的临床路径。

■ 因病情复杂、患者本身的原因或医疗条件的限制不适合采用高难度的手术入路手术的患者，要向患者提供其他治疗方式的选择，履行医师的告知义务和患者对该病的知情权。

■ 本病是颅脑良性肿瘤，手术为择期手术，对出现急性高颅压症状的患者应行急诊手术，同样在本路径范畴。

■ 由于三叉神经良性肿瘤可能累及静脉窦、颅底硬膜及脑神经传出的骨孔，因此很难做到手术全切除，因此对于增生活跃的肿瘤建议密切观察，残余肿瘤可以行放射治疗。

## （四）标准住院日为 14～16 天

释义

■ 三叉神经良性肿瘤患者入院后，常规检查包括强化 MRI 等准备 2～4 天，术后恢复 10～14 天，总住院时间 <16 天的均符合本路径要求。

## （五）进入路径标准

1. 第一诊断符合 ICD-10：D33 的三叉神经良性肿瘤疾病编码。
2. 当患者同时并发其他疾病诊断时，但在住院期间不需要特殊处理也不影响第一诊断的临床路径流程实施时，可以进入路径。

释义

■ 本路径适用于单纯的三叉神经良性肿瘤，包括颅眶型、海绵窦型、颞下窝型、后颅窝型、岩尖骑跨型。不包括神经纤维瘤病 2 型的三叉神经良性肿瘤，同时累及颅中、后窝的神经鞘瘤、同时累及颅内外的鞘瘤。

■ 患者如果合并高血压、糖尿病、冠心病、慢性阻塞性肺疾病、慢性肾病等其他慢性疾病，需要术前对症治疗时，如果不影响麻醉和手术，不影响术前准备的时间，可进入本路径。上述慢性疾病如果需要经治疗稳定后才能手术或抗凝、抗血小板治疗等，术前需特殊准备的，先进入其他相应内科疾病的诊疗路径。

## （六）术前准备 3 天

1. 必需的检查项目
（1）血常规、尿常规，血型。
（2）凝血功能、肝肾功能、血电解质、血糖、感染性疾病筛查（乙型肝炎、丙型肝炎、艾滋病、梅毒等）。
（3）心电图、胸部 X 线平片。
（4）头颅 CT、MRI。
（5）神经电生理检查：视觉诱发电位、听觉诱发电位、体感诱发电位、运动诱发电位、面肌电图。

（6）其他检查：纯音测听、视力视野、前庭功能检查。

2. 根据患者病情，必要时行心肺功能检查、DTI、DWI 检查和认知功能评定。

> **释义**
>
> ■ 必查项目是确保手术治疗安全、有效开展的基础，术前必须完成。颅底薄层 CT 的检查是为了明确颅骨受累程度、岩骨气化程度以及耳蜗、半规管重要结构的位置，指导术中岩骨磨除的范围。根据病情需要，可选择性完成 MRV、脑血管造影等检查和治疗。
>
> ■ 因肿瘤累及脑神经及脑干，因此必要的脑神经及脑干功能的检测是必需的。
>
> ■ 为缩短患者住院等待时间，检查项目可以在患者入院前于门诊完成。
>
> ■ 高龄患者或有心肺功能异常患者，术前根据病情增加心脏彩超、肺功能、血气分析等检查。

### （七）预防性抗菌药物选择与使用时机

1. 按照《抗菌药物临床应用指导原则》（卫医发〔2004〕285 号）选择用药。建议使用第一、第二代头孢菌素，头孢曲松等；明确感染患者，可根据药敏试验结果调整抗菌药物。

2. 预防性用抗菌药物，时间为术前 30 分钟。

> **释义**
>
> ■ 三叉神经良性肿瘤手术属于Ⅰ类或Ⅱ类切口，但由于术中可能用到人工止血材料、颅骨固定装置，且开颅手术对手术室层流的无菌环境要求较高，一旦感染可导致严重后果。因此可按规定适当预防性和术后应用抗菌药物，通常选用第三代头孢。

### （八）手术日为入院第 4 天

1. 麻醉方式：全身麻醉。

2. 手术方式：开颅三叉神经肿瘤切除术，术中行神经电生理监测，根据患者病情，可选用手术相关设备包括神经导航系统、超声吸引器系统等。

3. 手术置入物：颅骨、硬脑膜修复材料、止血材料、颅骨固定材料。

4. 术中用药：激素、脱水药、抗菌药物。

5. 输血：根据手术失血情况决定。

> **释义**
>
> ■ 本路径规定的手术入路均是在全身麻醉下实施。
>
> ■ 肿瘤可破坏颅底骨质，术中酌情采取自体脂肪、肌肉或筋膜进行颅底修补与重建。
>
> ■ 对于缺损的硬膜，可根据情况用人工硬脑膜或自身骨膜修补。颅骨固定可采用颅骨锁或其他固定材料。术前用抗菌药物参考《抗菌药物临床应用指导原则》执行。对手术时间较长的患者，术中可加用一次抗菌药物。

■ 手术是否输血依照术中出血量而定，可根据医院条件采用自体血回输系统，必要时输异体血。

■ 对于术前不能明确诊断的占位，需要与脑膜瘤、血管外膜细胞瘤、脊索瘤、海绵窦海绵状血管瘤相鉴别，建议采用术中快速冷冻病理来帮助诊断。

■ 神经外科围术期出血的有效防治对于提高手术疗效、减少手术并发症十分重要，为了预防及减少术中、术后出血，必要时可术前应用止血药物，如注射用尖吻蝮蛇血凝酶。

## （九）术后住院恢复 10~14 天

1. 必须复查的检查项目：头颅 CT 或 MRI 扫描、血常规、肝肾功能、血电解质等。
2. 根据患者病情，必要时行心肺功能、认知功能评定，DTI、DWI、视力视野、神经电生理、纯音测听、前庭功能等检查。
3. 术后用药：脱水药、激素、抗菌药物，可根据患者病情应用抗癫痫药物。

### 释义

■ 术后可根据患者恢复情况做必须复查的检查项目，并根据病情变化增加检查的频次。复查项目并不仅局限于路径中的项目，建议术后当日或次日复查颅脑 CT 了解术后有无继发血肿、水肿和肿瘤切除情况，出院前可查头颅 MRI。根据术前患者的神经功能障碍安排复查视力、视野、电测听、脑干诱发电位等。

■ 术后使用激素可以帮助减轻脑水肿，但长期使用激素会增加感染、切口愈合不良的并发症。

## （十）出院标准

1. 患者病情稳定，体温正常，手术切口愈合良好，生命体征平稳。
2. 没有需要住院处理的并发症和（或）合并症。

### 释义

■ 主治医师应在患者出院前，通过复查的各项检查并结合患者恢复情况决定其是否能出院。如果出现术后脑水肿、颅内感染或继发血肿等需要继续留院治疗的情况，超出了路径所规定的时间，应先处理并发症并符合出院条件后再准许患者出院。

## （十一）变异及原因分析

1. 术中或术后继发手术部位或其他部位颅内血肿、脑水肿等并发症，严重者需要二次手术，导致住院时间延长、费用增加。
2. 术后继发脑脊液漏、切口感染或延期愈合、颅内感染和神经血管损伤，导致住院时间延长、费用增加。
3. 术后伴发其他内、外科疾病需进一步诊治，导致住院时间延长。

**释义**

■ 对于不能耐受 DSA 的患者，CTA 可以帮助明确血管和肿瘤的关系，MRV 可以明确肿瘤累及的静脉窦的通畅程度。

■ 由于三叉神经良性肿瘤显露困难，内镜可以帮助减少术野的死角，明确肿瘤深部的血管和神经，减少损伤。

■ CUSA 的使用可以减轻手术对周围正常组织的干扰，同时方便了瘤内的减压。

■ 脑干听觉诱发电位（BAEP），面神经、三叉神经监测，可以降低术中脑神经损伤概率。

■ 但是上述的检查手段和仪器设备的使用，受到各地医疗发展水平的限制，因此只作为推荐的方法。

■ 同时出现变异的原因很多，除了包括路径中所描述的各种术后并发症，还包括医疗、护理、患者、环境等多方面的变异原因，为便于总结和在工作中不断完善和修订路径，应将变异原因归纳、总结，以便重新修订路径时作为参考。

#### 四、三叉神经良性肿瘤给药方案

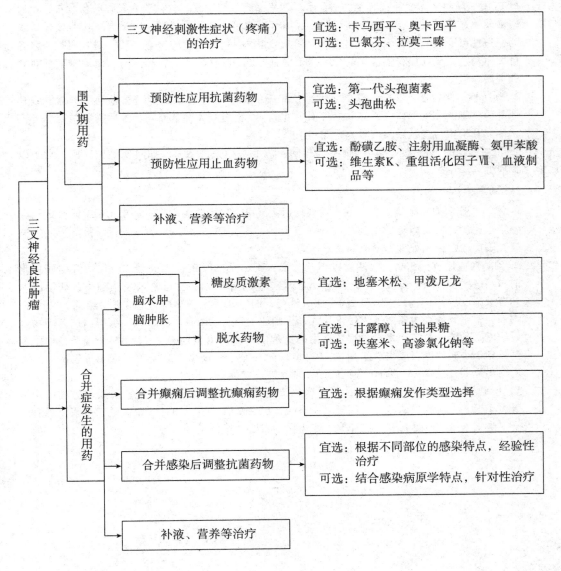

**【用药选择】**

1. 三叉神经痛的治疗：卡马西平是三叉神经痛的一线用药，奥卡西平作为源自于卡马西平的新型抗癫痫药物也有部分证据表明有效。加巴喷丁和普瑞巴林治疗痛性糖尿病性神经病和疱疹后神经痛有效证据更多。丙戊酸盐、拉莫三嗪和托吡酯等其他抗癫痫药对神经病理性疼痛也有一定疗效。

2. 预防性应用抗菌药物：原则上应选择相对广谱、效果肯定（杀菌剂而非抑菌剂）、安全及价格相对低廉的抗菌药物。头孢菌素是最符合上述条件的，如果患者对青霉素过敏不宜使用头孢菌素时，针对葡萄球菌、链球菌可用克林霉素，针对革兰阴性杆菌可用氨曲南，大多二者联合应用。喹诺酮类一般不宜用作预防。

3. 止血药物的应用：任何止血药不能替代术中良好的止血。术后一般给予止血药物治疗3天。

**【药学提示】**

1. 应用卡马西平需要注意其副作用：卡马西平引起恶心呕吐、食欲改变、腹胀便秘等，多为轻微及一过性的反应，一般不需停药。服用卡马西平的患者中5%~19%有肝功能异常，多为一过性可逆性表现，少有引起急性胆管炎、胆汁阻塞性黄疸的报道。3%~4%的服药患者可发生药疹，皮肤损害最常见的为湿疹、皮肌炎、剥脱性皮炎等，经停药、使用激素及对症处理后痊愈。

2. 预防性应用抗菌药物能够降低手术部位感染的概率，但仍有较多因素影响手术部位或其他部位感染的发生率，应该采取综合预防措施，严格遵守无菌术原则。术后需要根据患者症状体征及检验检查结果，及时调整用药策略。

3. 止血药物的不良反应不同药物不尽相同，请参阅相关说明书，如出现不良反应，宜予以相应处理。

**【注意事项】**

1. 术后或伤后未发生癫痫者，在术后或伤后7天可停用预防癫痫药。如果术后脑水肿或颅内感染未控制，可适当延长用药时间，一旦上述情况控制即可停药。如果术后和伤后发生癫痫，则按治疗癫痫处理，不能随意停药。

2. 预防性应用抗菌药物，应注意以下几方面：①给药的时机极为关键，应在切开皮肤黏膜前30分钟（麻醉诱导时）开始给药，以保证在发生细菌污染之前血清及组织中的药物已达到有效浓度（>$MIC_{90}$）。不应在病房应召给药，而应在手术室给药。②应静脉给药，30分钟内滴完，不宜放在大瓶液体内慢慢滴入，否则达不到有效浓度。③血清和组织内抗菌药物有效浓度必须能够覆盖手术全过程。常用的头孢菌素血清半衰期为1~2小时，因此，如手术延长到3小时以上，或失血量超过1500ml，应补充一个剂量，必要时还可用第三次。如果选用半衰期长达7~8小时的头孢曲松，则无须追加剂量。

3. 止血药物主要分为以下几类，可根据病情酌情选择：作用于血管壁，如酚磺乙胺；作用于血小板，如血小板悬液；作用于凝血系统，包括血液制品，如新鲜血、冷冻血浆、凝血因子、维生素K、血凝酶等；抗纤溶系统药物，如氨甲苯酸等。

## 五、推荐表单

### （一）医师表单

#### 三叉神经良性肿瘤临床路径医师表单

适用对象：第一诊断为三叉神经良性肿瘤（ICD-10：D33）

行三叉神经肿瘤切除术（ICD-9-CM-3：04.07）

| 患者姓名： | 性别： | 年龄： | 门诊号： | 住院号： |
|---|---|---|---|---|
| 住院日期：　　年　月　日 | 出院日期：　　年　月　日 | | | 标准住院日：14～16 天 |

| 时间 | 住院第 1 天 | 住院第 2～3 天 | 住院第 4～5 天（手术日） |
|---|---|---|---|
| 主要诊疗工作 | □ 询问病史及体格检查<br>□ 完成病历书写<br>□ 开化验单<br>□ 上级医师查房与术前评估<br>□ 初步确定手术方式和日期 | □ 依据体检，进行相关的术前检查<br>□ 完成必要的相关科室会诊<br>□ 上级医师查房，术前讨论<br>□ 完成术前准备与术前评估<br>□ 预约术中电生理监测<br>□ 完成术前小结、术前讨论记录<br>□ 向患者和家属交代围术期注意事项，签署手术同意书、自费协议书、输血同意书、委托书 | □ 安排手术<br>□ 术中监测：BAEP，面神经、三叉神经监测<br>□ 术者完成手术记录<br>□ 完成术后病程<br>□ 上级医师查房<br>□ 向患者及家属交代手术情况及注意事项<br>□ 观察术后病情变化 |
| 重点医嘱 | **长期医嘱**<br>□ 二级护理<br>□ 饮食<br>**临时医嘱**<br>□ 神经系统专科查体（四肢肌力检查、小瞳孔眼底检查、步态检查等）<br>□ 化验检查（血尿常规、血型、肝肾功能及血电解质、感染性疾病筛查、凝血功能），心电图，X 线胸片<br>□ MRI 平扫加强化（冠、矢、轴），病变区域颅底骨质薄层 CT 扫描（冠、轴）<br>□ 脑神经功能临床检查（视力和视野、电测听、脑干诱发电位）<br>□ 心、肺功能（视患者情况而定） | **长期医嘱**<br>□ 二级护理<br>□ 饮食<br>□ 患者既往基础用药<br>**临时医嘱**<br>□ 在局部麻醉/全身麻醉下行全脑 DSA 造影（必要时栓塞）<br>□ 术前医嘱：明日全身麻醉下行枕下乙状窦后入路/远外侧/其他入路三叉神经良性肿瘤切除术<br>□ 术前禁食、禁水<br>□ 抗菌药物<br>□ 激素（根据术前瘤周水肿情况定）<br>□ 一次性导尿包<br>□ 其他特殊医嘱 | **长期医嘱**<br>□ 生命体征监测（每 2 小时一次）<br>□ 多功能监护，吸氧<br>□ 可进流食（无术后功能障碍者），胃管鼻饲（有吞咽功能障碍者）<br>□ 接引流（术中置放引流者）<br>□ 尿管接袋计量<br>□ 补液<br>□ 抗菌药物、激素、抑酸等药物<br>□ 神经营养药（必要时）<br>□ 控制血压和血糖等内科用药<br>**临时医嘱**<br>□ 止血、镇痛、镇吐<br>□ 查血常规、肝肾功能及血电解质、凝血功能、血气等，酌情对症处理。<br>□ 头颅 CT |
| 病情变异记录 | □ 无　□ 有，原因：<br>1.<br>2. | □ 无　□ 有，原因：<br>1.<br>2. | □ 无　□ 有，原因：<br>1.<br>2. |
| 医师签名 | | | |

| 时间 | 住院第 11 天<br>（术后第 7 天） | 住院第 12 天<br>（术后第 8 天） | 住院第 13 天<br>（术后第 9 天） | 住院第 14～16 天<br>（术后第 10～14 天） |
|---|---|---|---|---|
| 主要诊疗工作 | □ 切口换药、拆线<br>□ 根据切口愈合情况酌情延长拆线时间<br>□ 复查血常规、肝肾功能及血电解质 | □ 观察神经系统体征变化 | □ 神经系统查体，对比手术前后症状、体征变化<br>□ 汇总术后辅助检查结果<br>□ 评估手术效果 | □ 确定患者可以出院，通知患者及其家属出院<br>□ 向患者或家属交代出院后注意事项及复查日期<br>□ 完成出院记录<br>□ 开具出院诊断书 |
| 重点医嘱 | **长期医嘱**<br>□ 二级护理<br>□ 普食<br>**临时医嘱**<br>□ 拆线<br>□ 血常规<br>□ 肝肾功能及血电解质 | **长期医嘱**<br>□ 二级护理<br>□ 普食 | **长期医嘱**<br>□ 三级护理<br>□ 普食 | **临时医嘱**<br>□ 通知出院 |
| 病情变异记录 | □ 无　□ 有，原因：<br>1.<br>2. | □ 无　□ 有，原因：<br>1.<br>2. | □ 无　□ 有，原因：<br>1.<br>2. | □ 无　□ 有，原因：<br>1.<br>2. |
| 医师签名 | | | | |

## （二）护士表单

### 三叉神经良性肿瘤临床路径护士表单

适用对象：第一诊断为三叉神经良性肿瘤（ICD-10：D33）
行三叉神经肿瘤切除术（ICD-9-CM-3：04.07）

| 患者姓名： | 性别：　　年龄：　　门诊号： | 住院号： |
|---|---|---|
| 住院日期：　　年　月　日 | 出院日期：　　年　月　日 | 标准住院日：14~16 天 |

| 时间 | 住院第 1 天 | 住院第 2~3 天 | 住院第 4~5 天（手术日） |
|---|---|---|---|
| 健康宣教 | □ 入院宣教<br>　介绍主管医师、护士<br>　介绍环境、设施<br>　介绍住院注意事项 | □ 术前宣教<br>□ 宣教疾病知识、术前准备及手术过程<br>□ 告知准备物品、沐浴<br>□ 告知术后饮食、活动及探视注意事项<br>□ 告知术后可能出现的情况及应对方式<br>□ 主管护士与患者沟通，了解并指导心理应对<br>□ 告知家属等候区位置 | □ 术后当日宣教<br>□ 告知监护设备、管路功能及注意事项<br>□ 告知饮食、体位要求<br>□ 告知疼痛注意事项<br>□ 告知术后可能出现情况及应对方式<br>□ 告知用药情况<br>□ 给予患者及家属心理支持<br>□ 再次明确探视陪伴须知 |
| 护理处置 | □ 核对患者，佩戴腕带<br>□ 建立入院护理病历<br>□ 卫生处置：剪指（趾）甲、沐浴，更换病号服 | □ 协助医师完成术前检查化验<br>□ 术前准备<br>　配血、抗菌药物皮试<br>　备皮剃头、药物灌肠<br>　禁食、禁水 | □ 送手术<br>　摘除患者各种活动物品<br>　核对患者资料及带药<br>　填写手术交接单，签字确认<br>□ 接手术<br>　核对患者及资料，签字确认 |
| 基础护理 | □ 三级护理<br>　晨晚间护理<br>　患者安全管理 | □ 三级护理<br>　晨晚间护理<br>　患者安全管理 | □ 特级护理<br>　卧位护理：协助翻身、床上移动、预防压疮<br>　排泄护理<br>　患者安全管理 |
| 专科护理 | □ 护理查体<br>□ 瞳孔、意识监测<br>□ 需要时，填写跌倒及压疮防范表<br>□ 需要时，请家属陪伴 | □ 协助医师完成术前检查化验<br>□ 若行 DSA（必要时栓塞）<br>　术前禁食、禁水、备皮<br>　术后观察意识、生命体征、患肢皮温、足背动脉搏动，嘱患者多饮水、按医嘱制动患肢6~24 小时 | □ 病情观察，写特护记录<br>　q2h 评估生命体征、瞳孔、意识、体征、肢体活动、皮肤情况、伤口敷料，各种引流管情况、出入量，有无脑神经功能障碍<br>□ 遵医嘱予脱水、抗感染、止血、抑酸、激素、控制血糖等治疗 |
| 重点医嘱 | □ 详见医嘱执行单 | □ 详见医嘱执行单 | □ 详见医嘱执行单 |
| 病情变异记录 | □ 无　□ 有，原因：<br>1.<br>2. | □ 无　□ 有，原因：<br>1.<br>2. | □ 无　□ 有，原因：<br>1.<br>2. |
| 护士签名 | | | |

| 时间 | 住院第 5~10 天<br>（术后第 1~6 天） | 住院第 11~16 天<br>（术后第 7~12 天） |
|---|---|---|
| 健康宣教 | □ **术后宣教**<br>　药物作用及频率<br>　饮食、活动指导<br>　复查患者对术前宣教内容的掌握程度<br>　疾病恢复期注意事项（若有脑神经受损后的宣教）<br>　拔尿管后注意事项<br>　腰椎穿刺后注意事项<br>　下床活动注意事项 | □ **出院宣教**<br>　复查时间<br>　服药方法<br>　活动休息<br>　指导饮食<br>　康复训练方法<br>　指导办理出院手续 |
| 护理处置 | □ 遵医嘱完成相关检查<br>□ 夹闭尿管，锻炼膀胱功能 | □ **办理出院手续**<br>　书写出院小结 |
| 基础护理 | □ **特级护理/一级护理**<br>　晨晚间护理<br>　协助进食、水（饮水呛咳者鼻饲）<br>　协助翻身、床上移动、预防压疮<br>　排泄护理<br>　床上温水擦浴<br>　协助更衣<br>　患者安全管理 | □ **二级护理**<br>　晨晚间护理<br>　协助或指导进食、水<br>　协助或指导床旁活动<br>　康复训练<br>　患者安全管理 |
| 专科护理 | □ **病情观察，写特护记录**<br>　q2h 评估生命体征、瞳孔、意识、体征、肢体活动、<br>　皮肤情况、伤口敷料，各种引流管情况、出入量、<br>　有无脑神经功能障碍（必要时尽早行康复训练）<br>□ 遵医嘱予脱水、抗感染、止血、抑酸、激素、控制<br>　血糖等治疗<br>□ 腰椎穿刺的护理<br>　腰穿后，嘱患者去枕平卧 4~6 小时，观察病情和主<br>　诉，根据医嘱调整脱水药的用量<br>□ 需要时，联系主管医师给予相关治疗及用药 | □ **病情观察**<br>　评估生命体征、瞳孔、意识、体征、肢<br>　体活动、脑神经功能障碍恢复情况 |
| 重点医嘱 | □ 详见医嘱执行单 | □ 详见医嘱执行单 |
| 病情变异记录 | □ 无　□ 有，原因：<br>1.<br>2. | □ 无　□ 有，原因：<br>1.<br>2. |
| 护士签名 | | |

## （三）患者表单

### 三叉神经良性肿瘤临床路径患者表单

适用对象：第一诊断为三叉神经良性肿瘤（ICD-10：D33）

行三叉神经肿瘤切除术（ICD-9-CM-3：04.07）

| 患者姓名： | 性别：　年龄：　门诊号： | 住院号： |
|---|---|---|
| 住院日期：　　年　月　日 | 出院日期：　　年　月　日 | 标准住院日：14~16 天 |

| 时间 | 住院第 1 天 | 住院第 2~3 天 | 住院第 4~5 天（手术日） |
|---|---|---|---|
| 监测 | □ 测量生命体征、体重 | □ 每日测量生命体征、询问排便情况，手术前一天晚测量生命体征 | □ 手术清晨测量生命体征、血压 1 次 |
| 医患配合 | □ 护士行入院护理评估（简单询问病史）<br>□ 接受入院宣教<br>□ 医师询问病史、既往病史、用药情况，收集资料<br>□ 进行体格检查 | □ 配合完善术前相关化验、检查<br>**术前宣教**<br>□ 三叉神经良性肿瘤疾病知识、临床表现、治疗方法<br>□ 术前物品准备：奶瓶、湿巾等<br>□ 手术室接患者，配合核对<br>□ 医师与患者及家属介绍病情及手术谈话<br>□ 手术时家属在等候区等候<br>□ 探视及陪伴制度 | **术后宣教**<br>□ 术后体位：麻醉未醒时平卧；清醒后，4~6 小时无不适反应可垫枕或根据医嘱予监护设备、吸氧<br>□ 配合护士定时监测生命体征、瞳孔、肢体活动、伤口敷料等<br>□ 不要随意动引流管<br>□ 疼痛的注意事项及处理<br>□ 告知医护不适及异常感受<br>□ 配合评估手术效果 |
| 重点诊疗及检查 | **重点诊疗**<br>□ 三级护理<br>□ 既往基础用药 | **重点诊疗**<br>**术前准备**<br>□ 备皮剃头<br>□ 配血<br>□ 药物灌肠<br>□ 术前签字<br>**重要检查**<br>□ 心电图、X 线胸片<br>□ MRI、CT<br>□ 视力视野检查<br>□ DSA（必要时） | **重点诊疗**<br>□ 特级护理<br>□ 予监护设备、吸氧<br>□ 注意留置管路安全与通畅<br>□ 用药：抗菌药物、止血药、抑酸、激素、补液药物的应用<br>□ 护士协助记录出入量 |
| 饮食及活动 | □ 正常普食<br>□ 正常活动 | □ 术前 12 小时禁食、禁水<br>□ 正常活动 | □ 根据病情给予半流食或鼻饲<br>□ 卧床休息，自主体位 |

| 时间 | 住院第 5~10 天<br>（术后第 1~6 天） | 住院第 11~16 天<br>（术后 7~12 天） |
|---|---|---|
| 监测 | □ 定时监测生命体征，每日询问排便情况 | □ 定时监测生命体征，每日询问排便情况 |
| 医患配合 | □ 医师巡视，了解病情<br>□ 配合意识、瞳孔、肢体活动、脑神经功能的观察及必要的检查<br>□ 护士行晨晚间护理<br>□ 护士协助进食、进水、排泄等生活护理<br>□ 配合监测出入量<br>□ 膀胱功能锻炼，成功后可将尿管拔除<br>□ 配合功能恢复训练（必要时）<br>□ 注意探视及陪伴时间 | □ 护士行晨晚间护理<br>□ 医师拆线<br>□ 伤口注意事项<br>□ 配合功能恢复训练（必要时）<br>**出院宣教**<br>□ 接受出院前康复宣教<br>□ 学习出院注意事项<br>□ 了解复查程序<br>□ 办理出院手续，取出院带药 |
| 重点诊疗及检查 | **重点诊疗**<br>□ 特级/一级护理<br>□ 静脉用药逐渐过渡至口服药<br>□ 医师定时予伤口换药<br>□ 医师行腰椎穿刺（必要时）<br>**重要检查**<br>□ 定期抽血化验<br>□ 复查 CT 及 MRI | **重点诊疗**<br>□ 二级/三级护理<br>□ 普食<br>□ 医师行腰椎穿刺（必要时）<br>**重要检查**<br>□ 定期抽血化验（必要时） |
| 饮食及活动 | □ 根据病情逐渐由半流食过渡至普食，营养均衡，给予高蛋白、低脂肪、易消化饮食，避免产气食物（牛奶、豆浆）及油腻食物。鼓励多食汤类食物，必要时鼻饲饮食<br>□ 卧床休息时可头高位，渐坐起<br>□ 术后第 3~4 天可视体力情况渐下床活动，循序渐进，注意安全<br>□ 行功能恢复锻炼（必要时） | □ 普食，营养均衡<br>□ 勿吸烟、饮酒<br>□ 正常活动<br>□ 行功能恢复训练（必要时） |

## 附：原表单（2010 年版）

### 三叉神经良性肿瘤临床路径表单

适用对象：第一诊断为三叉神经良性肿瘤（ICD-10：D33）
　　　　　行三叉神经肿瘤切除术（ICD-9-CM-3：04.07）

患者姓名：　　　　　性别：　　年龄：　　门诊号：　　住院号：

住院日期：　　年　月　日　　出院日期：　　年　月　日　　标准住院日：14～16 天

| 时间 | 住院第 1 天 | 住院第 2 天 | 住院第 3 天 |
|---|---|---|---|
| 主要诊疗工作 | □ 询问病史与体格检查<br>□ 完成病历书写<br>□ 开具各项化验检查申请单 | □ 汇总辅助检查结果<br>□ 上级医师查房，对患者病情及术前检查准备情况进行评估<br>□ 完善术前准备 | □ 上级医师查房，术者查房<br>□ 根据各项检查结果，完成术前准备与术前评估<br>□ 完成必要的相关科室会诊<br>□ 向患者及其家属交代围术期注意事项<br>□ 签署手术知情同意书、家属授权委托书、自费用品协议书、输血同意书、麻醉知情同意书等 |
| 重点医嘱 | **长期医嘱**<br>□ 二级护理<br>□ 饮食<br>**临时医嘱**<br>□ 血常规、尿常规、血型、肝肾功能、电解质、血糖、凝血功能<br>□ 感染性疾病筛查<br>□ 心电图、胸部 X 线平片<br>□ 颅底 CT 薄扫骨窗像<br>□ 头颅增强 MRI<br>□ 脑神经及脑干诱发电位 | **长期医嘱**<br>□ 二级护理<br>□ 饮食 | **长期医嘱**<br>□ 二级护理<br>□ 饮食<br>**临时医嘱**<br>□ 拟明日在全身麻醉下行三叉神经肿瘤切除术<br>□ 术前禁食、禁水<br>□ 头部备皮<br>□ 抗菌药物皮试<br>□ 其他特殊医嘱 |
| 主要护理工作 | □ 入院宣教<br>□ 观察患者一般状况<br>□ 观察血压、体温 | □ 观察患者一般状况<br>□ 观察神经系统状况 | □ 术前宣教及心理护理<br>□ 术前准备 |
| 病情变异记录 | □ 无　□ 有，原因：<br>1.<br>2. | □ 无　□ 有，原因：<br>1.<br>2. | □ 无　□ 有，原因：<br>1.<br>2. |
| 护士签名 | | | |
| 医师签名 | | | |

| 时间 | 住院第 4 天<br>（手术日） | 住院第 5 天<br>（术后第 1 天） | 住院第 6 天<br>（术后第 2 天） |
|---|---|---|---|
| 主要诊疗工作 | □ 手术前再次确认患者姓名、性别、年龄和手术部位<br>□ 手术<br>□ 完成术后病程记录和手术记录<br>□ 向患者及其家属交代手术情况及术后注意事项<br>□ 术者查房 | □ 上级医师查房<br>□ 观察病情变化<br>□ 完成病程记录<br>□ 切口换药，注意观察切口渗出情况<br>□ 复查头颅 CT 或 MRI | □ 观察病情变化<br>□ 完成病程记录<br>□ 根据病情复查头颅 MRI 或 CT<br>□ 根据情况拔除引流管（放引流者） |
| 重点医嘱 | **长期医嘱**<br>□ 一级护理<br>□ 吸氧<br>□ 禁食、禁水<br>□ 生命体征监测<br>□ 心电监护<br>□ 抗菌药物<br>□ 激素<br>□ 抗癫痫药<br>**临时医嘱**<br>□ 根据病情需要下相应医嘱 | **长期医嘱**<br>□ 一级护理<br>□ 禁食<br>□ 激素<br>**临时医嘱**<br>□ 切口换药<br>□ 根据病情复查血常规或血生化<br>□ 头颅 CT 或 MRI | **长期医嘱**<br>□ 一级护理<br>□ 流食/半流食<br>□ 根据病情及时停用激素等<br>**临时医嘱**<br>□ 根据病情复查头颅 CT 或 MRI |
| 主要护理工作 | □ 密切观察患者生命体征及病情变化<br>□ 术后心理护理及生活护理 | □ 观察患者生命体征<br>□ 观察病情变化<br>□ 观察切口情况<br>□ 术后心理护理及生活护理 | □ 观察患者一般状况及切口情况<br>□ 术后心理护理及生活护理<br>□ 指导患者适当下床活动 |
| 病情变异记录 | □ 无 □ 有，原因：<br>1.<br>2. | □ 无 □ 有，原因：<br>1.<br>2. | □ 无 □ 有，原因：<br>1.<br>2. |
| 护士签名 | | | |
| 医师签名 | | | |

| 时间 | 住院第 7 天（术后第 3 天） | 住院第 8 天（术后第 4 天） | 住院第 9 天（术后第 5 天） | 住院第 10 天（术后第 6 天） |
|---|---|---|---|---|
| 主要诊疗工作 | □ 上级医师查房<br>□ 观察病情变化<br>□ 完成病程记录<br>□ 复查头颅 MRI 或 CT | □ 观察病情变化<br>□ 评估复查的影像学结果<br>□ 完成病程记录<br>□ 伤口换药 | □ 嘱患者在床上坐起锻炼 | □ 观察切口情况<br>□ 神经系统查体<br>□ 记录术后症状和体征变化<br>□ 嘱患者离床活动 |
| 重点医嘱 | **长期医嘱**<br>□ 一级护理<br>□ 半流食/普食<br>□ 根据病情及时停用激素等<br>**临时医嘱**<br>□ 根据病情需要下医嘱<br>□ 头颅 MRI | **长期医嘱**<br>□ 一级护理<br>□ 普通饮食<br>□ 根据病情及时停用激素等<br>**临时医嘱**<br>□ 根据病情需要下医嘱 | **长期医嘱**<br>□ 一级护理<br>□ 普食 | **长期医嘱**<br>□ 一级护理<br>□ 普食 |
| 主要护理工作 | □ 观察患者一般状况及切口情况<br>□ 术后心理护理及生活护理<br>□ 指导患者适当下床活动 | □ 观察患者一般状况及切口情况<br>□ 术后心理护理及生活护理<br>□ 指导患者适当下床活动 | □ 观察患者一般状况<br>□ 观察神经系统状况<br>□ 观察记录患者神志、瞳孔、生命体征 | □ 观察患者一般状况<br>□ 观察神经系统状况<br>□ 注意患者营养状况 |
| 病情变异记录 | □ 无　□ 有，原因：<br>1.<br>2. | □ 无　□ 有，原因：<br>1.<br>2. | □ 无　□ 有，原因：<br>1.<br>2. | □ 无　□ 有，原因：<br>1.<br>2. |
| 护士签名 | | | | |
| 医师签名 | | | | |

| 时间 | 住院第 11 天<br>（术后第 7 天） | 住院第 12 天<br>（术后第 8 天） | 住院第 13 天<br>（术后第 9 天） | 住院第 14～16 天<br>（术后第 10～12 天） |
|---|---|---|---|---|
| 主要诊疗工作 | □ 切口换药、拆线<br>□ 根据切口愈合情况酌情延长拆线时间<br>□ 复查血常规、肝肾功能及血电解质 | □ 观察神经系统体征变化 | □ 神经系统查体，对比手术前后症状、体征变化<br>□ 汇总术后辅助检查结果<br>□ 评估手术效果 | □ 确定患者可以出院，通知患者及其家属出院<br>□ 向患者或家属交代出院后注意事项及复查日期<br>□ 完成出院记录<br>□ 开具出院诊断书 |
| 重点医嘱 | **长期医嘱**<br>□ 二级护理<br>□ 普食<br>**临时医嘱**<br>□ 拆线<br>□ 血常规<br>□ 肝肾功能及血电解质 | **长期医嘱**<br>□ 二级护理<br>□ 普食 | **长期医嘱**<br>□ 三级护理<br>□ 普食 | **临时医嘱**<br>□ 通知出院 |
| 主要护理工作 | □ 观察患者一般状况<br>□ 观察神经系统状况<br>□ 注意患者营养状况 | □ 观察患者一般状况<br>□ 观察神经系统状况<br>□ 注意患者营养状况 | □ 观察患者一般状况<br>□ 观察神经系统状况<br>□ 注意患者营养状况 | □ 出院宣教<br>□ 帮助患者办理出院手续 |
| 病情变异记录 | □ 无　□ 有，原因：<br>1.<br>2. | □ 无　□ 有，原因：<br>1.<br>2. | □ 无　□ 有，原因：<br>1.<br>2. | □ 无　□ 有，原因：<br>1.<br>2. |
| 护士签名 | | | | |
| 医师签名 | | | | |

# 第二十二章

# 三叉神经痛临床路径释义

## 一、三叉神经痛编码

1. 卫计委原编码

三叉神经痛分为原发性与继发性两类，本路径适用于原发性。

疾病名称及编码：原发性三叉神经痛（ICD-10：G50.001）

手术操作名称及编码：颅后窝开颅三叉神经微血管减压术（ICD-9-CM-3：04.41）

2. 修改编码

疾病名称及编码：原发性三叉神经痛（ICD-10：G50.003）

手术操作名称及编码：颅后窝开颅三叉神经微血管减压术（ICD-9-CM-3：04.41）

## 二、临床路径检索方法

G50.003 伴 04.41

## 三、三叉神经痛临床路径标准住院流程

### （一）适用对象

第一诊断为三叉神经痛（ICD-10：G50.0）。

行微血管减压术（ICD-9-CM-3：04.4102）。

> **释义**
>
> ■ 适用对象编码参见第一部分。
>
> ■ 本路径适用于原发性三叉神经痛的首次手术治疗患者；如因其他致病因素（比如桥小脑角区肿瘤、颅底畸形等）导致的继发性三叉神经痛患者、颅内三叉神经走行的区域附近接受过手术治疗的患者、有手术禁忌证的患者不进入本临床路径。
>
> ■ 本路径采用的手术方式为三叉神经显微血管减压术，其他治疗方式（包括经皮穿刺射频毁损术、经皮穿刺三叉神经球囊压迫治疗、三叉神经感觉根切断术等）参见相应的临床路径。

### （二）诊断依据

根据《临床诊疗指南·神经外科学分册》（中华医学会编著，人民卫生出版社，2006），《临床技术操作规范·神经外科分册》（中华医学会编著，人民军医出版社，2007），《神经外科学》（人民卫生出版社，2007）。

1. 临床表现

（1）疼痛局限于三叉神经感觉根分布区，多以单侧牙痛或颜面、下颌、鼻旁疼痛起病。

（2）在三叉神经的一支或多支的分布区出现刀割样、电击样或烧灼样剧烈疼痛，反复发作，突然出现，持续数秒或数分钟后骤停，可伴有同侧流涎、流泪、面肌反射性痉挛等。

（3）疼痛区常有扳击点，可因洗脸、刷牙、进餐、说话等机械性刺激诱发疼痛发作。

> **释义**
>
> ■ 三叉神经痛的主要诊断依据是临床症状。因此诊断的要点是根据面痛的特点鉴定是三叉神经痛还是其他颜面部疼痛,如果患者既往有引起颜面部疼痛的其他疾病病史时(特别是牙龈疾病、舌咽神经疼痛),需请相关科室会诊进行鉴别诊断。必要时,进行诊断性治疗,用以鉴别诊断。
>
> ■ 如果患者颜面部疼痛并非典型的三叉神经痛,但是基本除外其他常见病因(牙龈疾病、颞下颌关节疾病、舌咽神经痛、偏头痛等)时,应高度怀疑三叉神经痛。

2. 辅助检查

(1) 颅脑 3D-TOF-MRA 检查能了解三叉神经根有无血管相邻。

(2) 颅脑 MRI 或 CT 检查排除肿瘤。

> **释义**
>
> ■ 三叉神经痛的诊断主要依据临床表现,并不依靠影像学检查。但是,头颅MRI 或 CT 检查是为了除外颅内占位性病变,是进入本临床路径前的必查项目。
>
> ■ 颅脑 3D-TOP-MRA 序列,同时可以显示血管和神经结构,对于了解三叉神经与其周围的血管关系比较重要,如果医疗机构有条件建议行该项检查。但是需要强调的是即使检查结果阴性,也不能除外血管压迫因素导致的三叉神经痛。

## (三) 选择治疗方案的依据

根据《临床诊疗指南·神经外科学分册》(中华医学会编著,人民卫生出版社,2006),《临床技术操作规范·神经外科分册》(中华医学会编著,人民军医出版社,2007),《神经外科学》(人民卫生出版社,2007)。

1. 三叉神经痛诊断明确。

2. 药物或神经阻滞治疗效果不佳。

3. 不能接受其他方法治疗的面部麻木。

4. 患者一般情况好,无严重高血压、糖尿病、冠心病、凝血功能障碍等严重器质性病变,能够耐受全身麻醉手术。

5. 排除脑肿瘤等疾病引起的继发性三叉神经痛。

> **释义**
>
> ■ 明确为原发性三叉神经痛后,首先应予以卡马西平或神经生长因子等神经类药物保守治疗,缓解疼痛症状;如果保守治疗无效或不能耐受药物治疗时,或不能接受其他方法治疗后出现的面部麻木的患者,可选择三叉神经显微血管减压术。
>
> ■ 因各医疗单位的仪器设备、技术条件的不一致,显微血管减压术的方式可以为传统显微镜下手术,也可以为内镜辅助下手术。

■术前评估患者手术风险较大者（高龄、严重的基础疾病），需请相关科室会诊，明确无手术禁忌方可进入本临床路径；术前与患者及家属仔细沟通，告知其风险。

■颅内三叉神经走行区域附近曾接受手术的患者，或者因前次三叉神经显微血管减压手术治疗效果不佳再次手术者，不进入本临床路径。

## （四）标准住院日为 10~12 天

释义

■术前准备 2~4 天，在第 3~4 天时实施手术，术后恢复 7 天出院。但是各时间段均可有所变动，只要总住院时间不超过 15 天均符合路径要求。

## （五）进入路径标准

1. 第一诊断必须符合 ICD-10：G50.0 三叉神经痛疾病编码。
2. 有适应证，无禁忌证。
3. 当患者合并其他疾病，如果在住院期间不需特殊处理也不影响第一诊断的临床路径实施时，可以进入路径。

释义

■进入路径的标准参见第（一）条适用对象。

■合并其他疾病（如心血管疾病、肝肾疾病等）时，经由相关科室会诊，明确无特殊处理时，可进入本临床路径。如果合并的疾病需要特殊处理（如口服抗凝药物的患者，术前、术后需专科会诊，并给予相应处理），不进入本临床路径。

## （六）术前准备 2~4 天

1. 必需的检查项目
（1）血常规、血型、尿常规。
（2）肝肾功能、血电解质、血糖。
（3）凝血功能。
（4）感染性疾病筛查（乙型肝炎、丙型肝炎、艾滋病、梅毒）。
（5）心电图、胸部 X 线片。
2. 根据患者病情可选择心、肺功能检查。

释义

■必查项目是确保手术治疗安全、有效开展的基础，在术前必须完成。相关人员应认真分析检查结果，及时发现异常情况并给予相应的处理。

　　■ 老年患者如合并有心脏相关疾病病史，术前检查提示可能存在心脏疾患时，应完成心脏超声检查。
　　■ 老年患者如既往有呼吸系统疾病病史，术前检查提示可能存在呼吸系统疾患时，应完成肺功能检查。

### （七）预防性抗菌药物选择与使用时机

1. 按照《抗菌药物临床应用指导原则》（卫医发〔2004〕285 号）选择用药。
2. 预防感染用药时间为术前 30 分钟。

> **释义**
>
> 　　■ 按规定适当预防性应用抗菌药物。
> 　　■ 如术中发现乳突气房开放，为防止术后感染，可使用静脉抗菌药物 3~5 天。
> 　　■ 因术中修补硬膜缺损时应用人工硬脑膜和（或）使用钛片修补颅骨缺损，为预防感染，术后可预防性应用抗菌药物 3~5 天。

### （八）手术日为入院第 3~4 天

1. 麻醉方式：全身麻醉。
2. 手术方式：微血管减压术。
3. 术中用品：Teflon 棉或其他材料、硬脑膜及颅骨修补材料。
4. 输血：一般不需要输血。

> **释义**
>
> 　　■ 根据各医院医疗水平、仪器设备、操作技巧的不同，显微血管减压手术的具体方式可以不同，可以是传统的显微镜下手术，也可以是神经内镜辅助下手术。
> 　　■ 术中进行脑神经电生理监测，可以较好地预防邻近神经组织的损伤，建议有条件的医疗机构采用。
> 　　■ 血管减压材料可选用 Teflon 棉或涤纶垫片（聚对苯二甲酸乙二醇酯）。
> 　　■ 为预防术后脑脊液渗漏，需尽量对硬脑膜进行水密缝合；如有需要，可选用人工硬脑膜修补硬膜，并应用钛板修补缺损的颅骨。

### （九）术后住院恢复 7 天

1. 术后回病房平卧 6 小时。
2. 术后 1 天切口换药，注意观察切口渗出情况。
3. 术后出现发热、头痛、颈项强直的患者，需要尽早行腰椎穿刺进行脑脊液检查。
4. 术后 7 天切口拆线。

> **释义**
>
> ■ 根据患者病情变化的需要，开展相应的检查（包括血常规、尿常规、肝肾功能、血电解质、血糖、凝血功能等）。
>
> ■ 如出现颅内感染征象，应及时进行腰椎穿刺、脑脊液化验等；必要时需反复进行。
>
> ■ 手术切口愈合满意时，可以于术后 7 天拆线；如果手术切口有水疱、结痂、愈合不良，应延长拆线时间。
>
> ■ 由于手术中可能开放乳突气房，术后有可能出现脑脊液渗漏，如发现外耳道、鼻腔溢液，口咽腔有咸味液体流下，需警惕脑脊液渗漏的发生；必要时需再次手术修补。

## （十）出院标准

1. 患者术后恢复好，无头痛、发热。
2. 切口愈合良好。

> **释义**
>
> ■ 部分患者术后患侧面部可能仍有轻微疼痛，不作为继续住院治疗的原因。
>
> ■ 部分患者诉术区皮肤麻木或有轻微疼痛，考虑为术后反应。
>
> ■ 少数患者术后可能出现患侧口唇部的疱疹，给予对症治疗，不影响出院时间，仍在本路径范畴。

## （十一）变异及原因分析

1. 部分患者受血性脑脊液刺激或对 Teflon 棉或其他材料有排异反应，术后会出现发热、头痛、颈项强直等情况，需要行腰椎穿刺，可能会导致住院时间延长与费用增加。
2. 少数患者显微血管减压术后原有疼痛不一定立刻消失，有可能恢复一段时间后逐渐减轻或消失。

> **释义**
>
> ■ 变异是指入选临床路径的患者未能按路径流程完成医疗行为或为达到预期的医疗治疗控制目标。所有情况均须在表单中予以说明。
>
> ■ 如果出现严重手术相关的并发症，如颅内血肿、颅内感染、皮下积液，可能会增加住院时间和费用，应退出该临床路径。
>
> ■ 如果出现非手术直接相关的并发症，如心脑血管急症、深静脉血栓形成、其他脏器功能障碍、衰竭，也会增加住院时间和费用，应退出临床路径。

### 四、三叉神经痛临床路径给药方案

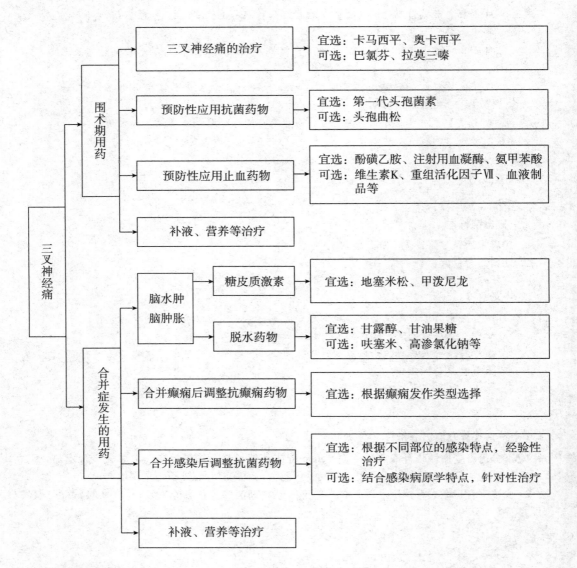

**【用药选择】**

1. 三叉神经痛的治疗：卡马西平是三叉神经痛的一线用药，奥卡西平作为源自于卡马西平的新型抗癫痫药物也有部分证据表明有效。加巴喷丁和普瑞巴林治疗痛性糖尿病性神经病和疱疹后神经痛有效证据更多。丙戊酸盐、拉莫三嗪和托吡酯等其他抗癫痫药对神经病理性疼痛也有一定疗效。

2. 预防性应用抗菌药物：原则上应选择相对广谱、效果肯定（杀菌剂而非抑菌剂）、安全及价格相对低廉的抗菌药物。头孢菌素是最符合上述条件的，如果患者对青霉素过敏不宜使用头孢菌素时，针对葡萄球菌、链球菌可用克林霉素，针对革兰阴性杆菌可用氨曲南，大多两者联合应用。喹诺酮类一般不宜用作预防。

3. 止血药物的应用：任何止血药不能替代术中良好的止血。术后一般给予止血药物治疗3天。

**【药学提示】**

1. 应用卡马西平需要注意其副作用：卡马西平引起恶心呕吐、食欲改变、腹胀便秘等，多为轻微及一过性的反应，一般不需停药。服用卡马西平的患者中5%~19%有肝功能异常，多为一过性可逆性表现，少有引起急性胆管炎、胆汁阻塞性黄疸的报告。3%~4%的服药患者可发生药疹，皮肤损害最常见的为湿疹、皮肌炎、剥脱性皮炎等，经停药、使用激素及对症处理后痊愈。

2. 预防性应用抗菌药物能够降低手术部位感染的概率，但仍有较多因素影响手术部位或其他部位感染的发生率，应该采取综合预防措施，严格遵守无菌术原则。术后需要根据患者症状体征及检验检查结果，及时调整用药策略。

3. 止血药物的不良反应不同药物不尽相同，请参阅相关说明书，如出现不良反应，宜予以相应处理。

**【注意事项】**

1. 术后或伤后未发生癫痫者，在术后或伤后7天可停用预防癫痫药。如果术后脑水肿或颅内感染未控制，可适当延长用药时间，一旦上述情况控制，即可停药。如果术后和伤后发生癫痫，则按治疗癫痫处理，不能随意停药。

2. 预防性应用抗菌药物，应注意以下几方面：①给药的时机极为关键，应在切开皮肤黏膜前30分钟（麻醉诱导时）开始给药，以保证在发生细菌污染之前血清及组织中的药物已达到有效浓度（$>MIC_{90}$）。不应在病房应召给药，而应在手术室给药。②应静脉给药，30分钟内滴完，不宜放在大瓶液体内慢慢滴入，否则达不到有效浓度。③血清和组织内抗菌药物有效浓度必须能够覆盖手术全过程。常用的头孢菌素血清半衰期为1~2小时，因此，如手术延长到3小时以上，或失血量超过1500ml，应补充一个剂量，必要时还可用第三次。如果选用半衰期长达7~8小时的头孢曲松，则无须追加剂量。

3. 止血药物主要分为以下几类，可根据病情酌情选择：作用于血管壁，如酚磺乙胺；作用于血小板，如血小板悬液；作用于凝血系统，包括血液制品，如新鲜血、冷冻血浆、凝血因子、维生素K、血凝酶等；抗纤溶系统药物，如氨甲苯酸等。

## 五、推荐表单

### （一）医师表单

#### 三叉神经痛临床路径医师表单

适用对象：第一诊断为三叉神经痛（ICD-10：G50.0）
　　　　　行显微血管减压术（ICD-9-CM-3：04.4102）

| 患者姓名： | 性别： | 年龄： | 门诊号： | 住院号： |
|---|---|---|---|---|

| 住院日期：　　年　月　日 | 出院日期：　　年　月　日 | 标准住院日：10～12 天 |
|---|---|---|

| 时间 | 住院第 1 天 | 住院第 2 天 | 住院第 3～4 天（手术日） |
|---|---|---|---|
| 主要诊疗工作 | □ 询问病史与体格检查<br>□ 完成病历书写<br>□ 开具各项化验检查申请单 | □ 上级医师查房，术者查房<br>□ 根据各项检查结果，完成术前准备与术前评估<br>□ 完成必要的相关科室会诊<br>□ 向患者及其家属交代围术期注意事项<br>□ 签署手术知情同意书、家属授权委托书、自费用品协议书、输血同意书、麻醉知情同意书等 | □ 手术前再次确认患者姓名、性别、年龄和手术侧别<br>□ 手术<br>□ 完成术后病程记录和手术记录<br>□ 向患者及其家属交代手术情况及术后注意事项<br>□ 术者查房 |
| 重点医嘱 | **长期医嘱**<br>□ 二级护理<br>□ 饮食<br>**临时医嘱**<br>□ 血常规、尿常规、血型、肝肾功能、电解质、血糖、凝血功能<br>□ 感染性疾病筛查<br>□ 心电图、胸部 X 线平片<br>□ 颅脑 CT 或 MRI | **长期医嘱**<br>□ 二级护理<br>□ 饮食<br>**临时医嘱**<br>□ 拟明日在全身麻醉下行三叉神经根显微血管减压术<br>□ 术前禁食、禁水<br>□ 头部备皮<br>□ 抗菌药物皮试<br>□ 其他特殊医嘱 | **长期医嘱**<br>□ 一级护理<br>□ 吸氧<br>□ 禁食、禁水<br>□ 生命体征监测<br>□ 心电监护<br>□ 抗菌药物、激素等<br>**临时医嘱**<br>□ 根据病情需要下相应医嘱 |
| 病情变异记录 | □ 无　□ 有，原因：<br>1.<br>2. | □ 无　□ 有，原因：<br>1.<br>2. | □ 无　□ 有，原因：<br>1.<br>2. |
| 医师签名 | | | |

| 时间 | 住院第 4 天<br>（术后第 1 天） | 住院第 5~9 天<br>（术后第 2~6 天） | 住院第 10~12 天<br>（术后第 7 天，出院日） |
|---|---|---|---|
| 主要诊疗工作 | □ 上级医师查房<br>□ 注意病情变化<br>□ 完成病程记录<br>□ 切口换药，注意观察切口渗出情况 | □ 上级医师查房<br>□ 注意病情变化<br>□ 完成病程记录 | □ 检查切口愈合情况，切口拆线与换药<br>□ 确定患者可以出院，通知患者及其家属出院<br>□ 向患者或家属交代出院后注意事项及复查日期<br>□ 完成出院记录<br>□ 开具出院诊断书 |
| 重点医嘱 | **长期医嘱**<br>□ 一级护理<br>□ 半流饮食<br>□ 激素<br>**临时医嘱**<br>□ 切口换药<br>□ 根据病情需要，复查血常规或血生化 | **长期医嘱**<br>□ 二级护理<br>□ 普通饮食<br>□ 根据病情及时停用激素等<br>**临时医嘱**<br>□ 根据病情需要下医嘱 | **临时医嘱**<br>□ 通知出院 |
| 病情变异记录 | □ 无 □ 有，原因：<br>1.<br>2. | □ 无 □ 有，原因：<br>1.<br>2. | □ 无 □ 有，原因：<br>1.<br>2. |
| 医师签名 | | | |

## （二）护士表单

### 三叉神经痛临床路径护士表单

适用对象：第一诊断为三叉神经痛（ICD-10：G50.0）
行显微血管减压术（ICD-9-CM-3：04.4102）

| 患者姓名： | 性别： | 年龄： | 门诊号： | 住院号： |
| 住院日期： 年 月 日 | 出院日期： 年 月 日 | | | 标准住院日：10~12 天 |

| 时间 | 住院第 1 天 | 住院第 2~3 天 | 住院第 4 天（手术当天） |
| --- | --- | --- | --- |
| 健康宣教 | □ 入院宣教<br>介绍主管医师、护士<br>介绍环境、设施<br>介绍住院注意事项 | □ 术前宣教<br>宣教疾病知识、临床表现及手术过程<br>告知术前饮食、肠道、物品准备，沐浴<br>告知术后可能出现的情况及应对方式<br>告知术后饮食、活动及探视注意事项，家属等候区位置<br>主管护士与患者沟通，了解并指导心理应对 | □ 术后当日宣教<br>告知监护设备、管路功能及注意事项<br>告知饮食、体位要求<br>告知疼痛注意事项<br>告知术后可能出现情况的应对方式<br>给予患者及家属心理支持<br>再次明确探视陪伴须知 |
| 护理处置 | □ 核对患者，佩戴腕带<br>□ 建立入院护理病历<br>□ 卫生处置：剪指（趾）甲、沐浴、更换病号服 | □ 协助医师完成术前检查化验<br>□ 术前准备<br>配血<br>抗菌药物皮试<br>备皮、剃头<br>药物灌肠<br>禁食、禁水 | □ 送手术<br>摘除患者各种活动物品<br>核对患者资料及带药<br>填写手术交接单，签字确认<br>□ 接手术<br>核对患者及资料，签字确认 |
| 基础护理 | □ 三级护理<br>晨晚间护理<br>患者安全管理 | □ 三级护理<br>晨晚间护理<br>患者安全管理 | □ 特级护理<br>基础生活护理<br>患者安全管理 |
| 专科护理 | □ 护理查体<br>□ 瞳孔、意识监测<br>□ 需要时，填写跌倒及压疮防范表<br>□ 需要时，请家属陪伴 | □ 疼痛护理<br>观察疼痛程度，遵医嘱用镇痛药，并观察药物作用<br>□ 协助医师完成术前检查化验<br>□ 术前准备<br>配血、抗菌药物皮试<br>备皮、剃头、药物灌肠<br>禁食、禁水 | □ 病情观察，写特护记录<br>q2h 评估生命体征、瞳孔、意识、体征、肢体活动、皮肤情况、伤口敷料、出入量<br>评估手术效果<br>及时处理术后出现的不适反应<br>□ 遵医嘱予抗感染、抑酸、补液治疗 |
| 重点医嘱 | □ 详见医嘱执行单 | □ 详见医嘱执行单 | □ 详见医嘱执行单 |
| 病情变异记录 | □ 无 □ 有，原因：<br>1.<br>2. | □ 无 □ 有，原因：<br>1.<br>2. | □ 无 □ 有，原因：<br>1.<br>2. |
| 护士签名 | | | |

| 时间 | 住院第 5~10 天<br>（术后第 1~6 天） | 住院第 11~12 天<br>（术后第 7~8 天） |
|---|---|---|
| 健康宣教 | □ 术后宣教<br>　药物作用及频率<br>　饮食、活动指导<br>　复查患者对术前宣教内容的掌握程度<br>　疾病恢复期注意事项<br>　下床活动注意事项<br>　术后并发症表现及治疗方法<br>　心理护理 | □ 出院宣教<br>　复查时间<br>　服药方法<br>　活动休息<br>　指导饮食<br>　指导办理出院手续 |
| 护理处置 | □ 遵医嘱完成相关检查<br>□ 夹闭尿管，锻炼膀胱功能 | □ 办理出院手续<br>　书写出院小结 |
| 基础护理 | □ **特级护理/一级护理**<br>　晨晚间护理<br>　协助进食、水<br>　协助翻身、床上移动、预防压疮<br>　排泄护理<br>　床上温水擦浴<br>　协助更衣<br>　患者安全管理 | □ 二级护理<br>　晨晚间护理<br>　协助或指导进食、水<br>　协助或指导床旁活动<br>　患者安全管理 |
| 专科护理 | □ 病情观察，写特护记录<br>　q2h 评估生命体征、瞳孔、意识、体征、肢体活动、皮肤情况、伤口敷料、出入量<br>　观察手术效果<br>　观察有无术后并发症<br>□ 遵医嘱予抗感染、抑酸、补液治疗<br>□ 根据医嘱完成相关检查项目，并及时汇报、处理异常结果 | □ 病情观察<br>　评估生命体征<br>　评估手术效果 |
| 重点医嘱 | □ 详见医嘱执行单 | □ 详见医嘱执行单 |
| 病情变异记录 | □ 无　□ 有，原因：<br>1.<br>2. | □ 无　□ 有，原因：<br>1.<br>2. |
| 护士签名 | | |

## （三）患者表单

### 三叉神经痛临床路径患者表单

适用对象：第一诊断为三叉神经痛（ICD-10：G50.0）
行显微血管减压术（ICD-9-CM-3：04.4102）

| 患者姓名： | 性别： 年龄： 门诊号： | 住院号： |
|---|---|---|
| 住院日期： 年 月 日 | 出院日期： 年 月 日 | 标准住院日：10～12 天 |

| 时间 | 住院第 1 天 | 住院第 2～3 天 | 住院第 4 天（手术当天） |
|---|---|---|---|
| 监测 | □ 监测生命体征、体重 | □ 每日监测生命体征、询问排便情况 | □ 清晨监测体温、脉搏、呼吸、血压一次 |
| 医患配合 | □ 护士行入院护理评估（简单询问病史）<br>□ 接受入院宣教<br>□ 医师询问现病史、既往病史、用药情况，收集资料<br>□ 体格检查 | □ 配合完善术前相关化验、检查<br>**术前宣教**<br>□ 三叉神经痛疾病知识、临床表现、治疗方法<br>□ 术前用物准备：奶瓶、湿巾等<br>□ 手术室接患者，配合核对<br>□ 医师与患者及家属介绍病情和手术谈话<br>□ 手术时家属在等候区等候<br>□ 探视及陪伴制度 | **术后宣教**<br>□ 术后体位：麻醉未醒时平卧；清醒后，4～6 小时无不适反应可垫枕，或根据医嘱<br>□ 予监护设备、吸氧<br>□ 配合护士定时监测生命体征、瞳孔、肢体活动、伤口敷料等<br>□ 疼痛的注意事项及处理<br>□ 告知医护不适主诉<br>□ 配合评估手术效果 |
| 重点诊疗及检查 | **重点诊疗**<br>□ 三级护理<br>□ 既往基础用药 | **重点诊疗**<br>**术前准备**<br>□ 备皮剃头<br>□ 配血<br>□ 药物灌肠<br>□ 术前签字<br>**重要检查**<br>□ 心电图<br>□ X 线胸片<br>□ 颅脑 3D-TOF-MRA（需要时） | **重点诊疗**<br>□ 特级护理<br>□ 予监护设备、吸氧<br>□ 注意留置管路的安全与通畅<br>□ 用药：抗菌药物、止血药、抑酸、营养神经、补液药物的应用<br>□ 护士协助记录出入量 |
| 饮食及活动 | □ 正常普食<br>□ 正常活动 | □ 术前普食<br>□ 术前 12 小时禁食、禁水<br>□ 正常活动 | □ 根据病情给予流食或半流食<br>□ 卧床休息，自主体位 |

| 时间 | 住院第 5~10 天<br>（术后第 1~6 天） | 住院第 11~12 天<br>（术后 7~8 天） |
|---|---|---|
| 监测 | □ 定时监测生命体征，每日询问排便情况 | □ 定时监测生命体征，每日询问排便情况 |
| 医患配合 | □ 医师巡视，了解病情<br>□ 配合意识、瞳孔、肢体活动的观察<br>□ 护士行晨晚间护理<br>□ 护士协助进食、进水、排泄等生活护理<br>□ 配合监测出入量<br>□ 膀胱功能锻炼，成功后可将尿管拔除<br>□ 注意探视及陪伴时间 | □ 护士行晨晚间护理<br>□ 医师拆线<br>□ 伤口注意事项<br>**出院宣教**<br>□ 接受出院前康复宣教，学习出院注意事项<br>□ 了解复查程序<br>□ 办理出院手续，取出院带药 |
| 重点诊疗及检查 | **重点诊疗**<br>□ 特级或一级护理<br>□ 静脉用药逐渐过渡至口服药<br>□ 医师按时予伤口换药<br>**重要检查**<br>□ 定期抽血化验<br>□ 必要时行影像学检查 | **重点诊疗**<br>□ 二级/三级护理<br>**重要检查**<br>□ 定期抽血化验<br>□ 必要时医师行腰穿检查 |
| 饮食及活动 | □ 根据病情逐渐由半流食过渡至普食，营养均衡，给予高蛋白、低脂肪、易消化饮食，避免产气食物（牛奶、豆浆）及油腻食物。鼓励多食汤类食物<br>□ 卧床休息时可头高位，渐坐起<br>□ 术后第 3~4 天可视体力情况渐下床活动，循序渐进，注意安全 | □ 普食，营养均衡<br>□ 勿吸烟、饮酒<br>□ 正常活动 |

## 附：原表单（2009 年版）

### 三叉神经痛临床路径表单

适用对象：第一诊断为三叉神经痛（ICD-10：G50.0）

行显微血管减压术（ICD-9-CM-3：04.4102）

| 患者姓名： | | 性别： 年龄： 门诊号： | | 住院号： |
|---|---|---|---|---|
| 住院日期： 年 月 日 | | 出院日期： 年 月 日 | | 标准住院日：10~12 天 |

| 时间 | 住院第 1 天 | 住院第 2 天 | 住院第 3~4 天（手术日） |
|---|---|---|---|
| 主要诊疗工作 | □ 询问病史与体格检查<br>□ 完成病历书写<br>□ 开具各项化验检查申请单 | □ 上级医师查房，术者查房<br>□ 根据各项检查结果，完成术前准备与术前评估<br>□ 完成必要的相关科室会诊<br>□ 向患者及其家属交代围术期注意事项<br>□ 签署手术知情同意书、家属授权委托书、自费用品协议书、输血同意书、麻醉知情同意书等 | □ 手术前再次确认患者姓名、性别、年龄和手术侧别<br>□ 手术<br>□ 完成术后病程记录和手术记录<br>□ 向患者及其家属交代手术情况及术后注意事项<br>□ 术者查房 |
| 重点医嘱 | **长期医嘱**<br>□ 二级护理<br>□ 饮食<br>**临时医嘱**<br>□ 血常规、尿常规、血型、肝肾功能、电解质、血糖、凝血功能<br>□ 感染性疾病筛查<br>□ 心电图、胸部 X 线平片<br>□ 颅脑 3D-TOF-MRA | **长期医嘱**<br>□ 二级护理<br>□ 饮食<br>**临时医嘱**<br>□ 拟明日在全身麻醉下行三叉神经根显微血管减压术<br>□ 术前禁食、禁水<br>□ 头部备皮<br>□ 抗菌药物皮试<br>□ 其他特殊医嘱 | **长期医嘱**<br>□ 一级护理<br>□ 吸氧<br>□ 禁食、禁水<br>□ 生命体征监测<br>□ 心电监护<br>□ 抗菌药物、激素等<br>**临时医嘱**<br>□ 根据病情需要下相应医嘱 |
| 主要护理工作 | □ 入院宣教<br>□ 观察患者一般状况<br>□ 观察血压、体温 | □ 术前宣教及心理护理<br>□ 术前准备 | □ 密切观察患者颅脑生命体征及病情变化<br>□ 术后心理护理及生活护理 |
| 病情变异记录 | □ 无 □ 有，原因：<br>1.<br>2. | □ 无 □ 有，原因：<br>1.<br>2. | □ 无 □ 有，原因：<br>1.<br>2. |
| 护士签名 | | | |
| 医师签名 | | | |

| 时间 | 住院第 4 天<br>（术后第 1 天） | 住院第 5~9 天<br>（术后第 2~6 天） | 住院第 10~12 天<br>（术后第 7 天，出院日） |
|---|---|---|---|
| 主要诊疗工作 | □ 上级医师查房<br>□ 注意病情变化<br>□ 完成病程记录<br>□ 切口换药，注意观察切口渗出情况 | □ 上级医师查房<br>□ 注意病情变化<br>□ 完成病程记录 | □ 检查切口愈合情况，切口拆线与换药<br>□ 确定患者可以出院，通知患者及其家属出院<br>□ 向患者或家属交代出院后注意事项及复查日期<br>□ 完成出院记录<br>□ 开具出院诊断书 |
| 重点医嘱 | **长期医嘱**<br>□ 一级护理<br>□ 半流食<br>□ 激素<br>**临时医嘱**<br>□ 切口换药<br>□ 根据病情需要，复查血常规或血生化 | **长期医嘱**<br>□ 二级护理<br>□ 普食<br>□ 根据病情及时停用激素等<br>**临时医嘱**<br>□ 根据病情需要下医嘱 | **临时医嘱**<br>□ 通知出院 |
| 主要护理工作 | □ 观察患者颅脑生命体征<br>□ 观察病情变化<br>□ 观察切口情况<br>□ 术后心理护理及生活护理 | □ 观察患者一般状况及切口情况<br>□ 术后心理护理及生活护理<br>□ 指导患者适当下床活动 | □ 出院宣教<br>□ 帮助患者办理出院手续 |
| 病情变异记录 | □ 无　□ 有，原因：<br>1.<br>2. | □ 无　□ 有，原因：<br>1.<br>2. | □ 无　□ 有，原因：<br>1.<br>2. |
| 护士签名 | | | |
| 医师签名 | | | |

# 参考文献

[1]《临床路径治疗药物释义》专家组. 临床路径治疗药物释义·神经外科分册 [M]. 北京：中国协和医科大学出版社，2012.

[2]《抗菌药物临床应用指导原则》修订工作组. 抗菌药物临床应用指导原则：2015 年版 [M]. 北京：人民卫生出版社，2015.

[3] 中华医学会神经外科学分会. 神经外科重症管理专家共识（2013 版）[J]. 中华医学杂志，2013，93（23）：1765-1779.

[4] 中华医学会外科学分会. 围手术期预防应用抗菌药物指南 [J]. 中华外科杂志，2006，44（23）：1594-1596.

[5] 中华医学会神经外科学分会. 神经外科围手术期出血防治的专家共识 [J]. 中华医学杂志，2010，90（15）：1011-1015.

[6] 中华医学会神经外科学分会，中国医师协会神经外科医师分会. 中国颅颈交界区畸形诊疗专家共识 [J]. 中华神经外科杂志，2016，32（7）：659-665.

[7] 中华医学会神经外科学分会. 颅内肿瘤周围水肿药物治疗专家共识 [J]. 中华医学杂志，2010，90（1）：5-9.

[8] 全国神经外科癫痫防治协助组. 神经外科围手术期和外伤后癫痫的预防及治疗指南（草案）[J]. 中华神经医学杂志，2006，5（12）：1189-1190.

[9] 赵继宗. 神经外科学 [M]. 2 版. 北京：人民卫生出版社，2014.

[10] 中华医学会. 临床技术操作规范·神经外科分册 [M]. 北京：人民军医出版社，2007.

[11] 神经病理性疼痛诊治专家组. 神经病理性疼痛诊治专家共识 [J]. 中华内科杂志，2009，48（6）：526-528.

# 附录 1

## 垂体腺瘤临床路径病案质量监控表单

1. 进入临床路径标准

疾病诊断：垂体腺瘤（ICD-10：C75.1/D09.302/D35.2/D44.3）

手术操作：经蝶/经额或其他入路垂体腺瘤切除术（ICD-9-CM-3：07.61/07.62/07.63）

2. 病案质量监控表

| 监控项目 / 住院时间 | 监控重点 | 评估要点 | 监控内容 | 分数 | 减分理由 | 备注 |
|---|---|---|---|---|---|---|
| 病案首页 | | 主要诊断名称及编码 | 垂体腺瘤（ICD-10：C75.1/D09.302/D35.2/D44.3） | 5□ 4□ 3□ 1□ 0□ | | |
| | | 主要手术名称及编码 | 经蝶/经额或其他入路垂体腺瘤切除术（ICD-9-CM-3：07.61/07.62/07.63） | | | |
| | | 其他诊断名称及编码 | 无遗漏，编码准确 | | | |
| | | 其他项目 | 内容完整、准确、无遗漏 | 5□ 4□ 3□ 1□ 0□ | | |
| 住院第1天 | 入院记录 | 现病史 主诉 | 简明扼要地提炼主要症状和持续时间 | 5□ 4□ 3□ 1□ 0□ | | 入院24小时内完成 |
| | | 主要症状 | 是否记录本病最主要的症状，如头痛、视力减退、视野缺损、闭经、泌乳、性功能减退、肢端肥大、库欣综合征等，并重点描述：1. 发作及加重的诱因 2. 发作频率或持续时间 3. 发作时间、性质、程度 4. 缓解方式 5. 对体力、饮食、睡眠、活动的影响 | 5□ 4□ 3□ 1□ 0□ | | |

**续　表**

| 监控项目\监控重点\住院时间 | | 评估要点 | | 监控内容 | 分数 | 减分理由 | 备注 |
|---|---|---|---|---|---|---|---|
| 住院第1天 | 入院记录 | 现病史 | 病情演变过程 | 是否描述主要症状的演变过程，如头痛逐渐加重等 | 5□ 4□ 3□ 1□ 0□ | | 入院24小时内完成 |
| | | | 其他伴随症状 | 是否记录伴随症状，如：头痛、恶心、呕吐、糖尿病、睡眠呼吸暂停综合征 | 5□ 4□ 3□ 1□ 0□ | | |
| | | | 院外诊疗过程 | 是否记录诊断、治疗情况，如：<br>1. 是否做过头颅 X 线、CT、MRI 等检查，内分泌检查，结果是否正常<br>2. 诊断过何种疾病<br>3. 用过何种药物，用药时间、剂量、总量及效果如何<br>4. 手术情况<br>5. 缓解复发情况 | 5□ 4□ 3□ 1□ 0□ | | |
| | | 既往史个人史家族史 | | 是否按照病历书写规范记录，并重点记录：<br>1. 饮食习惯、环境因素、精神因素<br>2. 慢性疾病史<br>3. 家族中有无类似患者 | 5□ 4□ 3□ 1□ 0□ | | |
| | | 体格检查 | | 是否按照病历书写规范记录，并记录重要体征，无遗漏，如：<br>1. 向心性肥胖，满月脸，水牛背，胡须、阴毛稀疏；面部、前胸、后背出现痤疮，女性长胡须、喉结增大；腹部、下腹、下腰背、臀和大腿部皮肤出现紫纹<br>2. 视力下降，视野缺失，象限偏盲，嗅觉障碍<br>3. 第Ⅲ、Ⅳ、Ⅴ、Ⅵ脑神经麻痹<br>4. 甲状腺增生，乳房发育异常、溢乳<br>5. 肢端肥大、肌萎缩等 | 5□ 4□ 3□ 1□ 0□ | | |
| | | 辅助检查 | | 是否记录辅助检查结果，如：头颅 MRI、头颅 CT、内分泌激素等 | 5□ 4□ 3□ 1□ 0□ | | |

续　表

| 监控项目＼监控重点＼住院时间 | | 评估要点 | 监控内容 | 分数 | 减分理由 | 备注 |
|---|---|---|---|---|---|---|
| 住院第1天 | 首次病程记录 | 病例特点 | 是否简明扼要，重点突出，无遗漏：<br>1. 年龄、性别、特殊的生活习惯及嗜好等<br>2. 突出的症状和体征<br>3. 辅助检查结果<br>4. 其他疾病史 | 5□<br>4□<br>3□<br>1□<br>0□ | | 入院8小时内完成 |
| | | 初步诊断 | 第一诊断为：垂体腺瘤（ICD-10：C75.1/D09.302/D35.2/D44.3） | 5□<br>4□<br>3□<br>1□<br>0□ | | |
| | | 诊断依据 | 是否充分、分析合理：<br>1. 病史：缓慢发病，逐渐进展<br>2. 症状<br>（1）功能性垂体腺瘤的临床表现<br>（2）头痛<br>（3）视力视野障碍<br>（4）其他神经和脑损害<br>3. 体征：向心性肥胖，满月脸，水牛背，胡须、阴毛稀疏；面部、前胸、后背出现痤疮，女性长胡须、喉结增大；腋部、下腹、下腰背、臀和大腿部皮肤出现紫纹；视力下降，视野缺失，象限偏盲，嗅觉障碍；第Ⅲ、Ⅳ、Ⅴ、Ⅵ颅神经麻痹；甲状腺增生，乳房发育异常、溢乳；肢端肥大、肌萎缩等<br>4. 辅助检查：头颅X线、CT、MRI检查，内分泌检查结果 | 5□<br>4□<br>3□<br>1□<br>0□ | | |
| | | 鉴别诊断 | 是否根据病例特点与下列疾病鉴别：<br>颅咽管瘤、脑膜瘤、异位松果体瘤、脊索瘤和上皮样囊肿，空蝶鞍综合征、垂体脓肿、拉特克囊肿等 | 5□<br>4□<br>3□<br>1□<br>0□ | | |

续　表

| 监控项目 / 监控重点 / 住院时间 | | 评估要点 | 监控内容 | 分数 | 减分理由 | 备注 |
|---|---|---|---|---|---|---|
| 住院第1天 | 首次病程记录 | 诊疗计划 | 是否全面并具有个性化：<br>1. 完成必需的检查项目<br>（1）实验室检查：血常规、血型，尿常规，肝肾功能、血电解质、血糖、感染性疾病筛查、凝血功能<br>（2）内分泌检查（可于住院前完成）：性激素6项（血清卵泡刺激素、促黄体生成素、催乳素、雌二醇、血清孕酮、血清睾酮），生长激素，IGF-1（肢端肥大症者），甲状腺功能检查（$T_3$、$T_4$、TSH、$FT_3$、$FT_4$），血清皮质醇（8am、5pm、12pm）<br>（3）心电图、胸部X线平片、头颅正侧位X线片<br>2. 根据患者病情选择：24小时尿游离皮质醇/17-羟皮质类固醇等<br>3. 评估是否可以手术<br>4. 术前准备<br>5. 手术方案：经蝶/经额或其他入路垂体腺瘤切除术<br>6. 术后酌情行内分泌激素治疗、放射治疗<br>7. 对症治疗 | 5□<br>4□<br>3□<br>1□<br>0□ | | 入院8小时内完成 |
| | 病程记录 | 上级医师查房记录 | 是否有重点内容并结合本病例：<br>1. 补充病史和查体<br>2. 诊断、鉴别诊断分析<br>3. 完善术前检查<br>4. 提示需要观察和注意的内容 | 5□<br>4□<br>3□<br>1□<br>0□ | | 入院48小时内完成 |
| | | 住院医师查房记录 | 是否记录、分析全面：<br>1. 主要症状体征的变化，病情变化<br>2. 具体治疗措施和术前准备<br>3. 记录上级医师查房意见的执行情况<br>4. 知情告知情况，患者及家属意见 | 5□<br>4□<br>3□<br>1□<br>0□ | | |

| 监控项目／监控重点／住院时间 | | 评估要点 | 监控内容 | 分数 | 减分理由 | 备注 |
|---|---|---|---|---|---|---|
| 住院第 2 天（术前准备日） | 病程记录 | 住院医师查房记录 | 是否记录：<br>1. 目前症状及体征变化<br>2. 术前准备工作完成情况，包括检查、药物、配血、备皮、麻醉科会诊意见等，以及检查结果等对手术的影响分析<br>3. 请相应科室会诊情况<br>4. 向患者或家属交代术前、术中和术后注意事项，签署手术知情同意书情况<br>5. 记录手术者术前查看患者的情况 | 5□<br>4□<br>3□<br>1□<br>0□ | | |
| | | 上级医师查房记录 | 是否记录：<br>1. 综合分析术前检查结果<br>2. 手术前评估及手术指征<br>3. 确定手术方案<br>4. 结合本病例提出手术风险及预防措施 | 5□<br>4□<br>3□<br>1□<br>0□ | | |
| | 麻醉知情同意书 | | 是否记录：<br>1. 一般项目<br>2. 术前诊断<br>3. 拟行手术方式<br>4. 拟行麻醉方式<br>5. 患者基础疾病及可能对麻醉产生影响的特殊情况<br>6. 麻醉中拟行的有创操作和监测<br>7. 麻醉风险，麻醉中及麻醉后可能发生的并发症及应对措施<br>8. 患者签署意见并签名，如为家属或代理人要有授权委托书<br>9. 麻醉医师签字，并写明日期时间 | 5□<br>4□<br>3□<br>1□<br>0□ | | |
| | 麻醉术前访视记录 | 麻醉医师 | 是否记录：<br>1. 患者自然信息<br>2. 患者一般情况<br>3. 简要病史<br>4. 与麻醉相关的辅助检查结果<br>5. 拟行手术方式<br>6. 拟行麻醉方式<br>7. 麻醉适应证<br>8. 麻醉风险及预防措施和麻醉中需注意的问题<br>9. 术前麻醉医嘱<br>10. 麻醉医师签字，并写明日期时间 | 5□<br>4□<br>3□<br>1□<br>0□ | | 术前完成 |

**续　表**

| 监控项目　监控重点　住院时间 | 评估要点 | 监控内容 | 分数 | 减分理由 | 备注 |
|---|---|---|---|---|---|
| 住院第2天（术前准备日） | 输血知情同意书 | 是否记录：<br>1. 一般项目<br>2. 输血指征<br>3. 拟输血成分<br>4. 输血前有关检查结果<br>5. 输血风险及可能产生的不良后果及应对措施<br>6. 患者签署意见并签名，如为家属或代理人要有授权书<br>7. 医师签名并填写日期 | 5□<br>4□<br>3□<br>1□<br>0□ | | |
| | 手术知情同意书 | 是否记录：<br>1. 术前诊断<br>2. 手术名称<br>3. 术式选择及有可能改变的术式<br>4. 术中、术后可能出现的并发症应对措施<br>5. 手术风险<br>6. 患者签署意见并签名，如为家属或代理人要有授权委托书<br>7. 经治医师和术者签名 | 5□<br>4□<br>3□<br>1□<br>0□ | | |
| | 术前小结 | 住院医师 | 是否记录：<br>1. 简要病情<br>2. 术前诊断及诊断依据<br>3. 手术指征<br>4. 拟行手术名称和方式<br>5. 拟行麻醉方式<br>6. 术前准备<br>7. 术中注意事项<br>8. 术后处置意见<br>9. 术者术前查看患者的情况 | 5□<br>4□<br>3□<br>1□<br>0□ | |
| | 术前讨论 | 住院医师 | 是否记录：<br>1. 讨论地点时间<br>2. 参加者及主持者的姓名、职称<br>3. 简要病情<br>4. 术前诊断及术前准备情况<br>5. 手术指证及手术方案<br>6. 可能出现的意外和防范措施<br>7. 具体讨论意见和主持人小结<br>8. 记录者签名 | 5□<br>4□<br>3□<br>1□<br>0□ | |

续 表

| 监控项目 监控重点 住院时间 | 评估要点 | 监控内容 | 分数 | 减分理由 | 备注 |
|---|---|---|---|---|---|
| 住院第3~5天（手术日） | 麻醉记录单 | 麻醉医师 | 是否记录：<br>1. 一般项目<br>2. 患者一般情况和术前特殊情况<br>3. 麻醉前用药及效果<br>4. 术前及术中疾病诊断<br>5. 手术方式及日期<br>6. 麻醉方式<br>7. 麻醉诱导及各项操作开始及结束时间<br>8. 麻醉期间用药名称、方式及剂量<br>9. 麻醉期间特殊或突发情况及处理<br>10. 术中出血量、输血量、输液量等<br>11. 手术起止时间<br>12. 麻醉医师签名 | 5□<br>4□<br>3□<br>1□<br>0□ | | |
| | 麻醉术后访视记录 | 麻醉医师 | 是否记录：<br>1. 一般项目<br>2. 患者一般情况<br>3. 目前麻醉恢复情况、清醒时间<br>4. 术后医嘱、是否拔除气管插管等<br>5. 如有特殊情况应详细记录<br>6. 麻醉医师签字并填写日期 | 5□<br>4□<br>3□<br>1□<br>0□ | | 麻醉后24小时内完成 |
| | 手术记录 | 术者书写 | 是否记录：<br>1. 一般项目<br>2. 手术日期<br>3. 术前及术中诊断<br>4. 手术名称<br>5. 手术医师术者及助手姓名<br>6. 护士姓名（分别记录刷手及巡回护士）<br>7. 输血量、特殊成分输血、输液量<br>8. 麻醉方法<br>9. 手术经过：按照规定记录手术经过，详细描述异常改变的动脉及向矢状窦引流的异常静脉，病灶与邻近的神经和血管的解剖关系，病灶切除的方式。手术固定材料放置数量及方式，放置引流管的类型等<br>10. 术后患者去向：回病房、监护室或麻醉恢复室<br>11. 医师签字 | 5□<br>4□<br>3□<br>1□<br>0□ | | 术后24小时内完成 |

**续　表**

| 监控项目 / 监控重点 / 住院时间 | | 评估要点 | 监控内容 | 分数 | 减分理由 | 备注 |
|---|---|---|---|---|---|---|
| 住院第 3～5 天（手术日） | 手术安全核查记录 | | 是否记录：<br>1. 手术安全核查记录单并且填写完整<br>2. 手术医师、麻醉医师和手术护士三方核对，并签字齐全 | 5□<br>4□<br>3□<br>1□<br>0□ | | |
| | 手术清点记录 | | 是否记录：<br>1. 一般项目<br>2. 术中所用各种器械和敷料数量的清点核对<br>3. 巡回护士和手术器械护士签名 | 5□<br>4□<br>3□<br>1□<br>0□ | | |
| | 术后首次病程记录 | 由参加手术者书写 | 是否记录：<br>1. 手术时间<br>2. 术中诊断<br>3. 麻醉方式<br>4. 手术简要经过<br>5. 术后处理措施<br>6. 术后患者一般情况<br>7. 术后医嘱及应当特别注意观察的事项 | 5□<br>4□<br>3□<br>1□<br>0□ | | 术后 8 小时内完成 |
| 术后日 | 病程记录 | 住院医师查房记录 | 是否记录、分析如下内容：<br>1. 生命体征及 24 小时出入量；神志、瞳孔、心率、血压、血氧饱和度、情感精神、智力智能、肢体活动、肌力、肌张力；视力视野、有无脑脊液鼻漏<br>2. 切口情况、换药情况<br>3. 调整激素用量，逐渐减量<br>4. 拔除鼻腔碘仿纱条（无脑脊液漏者）的情况（经鼻蝶手术患者）<br>5. 经蝶手术患者抗菌药物使用方法，静脉抗菌药物改口服（无脑脊液漏者），有脑脊液漏者静脉抗菌药物使用 7 天<br>6. 多尿患者每日查电解质，注意水电解质平衡<br>7. 根据垂体腺瘤类型及临床症状，复查相关激素<br>8. 核查辅助检查结果是否有异常<br>9. 病情评估<br>10. 调整治疗分析<br>11. 上级医师意见执行情况<br>12. 术后注意事项宣教 | 5□<br>4□<br>3□<br>1□<br>0□ | | |

续　表

| 监控项目<br>监控重点<br>住院时间 | | 评估要点 | 监控内容 | 分数 | 减分理由 | 备注 |
|---|---|---|---|---|---|---|
| 术后日 | 病程记录 | 上级医师查房记录 | 是否记录:<br>1. 术后病情评估<br>2. 确定是否有术后并发症<br>3. 术后需要注意的事项<br>4. 术后治疗方案,如抗菌药物、预防性使用抗癫痫药物、视病情使用治疗尿崩症状的相应药物<br>5. 补充、更改诊断分析和确定诊断分析 | 5□<br>4□<br>3□<br>1□<br>0□ | | |
| 出院前<br>1~3天 | 病程记录 | 住院医师查房记录 | 是否记录、分析:<br>1. 目前的症状体征,拆线情况及切口愈合情况<br>2. 病情评估及疗效评估<br>3. 目前的治疗情况<br>4. 分析是否符合出院标准<br>5. 出院后的治疗方案<br>6. 出院后注意事项 | 5□<br>4□<br>3□<br>1□<br>0□ | | |
| | | 上级医师查房记录 | 是否记录、分析<br>1. 手术疗效评估,预期目标完成情况<br>2. 确定符合出院标准<br>3. 出院后治疗方案,如判断垂体腺瘤切除情况、是否需要进一步放射治疗 | 5□<br>4□<br>3□<br>1□<br>0□ | | |
| 住院第10~14天(出院当日) | 病程记录 | 住院医师查房记录 | 是否记录<br>1. 目前症状及体征<br>2. 目前治疗情况<br>3. 实验室检查指标正常与否<br>4. 向患者交代出院后注意事项 | 5□<br>4□<br>3□<br>1□<br>0□ | | |
| | 出院记录 | | 记录是否齐全,重要内容无遗漏,如:<br>1. 入院情况<br>2. 诊疗经过:麻醉、手术方式,术中特殊情况及处理,术后并发症等<br>3. 出院情况:症状体征、功能恢复、切口愈合情况及病理结果等<br>4. 出院医嘱:出院带药需写明药物名称、用量、服用方法,需要调整的药物要注明调整的方法,如口服激素、替代治疗、逐渐减量(酌情);残余肿瘤放射治疗(酌情);需要复查的辅助检查;出院后患者需要注意的事项;门诊复查时间及项目,如术后1个月耳鼻喉科门诊进行鼻内镜检查等 | 5□<br>4□<br>3□<br>1□<br>0□ | | |

**续 表**

| 监控项目<br>住院时间<br>监控重点 | | 评估要点 | 监控内容 | 分数 | 减分<br>理由 | 备注 |
|---|---|---|---|---|---|---|
| 特殊检查、特殊治疗同意书的医学文书 | | | 内容包括：自然项目（非另页书写时可以不写），特殊检查，特殊治疗项目名称、目的、可能出现的并发症及风险，患者或家属签署是否同意检查或治疗，患者签名，医师签名等 | 5□<br>4□<br>3□<br>1□<br>0□ | | |
| 病危（重）通知书 | | | 自然项目（非另页书写时可以不写）、目前诊断、病情危重情况，患方签名、医师签名并填写日期 | 5□<br>4□<br>3□<br>1□<br>0□ | | |
| 医嘱 | 住院第1天 | 长期医嘱 | 1. 二级护理<br>2. 饮食（普通饮食/糖尿病饮食/其他）<br>3. 激素替代（必要时） | | | |
| | | 临时医嘱 | 1. 实验室检查（血尿常规、血型、肝肾功能+电解质+血糖、感染性疾病筛查、凝血功能），心电图，X线胸片<br>2. 内分泌检查：性激素6项，生长激素，IGF-1（肢端肥大症），甲状腺功能5项（$T_3$、$T_4$、TSH、$FT_3$、$FT_4$），血清皮质醇（8am、5pm、12pm）<br>3. 24小时尿游离皮质醇/17-羟皮质类固醇（必要时）<br>4. 请眼科会诊（查视力、视野）<br>5. 头颅正侧位X线片<br>6. 鼻窦CT（经鼻蝶入路者）<br>7. 1个月内的头颅磁共振$T_1WI$、$T_2WI$平扫加强化<br>8. 肺功能、超声心动（视患者情况而定） | 5□<br>4□<br>3□<br>1□<br>0□ | | |
| | 术前准备日 | 长期医嘱 | 1. 二级护理<br>2. 饮食（普通饮食/糖尿病饮食/其他）<br>3. 患者既往基础用药<br>4. 口服强的松 5mg tid×3d（术前垂体功能低下患者）<br>5. 口服抗菌药物（经蝶入路）<br>6. 抗菌药物眼液滴鼻 tid×3d（经蝶入路者） | | | |
| | | 临时医嘱 | 1. 术前医嘱：常规明日全麻下行经蝶/经额/其他入路垂体腺瘤切除术<br>2. 术前禁食、禁水<br>3. 其他特殊医嘱 | | | |

| 监控项目＼监控重点＼住院时间 | | 评估要点 | 监控内容 | 分数 | 减分理由 | 备注 |
|---|---|---|---|---|---|---|
| 医嘱 | 手术日 | 长期医嘱 | 1. 平卧位（术中无脑脊液漏者平卧 1～3 天，有脑脊液漏者平卧 1 周）<br>2. 次日改半流质饮食/其他<br>3. 氧气吸入，心电监护<br>4. 记录 24 小时出入量<br>5. 补液<br>6. 激素替代：氢化可的松 100mg iv q12h（经蝶）/地塞米松 5～10mg iv q12h（开颅）<br>7. 静脉抗菌药物（经蝶入路）<br>8. 控制血压和血糖<br>9. 必要时抑酸治疗（预防应激性溃疡药物） | | | |
| | | 临时医嘱 | 1. 抗菌药物（术前 0.5 小时用）<br>2. 氢化可的松 100mg（术中用）<br>3. 镇痛，止吐<br>4. 查血常规、电解质、血气等，酌情对症处理<br>5. 治疗尿崩药物（尿崩症状时用）<br>6. 头颅 CT：肿瘤切除情况，除外颅内出血、硬脑膜外血肿等（酌情）<br>7. 其他特殊医嘱 | 5□<br>4□<br>3□<br>1□<br>0□ | | |
| | 术后日 | 长期医嘱 | 1. 一级护理<br>2. 半流质饮食<br>3. 氢化可的松 100mg iv q12h/地塞米松 5～10mg iv q12h<br>4. 必要时应用抑酸药（预防应激性溃疡）<br>5. 抗菌药物应用 3 天（经蝶手术后）<br>6. 治疗尿崩药物（尿崩症状时使用）<br>7. 控制血压和血糖 | | | |
| | | 临时医嘱 | 1. 补液：保持出入量平衡<br>2. 血清皮质醇/24 小时尿游离皮质醇（库欣病）<br>电解质（尿多者） | | | |

**续 表**

| 监控项目\住院时间 | | 评估要点 | 监控内容 | 分数 | 减分理由 | 备注 |
|---|---|---|---|---|---|---|
| 医嘱 | 出院前 | 长期医嘱 | 1. 泼尼松 5mg tid<br>2. 必要时应用抑酸药预防应激性溃疡<br>3. 经蝶手术无鼻漏停用抗菌药物<br>4. 治疗尿崩药物（尿崩症状时使用）<br>5. 控制血压和血糖等内科用药（口服） | | | |
| | | 临时医嘱 | 1. 经鼻蝶手术患者：拔除鼻腔碘仿纱条（无脑脊液漏者），有脑脊液漏者 7～10 天拔除<br>2. 经额手术拆线（5 天） | 5□<br>4□<br>3□<br>1□<br>0□ | | |
| | 出院日 | 出院医嘱 | 1. 出院带药<br>2. 激素替代治疗，逐渐减量（酌情）<br>3. 残余肿瘤放射治疗（酌情）<br>4. 术后 1 个月耳鼻喉科门诊进行鼻内镜检查<br>5. 门诊随诊时间 | | | |
| 一般书写规范 | | 各项内容 | 完整、准确、清晰、签字 | 5□<br>4□<br>3□<br>1□<br>0□ | | |
| 变异情况 | | 变异条件及原因 | 1. 根据患者病情，安排相应的术前检查，可能延长住院时间，增加治疗费用<br>（1）个别垂体微腺瘤须申请垂体动态强化磁共振检查<br>（2）库欣病：需加做大、小剂量地塞米松抑制试验<br>（3）生长激素腺瘤：需做葡萄糖抑制试验，查胰岛素样生长因子水平<br>2. 手术切除一般作为首选的治疗方法。经鼻蝶路入路或者其他入路术式的选择，以及是否选用内镜，需要根据垂体腺瘤大小、与周围血管及神经关系特点、术者经验和习惯、患者的一般状况等决定 | 5□<br>4□<br>3□<br>1□<br>0□ | | |

# 附录 2

## 制定/修订《临床路径释义》的基本方法与程序

曾宪涛　蔡广研　陈香美　陈新石　葛立宏　高润霖　顾　晋　韩德民
贺大林　胡盛寿　黄晓军　霍　勇　李单青　林丽开　母义明　钱家鸣
任学群　申昆玲　石远凯　孙　琳　田　伟　王　杉　王行环　王宁利
王拥军　邢小平　徐英春　鱼　锋　张力伟　郑　捷　郎景和

中华人民共和国国家卫生和计划生育委员会采纳的临床路径（Clinical pathway）定义为针对某一疾病建立的一套标准化治疗模式与诊疗程序，以循证医学证据和指南为指导来促进治疗和疾病管理的方法，最终起到规范医疗行为，减少变异，降低成本，提高质量的作用。世界卫生组织（WHO）指出临床路径也应当是在循证医学方法指导下研发制定，其基本思路是结合诊疗实践的需求，提出关键问题，寻找每个关键问题的证据并给予评价，结合卫生经济学因素等，进行证据的整合，诊疗方案中的关键证据，通过专家委员会集体讨论，形成共识。可以看出，遵循循证医学是制定/修订临床路径的关键途径。

临床路径在我国已推行多年，但收效不甚理想。当前，在我国推广临床路径仍有一定难度，主要是因为缺少系统的方法论指导和医护人员循证医学理念薄弱[1]。此外，我国实施临床路径的医院数量少，地域分布不平衡，进入临床路径的病种数量相对较少，病种较单一；临床路径实施的持续时间较短[2]，各学科的临床路径实施情况也参差不齐。英国国家与卫生保健研究所（NICE）制定临床路径的循证方法学中明确指出要定期检索证据以确定是否有必要进行更新，要根据惯用流程和方法对临床路径进行更新。我国三级综合医院评审标准实施细则（2013年版）中亦指出"根据卫生部《临床技术操作规范》《临床诊疗指南》《临床

路径管理指导原则（试行）》和卫生部各病种临床路径，遵循循证医学原则，结合本院实际筛选病种，制定本院临床路径实施方案"。我国医疗资源、医疗领域人才分布不均衡[3]，并且临床路径存在修订不及时和篇幅限制的问题，因此依照国家卫生和计划生育委员会颁发的临床路径为蓝本，采用循证医学的思路与方法，进行临床路径的释义能够为有效推广普及临床路径、适时优化临床路径起到至关重要的作用。

基于上述实际情况，为规范《临床路径释义》制定/修订的基本方法与程序，本团队使用循证医学[4]的思路与方法，参考循证临床实践的制定/修订的方法[5]制定本共识。

### 一、总则

1. 使用对象：本《制定/修订<临床路径释义>的基本方法与程序》适用于临床路径释义制定/修订的领导者、临床路径的管理参加者、评审者、所有关注临床路径制定/修订者，以及实际制定临床路径实施方案的人员。

2. 临床路径释义的定义：临床路径释义应是以国家卫生和计划生育委员会颁发的临床路径为蓝本，克服其篇幅有限和不能及时更新的不足，结合最新的循证医学证据和更新的临床实践指南，对临床路径进行解读；同时在此基础上，制定出独立的医师表单、护士表单、患者表单、临床药师表单，从而达到推广和不

断优化临床路径的目的。

3. 制定/修订必须采用的方法：制定/修订临床路径释义必须使用循证医学的原理及方法，更要结合我国的国情，注重应用我国本土的医学资料，整个过程避免偏倚，符合便于临床使用的需求。所有进入临床路径释义的内容均应基于对现有证据通过循证评价形成的证据以及对各种可选的干预方式进行利弊评价之后提出的最优指导意见。

4. 最终形成释义的要求：通过提供明晰的制定/修订程序，保证制定/修订临床路径释义的流程化、标准化，保证所有发布释义的规范性、时效性、可信性、可用性和可及性。

5. 临床路径释义的管理：所有临床路径的释义工作均由卫生和计划生育委员会相关部门统一管理，并委托相关学会、出版社进行制定/修订，涉及申报、备案、撰写、表决、发布、试用反馈、实施后评价等环节。

## 二、制定/修订的程序及方法

1. 启动与规划：临床路径释义制定/修订前应得到国家相关管理部门的授权。被授权单位应对已有资源进行评估，并明确制定/修订的目的、资金来源、使用者、受益者及时间安排等问题。应组建统一的指导委员会，并按照学科领域组建制定/修订指导专家委员会，确定首席专家及所属学科领域各病种的组长、编写秘书等。

2. 组建编写工作组：指导委员会应由国家相关管理部门的领导、临床路径所涉及的各个学科领域的专家、医学相关行业学会的领导、卫生经济学领域专家、循证医学领域专家、期刊编辑与传播领域专家、出版社领导、病案管理专家、信息部门专家、医院管理者等构成。按照学科组建编写工作小组，编写小组由首席专家、组长、编写秘书等人员组成，首席专家应由该学科领域具有权威性与号召力的专家担任，负责总体的设计和指导，并具体领导工作的开展。应为首席专家配备 1~2 名编写秘书，负责整个制定/修订过程的联络工作。按照领域疾病具体病种来遴选组长，再由组长遴选参与制定/修订的专家及秘书。例如，以消化系统疾病的临床路径释义为例，选定首席专家及编写秘书后，再分别确定肝硬化腹水临床

床路径释义、胆总管结石临床路径释义、胃十二指肠临床路径释义等的组长及组员。建议组员尽量是由具有丰富临床经验的年富力强的且具有较高编写水平及写作经验的一线临床专家组成。

3. 召开专题培训：制定/修订工作小组成立后，在开展释义制定/修订工作前，就流程及管理原则、意见征询反馈的流程、发布的注意事项、推广和实施后结局（效果）评价等方面，对工作小组全体成员进行专题培训。

4. 确定需要进行释义的位点：针对国家正式发布的临床路径，由各个专家组根据各级医疗机构的理解情况、需要进一步解释的知识点、当前相关临床研究及临床实践指南的进展进行讨论，确定需要进行释义的位点。

5. 证据的检索与重组：对于固定的知识点，如补充解释诊断的内容可以直接按照教科书、指南进行释义。诊断依据、治疗方案等内容，则需要检索行业指南、循证医学证据进行释义。与循证临床实践指南[5]类似，其证据检索是一个"从高到低"的逐级检索的过程。即从方法学质量高的证据向方法学质量低的证据的逐级检索。首先检索临床实践指南、系统评价/Meta 分析、卫生技术评估、卫生经济学研究。如果有指南、系统评价/Meta 分析则直接作为释义的证据。如果没有，则进一步检索是否有相关的随机对照试验（RCT），再通过RCT 系统评价/Meta 分析的方法形成证据体作为证据。除临床大数据研究或因客观原因不能设计为 RCT 和诊断准确性试验外，不建议选择非随机对照试验作为释义的证据。

6. 证据的评价：若有质量较高、权威性较好的临床实践指南，则直接使用指南的内容；指南未涵盖的使用系统评价/Meta 分析、卫生技术评估及药物经济学研究证据作为补充。若无指南或指南未更新，则主要使用系统评价/Meta 分析、卫生技术评估及药物经济学研究作为证据。此处需注意系统评价/Meta 分析、卫生技术评估是否需要更新或重新制作，以及有无临床大数据研究的结果。需要采用AGREE Ⅱ工具[5]对临床实践指南的方法学质量进行评估，使用 AMSTAR 工具或 ROBIS 工具评价系统评价/Meta 分析的方法学质量[6-7]，使用 Cochrane 风险偏倚评估工具评价 RCT 的

方法学质量[7]，采用 QUADAS-2 工具评价诊断准确性试验的方法学质量[8]，采用 NICE 清单、SIGN 清单或 CASP 清单评价药物经济学研究的方法学质量[9]。

证据质量等级及推荐级别建议采用 GRADE 方法学体系或牛津大学循证医学中心（Oxford Centre for Evidence-Based Medicine, OCEBM）制定推出的证据评价和推荐强度体系[5]进行评价，亦可由临床路径释义编写工作组依据 OCEBM 标准结合实际情况进行修订并采用修订的标准。为确保整体工作的一致性和完整性，对于质量较高、权威性较好的临床实践指南，若其采用的证据质量等级及推荐级别与释义工作组相同，则直接使用；若不同，则重新进行评价。应优先选用基于我国人群的研究作为证据；若非基于我国人群的研究，在进行证据评价和推荐分级时，应由编写专家组制定适用性评价的标准，并依此进行证据的适用性评价。

7. 利益冲突说明：WHO 对利益冲突的定义为："任何可能或被认为会影响到专家提供给 WHO 建议的客观性和独立性的利益，会潜在地破坏或对 WHO 工作起负面作用的情况。"因此，其就是可能被认为会影响专家履行职责的任何利益。

因此，参考国际经验并结合国内情况，所有参与制定/修订的专家都必须声明与《临床路径释义》有关的利益关系。对利益冲突的声明，需要做到编写工作组全体成员被要求公开主要经济利益冲突（如收受资金以与相关产业协商）和主要学术利益冲突（如与推荐意见密切相关的原始资料的发表）。主要经济利益冲突的操作定义包括咨询服务、顾问委员会成员以及类似产业。主要学术利益冲突的操作定义包括与推荐意见直接相关的原始研究和同行评议基金的来源（政府、非营利组织）。工作小组的负责人应无重大的利益冲突。《临床路径释义》制定/修订过程中认为应对一些重大的冲突进行管理，相关措施包括对相关人员要求更为频繁的对公开信息进行更新，并且取消与冲突有关的各项活动。有重大利益冲突的相关人员，将不参与就推荐意见方向或强度进行制定的终审会议，亦不对存在利益冲突的推荐意见进行投票，但可参与讨论并就证据的解释提

供他们的意见。

8. 研发相关表单：因临床路径表单主要针对医师，而整个临床路径的活动是由医师、护师、患者、药师和检验医师共同完成的。因此，需要由医师、护师和方法学家共同制定/修订医师表单、护士表单和患者表单，由医师、药师和方法学家共同制定/修订临床药师表单。

9. 形成初稿：在上述基础上，按照具体疾病的情况形成初稿，再汇总全部初稿形成总稿。初稿汇总后，进行相互审阅，并按照审阅意见进行修改。

10. 发布/出版：修改完成，形成最终的文稿，通过网站进行分享，或集结成专著出版发行。

11. 更新：修订《临床路径释义》可借鉴医院管理的 PDSA 循环原理［计划（plan），实施（do），学习（study）和处置（action）］对证据进行不断的评估和修订。因此，发布/出版后，各个编写小组应关注研究进展、读者反馈信息，适时的进行《临床路径释义》的更新。更新/修订包括对知识点的增删、框架的调改等。

### 三、编制说明

在制/修订临床路径释义的同时，应起草《编制说明》，其内容应包括工作简况和制定/修订原则两大部分。

1. 工作简况：包括任务来源、经费来源、协作单位、主要工作过程、主要起草人及其所做工作等。

2. 制定/修订原则：包括以下内容：（1）文献检索策略、信息资源、检索内容及检索结果；（2）文献纳入、排除标准，论文质量评价表；（3）专家共识会议法的实施过程；（4）初稿征求意见的处理过程和依据：通过信函形式、发布平台、专家会议进行意见征询；（5）制/修订小组应认真研究反馈意见，完成意见汇总，并对征询意见稿进行修改、完善，形成终稿；（6）上一版临床路径释义发布后试行的结果：对改变临床实践及临床路径执行的情况，患者层次、实施者层次和组织者层次的评价，以及药物经济学评价等。

## 参考文献

[1] 于秋红, 白水平, 栾玉杰, 等. 我国临床路径相关研究的文献回顾 [J]. 护理学杂志, 2010, 25 (12): 85-87. DOI: 10.3870/hlxzz.2010.12.085.

[2] 陶红兵, 刘鹏珍, 梁婧, 等. 实施临床路径的医院概况及其成因分析 [J]. 中国医院管理, 2010, 30 (2): 28-30. DOI: 10.3969/j.issn.1001-5329.2010.02.013.

[3] 彭明强. 临床路径的国内外研究进展 [J]. 中国循证医学杂志, 2012, 12 (6): 626-630. DOI: 10.3969/j.issn.1672-2531.2010.06.003.

[4] 曾宪涛. 再谈循证医学 [J]. 武警医学, 2016, 27 (7): 649-654. DOI: 10.3969/j.issn.1004-3594.2016.07.001.

[5] 王行环. 循证临床实践指南的研发与评价 [M]. 北京: 中国协和医科大学出版社, 2016: 1-188.

[6] Whiting P, Savović J, Higgins JP, et al. ROBIS: A new tool to assess risk of bias in systematic reviews was developed [J]. J Clin Epidemiol, 2016, 69: 225-234. DOI: 10.1016/j.jclinepi.2015.06.005.

[7] 曾宪涛, 任学群. 应用 STATA 做 Meta 分析 [M]. 北京: 中国协和医科大学出版社, 2017: 17-24.

[8] 邬兰, 张永, 曾宪涛. QUADAS-2 在诊断准确性研究的质量评价工具中的应用 [J]. 湖北医药学院学报, 2013, 32 (3): 201-208. DOI: 10.10.7543/J.ISSN.1006-9674.2013.03.004.

[9] 桂裕亮, 韩晟, 曾宪涛, 等. 卫生经济学评价研究方法学治疗评价工具简介 [J]. 河南大学学报 (医学版), 2017, 36 (2): 129-132. DOI: 10.15991/j.cnki.41-1361/r.2017.02.010.

DOI: 10.3760/cma.j.issn.0376-2491.2017.40.004

基金项目: 国家重点研发计划专项基金 (2016YFC0106300)

作者单位: 430071 武汉大学中南医院泌尿外科循证与转化医学中心 (曾宪涛、王行环); 解放军总医院肾内科 (蔡广研、陈香美), 内分泌科 (母义明); 《中华医学杂志》编辑部 (陈新石); 北京大学口腔医学院 (葛立宏); 中国医学科学院阜外医院 (高润霖、胡盛寿); 北京大学首钢医院 (顾晋); 首都医科大学附属北京同仁医院耳鼻咽喉头颈外科 (韩德民), 眼科中心 (王宁利); 西安交通大学第一附属医院泌尿外科 (贺大林); 北京大学人民医院血液科 (黄晓军), 胃肠外科 (王杉); 北京大学第一医院心血管内科 (霍勇); 中国医学科学院北京协和医院胸外科 (李单青), 消化内科 (钱家鸣), 内分泌科 (邢小平), 检验科 (徐英春), 妇产科 (郎景和); 中国协和医科大学出版社临床规范诊疗编辑部 (林丽开); 河南大学淮河医院普通外科 (任学群); 首都医科大学附属北京儿童医院 (申昆玲、孙琳); 中国医学科学院肿瘤医院 (石远凯); 北京积水潭医院脊柱外科 (田伟、鱼锋); 首都医科大学附属北京天坛医院 (王拥军、张力伟); 上海交通大学医学院附属瑞金医院皮肤科 (郑捷)

通信作者: 郎景和, Email: langjh@hotmil.com